lehmanns
media

Präparierkurs

Präparieranweisungen und Theorie

von

Hans Maier

und

Andreas Winkelmann

5. überarbeitete Auflage

lehmanns
media

a.o. Univ.-Prof. Dr. Hans Maier
Institut für Pathologie
Medizinische Universität Innsbruck
Müllerstraße 44, A-6020 Innsbruck

Dr. med. Andreas Winkelmann MSc.
Institut für Zell- und Neurobiologie
Centrum für Anatomie
Charité – Universitätsmedizin Berlin
D-10098 Berlin
andreas.winkelmann@charite.de

Bibliografische Informationen der Deutschen Bibliothek:
Die Deutsche Bibliothek verzeichnet diese Publikation in der deutschen Nationalbibliografie; detaillierte bibliografische Informationen sind im Internet unter: **<http://dnb.ddb.de>** abrufbar.

Präparierkurs

Hans Maier, Andreas Winkelmann

2009 • Lehmanns Media • Berlin
5. überarbeitete Auflage
ISBN: 978-3-86541-335-2

Druck: Drukarnia DIMOGRAF • Bielsko-Biała • Polen

Hinweise:
Die Autoren haben sich bei der Auswahl und Zusammenstellung der Inhalte sowie der Kommentierung um größtmögliche Richtigkeit bemüht. Dennoch kann daraus keine Gewähr für die in diesem Werk enthaltenen Angaben und Aussagen gemacht werden. Ebenso große Sorgfalt wurde darauf verwendet, dass die in diesem Werk gemachten Aussagen dem neuen Erkenntnisstand Rechnung tragen. Dies entbindet allerdings den Leser nicht davon, Informationen, welche er diesem Werk entnommen hat, zu überprüfen!
Die Wiedergabe von Gebrauchsnamen, Handelsnamen, Warenbezeichnungen usw. in diesem Werk berechtigt auch ohne besondere Kennzeichnung nicht zu der Annahme, dass solche Namen im Sinne der Warenzeichen- und Markenschutzgesetzgebung als frei zu betrachten wären und daher von jedermann benutzt werden dürfen.
Das Werk, einschließlich aller seiner Teile, ist urheberrechtlich geschützt. Jede Verwertung außerhalb der Grenzen des Urheberrechtsgesetzes bedarf der Zustimmung der Autoren bzw. des Verlages! Dies gilt insbesondere für Übersetzungen, Vervielfältigungen, Mikroverfilmungen und auch die Einspeicherung und Verarbeitung in jeglicher Art von elektronischen Systemen!

Inhaltsverzeichnis

Vorwort 9

A Einleitung

1 Ratschläge und Regeln für den Präparierkurs 12
    1.1 Gebrauch des Buches 12
    1.2 Arbeiten im Präpariersaal 13
    1.3 Präparierbesteck 14
    1.4 Präparierkleidung, Präparierhandschuhe 15
    1.5 Sauberkeit und Hygiene 15
    1.6 Pflege des Präparats 15
    1.7 Formalin 15
    1.8 Lernen an Leichen 16

2 Einführung in die Kunst des Präparierens 18
    2.1 Umgang mit dem Präparierbesteck 18
    2.2 Präparation der Haut 20
        2.2.1 Allgemeine Technik 20
        2.2.2 Spezielle Probleme bei der Hautpräparation 21
    2.3 Wie erkenne ich einen Nerv? 23
    2.4 Die Präparation eines Nervs 24
    2.5 Muskelfaszien 24
    2.6 Freilegen der Muskulatur 24
    2.7 Bänder und Gelenkkapseln 24
    2.8 Vergleich mit chirurgischen Präparationstechniken 25

B Präparieranweisungen und theoretische Hinweise

1 Vordere Rumpfwand 28
    1.1 Vordere Brustwand, Axilla 28
    1.2 Vordere Bauchwand, Leistenregion 36

2 Rücken und Nacken 46
    2.1 Hinterkopf und Nacken 46
    2.2 Rücken 51

3 Präparation der Körperhöhlen 61
    3.1 Situs thoracis 61
        3.1.1 Eröffnung, Pleurahöhlen, Mediastinum 61
        3.1.2 Lungenpräparation 77
        3.1.3 Präparation des Herzens 78

3.2 Situs abdominis 89
    3.2.1 Topographie 89
    3.2.2 Dünndarm 96
    3.2.3 Dickdarm 98
    3.2.4 Magen und Leberpforte 100
    3.2.5 Oberbauchorgane 103
3.3 Situs retroperitonealis 109
3.4 Becken 117
    3.4.1 Äußeres Genitale 117
    3.4.2 Beckenboden, Fossa ischioanalis 120
    3.4.3 Beckenorgane 123
    3.4.4 Seitlicher Zugang zum Beckensitus 131

4 Hals 135
4.1 Hals und Mundboden, oberflächliche Präparation 135
4.2 Halseingeweide, tiefe Präparation 146
4.3 Hals-Entwicklung 159

5 Präparation am Kopf 162
5.1 Oberflächliche Gesichtsregion 162
5.2 Tiefe Gesichtsregion 167
5.3 Nasenhöhle, Fossa pterygopalatina und Mundhöhle 174
    5.3.1 Nasenhöhle 175
    5.3.2 Fossa pterygopalatina 177
    5.3.3 Mundhöhle 178
5.4 Orbita 182
5.5 Mittel- und Innenohr 189
5.6 Vegetative Innervation im Kopf-Bereich 194
    5.6.1 Parasympathicus 195
    5.6.2 Sympathicus 196

6 Obere Extremität, Leitungsbahnen und Muskulatur 198
6.1 Allgemeine Hinweise 198
6.2 Schulter und Oberarm - Vorderseite 200
6.3 Schulter und Oberarm - Rückseite 203
6.4 Ellenbeuge und Unterarm-Beugeseite 208
6.5 Ellenbogen und Unterarm-Streckseite 211
6.6 Handfläche 214
6.7 Handrücken 219

7 Obere Extremität, Gelenke und Bänder 222
7.1 Gelenke des Schultergürtels 222
7.2 Schultergelenk 223
7.3 Ellbogengelenk 225
7.4 Handgelenke 228
7.5 Fingergelenke 232

8 Untere Extremität, Leitungsbahnen und Muskulatur 233
- 8.1 Oberschenkel-Vorderseite 233
- 8.2 Gesäßregion und Oberschenkelrückseite 240
  - 8.2.1 Gesäßregion, Regio glutea 241
  - 8.2.2 Oberschenkel-Rückseite 246
- 8.3 Knie und Unterschenkel-Vorderseite 248
- 8.4 Kniekehle und Unterschenkel-Rückseite 252
- 8.5 Fußrücken 257
- 8.6 Fußsohle 259

9 Untere Extremität, Gelenke und Bänder 264
- 9.1 Beckengürtel 264
- 9.2 Hüftgelenk 265
- 9.3 Kniegelenk 267
- 9.4 Fußgelenke 273

10 Zentralnervensystem 280
- 10.1 Vorbemerkung 280
- 10.2 Anatomie von Rückenmark und Gehirn 281
  - 10.2.1 Rückenmark (Medulla spinalis) 281
  - 10.2.2 Hirnstamm 286
  - 10.2.3 Kleinhirn (Cerebellum) 292
  - 10.2.4 Zwischenhirn (Diencephalon) 293
  - 10.2.5 Endhirn (Telencephalon) 296
- 10.3 Funktionelle Systeme 303
  - 10.3.1 Motorische Systeme 303
  - 10.3.2 Bahnen der Sensibilität 309
  - 10.3.3 Sehbahn 311
  - 10.3.4 Hörbahn 313
  - 10.3.5 Geschmacksbahn 314
  - 10.3.6 Riechbahn 314
  - 10.3.7 Limbisches System 315
- 10.4 Hirnnerven und Hirnnervenkerne 316
- 10.5 Gehirnpräparation 323
  - 10.5.1 Schädel und Hirnhäute 323
  - 10.5.2 Hirnbasis (am isolierten Gehirn) 326
  - 10.5.3 Ventrikelpräparation 328
  - 10.5.4 Entnahme der Hemisphären (Assistent!) 333
  - 10.5.5 Präparation der Schädelbasis 337
- 10.6 Gehirnschnitte 342
- 10.7 Rückenmarks-Situs 345

C Anhang

1 Rechtsmedizin für den Präpariersaal 350

2 Radiologie für den Präpariersaal 352
    2.1 Röntgen (konventionell) 352
    2.2 Magnetresonanz-Tomographie = Kernspintomographie 353
    2.3 Ultraschall = Sonographie 354

3 Literaturverzeichnis 355

4 Arbeitsschritte des Assistenten oder Tutors 357

Sachverzeichnis 360

Vorwort

Als diese Präparieranleitung 1985 zum ersten Mal erschien, konnte niemand ahnen, dass sie zu einem Dauerbrenner auf dem anatomischen Buchmarkt werden würde. Dieser Umstand ist sicher ein Grund zur Freude. Mittlerweile sind jedoch mehr als zwanzig Jahre vergangen und es war an der Zeit, das Buch gründlich zu überarbeiten. Da Hans Maier inzwischen in der universitären Pathologie arbeitet und nicht die Zeit für eine solche Überarbeitung hatte, ist mit Andreas Winkelmann ein Autor aus der Anatomie hinzugekommen, der den größten Teil der Neubearbeitung übernommen hat.

Während das Grundkonzept beibehalten wurde, haben wir die Kapitel gründlich überarbeitet und zum Teil neu geordnet. Wir haben an einigen Stellen alternative Präpariertechniken mit ihren Vor- und Nachteilen erwähnt, um zu berücksichtigen, dass in den verschiedenen anatomischen Instituten nicht nach einem einheitlichen Verfahren vorgegangen wird. Neu sind auch die Anhänge mit Kurz-Einführungen in die Radiologie und die Rechtsmedizin, soweit diese Fächer für Studierende im Präparierkurs schon interessant sind.

Wir haben uns entschlossen, unsere Leserinnen und Leser auch weiterhin mit „du" anzureden, selbst wenn das bei einem Lehrbuch (und in unserem Alter) unseriös erscheinen mag. Wir wollten aber nur ungern auf die direkte Anrede verzichten, mit der es englischsprachige Lehrbuchautoren so viel einfacher haben als die deutschsprachigen, die unpersönliche Passiv-Wendungen verwenden müssen, wenn sie die gestelzte Anrede mit „Sie" vermeiden wollen. Wir reden auch allein der sprachlichen Einfachheit halber weiterhin nur vom „Assistenten" und entschuldigen uns dafür bei allen Assistentinnen und Tutorinnen.

Auch die Merksprüche, die hier und da in diesem Buch eingestreut werden, stehen gelegentlich im Ruf, unseriös zu sein. Solange von Studierenden in Prüfungen allerdings tabellarisches Wissen abverlangt wird, kann es unserer Meinung nach nicht falsch sein, ihnen in der Lehre auch die dafür nötigen „Krücken" mitzuliefern. Dieses Buch will eine Präparierhilfe, aber vor allem auch eine Lernhilfe sein.

Wir möchten den vielen Berliner Studentinnen und Studenten danken, die Teile dieser Neubearbeitung mit „ausprobiert" haben. Für hilfreiche kritische Beiträge geht dieser Dank insbesondere an Tobias Kretzschmar, Vivien Dornberger, Kevin Mönig, Matthias Jacob, Annelie Lorenz, Annemarie Krauß, Tabea Schäfer und Carolin Elz. Auch viele Berliner Kolleginnen und Kollegen waren eine große Hilfe bei der Neubearbeitung, erwähnt seien hier Stefan Schumacher, Ulf Strauß, Erik Kwidzinski, Angelika Rappert, Christian Witzel, Andrea Antolic und insbesondere Sven Hendrix. Frau B. Lewandowski gebührt Dank für graphische Unterstützung. Schließlich geht ein besonderer Dank an Prof. Bogusch, der immer bereit war, sein beeindruckendes Wissen großzügig und unprätentiös weiterzugeben.

Außerdem danken wir Dr. Hans-Peter Hohn aus Essen für einen Tipp zur Fußsohlenpräparation sowie Dr. Christian Walther, der vor Jahren aus Marburg eine lange Liste von Verbesserungsvorschlägen schickte, die sehr hilfreich für die Neubearbeitung war. Nicht zuletzt richtet sich unser Dank natürlich auch an den Lehmanns Verlag, namentlich Herrn Bernhard J. Bönisch, für die Bereitschaft, das Buch neu aufzulegen, und für die gute Zusammenarbeit, insbesondere an Frau Frauke Budig. Schließlich sei noch einmal Bernd Sebastian Kamps erwähnt, der Verleger der ersten Ausgabe, ohne dessen anfängliche Unterstützung dieses Buch nicht in den Händen des Lesers liegen würde.

Innsbruck und Berlin im März 2007   Hans Maier und Andreas Winkelmann

A
Einleitung

1 Ratschläge und Regeln für den Präparierkurs

1.1 Gebrauch des Buches

Die vorliegende Präparieranleitung enthält nebeneinander die Anweisungen für das praktische Vorgehen und zu jedem Schritt die notwendigen theoretischen Hinweise. Damit du dich im Buch problemlos zurechtfindest, sind beide Abschnitte voneinander abgehoben:

- Die Präparieranweisungen sind durchgehend halbspaltig gesetzt.

Stichwort
- Die aktuellen Strukturen sind **fett gedruckt** und erscheinen zusätzlich als **Stichwort** auf der unbedruckten linken Seitenhälfte.

Alternative *An bestimmten Stellen werden alternative Präparationsverfahren beschrieben. Diese sind kursiv gesetzt und mit „Alternative" bezeichnet. Besprich dann mit dem Assistenten, welchen Weg ihr einschlagen wollt.*

- Die **theoretischen Abschnitte** erscheinen prinzipiell ganzspaltig und sind dadurch beim Arbeiten im Kurs leicht zu identifizieren, entweder um rasch dein Wissen aufzufrischen oder um sie beim Arbeiten im Kurssaal überspringen und zum nächsten Präparierschritt übergehen zu können. Umgekehrt brauchst du beim täglichen Lernen nicht erst lange nach den wichtigen Fakten zu suchen. Beachte aber:

— Auch beim Durchgehen des theoretischen Stoffes sollst du immer die zugehörigen praktischen Anweisungen wenigstens lesen, da in ihnen häufig auf wichtige topographische Beziehungen hingewiesen wird.

— Viele **klinische Hinweise** sind in den Text eingestreut. Sie bieten den notwendigen Bezug zur späteren Praxis. Da Anatomie für sehr viele ärztliche Tätigkeiten eine große Rolle spielt, können diese Hinweise natürlich nie vollständig sein. Sie sollten aber deutlich machen, dass das Lernen anatomischer Details kein Selbstzweck ist, auch wenn du dies angesichts der Fülle des Stoffes manchmal denken magst.

- BEACHTE: Die dargelegten theoretischen Hinweise können kein Lehrbuch ersetzen. Um den Rahmen des Buches nicht zu sprengen, mussten Kenntnisse über die anatomischen Grundlagen vorausgesetzt werden, im einzelnen Grundkenntnisse über das Skelettsystem, Kreislaufsystem und das periphere und zentrale Nervensystem, über die groben Funktionen der Organe, über die allgemeine Muskel- und Gelenklehre, Kenntnisse über das Oberflächenrelief des Körpers und seine Einteilung in Regionen und Grundlagen der Entwicklungsgeschichte. Für das Verständnis der theoretischen Abschnitte wichtige Hintergrundinformationen, vor allem aus dem Bereich der Embryologie, wirst du jedoch auch hier wiederfinden.

Anmerkungen zur Terminologie

Das Lernen der Anatomie wird für dich auch das **Lernen einer neuen Sprache** bedeuten. Dabei ist ein Latinum zwar hilfreich, aber nicht zwingend erforderlich. Außerdem stammen viele Begriffe in der Anatomie sowieso aus dem Griechischen. Du solltest zwar nicht durch eine Prüfung fallen, nur weil du eine Endung falsch gebildet hast, aber natürlich ist es besser, die Begriffe richtig aussprechen zu können. Die Grundregeln zur Plural- und Genitivbildung solltest du aus dem Terminologie-Kurs in die Anatomie mitnehmen.

Ein beliebter Fehler, den du vermeiden solltest, weil es hier nicht nur um „Endungs-Kosmetik" geht, sondern zu Missverständnissen führen kann, ist die Verwechslung von **medialis**/mediale (für: zur Mitte, zur Medianebene hin) mit **medius**/media/medium (für: das Mittlere von dreien). So liegt z. B. die Arteria cerebri media NICHT medial (im Gegenteil eher lateral), sondern hat diesen Namen erhalten, weil es noch eine vordere und eine hintere Hirnarterie gibt (A. cerebri anterior und posterior). Vermeide auch die häufige Verwechslung von facies (Gesicht, Fläche) und fascia (Faszie, Muskelbinde), z. B. beim Nervus facialis, dem Gesichtsnerv (der NICHT Nervus fascialis heißt).

Grundsätzlich haben wir uns in dieser Anleitung an der Terminologie orientiert, die in der **klinischen Alltagssprache** verwendet wird. Diese weicht manchmal von der offiziellen anatomischen Terminologie ab. Die Anatomen waren 1895 die ersten in der Medizin, die sich international auf eine gemeinsame Terminologie geeinigt haben, was angesichts des internationalen Wissenschaftsaustauschs ja eine sehr sinnvolle Sache ist (woher soll ein deutschsprachiger Leser wissen, dass die Arteria iliaca interna im Englischen oft „hypogastric artery" heißt?). Trotzdem sind nicht immer alle Länder der offiziellen Regelung gefolgt, und manchmal enthielten die neueren Auflagen der anatomischen Terminologie (die letzte erschien 1998) auch unsinnige Neuerungen.

Folgende Begriffe haben wir aber trotzdem aufgenommen, auch wenn sie nicht immer dem Klinikjargon entsprechen, weil sie sinnvoll sind und, wenn sie sich auf Dauer durchsetzen könnten, auch den kommenden Studierenden das Leben erleichtern würden:

fibularis statt peroneus für alle Begriffe, die sich auf das Wadenbein (Fibula, griechisch perone) oder die entsprechende Lage am Unterschenkel beziehen

omentalis statt epiploicum für alle Begriffe, die sich auf das große Netz (Omentum majus) beziehen

analis statt rectalis für alle Begriffe, die sich auf Strukturen unterhalb des Beckenbodens beziehen, wo man nicht mehr von Rektum sprechen sollte (z. B. Fossa ischioanalis statt ischiorectalis)

splenica statt lienalis für alles, was zur Milz gehört, weil es international gebräuchlich ist (und dem englischen „spleen" für Milz entspricht).

Die Anatomen wollten 1895 auch die in der Anatomie gebräuchlichen **Eigennamen** (z. B. Riolansche Anastomose, Gasser-Ganglion, Kerckring-Falten) abschaffen, um eine eindeutige wissenschaftliche Sprache zu haben, bei der immer nur ein Begriff für eine Struktur steht. Die Eigennamen werden aber, vor allem in der Klinik, weiterhin sehr gern benutzt, weshalb wir sie ggf. auch mit angeben.

1.2 Arbeiten im Präpariersaal

Eine nicht zu unterschätzende Bedeutung für deinen Erfolg im Kurs kommt der Notwendigkeit zu, dass du eine **räumliche Vorstellung** vom Aufbau des menschlichen Körpers bekommst und das erlernte theoretische Wissen mit den optischen und taktilen Erfahrungswerten verknüpfst. Gerade dieses Ziel des Präparierkurses ist für deine spätere Tätigkeit als Arzt oder Ärztin, insbesondere in Hinblick auf eine chirurgische Ausbildung, wichtig. Dabei hängt viel von deinem Engagement ab, auch in dieser Hinsicht das Optimale aus dem Kurs für dich herauszuholen. Nutze die Chance, alle von deiner Gruppe präparierten Regionen, aber auch die Präparate der Nachbargruppen eingehend zu studieren und zu „begreifen".

WICHTIG für dich ist, dass du bei der Arbeit im Präpariersaal stets einen anatomischen **Atlas** in Blickweite hast, um die Richtigkeit deines Tuns kontrollieren zu können, und dass du auch beim Lernen des Stoffes immer die topographischen Verhältnisse am Atlasbild studierst.

Halte dich bei der Darstellung der Strukturen streng an die Anweisungen der Präparieranleitung, beachte die in ihr enthaltenen Warnungen vor möglichen Fehlern und beherzige die Hinweise auf gefährdete Strukturen. Wenn du Schwierigkeiten bei der Präparation hast, scheue dich nicht, dich an deinen Tischassistenten oder an den Kursleiter zu wenden und dir von ihnen helfen zu lassen, denn schließlich sind sie ja dazu da.

1.3 Präparierbesteck

Es gibt unter Anatomen erstaunlich verschiedene Auffassungen darüber, welche Instrumente für das Präparieren am geeignetsten sind. Insbesondere gibt es vehemente Verfechter von Einmalklingen genauso wie Verfechter von feststehenden Klingen. Auch der Gebrauch von Scheren ist eher unüblich, obwohl Chirurgen häufig mit der Schere „präparieren". Der Stein der Weisen ist also noch nicht gefunden. Halte dich einfach an die ortsüblichen Gewohnheiten.

Zu einem vollständigen Präparierbesteck gehören verschiedene **Skalpelle** und **Pinzetten**, wobei mehrere Modelle auf dem Markt sind. Messer, die ganz aus Metall angefertigt sind, sind wesentlich stabiler als Messer mit Kunststoffgriffen oder gar Einmalmesser. Ihr Nachteil ist freilich, dass sie teurer sind und regelmäßig geschliffen werden müssen. Skalpelle mit auswechselbaren Klingen werden erfahrungsgemäß spätestens im Laufe eines Kurstages stumpf und müssen dann mit einer neuen Klinge versehen werden, was bei ungeschicktem Hantieren eine gewisse Verletzungsgefahr birgt. Einmalmesser mit Plastikgriff, wie sie in der Chirurgie verwendet werden, sind ausgesprochen zerbrechlich und daher für die Arbeit an fixiertem Gewebe nicht geeignet.

ACHTUNG! Verbrauchte Einmalklingen darfst du niemals zu den Präparierabfällen oder gar in den allgemeinen Abfallkorb geben!! Sie gehören in einen ausschließlich für sie bestimmten Abfallbehälter (informiere dich beim Assistenten!).

Zum **Präparierbesteck** gehören:

- ein Skalpell mit einer großen, breiten Klinge (Haut- oder Knorpelmesser);
- ein Messer mit einer kleinen, bauchigen Klinge zur Präparation von Faszien und Muskeln;
- ein Messer mit einer schmalen, lanzettförmigen Klinge (Nervenmesser);
- eine stumpfe Pinzette;
- eine spitze Pinzette (Splitterpinzette);
- eine Schere mit einer abgestumpften, knopfförmigen Branche;
- eine Sonde;
- ggf. ein Schleifstein (zwei in jeder Gruppe genügen).

Am Griff des Knorpelmessers ist oft ein Raspatorium angebracht, das zum Freischaben von knöchernen Strukturen gedacht ist, allerdings solltest du mit ihm vorsichtig umgehen, um dich nicht zu verletzen.

MERKE: Chirurgische Pinzetten (Pinzetten mit „Widerhaken"), Haken jeglicher Form und sonstiges chirurgisches Besteck sollst du nicht in den Präpariersaal einführen, weil diese Instrumente mehr Unheil anrichten als nützen!

1.4 Präparierkleidung, Präparierhandschuhe

Trage im Kurs immer einen weißen **Präparierkittel**, damit das Fixierungsmittel der Präparate nicht mit deiner Kleidung in Berührung kommt (und auch, um dem besonderen Umgang mit menschlichen Leichen Rechnung zu tragen). Wenn du es dir leisten kannst, ziehe dir zusätzlich eine Präparierschürze über.

MERKE: Den Kittel solltest du wirklich nur im Saal oder innerhalb des Institutsgebäudes tragen. Darüber hinaus ist es empfehlenswert, dass du ihn öfters einer Reinigung unterziehst (also nicht erst zum Kursende).

Auch wenn an fixierten Leichen praktisch keine Infektionsgefahr besteht, wird in der Anatomie inzwischen allgemein mit **Einmalhandschuhen** gearbeitet, wie sie im Krankenhaus Verwendung finden. Dies entspricht den allgemeinen Hygiene-Maßnahmen im Umgang mit menschlichem „Material" in der Medizin und hält auch das Fixiermittel von deinen Fingern fern. Sobald du also mit Skalpell oder Pinzette einen Handschuh zerstörst, wechsle ihn sofort aus, da du sonst das in den Handschuh eingedrungene Fixiermittel erst recht in die Haut einmassierst.

Auch für das Arbeiten mit Handschuhen ist es hilfreich, vorher und nachher deine Hände mit einer Hautcreme einzureiben.

1.5 Sauberkeit und Hygiene

Vor dem Verlassen des Präpariersaals solltest du dir immer gründlich die **Hände waschen**. Tust du es nicht, läufst du Gefahr, wegen des dir anhaftenden Geruchs Freunde oder Freundinnen zu verlieren. Bring daher Handtuch und Seife zum Kurs mit, falls diese nicht vom Institut gestellt werden!

Achte beim Präparieren immer darauf, dass an deinem Arbeitsplatz **Sauberkeit** herrscht. Gib Fett- und Bindegewebe, das du entfernt hast, in die dafür vorgesehenen Gefäße und leere diese am Ende des Kurstages in den zugehörigen Sammelbehälter. Säubere die Tischfläche, bevor du den Saal verlässt. Anatomisches Präparieren ist nicht immer ein „sauberes Geschäft", aber du kannst dies durch eine gewisse Reinlichkeit ausgleichen.

1.6 Pflege des Präparats

Während des gesamten Kurses bist du selbst dafür verantwortlich, dass dein Präparat immer **feucht gehalten** wird und nicht austrocknet. Bei der Präparation der Körperoberfläche wird die abgeklappte Haut zum Schutz wieder zurückgelegt, wann immer du gerade nicht präparierst. Nach der vollständigen Entfernung der Haut solltest du in Pausen und am Ende des Kurses befeuchtete Tücher über dein Präparationsgebiet ausbreiten. Denke daran, dass das Präparat am Ende jedes Arbeitstages mit einem feuchten Tuch und einer Plastikfolie, die im Saal bereitliegen, sorgfältig zugedeckt werden muss.

1.7 Formalin

Formalin (die wässrige Lösung von Formaldehyd) ist immer noch das übliche Fixiermittel in der Anatomie, da es eine gute **keimtötende** und **strukturerhaltende** Wirkung hat und das beste Verhältnis von Nutzen und Gefahren aufweist. Nachteile sind natürlich der eher unangenehme Geruch und eine Reizwirkung auf die Schleimhäute, die aber sehr stark von der Konzentration der aufsteigenden Dämpfe abhängen. Daher haben moderne Präpariersäle effektive Belüftungsanlagen, um die störenden Wirkungen gering zu halten. Wenn du aus Versehen einen Formalinspritzer ins Auge bekommst, solltest du möglichst schnell das Auge mit Leitungswasser spülen und dich beim Assistenten melden. Die Reizung der Bindehaut kann zu verstärkter Durchblutung und damit zu einem geröteten Auge führen. Viel mehr kann aber bei den üblichen geringen Formalinkonzentrationen eigentlich nicht passieren.

Eine langfristige **Gesundheitsschädigung** durch Formalindämpfe ist bei den in der Anatomie heutzutage üblichen Konzentrationen unwahrscheinlich. Das soll nicht heißen, dass Formalin gesund ist. Immerhin wird es ja zum Fixieren, also zum Töten lebender Zellen eingesetzt. Formaldehyd wird aber sogar in geringen Mengen im Körper selbst gebildet und kommt auch z. B. in Obst oder Kaffee vor, vom Zigarettenrauch ganz zu schweigen. Im Körper wird es sehr schnell zu Ameisensäure abgebaut (Halbwertszeit 1,5 min), weshalb „Fernwirkungen" im Körper durch Formalindämpfe unwahrscheinlich sind. In den 80er Jahren wurde aufgrund von Versuchen an Ratten eine krebserregende Wirkung von Formalindämpfen vermutet. Allerdings wurden diese Ratten zwei Jahre lang 30 Stunden pro Woche einer Formalinkonzentration ausgesetzt, bei der dem Menschen nach wenigen Minuten (!) die Augen tränen. Bei Industrie-Arbeitern, die mit Formalin Kontakt haben, sind Nasen-Rachen-Tumoren aufgetaucht, allerdings so selten, dass die Epidemiologen immer noch streiten, ob es mehr sind, als man auch ohne Formalin erwarten würde. Auch eine fruchtschädigende Wirkung bei Schwangeren ist bisher nicht bewiesen. Da man mit dem ungeborenen Leben aber nicht vorsichtig genug sein kann, musst du unbedingt vor dem Präparieren mit dem Kursleiter oder der Kursleiterin reden, wenn du schwanger bist oder es während des Kurses werden willst.

Der Vorteil von Formalin ist, dass es praktisch **keine Infektionsgefahr** im Umgang mit fixierten Anatomie-Leichen gibt. Alle Fälle einer Infektion durch Arbeit mit einer Leiche, von denen du vielleicht einmal gehört hast (und von denen es in der Geschichte der Medizin viele gab), sind durch Kontakt mit frischen unfixierten Leichen entstanden.

Das größte Gesundheitsrisiko im Präpariersaal ist daher mit Abstand das Skalpell. Du hast diese Gefahr also buchstäblich in der Hand. Gehe entsprechend damit um.

1.8 Lernen an Leichen

Die Teilnahme an einem Präparierkurs ist in vielerlei Hinsicht ein Privileg. Erstens gibt es in einigen Ländern gar keinen solchen Kurs, und auch im deutschsprachigen Raum wurde er in den letzten Jahren oft zeitlich und personell reduziert. Und zweitens stellen Menschen nach ihrem Ableben nur für diesen Zweck ihren Körper zur Verfügung, um die Medizin zu unterstützen und deine Ausbildung zu fördern. Dieses großartige anonyme Geschenk, für das weder Spender noch Angehörige Geld bekommen, wird zu Lebzeiten durch einen Vertrag mit dem anatomischen Institut vereinbart. Diese Geste der „Körperspender" ist natürlich mit der Erwartung verknüpft, dass der gespendete Körper eine sinnvolle und nutzbringende Verwendung findet. Daher gehen wir, wenn wir versuchen, dieser Erwartung gerecht zu werden, im Präpariersaal eine Beziehung zu einer - wenn auch verstorbenen und unbekannten - Person ein. Du brauchst deshalb nicht mit Leichenbittermiene zu präparieren - wir glauben nicht, dass die Körperspender etwas gegen gelegentliches Lachen im Präpariersaal haben -, solltest aber eine dem Ort angemessene Würde bewahren.

In der Fachliteratur wird der Präparierkurs gelegentlich als ein „rite de passage" oder „Initiationsritual" für Mediziner bezeichnet, was wiederum auf das genannte Privileg hinweist. Das heißt aber nicht, dass Anatomen solche Kurse veranstalten, damit du dich nachher als etwas Besseres fühlen oder bei deinen Freunden damit angeben kannst. Es geht auch nicht darum, dich in eine Art kaltes Wasser zu werfen, um emotionale Abhärtung zu erzeugen oder irgendwelche Sekundärtugenden einzupauken (Pünktlichkeit, Sorgfalt, Fleiß, usw.) - auch wenn diese Tugenden deinem Lernerfolg sicher nicht schaden werden. Es geht um eine fundierte Ausbildung in menschlicher Anatomie, die die kompakte Dreidimensionalität und die individuelle Authentizität des Körpers möglichst realitätsNAH vermittelt. Jede Ärztin und jeder Arzt wird dir bestätigen, wie wichtig anatomisches Wissen für die ärztliche Praxis ist. Wir sind uns bewusst, dass die Details der parasympathischen Versorgung der Speicheldrüsen oder der Astfolge des Plexus brachialis mit den Jahren (manchmal leider sogar schon Wochen) wieder in Vergessenheit geraten können und auch nicht in jeder Facharztrichtung die gleiche Rolle spielen werden. Wir glauben aber trotzdem, dass eine gute Grundlage nie wieder ganz verloren geht und vieles auf ihr aufgebaut werden kann.

Der Vorwurf einer emotionalen Abstumpfung durch einen Präparierkurs und einer übermäßigen Materialisierung des Menschenbildes späterer Ärzte ist vor allem in den 80er Jahren gelegentlich geäußert worden. Auch ein Anatom, der bekannte Lehrbuchautor Lippert, hat dies 1984 im Deutschen Ärzteblatt thematisiert (und ist dafür von seinen Kollegen heftig kritisiert worden). Auch wenn eine solche Sicht den Effekt eines einzelnen Kurses im Medizinstudium wahrscheinlich überschätzt, birgt der Präparierkurs sicher ein gewisses Risiko der Überbetonung des Materiellen. Wenn man im Kurs an einer Leiche z. B. klinische Techniken wie die intramuskuläre Injektion demonstriert, könnte - gerade am Anfang des Studiums - der Eindruck entstehen, der physische Körper sei der PRIMÄRE Gegenstand der Medizin. Dabei ist es ganz klar, dass zu einem guten Arzt auch z. B. kommunikative Fähigkeiten und Einfühlungsvermögen gehören und nicht nur „Körper-Handwerk". Es hieße aber, das Kind mit dem Bade auszuschütten, wenn die „physische Seite" deshalb nicht vernünftig und gründlich gelehrt würde. Ärzte, die wissen, wo der Nervus ischiadicus verläuft, sind nun einmal besser als Ärzte, die das nicht wissen.

Vielleicht hilft es, die Leiche in Gedanken nicht immer mit „DEM Körper" gleichzusetzen, auch wenn dies natürlich der Blick der Anatomie ist. Letztlich IST eine Leiche nicht dieser Körper, sondern sie STEHT FÜR etwas Anderes, nämlich den lebenden Körper. Im Grunde befinden wir uns in der Anatomie in der Situation des Archäologen, der an seinem Material Spuren sucht, die das Leben hinterlassen hat. Wie in der Archäologie müssen dazu in der Anatomie diese Spuren konserviert und freigelegt werden. Und während der Archäologe aus einem Fundort Aussagen über eine ganze Epoche zu machen versucht, so schließen wir aus den Spuren eines individuellen Lebens auf „den Menschen" und aus dem toten Körper vor uns auf seine Vergangenheit, den lebenden Menschen. Wir kommen der Wirklichkeit dabei immer näher, sind aber doch von ihr getrennt: Wie der Archäologe keine Zeitreise machen kann, wirst du nie dein eigenes Gehirn sehen (sondern höchstens Bilder davon).

Die Konfrontation mit einer Leiche kann trotzdem schwierig sein. Schon der Philosoph Peter Sloterdijk, nie um eine kluge Formulierung verlegen, findet es schwer, sich „mit offenen Nervenenden dem Anprall einer Leichenöffnung auszusetzen" und meint daher: „Der medizinische Materialismus vermag sogar den philosophischen einzuschüchtern". Eine Möglichkeit, damit umzugehen, ist natürlich, sich einfach in den Testatstress zu stürzen – Verdrängen ist menschlich. Eine andere ist, das Gespräch mit deiner Umgebung zu suchen über das schwierigste aller Themen, die menschliche Sterblichkeit.

2 Einführung in die Kunst des Präparierens

2.1 Umgang mit dem Präparierbesteck

Voraussetzung für ein nicht nur wirkungsvolles, sondern auch erfolgreiches Arbeiten ist der **richtige Umgang** mit dem Präparierbesteck. Normalerweise sollten Skalpell und Pinzette immer in derselben Weise gehalten werden wie z. B. ein Kugelschreiber. Nur so gewinnst du das notwendige Feingefühl für das Führen der Schneide, kannst die Bewegungen des Skalpells mit Zeigefinger, Daumen und dem abstützenden Mittelfinger locker kontrollieren und vermeidest ein verkrampftes Arbeiten aus steifen Handgelenken.

WICHTIG ist, dass das Skalpell, das du verwendest, auch **scharf** ist. Wenn du mit Messern arbeitest, deren Rücken schärfer ist als die Schneide, wirst du in deiner Region nur Unheil anrichten.

Bei abstumpfendem Messer musst du daher rechtzeitig entweder die Klinge wechseln oder – bei Messern mit stehender Klinge – nachschärfen. Dazu legst du das Instrument flach auf einen befeuchteten Schleifstein auf, führst es in kreisenden Bewegungen gegen die Schneide parallel zur Oberfläche und wechselst in kurzen Abständen die zum Stein gerichtete Seite der Klinge (siehe Abb. A-1). Wenn du Probleme dabei hast, wende dich vertrauensvoll an deinen Assistenten.

Messer mit auswechselbaren Klingen sind nur für den einmaligen Gebrauch verwendbar. Ein Schleifversuch ist aber auch bei diesen Messern hin und wieder von Erfolg gekrönt.

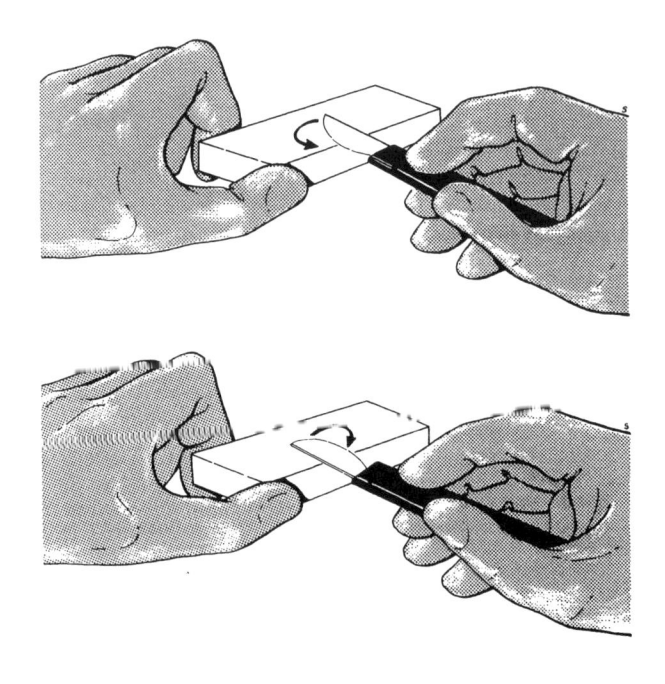

Abbildung A-1:
Nachschärfen eines Skalpells

2.1 Umgang mit dem Präparierbesteck

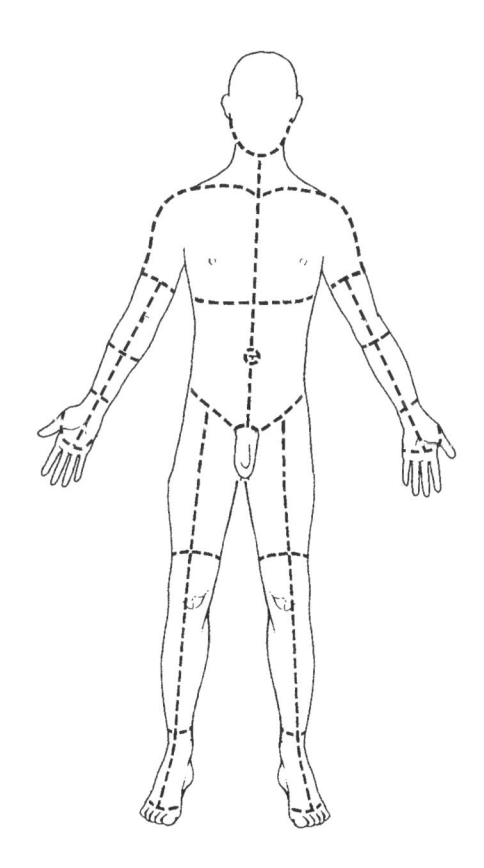

Abbildung A-2:
Hautschnitte für die oberflächliche Präparation der Ventralseite

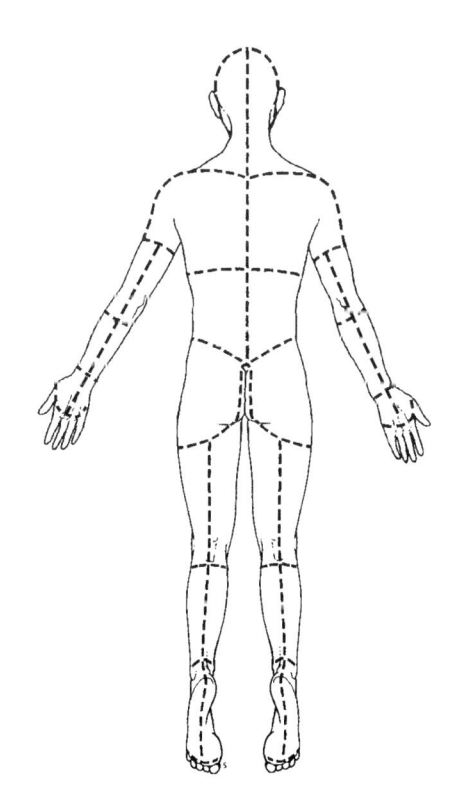

Abbildung A-3:
Hautschnitte für die oberflächliche Präparation der Dorsalseite

2.2 Präparation der Haut

Die **Hautschnitte** werden immer vom ASSISTENTEN gelegt (siehe Abb. A-2 und A-3). Grundsätzlich wird ein Längsschnitt in der Mitte des Rumpfes oder der jeweiligen Extremität gelegt und durch zirkuläre Querschnitte ergänzt. Beachte aber die abweichende Schnittführung an der Schulter und im Gesäßbereich. Wenn Arme oder Beine in gedrehter Haltung fixiert sind, kann der Längsschnitt im jeweils am weitesten oben liegenden Bereich erfolgen und muss sich nicht an den Verhältnissen in der anatomischen Grundstellung orientieren. An den Händen und Füßen sollte der Längsschnitt dann aber wieder in der anatomischen Mitte liegen.

Je nach anatomischen Gegebenheiten und Zahl der Präparanten können auch zusätzliche zirkuläre Schnitte angelegt werden. Die Haut sollte allerdings nicht in kleinen Stücken abgetrennt werden, da das erstens nicht schön aussieht und es zweitens für die weitere Hautpräparation hilfreich ist, einen größeren Hautlappen zum Anfassen und ziehen zu haben (s. u.).

Vor der Präparation der Haut solltet ihr nach **Narben** und/oder anderen Auffälligkeiten Ausschau halten und diese, wenn vorhanden, zur späteren Erinnerung in einer kleinen Skizze festhalten. Erfahrungsgemäß weiß, wenn bei der Präparation im Bauchraum das Fehlen der Gallenblase auffällt, schon niemand mehr, ob denn eine Operations-Narbe vorhanden war.

2.2.1 Allgemeine Technik

Der eine Gruppe einweisende Assistent sollte nicht nur die Hautschnitte an der Leiche legen, sondern auch das Vorgehen beim Abpräparieren der Haut zeigen, zumal gerade der Anfang die größten Schwierigkeiten bereitet. Ziel ist es, die Haut (Cutis) in ihrem Übergangsbereich zum Unterhautfettgewebe abzutrennen (also zwischen Lederhaut = Corium und Unterhaut = Subcutis) und die Fettschicht geschlossen freizulegen.

Beim Abklappen des Hautlappens deines Gebietes sollst du von den Kreuzungsstellen der Hautschnitte ausgehen und grundsätzlich von medial nach lateral präparieren. Für die Präparation der Haut verwende am besten ein Skalpell mit einer kleinen, bauchigen Klinge (das große „Hautmesser" ist für diesen Zweck zu unhandlich).

Du solltest versuchen, den Hautlappen großflächig abzutragen. Ziehe mit der stumpfen Pinzette oder mit der bloßen Hand die Haut hoch und etwas nach hinten. An der so entstandenen Umschlagsfalte von der Haut zum Fettgewebe fährst du jetzt mit dem Messer über ihre ganze Länge hinweg. Dabei durchtrennst du die **Retinacula cutis**, die Bindegewebsfäden, mit denen die Lederhaut an der Unterhaut befestigt ist. Je kräftiger du die Haut hochziehst, desto besser siehst du diese Retinacula und damit die Schicht, in der du schneiden sollst. Wenn du die Schneide dabei leicht gegen die Unterseite der Kutis richtest, vermeidest du, mit ihr allzu leicht in die Tiefe zu geraten.

HINWEIS: Als Orientierungshilfe dafür, dass das Messer nicht zu tief einschneidet, kannst du dich an der weißlichen Unterseite der Kutis halten, die bei gut fixierten Präparaten deutlich vom gelblichen Unterhautfettgewebe zu unterscheiden ist. Sie zeigt eine charakteristische, wabenförmige Felderung und an den entsprechenden Körperstellen Haarbälge, die in die Subkutis hineinreichen.

Damit du dich immer in der richtigen Schicht befindest, überprüfe regelmäßig durch Tasten der Dicke der bereits abgetrennten Haut und ggf. durch einen Schnitt an ihrer Unterseite, ob du mit ihr Fettgewebe entfernt hast oder nicht!

Ist dir einmal ein Malheur geschehen, dann frage FRÜHZEITIG den Assistenten um Rat!!

BEACHTE: Bei Beginn der Präparation von ventral werden die Hautlappen bis zur hinteren Axillarlinie (!) abpräpariert, umgekehrt bei Beginn an der Dorsalseite bis zur vorderen Axillarlinie. Später, wenn die Präparation der anderen Leichenseite in Angriff genommen wird, kannst du die Haut völlig ablösen und entfernen, sofern der Assistent damit einverstanden ist. Beachte, dass der Arm in diesem Stadium nicht zu weit abgespreizt werden darf, da sonst der große Brustmuskel reißt (s. S. 28).

Insbesondere in den Regionen, wo in tiefere Hautfalten hineinpräpariert werden muss (Achselhöhle, Leiste/Gesäß) ist es hilfreich, einen größeren Hautlappen zu haben, an dem du bei der Präparation in die Tiefe in alle Richtungen ziehen kannst.

Die Hautlappen im Nacken und im Hinterhauptsbereich sowie im Gesicht (Abb. A-4) wirst du bis an den Vorder- bzw. Hinterrand des Ohrs ablösen und dort hängen lassen. Das äußere Ohr sollst du nicht antasten!

2.2.2 Spezielle Probleme bei der Hautpräparation

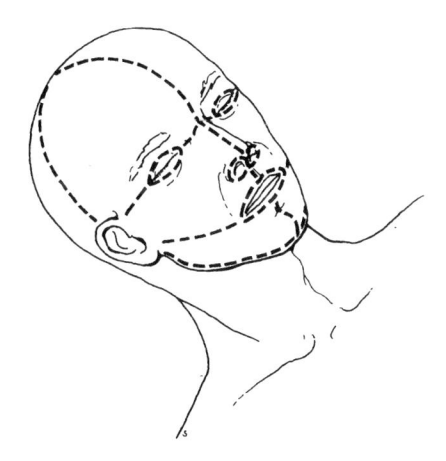

Abbildung A-4:
Hautschnitte für die Präparation des Gesichts (Abschnitt B5)

- **Ventralseite**

Kopf. Die Präparation sollte in drei Lappen erfolgen, die am Ohr hängen bleiben (Abb. A-4). Die Haut ist sehr dünn! Weitere Hinweise auf S. 102.

Hals: Vorsicht! Das Platysma liegt unmittelbar unter der Kutis im subkutanen Fettgewebe! Bei schlecht fixierten Präparaten wirst du es auch farblich schwer von seiner Umgebung unterscheiden können, besonders dann, wenn es nur schwach entwickelt ist.

Brustwand: Bei weiblichen Leichen wirst du die Brustwarze zunächst stehen lassen, weil du später von ihr aus versuchen sollst, das Brustdrüsengewebe darzustellen. An einer männlichen Leiche kannst du die Mamille mit der Haut entfernen.

Bauchwand: Den Nabel musst du stehen lassen. Oft wirst du auf Operationsnarben stoßen, in deren Bereich du Probleme haben könntest, die Haut abzuziehen. Hole den Assistenten!

Wenn an deinem Präparat ein künstlicher Darmausgang (Anus praeter) vorzufinden ist, muss der Assistent ihn beim Legen der Hautschnitte umschneiden. Lass den Anus praeter unangetastet, auch später während der Präparation der Muskelschichten!

Genitalien: Das äußere Genitale bleibt zunächst unangetastet. Die beiden Leistenschnitte werden oberhalb, etwa auf Höhe der Symphyse, durch einen queren Schnitt verbunden. Das weitere Vorgehen steht auf S. 118 f.

• **Dorsalseite**

Nacken: Gerade im Bereich des Nackens wirst du die Haut in unangenehm zu präparierenden Hautfalten vorfinden. In diesem Fall solltet ihr wenn möglich unter die Brust der Leiche einen Holzklotz legen, so dass einer von euch den Kopf vorsichtig nach unten drücken kann, während der/die andere präpariert. Anschließend wechselt ihr euch ab.

Hinterkopf: Größte Vorsicht! Die Haut muss sauber abgetrennt werden, ohne dass du in die Tiefe gerätst. Direkt unter der Kutis liegen die darzustellenden Strukturen (A. und V. occipitalis, N. occipitalis major und minor) in spärlichem Subkutanfett, das oft von sehr derbem Bindegewebe durchsetzt ist. Gerade für dieses Gebiet gilt: lieber Löcher in die Haut schneiden als mit dem Skalpell die Gefäße und Nerven durchtrennen. Orientiere dich an den Haarbälgen!

Glutealregion: Besonders bei stark ausgebildeter Fettschicht ist das Entfernen der Haut im Bereich des Übergangs von der Analfalte zur Innenseite des Oberschenkels schwierig. Zur Überwindung der in diesen Fällen sehr tiefen Gesäßfurche sollst du dich von oben und unten an sie heranarbeiten und dich an der Kutisunterseite orientieren. Wenn du nicht zurechtkommst, hole deinen Assistenten zu Hilfe!

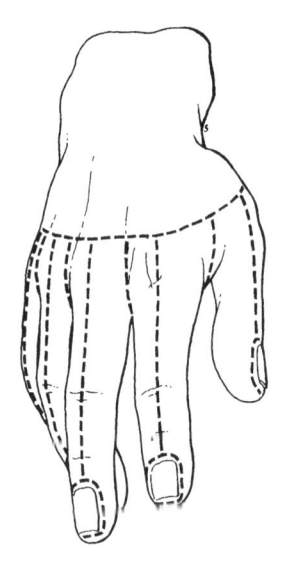

Abbildung A-5:
Hautschnitte an der Dorsalseite der Finger (Abschnitt B 6.7)

Hand/Fuß (Abb. A-5 und A-6): Sei vorsichtig im Bereich des Handrückens und des Fußrückens. Hier ist die Haut nur millimeterdünn, zudem ist das subkutane Fettgewebe nur spärlich ausgebildet.

Denke bei der Präparation an der Handinnenfläche und an der Fußsohle daran, dass es eine Palmar- und eine Plantaraponeurose gibt. Gerade die Palmaraponeurose liegt unmittelbar unter der Kutis und ist daher gefährdet!

An den Fingern und Zehen musst du die Nägel umschneiden und die Haut vollständig entfernen. Beachte, dass die Gefäße und Nerven der Phalangen an ihren Seitenflächen verlaufen; du solltest sie alle darstellen. Die Hautschnitte an Fingern und Zehen dürfen daher nur in der Mitte ihrer Vorder- und Rückfläche gelegt werden!

Trage die Haut notfalls in kleinen Portionen ab. Auch wenn die Finger der Hand stark gebeugt sind oder sie zur Faust geschlossen ist, musst du die Haut abpräparieren!

2.3 Wie erkenne ich einen Nerv?

Wenn du die Haut in deinem Präpariergebiet abpräpariert hast, sollst du Gefäße und Nerven im subkutanen Fettgewebe darstellen. Dazu gehst du am besten zunächst stumpf mit zwei Pinzetten vor (oder wie in Abb. A-6 dargestellt mit Pinzette und Messer). Orientiere dich im Atlas, wo du in deiner Region mit Hautnerven und Venen zu rechnen hast und gehe dann längs zu deren Verlaufsrichtung in das Fettgewebe ein. Gerade das Aufsuchen der Hautnerven bereitet anfangs Schwierigkeiten. Nicht alles, was weiß, lang und dünn ist wie ein Hautnerv und theoretisch nur ein Nerv sein kann, ist auch tatsächlich einer. Besonders Bindegewebsfäden tarnen sich mit Vorliebe als nervöse Strukturen, aber sie sind relativ einfach zu entlarven. Ziehe mit der spitzen Pinzette vorsichtig an dem „Nerv"; wenn er beginnt sich aufzufasern, ist es Bindegewebe! Echte Nerven dagegen sind ziemlich zugfest. Außerdem lassen sie sich weiterverfolgen, während Bindegewebsfasern sich beim Verfolgen mit der Pinzette zwangsläufig irgendwann in der Umgebung „auflösen".

Eine kleine Arterie ist auf typische Weise elastisch und leicht dehnbar. Auf ihrer weißlichen Oberfläche erkennst du häufig das feine rötliche Netz der Vasa vasorum. Einfach ist die Diagnose freilich, wenn du die Arterie bereits aus Versehen durchtrennt hast: sie hat bekanntlich ein Lumen. Aber so weit solltest du es nicht kommen lassen.

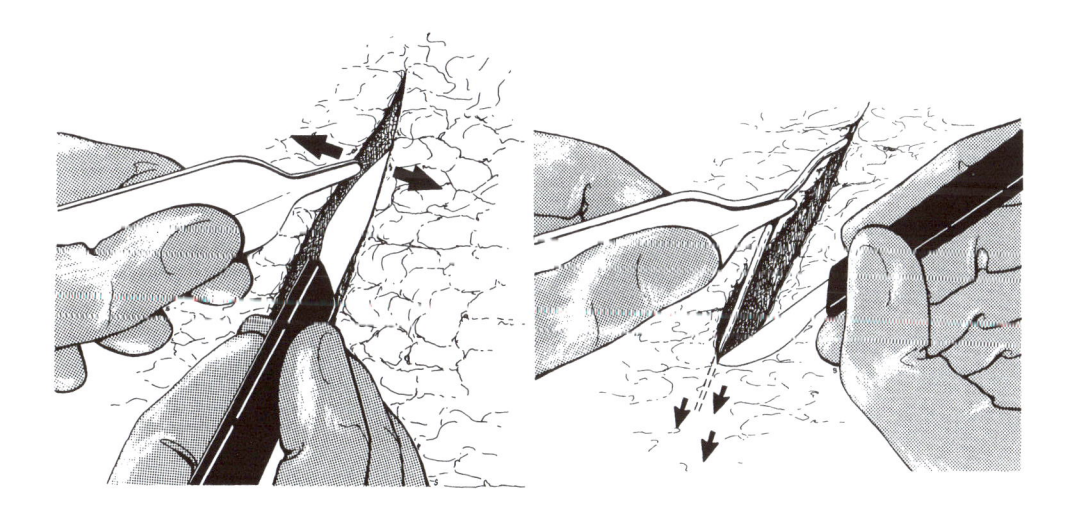

Abbildung A-6:
Präparation eines Hautnervs: Spaltung und Auseinanderdrängen des Subkutanfetts (rechts), Verfolgen des Nervs durch zur Verlaufsrichtung parallele Messerführung (links)

2.4 Die Präparation eines Nervs

Ergreife den Nerv mit einer spitzen Pinzette und schneide mit einem Nervenmesser (schmale, lanzettförmige Klinge) vorsichtig links und rechts am Nerv entlang, indem du die Schneide stets zur Oberfläche und leicht vom Nerv weg führst. Das über dem Nerv liegende Fett- und Bindegewebe kannst du in der Verlaufsrichtung des Nervs spalten, wobei du den Messerrücken zum Nerv richten solltest und zur Oberfläche hin schneidest, ABER NUR, wenn du dir sicher bist, dass du dabei keine anderen wichtigen, oberflächlich gelegenen Strukturen durchtrennst: Orientiere dich daher immer im Atlas!! Beachte hierzu die Abb. A-6!

Alternative *Eine Alternative zum Auffinden von Hautnerven, die zeitsparend ist, aber primär dem Assistenten vorbehalten sein sollte, ist insbesondere in den Regionen anwendbar, die über eine kräftige Faszie verfügen, z. B. am Oberschenkel: Dazu geht man etwas neben dem vermuteten Verlauf des Nervs, z. B. des N. cutaneus femoris lateralis, durch das Fettgewebe bis auf die Faszie hinunter, um dann die Finger stumpf auf der Faszie zwischen dieser und dem Fettgewebe vorzuschieben. Dabei hält der Assistent die Hand, als wollte er den Nerv ergreifen, also mit den Fingerkuppen Richtung Oberfläche. Bei leichtem Anheben des Fettgewebes spürt man auf diese Weise erstaunlich deutlich den Hautnerv, weil er im Vergleich zum umliegenden Gewebe zugfester ist, und kann ihn dann aufsuchen und freilegen.*

2.5 Muskelfaszien

Grundsätzlich gilt, dass du vor dem Freilegen eines Muskels seine Faszie in ihrer ganzen Pracht darstellen sollst. Löse das subkutane Fettgewebe teils scharf, teils stumpf von der Faszie ab, aber bitte erst, wenn du die im Fettgewebe verborgenen Strukturen dargestellt hast.

2.6 Freilegen der Muskulatur

Um einen Muskel zu präparieren und seinen Faserverlauf besser sichtbar zu machen, spaltest du die Muskelfaszie in der ==Verlaufsrichtung der Muskelfasern== und trennst sie mit einem scharfen Skalpell in der gleichen Richtung, und zwar möglichst als ganzen Lappen. Präpariere die Faszie niemals quer zur Muskelfaser ab, weil du sonst beim Einschneiden in die Muskulatur unübersehbare Spuren hinterlässt. Gehen von der Faszie Bindegewebssepten in die Tiefe zwischen die Muskelfaserbündel hinab, entferne sie so, dass sie an der Oberfläche nicht mehr sichtbar sind, aber niemals vollständig, damit der Muskel an dieser Stelle nicht auseinanderfällt. Schneide beidseits neben den Bindegewebssepten ein und nimm ihre oberflächliche Partie weg.

2.7 Bänder und Gelenkkapseln

Wenn zum Kursende die Gelenke präpariert werden, haben erfahrungsgemäß die meisten von euch Probleme, richtig einzuschätzen, wie tief die darzustellenden Bänder liegen, und sie überhaupt zu erkennen. Auf Bänder und Gelenkkapsel wirst du erst dann stoßen können, wenn die bedeckende Muskulatur auch wirklich vollständig entfernt worden ist. MERKE: Bänder sind weiß und glänzend. Wenn noch Bindegewebe auf ihnen liegt und sie dadurch stumpf aussehen, raue ihre Oberfläche mit der Schneide deines Skalpells auf, um sie zu erkennen!

Vor der Eröffnung der Gelenke solltest du vermeiden, Gelenkkapseln anzuschneiden. Wo sie nicht durch Bänder verstärkt sind, sind sie dünn und verletzlich. Eine Hilfe zu ihrer Identifikation ist, das betreffende Gelenk zu bewegen, wodurch die Gelenkkapsel gedehnt oder gefaltet wird. Auf diese Weise kannst du auch die Ausdehnung der Kapsel beurteilen.

2.8 Vergleich mit chirurgischen Präparationstechniken

Da anatomisches Präparieren am menschlichen Körper auch eine sinnvolle Übung für späteres chirurgisches Operieren ist, sollen hier kurz die Ähnlichkeiten, aber auch die Unterschiede dieser beiden Zugänge erwähnt werden.

Grundsätzlich wird in der Chirurgie versucht, die künstlich erzeugte Hautwunde, die den Zugang zu tieferliegenden Strukturen darstellt, möglichst klein zu halten, um den Wundschmerz und die Narbenbildung sowie auch den kosmetischen Schaden gering zu halten. Jedoch ist der chirurgische Zugang auch genügend groß zu wählen, da eine intraoperative Dehnung der Haut und anderer Gewebeschichten zu Nekrosen und Wundheilungsstörungen führen kann. Jedenfalls ist der Zugang, den du in der Anatomie zu den Strukturen bekommst, aus chirurgischer Sicht natürlich luxuriös.

Auch in der Chirurgie ist es wichtig, die Schichten zu identifizieren, die nacheinander auf dem Weg zu tiefergelegenen Arealen durchtrennt werden müssen (Haut, Unterhaut, Faszie, etc.). Sie werden natürlich nicht wie in der Anatomie großflächig voneinander getrennt (wie z. B. beim Abtrennen der Lederhaut von der Unterhaut), da dadurch die Blutversorgung und eventuell auch Nerven zerstört würden. Sie müssen aber zur besseren Wundheilung und zur Vermeidung von Narbenbrüchen am Ende der Operation in der Regel schichtgerecht vernäht werden. Ausnahmen stellen diesbezüglich zum Beispiel Infektionen an den Extremitäten dar. Hier wird am Ende einer Operation häufig nur die Haut locker adaptiert, um noch vorhandenen Bakterien in der Tiefe den Weg nach außen zu ermöglichen.

Ideal für chirurgische Zugänge ist das Vordringen durch vorgegebene Körperhöhlen (z. B. Peritonealhöhle im Bauchraum) oder durch Verschiebeschichten, die mit lockerem Bindegewebe gefüllt sind und wenige Gefäße enthalten. Eine solche Schicht erkennt man (auch in der Anatomie) daran, dass beim Auseinanderdrängen der Umgebung ein Gewebe erscheint, dass Spinnweben ähnlich sieht – die aufgespannten Fasern des lockeren Bindegewebes.

Im Allgemeinen ist das Gewebe bei einem lebenden Menschen weicher und farbiger als an einer fixierten Leiche. Das Auffinden bestimmter Strukturen ist damit leichter, wird aber natürlich durch den Austritt von Blut in die Umgebung erschwert. Während die Verletzung von kleinsten Gefäßen und Nerven durch einen Schnitt unvermeidlich ist, müssen chirurgische Zugänge so gewählt werden, dass größere Leitungsbahnen nicht gefährdet werden. Über Gelenken ist die Schnittführung außerdem so zu wählen, dass spätere Narben nicht zur Einschränkung der Bewegungsausmaße führen.

Versehentliche Schädigung eines größeren Gefäßes kann zu Blutverlusten führen oder die Versorgung von Körperregionen gefährden, eine rekonstruierende Gefäßnaht ist nicht ganz einfach und kostet Zeit. Versehentliche Schädigung eines Nervs kann eventuell während einer Operation übersehen werden und fällt dann erst später durch den Funktionsverlust auf. Auch größere Nerven können zwar regenerieren (siehe Histologie-Lehrbücher), wenn die Enden rechtzeitig wieder durch Naht miteinander verbunden werden, aber das Auswachsen der Nervenzellfortsätze bis zum Zielorgan braucht Zeit (sie wachsen etwa 1 mm pro Tag) und erfolgt mit zunehmendem Alter nicht immer vollständig und zielrichtig. Deshalb sind gute topographische Kenntnisse erforderlich, um solche Verletzungen wichtiger funktioneller Strukturen zu vermeiden. Beim Operieren muss auch immer mit anatomischen Variationen gerechnet werden, wie du durch Vergleich der verschiedenen Präparate in deinem Präpariersaal leicht feststellen kannst.

Schließlich sei noch erwähnt, dass es während einer gesamten Operation wichtig ist (wie übrigens auch während des Präparierens in der Anatomie), sämtliche Gewebe, die der Luft ausgesetzt sind, mit physiologischen Lösungen feucht zu halten, da es sonst bei lebenden Geweben zum Absterben kommt (Nekrosen) und Wundinfektionen und Wundheilungsstörungen vermehrt auftreten können. Beim anatomischen Präparieren kommt es „nur" zum Austrocknen, was aber den didaktischen Wert einer mühsam erstellten Präparation zerstören kann.

B
Präparieranweisungen und theoretische Hinweise

1 Vordere Rumpfwand

1.1 Vordere Brustwand, Axilla

Hautpräparation

- BEVOR du die Haut in deinem Präparationsgebiet bis in die Höhe der hinteren Axillarlinie abpräparierst, lies dir den Abschnitt über das technische Vorgehen durch. Beachte vor allem die speziellen Hinweise auf S. 21!
- WICHTIG: der Arm darf vor der Durchtrennung des M. pectoralis major nicht sehr weit abduziert werden, weil der fixierte Muskel sonst schnell einreißt!
- Informiere dich im Atlas über die Topographie der Brustwand. Lerne die zugrunde liegenden Skelettelemente und ihre gelenkigen Verbindungen.
  Mache dir die folgenden Begriffe klar: Sternallinie, Parasternallinie, Medioklavikularlinie (Mamillarlinie), vordere, mittlere und hintere Axillarlinie!
- Studiere im Atlas die Lage der Dermatome der Rückenmarkssegmente!

V. thoracoepigastrica

- Betrachte im Atlas den Verlauf der wichtigsten oberflächlichen Venen. Die größte ist die **V. thoracoepigastrica**, die etwa im Bereich der mittleren Axillarlinie longitudinal den Thorax entlangläuft. Beachte, dass sie von Hautnerven überkreuzt werden kann (s. u.).

- Das venöse Blut der vorderen Brustwand fließt einerseits über kleine Äste am Sternalrand in die V. thoracica interna, andererseits seitlich vor allem über die V. thoracoepigastrica in die V. axillaris. Hinzu kommen die V. thoracica lateralis am lateralen Rand des M. pectoralis minor und die V. thoracodorsalis am Vorderrand des M. latissimus dorsi. Lies ergänzend hierzu den Abschnitt über die venösen Abflüsse der vorderen Bauchwand und beachte dort die Hinweise auf ihre klinische Bedeutung. Die wichtigen Begriffe „kavo-kavale" und „porto-kavale Anastomosen" musst du kennen!

Rr. cutanei anteriores nn. intercostalium

- Die Hautinnervation (Atlas!) erfolgt segmental durch Äste der Interkostalnerven, vorn durch die Rami cutanei anteriores, an der Seite durch die Rami cutanei laterales.
- Beginne mit dem Aufsuchen der vorderen Äste. Gemeinsam mit Zweigen der Vasa thoracica interna treten die Rr. anteriores neben dem Sternalrand durch die Interkostalräume und gelangen durch die Faszie des M. pectoralis major in das subkutane Fettgewebe.
  VORGEHEN: Bei Leichen mit nur geringer Fettschicht kannst du die Interkostalräume ertasten. Spalte über einem Zwischenrippenraum am Brustbeinrand das Fettgewebe in der Verlaufsrichtung des Nervs von medial nach lateral (Abb. 1-1). Beachte dabei, dass die Nervenäste im oberen Sternalbereich annähernd horizontal verlaufen, nach kaudal hin zunehmend schräger!

Kannst du die Interkostalräume nicht ertasten, musst du neben dem Sternum an einer beliebigen Stelle in das Fett eingehen. Versuche, eine der blutgefüllten und daher dunklen Venenäste bis zur Austrittsstelle aus der Faszie zu verfolgen.

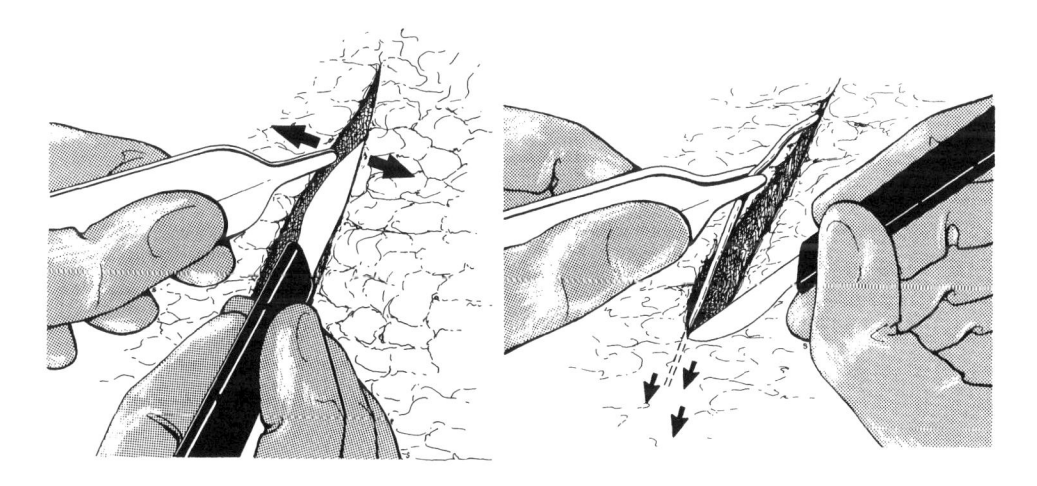

Abbildung 1-1:
Präparation eines Hautnervs: Spaltung und Auseinanderdrängen des Subkutanfetts (rechts), Verfolgen des Nervs durch zur Verlaufsrichtung parallele Messerführung (links)

- Wenn du einen Nerv gefunden hast, findest du die Austrittsstellen der benachbarten Nerven etwa zwei Querfinger ober- und unterhalb von ihm.

- Das Fettgewebe zwischen zwei dargestellten Nerven kannst du bis auf die Faszie bedenkenlos entfernen. Nimm die den Nerv begleitenden Gefäßäste fort. Lass nur den Hautnerv stehen!
BEDENKE: Aus Zeitgründen ist es im Kurs nicht erforderlich, dass du alle Hautnerven deines Gebietes vollständig darstellst. Es reicht, wenn du wenigstens zwei Rami cutanei anteriores präsentieren kannst! Ähnliches gilt nachher für die Präparation der lateralen Hautnervenäste.

- ACHTUNG! HALTE DICH NICHT ZU SEHR MIT DER DARSTELLUNG DER HAUTNERVEN AUF! Es ist wichtiger, dass du das subkutane Fettgewebe zügig entfernst, damit du bei den noch vor dir liegenden, wichtigeren Arbeitsschritten nicht in Zeitnot gerätst!

- Es gibt eine zeitsparende und dennoch erfolgreiche Vorgehensweise, bei der du aber größte Aufmerksamkeit walten lassen solltest. Spalte das subkutane Fett in der Medianlinie über dem Sternum bis auf die Faszie und hebe es als Ganzes mit dem Skalpell mehr stumpf als scharf (schaben, weniger schneiden!) von der Unterlage ab. Die Faszie darfst du dabei nicht zerstören! Du wirst überrascht feststellen, dass du auf

1 Vordere Rumpfwand

diese Weise wie von selbst auf alle Austrittsstellen der Nerven und Gefäße stößt.

- Hast du einen Nerv entdeckt, suche seinen Stamm auf, verfolge ihn in seinem Verlauf durch das Fettgewebe und löse ihn heraus, ehe du es weiter von der Faszie abtrennst (Abb. 1-1).
  Wenn du an einer weiblichen Leiche präparierst, beachte den Abschnitt über die Präparation der Brustdrüse (s. u.), bevor du in diesem Bereich präparierst.

Rr. cutanei laterales nn. intercostalium

- Das Auffinden der lateralen Hautäste der Interkostalnerven erfolgt im Prinzip genauso wie die Darstellung der Rr. cutanei anteriores. Gehe auch hier an der seitlichen Brustwand möglichst über einem Interkostalraum ein oder, wenn das Subkutanfett zu dick ist, an einer beliebigen Stelle. Gehe nicht zu weit lateral in die Tiefe, sondern zwischen Medioklavikular- und vorderer Axillarlinie. Beachte, dass sich die seitlichen Hautnerven in einen R. anterior und einen kürzeren R. posterior aufteilen. Meist treten beide Äste getrennt aus der Faszie aus. Die vorderen Zweige ziehen schräg von lateral nach medial unten, im Abstand von etwa zwei Querfingern. Je nach Lage der Vene können die vorderen oder die hinteren Äste die V. thoracoepigastrica über- oder unterkreuzen.

Brustdrüse

- An weiblichen Leichen werden die Hautschnitte so gelegt, dass beim Abpräparieren der Haut die Brustwarze und der Warzenhof auf dem subkutanen Fettgewebe zunächst zurückbleiben. Bei der Präparation der **Brustdrüse (Mamma)** sollte ausgehend von der Mamille das Fettgewebe schrittweise entfernt und Ausführungsgänge und Drüsengewebe dargestellt werden. Weil es sich in der Regel um alte Menschen handelt, die ihre Körper zur Verfügung gestellt haben, und weil nach der Menopause das Brustdrüsengewebe weitgehend durch Fettgewebe ersetzt wird, wirst du nicht mehr viel davon sehen können. Entferne das Fettgewebe schrittweise und vervollständige die Präparation der Hautnerven.

- Die arterielle Versorgung der **Brustdrüse** erfolgt durch Äste der A. thoracica interna, der oberen Interkostalarterien und der A. thoracica lateralis. Die A. thoracica interna wird deshalb häufig noch mit ihrem älteren Namen „Mammaria interna" benannt. Das venöse Blut fließt in die gleichnamigen Venen und oberflächlichen Venen der Rumpfwand ab.

- MERKE dir besonders die **Lymphabflußwege** der Mamma, die zu Ausbreitungswegen des Brustkrebs (Mammakarzinom) werden können (siehe auch S. 34). Der Großteil der Lymphe gelangt zu den Lymphknoten der Achselhöhle (Nodi lymphatici axillares); zum Teil fließt sie in die Lymphstränge entlang der Vasa thoracica interna und kann hier in die parasternalen Lymphknoten der Gegenseite gelangen.

- Die Brustdrüse wird durch vordere und seitliche sensible Äste der Interkostalnerven innerviert. Mit den arteriellen Rr. mammarii treten sekretorische Fasern heran.

Darstellung der Muskelfaszien

- Du solltest dich jetzt bemühen, in deinem Gebiet möglichst bald das subkutane Fettgewebe zu entfernen.

1.1 Vordere Brustwand, Axilla

ACHTE im oberen Brustbereich auf die vom Hals herabziehenden Nn. supraclaviculares, die die Haut an der Schulter bis über das Schlüsselbein hinweg sensibel innervieren und von deiner/m Kollegin/en am Halsbereich schon dargestellt sein sollten. Erst wenn am Hals das Platysma hochgeklappt ist, kannst du das Fett endgültig abtragen.

Faszie des M. deltoideus
V. cephalica
- Entferne das Fettgewebe an der Schulter über dem **M. deltoideus**. Achte dabei auf die **V. cephalica** (s. u., Atlas!), die du zuerst darstellen musst! Präpariere aber noch nicht an der Innenseite des Oberarms!

- Die wechselnd stark ausgeprägte **V. cephalica** zieht in der Rinne zwischen M. deltoideus und M. pectoralis major (Sulcus deltoideopectoralis) aufwärts zum Trigonum clavipectorale (Fossa infraclavicularis, Mohrenheimsche Grube). Sie mündet dort in der Tiefe in die V. subclavia.

Faszien von M. pectoralis major / M. serratus anterior
- Stelle die Faszie des **M. pectoralis major** geschlossen dar, anschließend die Faszie des M. serratus anterior, überarbeite die gefundenen lateralen Hautnerven und halte Ausschau, ob du noch weitere findest. Beachte dabei, dass die lateralen Äste zwischen den Ursprungszacken des M. serratus anterior hervorkommen (Atlas!). Bei der Säuberung der seitlichen Brustwand sei vorsichtig, erhalte die Rr. posteriores der lateralen Hautnervenäste und die anfangs dargestellten Venen und lege sie aus dem Fettgewebe, das du entfernst, frei.

N. thoracicus longus
- ACHTE auf den **N. thoracicus longus**, der etwa parallel zur V. thoracoepigastrica, aber weiter dorsal unter dem Vorderrand des M. latissimus dorsi, auf dem M. serratus anterior abwärts zieht, den er auch innerviert (Atlas!).

- GEHE NOCH NICHT IN DIE ACHSELHÖHLE HINEIN, sondern entferne das Fett der seitlichen Brustwand nur bis zur Höhe des Unterrands des M. pectoralis major. Gehe auch noch nicht zwischen M. serratus anterior und M. latissimus dorsi in die Tiefe!

M. pectoralis major
- Entferne jetzt die Faszie vom M. pectoralis major. Überarbeite die Rr. cutanei anteriores und säubere ihre Austrittsstellen aus der Muskulatur. Stelle seinen Unterrand dar, der die vordere Achselfalte und damit die vordere Begrenzung der Achselhöhle bildet.

    ACHTE an seinem Oberrand auf die V. cephalica, die du bereits dargestellt haben solltest!

    Gelegentlich wirst du auf dem M. pectoralis major medial einen M. sternalis finden.

- Der **M. pectoralis major** setzt an der Crista tuberculi majoris des Oberarmknochens an.
- Verdeutliche an dir selbst, bei welchen Bewegungen im Schultergelenk der M. pectoralis major aktiviert wird: Adduktion, Anteversion, Innenrotation. Entsprechend kannst du den Muskel mit der „Butterfly"-Maschine trainieren.

- Er wird innerviert von den Nn. pectorales aus der Pars infraclavicularis des Plexus brachialis.

M. deltoideus
- Lege den **M. deltoideus** frei, soweit er zugänglich ist. Säubere die Ursprungspartien vom M. pectoralis major und vom M. deltoideus an der Clavicula.

- Der **M. deltoideus** hat gemäß seinen drei Ursprüngen an Clavicula, Acromion und Spina scapulae drei Anteile. Seine Pars acromialis ist der stärkste Abduktor im Schultergelenk, braucht aber für den Beginn dieser Bewegung die Mitarbeit des M. supraspinatus (s. S. 206). Die Abduktion über 90° hinaus (Elevation) erfordert gleichzeitig eine Drehung des Schulterblatts und wird durch den M. trapezius und den M. serratus anterior ermöglicht!

- Der M. deltoideus wird vom N. axillaris innerviert.

Mohrenheim-Grube
V. cephalica
- Verfolge die **V. cephalica** in die Tiefe der Fossa infraclavicularis, wo sie einen Bogen nach medial macht, bevor sie in die V. subclavia mündet. Trenne den M. pectoralis major vom Schlüsselbein ab und klappe diesen kleinen dreieckigen Anteil herunter. Entferne die Fascia clavipectoralis!

A. thoracoacromialis
- Achte auf die Nn. pectorales und auf die Äste der **A. thoracoacromialis**. Die Begleitvene kannst du entfernen!

- Die **A. thoracoacromialis** entspringt aus der A. axillaris und hat vier Äste: R. acromialis zum Rete acromiale, R. clavicularis, R. pectoralis und R. deltoideus.

M. serratus anterior
N. thoracicus longus
- Entferne die Faszie vom **M. serratus anterior**. Suche den **N. thoracicus longus** auf! Überarbeite die Nervenaustrittsstellen zwischen den Ursprungszacken des Muskels. Erhalte die Hauptstämme der oberflächlichen Hautvenen.

- Der **M. serratus anterior** dreht in Zusammenarbeit mit dem M. trapezius den unteren Schulterblattwinkel nach außen und ermöglicht dadurch das Heben des Arms über den Winkel von 90° hinaus. Gemeinsam mit den Mm. rhomboidei fixiert er die Scapula am Brustkorb.

- Bei einer Lähmung des N. thoracicus longus steht der mediale Schulterblattrand vom Thorax ab („Scapula alata").

M. latissimus dorsi
A. V. N. thoracodorsalis
- Stelle den Vorderrand des **M. latissimus dorsi** deutlich dar. Löse ihn stumpf von der Thoraxwand. An seiner Innenseite findest du die Äste und Stämme der **Vasa thoracodorsalia** und den **N. thoracodorsalis**. Verfolge sie aufwärts zur Axilla hin.

- Achte auf den M. teres major, der sich von hinten und oben her der Sehne des M. latissimus dorsi anschließt.

- Der **M. latissimus dorsi** setzt gemeinsam mit dem M. teres major an der Crista tuberculi minoris humeri an. Er wirkt bei der Adduktion, Retroversion und Innenrotation des Arms im Schultergelenk mit (s. S. 56).

- Der **N. thoracodorsalis** innerviert den M. latissimus dorsi, meist auch den M. teres major, und kommt aus dem Fasciculus posterior des Plexus brachialis.

- Die **A. thoracodorsalis** entspringt aus der A. subscapularis, einem Ast der A. axillaris, versorgt die seitliche Brustwand und schickt Rr. mammarii zur Brustdrüse.

Muskelschnitt
M. pectoralis major
(Assistent!)

- Damit du besseren Zugang in die Axilla gewinnst, sollte jetzt der **M. pectoralis major** abgeklappt werden. Dazu musst du aber die Präparation im Trigonum clavipectorale (S. 32) abgeschlossen haben!
VORGEHEN: Der ASSISTENT löst zunächst stumpf mit seinen Fingern den M. pectoralis major von seiner Unterlage. Dabei VORSICHT! Der darunter liegende, dünne M. pectoralis minor darf nicht mit abgelöst werden!
Mit einem scharfen Skalpell oder einer Schere wird der M. pectoralis major jetzt möglichst nahe an seinen Ursprüngen am Sternalrand, an den Rippenknorpeln und an der Rektusscheide bogenförmig abgetrennt (siehe Abb. 1-2), **ohne die Rektusscheide zu eröffnen** (Atlas!).
Der M. pectoralis major wird zur Seite geklappt, möglichst ohne die Nn. pectorales zu durchtrennen. Die am Brustkorb verbliebenen Muskelreste können später entfernt werden!

M. pectoralis minor
A. V. thoracica lateralis

- Durch das Abklappen des M. pectoralis major ist jetzt der **M. pectoralis minor** zum Vorschein gekommen. Befreie den Muskel von Fett und Bindegewebe. An seinem lateralen Rand solltest du die **A. und V. thoracica lateralis** aufsuchen.

- Der **M. pectoralis minor** setzt am Processus coracoideus des Schulterblatts an. Er wird von den Nn. pectorales innerviert.

- Der M. pectoralis minor zieht die Skapula nach vorne und unten und wirkt wie auch der M. pectoralis major bei aufgestützten Armen als Atemhilfsmuskel (Inspiration). Darum stützen sich Patienten mit Atemnot unwillkürlich auf die Arme, um besser einatmen zu können.

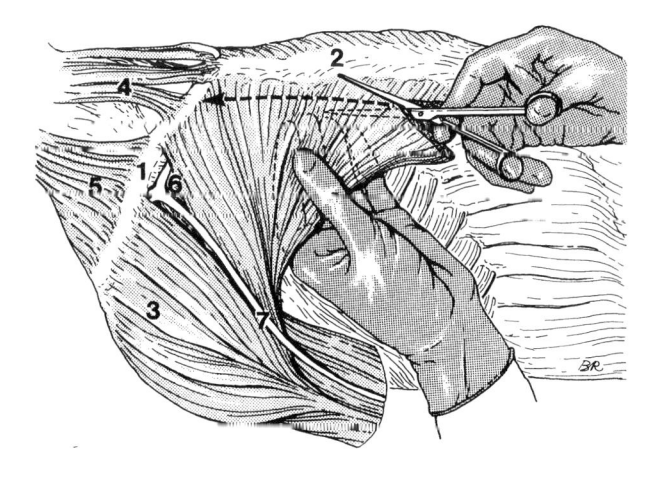

Abbildung 1-2:
Abtrennen des M. pectoralis major
1 Clavicula; 2 Sternum; 3 M. deltoideus; 4 M. sternocleidomastoideus; 5 M. trapezius; 6 Fossa infraclavicularis; 7 V. cephalica, Sulcus deltoideopectoralis

N. intercostobrachialis

- Jetzt kannst du zur Präparation der Axilla den Arm so weit abduzieren, dass du bequem Eingang in die Achselhöhle findest. Frage den Assistenten nach einer Armstütze, die du ggf. am Präpariertisch befestigen kannst.
- Entferne vorsichtig das Fett und Bindegewebe aus der Axilla. Gehe dabei auf dem M. serratus anterior nach oben und richte dein Augenmerk auf die Rami cutanei laterales der Nn. intercostales. Achte auf den **N. intercostobrachialis**, der frei durch das Fett der Achselhöhle zum Arm zieht.

- Der **N. intercostobrachialis** ist der R. posterior des R. cutaneus lateralis des 2. (evtl. auch 3.) Interkostalnerven. Er zieht zur Haut der Innenseite des Oberarms und schließt sich dort oft dem N. cutaneus brachii medialis aus dem Plexus brachialis an. Er muss bei Operationen in der Axilla (z. B. bei Brustkrebs) beachtet werden.

Lymphknoten der Axilla

- Bei der Präparation der Axilla wirst du auf zahlreiche Lymphknoten stoßen. Entferne sie alle (nur Mut!), aber merke dir, dass es sie gibt, und aus welchen Gebieten die Lymphe zu ihnen gelangt.

- Einflussgebiete der **Nodi lymphatici axillares** sind der Arm und die seitliche und vordere Brustwand, also auch die Brustdrüse! Die Lymphe wird weitergeleitet in den Truncus subclavius, der mit dem Truncus jugularis vom Hals und dem Truncus bronchomediastinalis aus dem Thorax auf der rechten Seite zum Ductus lymphaticus dexter zusammenfließt und in den rechten Venenwinkel mündet. Links mündet er entweder in den Ductus thoracicus oder direkt in den linken Venenwinkel.

- Die Achsellymphknoten werden, insbesondere im Hinblick auf den Lymphabfluss der Brustdrüse, in drei Level eingeteilt:

– Level I (lateral vom M. pectoralis minor): Nodi pectorales (am Rand des M. pectoralis major), Nodi subscapulares und Nodi laterales (= humerales);

– Level II (unter dem M. pectoralis minor): Nodi interpectorales und Nodi centrales;

– Level III (medial vom M. pectoralis minor): Nodi apicales.

- Die Prognose von Brustkrebs hängt stark von dem Befall der axillären Lymphknoten ab, weshalb man diese operativ aufsucht. Zur Feststellung des Befalls werden mindestens zehn Lymphknoten aus den Levels I und II entnommen und histologisch untersucht. Klinisch von besonderer Bedeutung ist der erste Lymphknoten des Abflussgebietes eines Tumors, der als Sentinel-Lymphknoten („Wächter"-Lymphknoten) bezeichnet wird; ist er in der histologischen Untersuchung tumorfrei, kann der Patientin eine operative Ausräumung der axillären Lymphknoten erspart werden. Ist eine solche Ausräumung erforderlich, wird oft der Lymphabfluss in der Axilla gestört, was zu einer Schwellung des Armes (Lymphödem) führt.

  - Verfolge den **N. intercostobrachialis**, sobald du ihn gefunden hast, bis auf die Innenseite des Oberarms. Nimm jetzt das Fettgewebe zügiger aus der Achselhöhle und verfolge die aufgefundenen Strukturen nach kranial:
  V. thoracoepigastrica, A. und V. thoracica lateralis; N. thoracicus longus; A. und V. thoracodorsalis, N. thoracodorsalis

1.1 Vordere Brustwand, Axilla

Plexus brachialis

- Beachte auch die allgemeinen Hinweise für den Plexus brachialis im Hals-Kapitel (S. 144). Dort werden auch die Nerven der Pars supraclavicularis des Plexus brachialis besprochen.

- Lateral und oberhalb der Achselhöhle triffst du auf die Stränge der **Pars infraclavicularis des Plexus brachialis**, zwischen denen die **A. axillaris** liegt. Verfolge die Faszikel nach kranial und ihre Aufspaltung in die verschiedenen Nerven armwärts (siehe Armpräparation S. 201 f.). Nur Mut, solange du stumpf in Längsrichtung zwischen die Nervenstränge eingehst, kannst du nicht viel kaputtmachen. Entferne, falls noch nicht geschehen, an der Innenseite des Oberarms das Fett- und Bindegewebe bis zur Mitte des Oberarms. Zu besseren Präparation des Plexus kannst du alle Venen, die Arterien begleiten, entfernen (außer der V. axillaris natürlich!). Die Äste der A. axillaris und der weitere Verlauf der Nerven werden im Detail in Kapitel 6 besprochen.

- Vergleiche den von dir präparierten Plexus brachialis mit dem Atlasbild sowie (wegen der häufigen Varianten) auch mit den anderen Gruppen im Saal. Die Identifikation der sich aus ihm ergebenden Nerven ist einfach:

Medianusgabel
N. medianus

– Orientiere dich an der **Medianusgabel** und dem **N. medianus**, der sich zu etwa gleichen Teilen aus Fasern aus dem lateralen und medialen Faszikel zusammensetzt. Der N. medianus zieht weiter in Begleitung der A. brachialis.

Fasciculus lateralis
N. musculocutaneus

– Aus dem Fasciculus lateralis entspringt oberhalb der Medianusgabel der **N. musculocutaneus**, der sogleich den M. coracobrachialis durchbohrt.

Fasciculus medialis
N. cutaneus brachii medialis
N. cutaneus antebrachii medialis
N. ulnaris

– Aus dem Fasciculus medialis kommen der **N. cutaneus brachii medialis**, der **N. cutaneus antebrachii medialis** und der **N. ulnaris**, der parallel zum N. medianus läuft, sich dann aber etwas mehr nach dorsal orientiert.

Fasciculus posterior
N. radialis
N. axillaris
A. axillaris

– Der Fasciculus posterior liegt lateral hinter der A. axillaris. Der **N. radialis** zieht abwärts nach dorsal zur Streckerseite des Oberarms (begleitet von der A. profunda brachii). Verfolge den Fasciculus posterior nach kranial, dann findest du relativ weit oben den kurzen Stamm des **N. axillaris** (der hier mit der A. circumflexa humeri posterior in die laterale Achsellücke zieht). Beachte, dass als Variation der N. musculocutaneus fehlen und durch Äste des N. medianus ersetzt sein kann.

- Der **N. subscapularis** und der **N. thoracodorsalis** gehen meist ebenfalls aus dem Fasciculus posterior ab, wenn auch höher als die genannten großen Nerven. Sie müssen hier nicht gesucht werden (s. S. 32). Sie gehören genauso wie die **Nn. pectorales**, die meist hoch aus dem medialen und lateralen Faszikel kommen, zur Pars infraclavicularis, werden allerdings gelegentlich wegen ihrer Lage auch noch zur Pars supraclavicularis gezählt.

- Für Operationen am Arm kann der Plexus brachialis in der Axilla anästhesiert werden. Der richtige Ort für die Injektion kann durch Tasten des Pulses der A. axillaris sehr gut bestimmt werden. An dieser Stelle können alle großen Armnerven durch eine einzige Injektion erreicht werden. Am ehesten macht dabei der N. radialis Schwierigkeiten wegen seiner dorsalen Lage und seines relativ hohen Abgangs.

- Ziel der Präparation des Plexus brachialis ist es, ihn vom Hals bis zum Oberarm durchgängig freizulegen. Dazu musst du in Zusammenarbeit mit der/m Halspräparantin/en das Fett- und Bindegewebe bis unter die Klavikula wegnehmen. Voraussetzung dafür ist, dass dein Partner am Hals spätestens jetzt mit der Präparation der Mm. scaleni und der Skalenuslücken beginnt und die Pars supraclavicularis des Plexus brachialis freilegt. In Absprache mit dem Assistenten könnt ihr auf einer Seite den M. pectoralis minor von den Rippen ablösen und hochklappen.
- Der Plexus brachialis soll bis unter die Clavicula vollständig gesäubert, die A. axillaris und ihre Äste sowie die V. axillaris und deren Hauptstämme sollen dargestellt sein.
- Als erste Vorbereitung für die Exartikulation des Arms kann nun vom Assistenten bereits das Schlüsselbein im Sternoklavikulargelenk herausgelöst werden (Vorgehen siehe S. 198).
- Überprüfe den Stand deiner Präparation auf die Vollständigkeit der darzustellenden Strukturen anhand der Stichworte in der Präparieranleitung!

1.2 Vordere Bauchwand, Leistenregion

Hautpräparation

- BEVOR du die Haut in deinem Präparationsgebiet abtrennst, lies den Abschnitt über das technische Vorgehen (S. 20) und beachte die Hinweise für dein Gebiet auf S. 21!
- Studiere im Atlas die Lage der dein Gebiet begrenzenden knöchernen Strukturen: Sternum mit Processus xiphoideus, Rippenbogen, Crista iliaca, Spina iliaca anterior superior, Symphyse.
- Lies dir die Einteilung der Bauchwand in ihre Regionen durch. Bestimme die Lage der folgenden Orientierungslinien: Medianlinie, Medioklavikularlinie, vordere, mittlere und hintere Axillarlinie.
- Studiere im Atlas die Lage der Dermatome der Rückenmarkssegmente.
- Bei der Inspektion der Bauchwand wirst du oft Narben von Operationen finden. Achte darauf, ob du eine Leistenhernie oder Brüche durch muskelschwache Stellen der Bauchwand ausmachen kannst (siehe S. 45).
- Löse die Haut bis in Höhe der hinteren Axillarlinie ab. Lass vorläufig das Gebiet des äußeren Genitale unangetastet. Die Präparation in diesem Bereich erfolgt später gemeinsam mit der Darstellung der Strukturen des Leistenkanals (S. 43 f.) bzw. bei der Beckenpräparation (S. 119).

1.2 Vordere Bauchwand, Leistenregion

V. epigastrica superficialis
V. thoracoepigastrica

- Präpariere zunächst die Hauptstämme der oberflächlichen Venen (Atlas!): **V. epigastrica superficialis**, **V. thoracoepigastrica**.

- An der vorderen Bauchwand anastomosieren die Einzugsgebiete der oberen Hohlvene, der unteren Hohlvene und der Pfortader untereinander.

– Nach kranial fließt das Blut in den unteren Interkostalvenen, in der V. thoracica interna, der V. thoracoepigastrica und der V. thoracodorsalis über die V. axillaris, die V. subclavia und die V. brachiocephalica in die V. cava superior.

– Nach kaudal erreichen die V. epigastrica superficialis und die V. circumflexa ilium superficialis die V. femoralis. Diese geht in die Vv. iliacae externa und communis über und letztlich in die V. cava inferior.

– Bei den Verbindungen beider Einstromgebiete spricht man von kavo-kavalen Anastomosen! Bei einer Abflussstörung in einer der Vv. cavae können sich daher diese Hautvenen erweitern, weil das Blut einen „Umweg" zur anderen V. cava sucht.

– Die oberflächlichen Venen der vorderen Rumpfwand stehen über die Vv. paraumbilicales (im Ligamentum teres hepatis, siehe S. 105 f.) mit Venen des Oberbauchs in Verbindung, deren Blut in die Pfortader fließt.

– Die kommunizierenden Venen bilden eine porto-kavale Anastomose! Bei Störungen des Blutabflusses in der Pfortader (bei Leberzirrhose oder nach Pfortaderthrombose) kann es zu einer Erweiterung der Anastomosen kommen, die in das System der Hohlvenen führen. An der Bauchwand werden dann die oberflächlichen Venen prall gefüllt und stark geschlängelt („Caput Medusae").

Rr. cutanei anteriores nn. intercostalium

- Die Präparation der **Hautnerven** an der Bauchwand erfolgt im Prinzip auf dieselbe Weise wie im Brustgebiet (S. 28), nur dass am Bauch die Zwischenrippenräume als Orientierungspunkte nur mehr im obersten Bereich zur Verfügung stehen.

- Die Austrittsstellen der Rami cutanei anteriores aus der Rektusscheide liegen ca. 3-4 Zentimeter neben der Medianlinie, sie sind voneinander 2-3 Querfinger entfernt.
  VORGEHEN: Spalte das subkutane Fettgewebe in der Verlaufsrichtung des Nervs (Atlas!), suche ihn auf und verfolge ihn (Abb. 1-3).

- ACHTUNG: Aus Zeitgründen ist es nicht erforderlich, dass du in deinem Gebiet die Hautnerven vollständig präparierst. Es genügt, wenn du wenigstens zwei Rami cutanei anteriores zeigen kannst. Für die weiteren Präparationsschritte ist es wichtig, dass du das subkutane Fettgewebe möglichst bald entfernst. Gleiches gilt auch für die Darstellung der Rami cutanei laterales (s. u.).
  Es gibt eine zeitsparende Präparationstechnik, die jedoch große Vorsicht deinerseits erfordert. Dazu spalte das Subkutanfett in der Medianlinie bis auf die Faszie hinab (auf keinen Fall tiefer!) und löse mit einem Messer mehr stumpf als scharf (schaben!) das Fettgewebe als ganzen Lappen von der Rektusscheide ab. Achte darauf, dass du die Rektusscheide nicht verletzt! Bei richtiger Arbeitsweise wirst du wie von selbst auf

die Austrittsstellen der Hautnerven und -gefäße stoßen. Die kleinen Gefäße kannst du entfernen. Sobald du einen Nerv entdeckt hast, verfolge ihn zunächst und löse ihn aus dem Fett heraus, ehe du es weiter von seiner Unterlage abpräparierst. Bevor du in deiner Präparation zu weit nach lateral gerätst, suche erst die Rami cutanei laterales der Interkostal- und Lumbalnerven auf.

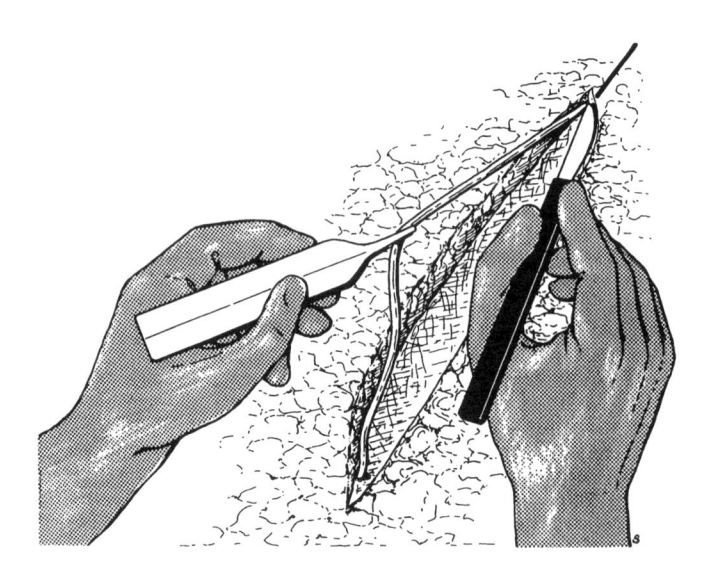

Abbildung 1-3:
Präparation eines R. cutaneus lateralis (siehe auch Abb. 1-1!)

Rr. cutanei laterales nn. intercostalium

- Informiere dich im Atlas über die Lage der Austrittsstellen der Rr. cutanei laterales. Sie liegen in Höhe oder knapp hinter der vorderen Axillarlinie und treten im Bereich des M. serratus anterior zwischen dessen Ursprungszacken heraus. Beachte bei der Suche der Nervenäste, dass sie schräg nach medial und abwärts ziehen.
  Halte dich auch hier nicht allzu lange mit der Darstellung der Nerven auf! Präpariere zwei Rami cutanei laterales mit ihren vorderen und hinteren Ästen.

- Die **Rr. cutanei anteriores und laterales** stammen im Bauchbereich von den unteren Interkostalnerven (der zwölfte Interkostalnerv wird N. subcostalis genannt) und den obersten Ästen des Plexus lumbalis, N. iliohypogastricus und N. ilioinguinalis. (Die Namen dieser Nerven klingen schwierig, geben aber ihr Versorgungsgebiet an: ilio- steht für Darmbeingegend, Hypogastrium steht für den Unterbauch bzw. die Gegend oberhalb des Schambeins, inguinal für die Leiste.)

  - Sobald du die Hautnerven präpariert hast, entferne zügig das übrige Fettgewebe von der Körperfaszie. Erhalte die Stämme der V. thoracoepigastrica und V. epigastrica superficialis!
    ACHTE im Bereich der Leiste darauf, dass du die Strukturen, die aus dem Leistenkanal austreten, nicht zerstörst (Atlas!):

1.2 Vordere Bauchwand, Leistenregion

bei Männern den Samenstrang (Funiculus spermaticus), bei Frauen das Ligamentum teres uteri.
VORSICHT! Zerstöre an der seitlichen Rumpfwand nicht den Vorderrand des M. latissimus dorsi!!

M. obliquus externus abdominis

- Wenn du die Rektusscheide und die Muskelfaszien gesäubert und die Austrittsstellen der Hautnerven überarbeitet hast, entferne die oberflächliche Faszie des **M. obliquus externus abdominis**. Verfolge die Hautnerven zur Muskulatur zurück.

- Achte bei der Darstellung des Muskels auf den äußeren Leistenring. Diese Präparation sowie die des Samenstrangs sind beschrieben auf S. 43!

Muskelschnitt M. obliquus externus abdominis (Assistent!)

- Vom ASSISTENTEN wird jetzt der **M. obliquus externus abdominis** bei kreuzförmiger Schnittführung durchtrennt und seine vier Anteile zur Seite geklappt (siehe Abb. 1-4). Der Schnitt in Muskelfaserrichtung sollte auf einen Punkt oberhalb des Anulus inguinalis superficialis zielen. Das verwendete Messer muss scharf sein!

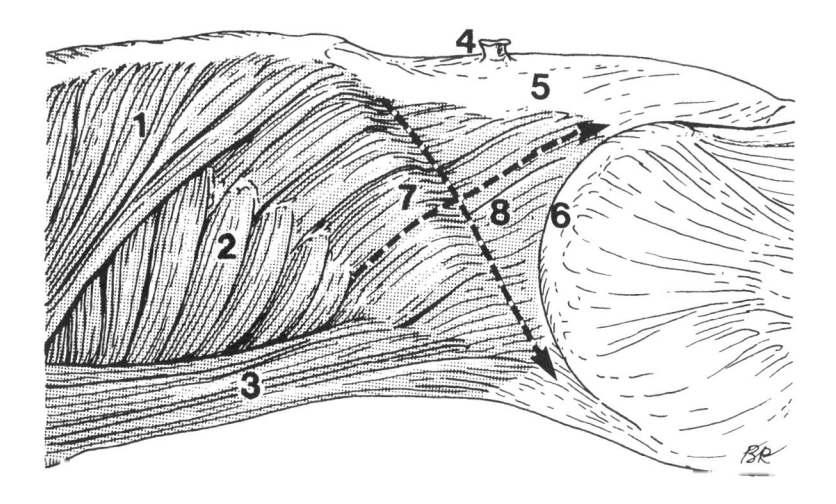

Abbildung 1-4:
Muskelschnitt: M. obliquus externus abdominis (nach TISCHENDORF)
1 M. pectoralis major; 2 M. serratus anterior; 3 M. latissimus dorsi; 4 Nabel; 5 Rektusscheide; 6 Crista iliaca; 7 Rippenbogen; 8 M. obliquus externus abdominis

- VORSICHT! Der Assistent darf bei der Schnittlegung mit der Schneide nicht die unter dem Muskel liegenden Strukturen verletzen! Besonders bei Leichen mit nur schwach ausgebildeter Muskulatur sind die flachen Bauchmuskeln oft nur millimeterdünn (!), so dass bei Gedankenlosigkeit schlimmstenfalls sogar die Bauchhöhle eröffnet werden könnte! Der erste Schnitt in Richtung Muskelfaserverlauf sollte daher kranial begonnen werden, wo die darunter liegenden Fasern

1 Vordere Rumpfwand

des M. obliquus internus senkrecht zu denen des Externus verlaufen und daher die richtige Schicht leichter zu finden ist.

- Die Faszie an der Unterfläche des M. obliquus externus abdominis brauchst du nicht zu entfernen.

M. obliquus internus abdominis

- Zum Vorschein gekommen ist jetzt der **M. obliquus internus abdominis**. Entferne die Faszie von diesem Muskel. Die Muskelfasern des M. obliquus internus abdominis ziehen nur im kranialen Abschnitt deutlich von oben medial nach unten lateral, da sie nach kaudal zunehmend horizontal verlaufen und sich der Verlaufsrichtung der Fasern des M. transversus abdominis annähern.

- Informiere dich in den Lehrbüchern über die antagonistischen und synergistischen Wirkungen der flachen Bauchmuskeln. Erkläre den Begriff der Bauchpresse!

Muskelschnitt M. obliquus internus abdominis (Assistent!)
Nn. intercostales
N. iliohypogastricus
N. ilioinguinalis

- Der ASSISTENT durchtrennt den **M. obliquus internus abdominis** durch einen Y-förmigen Schnitt (siehe Abb. 1-5). Auch diese Schnitte sollten kranial begonnen werden, um besser die richtige Schicht zu finden.
ACHTUNG! Zwischen M. obliquus internus abdominis und M. transversus abdominis verlaufen schräg nach medial abwärts die unteren **Nn. intercostales**, der **N. iliohypogastricus** und der **N. ilioinguinalis**, die auch die Bauchmuskeln innervieren!

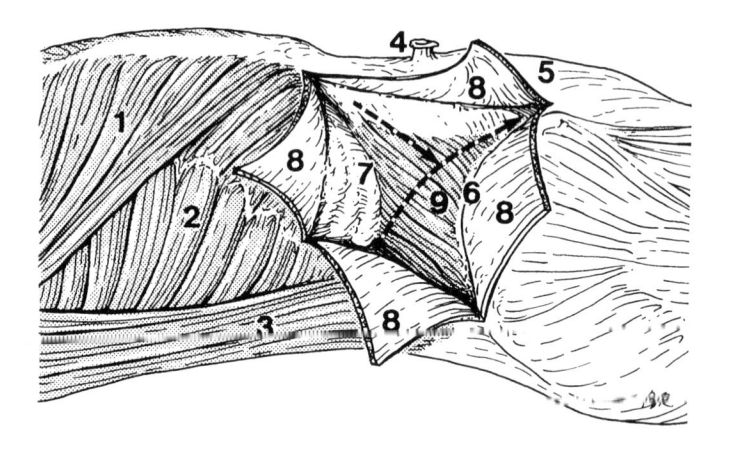

Abbildung 1-5:
Muskelschnitt: M. obliquus internus abdominis (nach TISCHENDORF)
1 M. pectoralis major; 2 M. serratus anterior; 3 M. latissimus dorsi; 4 Nabel; 5 Rektusscheide; 6 Crista iliaca; 7 Rippenbogen; 8 Anteile des M. obliquus externus abdominis; 9 M. obliquus internus abdominis

M. transversus abdominis

- Lege die drei Anteile des M. obliquus internus abdominis zurück. Entferne nicht die Faszie von seiner Unterfläche! Säubere die Nerven und befreie den **M. transversus abdominis** von seiner Faszie.

1.2 Vordere Bauchwand, Leistenregion

DER M. TRANSVERSUS ABDOMINIS WIRD NICHT AUFGE-
SCHNITTEN!

Eröffnung der Rektus-
scheide (Assistent!)

- Nach der Präparation der flachen Bauchmuskeln wird dir der ASSISTENT die **Rektusscheide** aufschneiden. Voraussetzung ist, dass sie sauber präpariert ist!

- Der Assistent legt einen T-förmigen Schnitt (Abb. 1-6!) durch das vordere Blatt der Rektusscheide. Der Schnitt muss entsprechend der Verjüngung der Rektusscheide kaudal einen Bogen in Richtung Symphyse beschreiben. Danach sollst du das vordere Blatt türflügelartig aufklappen.

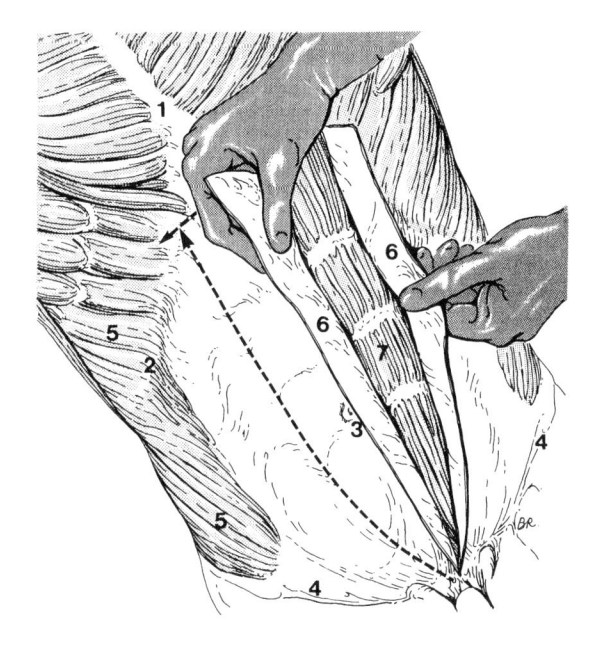

Abbildung 1-6:
Eröffnung der Rektusscheide
1 Sternum; 2 Rippenbogen; 3 Nabel; 4 Leistenbeuge; 5 M. obliquus externus abdominis; 6 eröffnete Rektusscheide links; 7 M. rectus abdominis

M. rectus abdominis

- BEACHTE, dass das vordere Blatt der Rektusscheide mit den Zwischensehnen des **M. rectus abdominis**, den **Intersectiones tendineae**, verwachsen ist. Du musst sie scharf voneinander trennen! Ziehe die Rr. cutanei anteriores durch die Rektusscheide durch!

- Die **Intersectiones tendineae** sind mit dem vorderen Blatt der Rektusscheide und medial mit der Linea alba verwachsen und fixieren den M. rectus abdominis in seiner Faszienhülle. Durch die Einschaltung der Intersectiones tendineae in den M. rectus abdominis können sich die einzelnen Muskelabschnitte isoliert kontrahieren.

- MERKE dir den Aufbau der **Rektusscheide**. In ihrem oberen Anteil bilden die Aponeurosen der Mm. obliqui externus und internus abdominis das vordere Blatt, die Aponeurosen der Mm. obliquus internus und transversus abdominis das hintere Blatt.
Im kaudalen Abschnitt gehen die Aponeurosen aller drei flachen Bauchmuskeln in das vordere Blatt ein. Das hintere Blatt besteht hier nur aus der Fascia transversalis und ist von der Bauchhöhle nur durch das Peritoneum getrennt! Die unterschiedlich aufgebauten Anteile des hinteren Blatts der Rektusscheide sind durch die **Linea arcuata** mehr oder weniger deutlich voneinander zu unterscheiden.

A. V. epigastrica superior / inferior
- Säubere den **M. rectus abdominis**. Unterminiere ihn stumpf mit deinen Fingern. Von lateral her ziehen die ihn innervierenden Äste der Interkostalnerven an ihn heran. Unter dem M. rectus abdominis verlaufen die **A. epigastrica superior** von oben und die **A. epigastrica inferior** von unten mit Begleitvenen aufeinander zu und anastomosieren miteinander. Die Eintrittsstelle der A. epigastrica superior in die Rektusscheide liegt nahe der Medianebene am Processus xiphoideus, die A. epigastrica inferior tritt unten von lateral in die Rektusscheide ein.

- Die **A. epigastrica superior** ist ein Ast der A. thoracica interna und tritt durch die Larreysche Spalte durch das Zwerchfell hindurch und in die Rektusscheide ein.
- Die A. epigastrica inferior entspringt aus der A. iliaca externa.

Muskelschnitt M. rectus abdominis (Assistent)
- Der M. rectus abdominis wird auf einer Seite vom Assistenten in seiner Mitte quer durchtrennt. Die in den Muskel eintretenden Nerven- und Gefäßäste werden durchschnitten.
- Lege beide Muskelhälften nach kranial bzw. kaudal zurück und präpariere an ihrer Unterseite die Aa. epigastricae superior und inferior samt Begleitvenen bis zu ihren Eintrittsstellen in die Rektusscheide. Suche die nun eventuell sichtbare **Linea arcuata**, die Grenze zwischen kräftigerem und dünnerem Anteil der hinteren Rektusscheide.

Äußeres Genitale
- Bei weiblichen Leichen können die Hautschnitte am äußeren Genitale beidseits über die großen Schamlippen gelegt und durch einen horizontalen Schnitt am Mons pubis verbunden werden. Die Präparation in diesem Bereich beschränkt sich zunächst auf die Entfernung des Fettgewebes und der Darstellung der Äste der **Vasa pudenda externa**, auf die saubere Gestaltung des Leistenrings und die Erhaltung des **Ligamentum teres uteri** (Lig. rotundum). Weitere Präparation siehe S. 118.
- An männlichen Leichen kann zur besseren Darstellung des **Samenstrangs** der Leistenschnitt verlängert und damit der Hodensack (Skrotum) seitlich aufgeschnitten werden. Besprich mit dem Assistenten, ob die Hoden schon jetzt mit dem Samenstrang herausgeholt werden sollen. Die weitere Präparation wird im Abschnitt 3.4.1 (S. 119) beschrieben.

- Die dünne **A. pudenda externa** entspringt aus der A. femoralis und überquert die V. saphena magna kurz vor ihrer Einmündung.

1.2 Vordere Bauchwand, Leistenregion

- Umgekehrt leitet die **V. pudenda externa** das Blut am „Venenstern" in die V. femoralis.

Anulus inguinalis superficialis
- Präpariere in Zusammenarbeit mit dem Beinpräparanten den Ausgang des Leistenkanals (äußerer Leistenring, **Anulus inguinalis superficialis**). Stelle die begrenzenden Anteile der Aponeurose des M. obliquus externus abdominis (Crus mediale und laterale) dar, die durch quer verlaufende Fibrae intercrurales verbunden sind.

- Das Leistenband (Ligamentum inguinale) bildet den Boden des **Leistenkanals**. Es wird vom Unterrand der Aponeurose des M. obliquus externus abdominis gebildet und zieht von der Spina iliaca anterior superior zum Tuberculum pubicum des Schambeins. Beide Knochenpunkte sind tastbar!

- Der innere Leistenring (Anulus inguinalis profundus) projiziert sich etwa auf die Höhe des Übergangs des oberen zum mittleren Drittel des Ligamentum inguinale. Der nur 4-6 cm lange Leistenkanal zieht somit von oben, lateral und innen nach unten, medial und außen.

- Lerne die **Begrenzungen des Leistenkanals**:

– Den Boden bilden das Ligamentum inguinale und das sich von ihm abspaltende Ligamentum reflexum.

– Die Vorderwand wird von der Aponeurose des M. obliquus externus abdominis gebildet.

– Die Hinterwand ist die Fascia transversalis, die hier durch „Bänder" verstärkt ist (Ligamentum interfoveolare). Der Faszie liegt innen das Bauchfell (Peritoneum parietale) an.

– Das Dach des Leistenkanals bilden die Unterränder der Mm. obliquus internus und transversus abdominis.

- Betrachte im Atlas das Relief der Hinterfläche der Bauchwand. Ihre Kenntnis ist wichtig, beispielsweise für die Klassifizierung von Leistenhernien (s. u.).
(Wie du dir denken kannst, wirst du die Hinterfläche der Bauchwand am Präparat erst begutachten können, wenn die Bauchdecke zur Präparation der Bauchorgane eröffnet worden ist. Hole es dann nach!)

- Merke dir:

– In der **Fossa inguinalis lateralis** (laterale Leistengrube), unter dem (d. h. ventral vom) Peritoneum, liegt der innere Leistenring.

– Der **Fossa inguinalis medialis** (mediale Leistengrube) entspricht außen die Lage des Anulus inguinalis superficialis.

– Zwischen der lateralen und medialen Leistengrube liegt die **Plica umbilicalis lateralis**. In dieser Peritonealfalte befinden sich die Vasa epigastrica inferiora.

– Die **Plica umbilicalis medialis** grenzt die mediale Leistengrube nach medial ab. Sie zieht aufwärts zum Nabel und enthält die nach der Geburt zum größten Teil obliterierte A. umbilicalis.

– In der **Plica umbilicalis mediana** befinden sich die Reste des Urachus, einer zurückgebildeten Verbindung der embryonalen Anlage der Harnblase mit dem Nabel. (Bei Offenbleiben dieser Verbindung, der Urachusfistel, kann beim Neugeborenen Harn aus dem Nabel träufeln.)

Ligamentum teres uteri
Funiculus spermaticus
N. ilioinguinalis
R. genitalis n. genitofemoralis

- Die Präparation des Inhalts des Leistenkanals besteht bei weiblichen Leichen aus der Darstellung des **Ligamentum teres uteri** (= Ligamentum rotundum). Suche den N. ilioinguinalis und den kleineren R. genitalis des N. genitofemoralis.

- Wenn du an einer männlichen Leiche arbeitest, dann präpariere die Strukturen, die den **Samenstrang** (Funiculus spermaticus) einhüllen (Faszien, M. cremaster etc.) und identifiziere ebenfalls den N. ilioinguinalis. Der R. genitalis n. genitofemoralis ist erst nach Eröffnung des Samenstrangs eventuell identifizierbar.

- In Absprache mit dem Assistenten kannst du jetzt schon beginnen, die Bestandteile des Samenstrangs freizulegen, indem du seine Hüllen (s. u.) nacheinander längs spaltest und aufklappst. Die weitere Präparation des äußeren Genitale wird auf S. 119 beschrieben.

- Bei Frauen liegt im Leistenkanal das **Ligamentum teres uteri** (in der Klinik: **Ligamentum rotundum**), eines der Haltebänder des Uterus, das von der Gebärmutter, genauer vom sogenannten Tubenwinkel, zur großen Schamlippe (Labium majus) zieht. Es wird begleitet von den Vasa ligamenti teretis uteri, wobei die Arterie aus der A. epigastrica inferior kommt.

- Bei Männern zieht durch den Leistenkanal der Samenstrang (**Funiculus spermaticus**). Er besteht aus:

  - dem Samenleiter (**Ductus deferens**), mit den kleinen A. und V. ductus deferentis; die Arterie entspringt aus der A. umbilicalis, die Vene mündet in den Venenplexus der Harnblase (Plexus venosus vesicalis);

  - der **A. testicularis**, die aus der Aorta kommt;

  - dem **Plexus pampiniformis**, der von den Vv. testiculares gebildet wird. Die linke V. testicularis mündet in die linke Nierenvene, die rechte direkt in die V. cava inferior;

  - Lymphgefäßen, die analog dem Verlauf der V. testicularis zu den Lymphknoten beidseits der Bauchaorta führen (nicht zu den Leistenlymphknoten!);

- und wird umhüllt (von innen nach außen) von:

  - **Fascia spermatica interna**; diese entspricht an der Bauchwand der Fascia transversalis;

  - **M. cremaster** mit der Fascia cremasterica und A. und V. cremasterica, er entsteht aus Fasern der Mm. obliquus internus und transversus abdominis, die Fascia cremasterica aus den Faszien beider Muskeln, die Arterie entspringt aus der A. epigastrica inferior;

  - **Fascia spermatica externa**, die aus der oberflächlichen Bauchfaszie hervorgeht;

- Der **R. genitalis n. genitofemoralis**, der die Skrotalhaut sensibel und den M. cremaster motorisch innerviert, lagert sich medial dem Samenstrang eng an.

- Der **N. ilioinguinalis** zieht mit durch den Leistenkanal und liegt dort dem Samenstrang ventral auf, um dann die Haut um den äußeren Leistenring sensibel zu innervieren, aber auch Äste zum Skrotum abzugeben.

Leistenhernien

- Wenn du an deinem Präparat einen Leistenbruch entdeckt hast, bespreche mit dem Kursleiter oder Assistenten, welcher Fall einer Hernie vorliegt.

- Während der Entwicklung erfahren die Keimdrüsen eine relative Verlagerung nach kaudal in das kleine Becken hinab. Die männlichen Keimdrüsen gelangen durch den Leistenkanal in das Skrotum (Descensus testis). Dabei entsteht eine zipfelartige Ausstülpung des Peritoneums in das Skrotum hinab (Processus vaginalis peritonei), die sich später wieder verschließt, im Skrotum aber als Peri- und Epiorchium bestehen bleibt.

- Zur Zeit des siebten Schwangerschaftsmonats liegen die Hoden etwa in Höhe des äußeren Leistenrings. Bis zur Geburt oder im Laufe des ersten Lebensjahres gelangen sie in den Hodensack. Der Leistenkanal bleibt zeitlebens eine Schwachstelle der Bauchwand.

- Leistenhernien sind „Weichteilbrüche", bei denen eine Vorstülpung aus dem Bauchraum am äußeren Leistenring erscheint, die Bauchinhalt, meist Darmschlingen, enthalten kann. Gelangen diese Hernien über die Fossa inguinalis lateralis durch den Leistenkanal nach außen, heißen sie **indirekte Leistenhernien**. Ist der Bruchsack hingegen über die Fossa inguinalis medialis, also quasi unter Umgehung des Leistenkanals, zum äußeren Leistenring gelangt, wird von **direkten Leistenhernien** gesprochen. Direkte Leistenhernien sind immer erworbene Hernien. Dagegen können indirekte Brüche entweder angeboren oder erworben sein! Angeborene Hernien entstehen bei erhalten gebliebenem Processus vaginalis peritonei.

- Die Unterscheidung direkter und indirekter Hernien ist durch die Begutachtung der Lage des Bruchsacks möglich. Indirekte Leistenhernien ziehen durch den inneren Leistenring, also lateral von den Vasa epigastrica inferiora in der Plica umbilicalis lateralis, direkte Hernien medial von ihnen.

- Das Prinzip der **Leistenhernienchirurgie** ist neben dem Abtragen des Bruchsacks die Verstärkung der Hinterwand des Leistenkanals. Dazu werden die Unterränder der Mm. obliquus internus und transversus hinter dem Samenstrang als Verstärkung nach kaudal gezogen und ans Leistenband genäht sowie die Fascia transversalis verdoppelt, oder es werden künstliche Netze eingenäht.

- Hernien treten auch im Bereich anderer muskelschwacher Stellen der Bauchwand auf: am Nabel (Nabelbruch, Hernia umbilicalis), seltener an der Linea alba (Hernia epigastrica) und im Trigonum lumbale (Petit'sche Hernien, S. 53). Häufiger sind Schenkelhernien (Femoralhernien). Sie gelangen durch die Lacuna vasorum, also unterhalb des Leistenbandes, auf den Oberschenkel und erscheinen dort am Hiatus saphenus (S. 238).

  - Überprüfe nun, ob du alle Präparierschritte im Bereich der Bauchwand erledigt hast und gehe die im Buch aufgeführten Stichworte durch.

2 Rücken und Nacken

2.1 Hinterkopf und Nacken

Hautpräparation

- Trage im Bereich des Nackens und des Hinterkopfs die Haut ab. Beachte dafür die Ratschläge auf S. 22.

N. occipitalis major / minor
A. V. occipitalis

- Informiere dich im Atlas über den Verlauf der Strukturen, die oberflächlich am Hinterkopf zu finden sind: den **N. occipitalis major**, die **A. und V. occipitalis** und den **N. occipitalis minor**. Stelle die Nerven und Gefäße dar. Verfolge sie grundsätzlich zuerst halswärts!! Ist das freigelegte Bindegewebe besonders dick und derb, bereitet das Aufsuchen der N. occipitalis major und der Gefäße große Schwierigkeiten. Du findest sie am ehesten 3-4 cm lateral von der Medianlinie auf Höhe von Protuberantia occipitalis externa und äußerem Gehörgang. Oft kannst du bereits beim ersten Blick kleine Gefäßäste erkennen, die nackenwärts zu den Hauptstämmen führen. Andernfalls spalte das Bindegewebe oberflächlich und dränge es stumpf auseinander.
BEACHTE: Der N. occipitalis major liegt der A. occipitalis eng an! Seine zahlreichen Äste folgen denen der stark geschlängelten Arterie und unterkreuzen ihre Windungen mehrfach.

- Der **N. occipitalis major** ist der sensible Hautast des R. dorsalis des Spinalnervs aus dem Rückenmarkssegment C2 und versorgt mit langen Ästen die Kopfhaut bis zum Scheitel.
- Der **N. occipitalis minor** ist dagegen ein ventraler Spinalnervenast. Er ist ein sensibler Zweig des Plexus cervicalis (siehe S. 135).
- Die **A. occipitalis** ist ein Ast der A. carotis externa. Die **V. occipitalis** leitet das Blut in die V. jugularis externa.

  - Die Stämme des N. occipitalis major und der A. occipitalis musst du separat verfolgen, da sie an unterschiedlichen Stellen des Nackens die Muskulatur durchbrechen:
    - Der **N. occipitalis major** kommt sehr weit medial durch den Okzipitalansatz des M. trapezius oder knapp neben ihm durch den M. semispinalis capitis an die Oberfläche.
    - Die **A. occipitalis** kommt von lateral und kann von dir vorläufig bis zum Rand des M. splenius capitis zurückverfolgt werden (Atlas!). Die V. occipitalis kannst du der Übersichtlichkeit halber entfernen.
    - Der **N. occipitalis minor** zieht am Hinterrand des M. sternocleidomastoideus leicht schräg zu dessen Faserrichtung hinter dem Ohr aufwärts und anastomosiert mit Ästen des N. occipitalis major. Verwechsle ihn nicht mit dem N. auricularis magnus, der mit zwei, drei kräftigen Ästen zur Ohrmuschel zieht.

2.1 Hinterkopf und Nacken

– ACHTUNG: Ist die Ventralseite des Halses im Kursverlauf noch nicht präpariert worden, dann verfolge den N. occipitalis minor NICHT in die seitliche Halsregion hinein! Das Punctum nervosum und die hier befindlichen Nerven sowie der N. accessorius werden sonst frühzeitig Opfer deiner Klinge! Hat die Präparation an der Ventralseite begonnen, hast du den N. occipitalis minor hoffentlich bereits dargestellt und brauchst ihn nur noch weiter zu verfolgen.

M. trapezius
- Nach der Darstellung von A. occipitalis und den Nn. occipitales major et minor präpariere in Zusammenarbeit mit deinem Nachbarn am Brustgebiet die Pars descendens des **M. trapezius**.
- BEACHTE! Unter Umständen hat dieser Präparationsschritt zwischenzeitlich Vorrang vor der Arbeit am Hinterkopf, weil die Brustpräparanten möglichst bald bereit sein müssen, den M. trapezius von den Dornfortsätzen der Wirbelkörper abzutrennen. Verletze bei der Darstellung des M. trapezius nicht seinen weißlichen Sehnenspiegel.

Rr. cutanei rr. dorsalium nn. spinalium
N. occipitalis tertius
- ACHTE dabei auf die Rr. cutanei der Rr. dorsales der Spinalnerven, besonders auf einen **N. occipitalis tertius**!

- Der Ast aus dem Rückenmarkssegment C3 kann als **N. occipitalis tertius** bis zum Hinterhaupt hinaufziehen und sich dort an der sensiblen Innervation beteiligen.

M. occipitofrontalis
- Wenn du die Hauptstämme von A. occipitalis und Nn. occipitales dargestellt hast, verfolge deren Äste in die Peripherie. Achte dabei auf den hinteren Bauch des **M. occipitofrontalis**.

- Der **M. occipitofrontalis** besteht aus zwei weit voneinander entfernten Muskelbäuchen. Sein Venter frontalis an der Stirn und sein Venter occipitalis strahlen in die Galea aponeurotica ein, die das Schädeldach überspannt. Wenn der Muskel entsprechend ausgebildet ist, kann man mit den Haaren „wackeln".

- Studiere im Atlas die Lage der äußeren Ohrmuskeln. Sofern du ausreichend Zeit hast, versuche sie aufzufinden. Sonst verzichte auf ihre Darstellung.
- Sobald der M. trapezius im Nackenbereich abgeklappt worden ist (siehe Kap. 2.2), präpariere die autochthonen Muskeln des Nackens. Lies vorher die grundsätzlichen Anmerkungen zu den autochthonen Muskeln auf S. 58.

M. splenius
M. semispinalis capitis
- Entferne die Faszie von **M. splenius capitis**, **M. splenius cervicis** und **M. semispinalis capitis** (Atlas!).

- Die **Mm. splenii** capitis et cervicis („Riemenmuskeln") ziehen von den Dornfortsätzen schräg nach oben zu den Querfortsätzen bzw. dem Processus mastoideus und umfassen damit die kräftigen Muskelstränge zum Hinterhaupt, zu denen auch der M. semispinalis gehört.

- ACHTE auf die Austrittsstellen des N. occipitalis major, der kaudal sich anschließenden Hautäste und der A. occipitalis!

Abklappen des M. splenius capitis

- Lege die Grenze zwischen dem M. splenius capitis und cervicis fest. Ist der Assistent damit einverstanden, dann löse den M. splenius capitis von den Dornfortsätzen ab, ziehe die ihn durchbohrenden Hautnerven durch und lege ihn nach lateral!

M. semispinalis capitis / cervicis

- Säubere nach dem Abklappen des Muskels die unter ihm gelegenen **Mm. semispinalis** capitis und cervicis. Verfolge die Hautnerven weiter in die Tiefe.

Ablösen des M. semispinalis capitis (Assistent!)

- Der ASSISTENT wird anschließend den M. semispinalis capitis vom Hinterhaupt abtrennen, wenn du den Muskel sauber präpariert und seinen lateralen Rand deutlich begrenzt hast. VORGEHEN:

  – Der M. semispinalis capitis wird von der Durchtrittsstelle des N. occipitalis major auf das Hinterhaupt hinauf mit dem Skalpell eingeschnitten (siehe Abb. 2-1).

  – In dieser Höhe wird der mediale Rand des Muskels scharf vom Bindegewebe getrennt und dieser Muskelzipfel so von der Unterlage abpräpariert, dass der N. occipitalis major unter ihm durchgezogen, von der Muskulatur abgelöst und nach medial gelegt werden kann.

  – Vom lateralen Rand geht der Assistent erneut ein und löst den M. semispinalis von hier aus endgültig vom Os occipitale ab. Der Muskelansatz reicht meist tiefer, als man zunächst vermutet.
  VORSICHT: Ziemlich tief, aber immer noch in Reichweite der Klinge liegt der M. obliquus capitis superior, der nicht verletzt werden darf!

  – Der vom Hinterhaupt jetzt völlig abgelöste Muskel wird nun möglichst stumpf, wenn nötig scharf, von der bindegewebigen Unterlage getrennt und nach lateral geklappt. Die in ihn ziehenden Nervenäste sollen nicht durchtrennt werden. ACHTUNG! Der Assistent sollte den obersten Nervenast, der aus dem N. suboccipitalis kommt, auffinden!!

- Überarbeite die Unterseite des M. semispinalis capitis, entferne Fett- und Bindegewebe. Stelle die motorischen Äste der Rr. dorsales der Spinalnerven für den M. semispinalis capitis, M. longissimus capitis und M. splenius capitis dar!

- Beginne jetzt die Präparation des **kleinen Nackendreiecks**. Informiere dich im Atlas über die Lage der kleinen Nackenmuskeln und der zwischen ihnen aufzusuchenden Strukturen! Ein guter Orientierungspunkt ist der Dornfortsatz des 2. Halswirbels (Axis), von dem sternförmig Muskeln nach kranial, lateral und kaudal ziehen.

2.1 Hinterkopf und Nacken

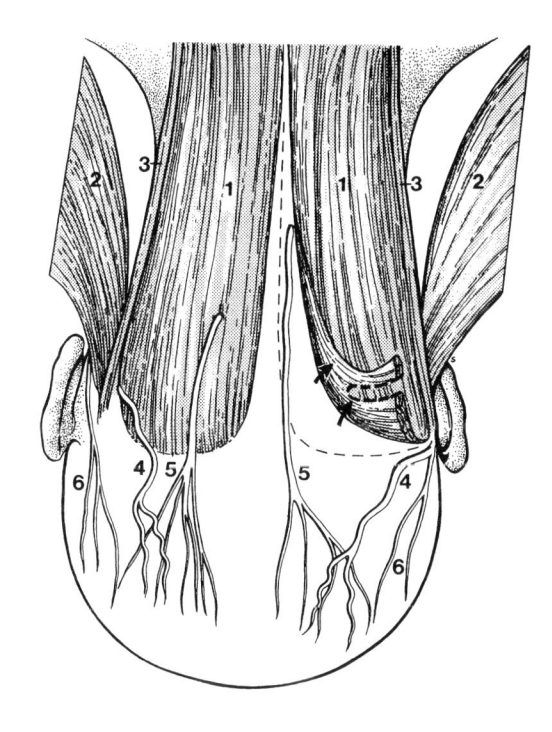

Abbildung 2-1:
Abtrennen des M. semispinalis vom Os occipitale
1 M. semispinalis capitis; 2 M. splenius capitis; 3 M. longissimus capitis; 4 A. occipitalis; 5 N. occipitalis major; 6 N. occipitalis minor

- Das **Trigonum suboccipitale** (kleines Nackendreieck) wird begrenzt vom M. rectus capitis posterior major, M. obliquus capitis superior und M. obliquus capitis inferior. Der M. obliquus capitis inferior hat den besten Hebel für Drehbewegungen im Atlantoaxialgelenk (s. u.).

N. occipitalis major
A. V. cervicalis profunda
Plexus suboccipitalis

- Löse zunächst den **N. occipitalis major** weiter aus dem Bindegewebe und verfolge ihn nach kaudal bis zu seiner endgültigen Austrittsstelle am Unterrand des **M. obliquus capitis inferior**. Stelle die **A. und V. cervicalis profunda** dar. Entferne der Übersichtlichkeit halber die Äste des Plexus venosus suboccipitalis.

- Die **A. cervicalis profunda** entspringt aus dem Truncus costocervicalis der A. subclavia.
- Im Nacken erfolgt der Blutabfluss über die V. vertebralis und V. cervicalis profunda zur V. brachiocephalica und über kleine Äste zur V. jugularis externa.

N. suboccipitalis (1)

- Wenn der Assistent beim Abtrennen des M. semispinalis capitis bereits einen Ast des **N. suboccipitalis** gefunden hat, dann verfolge diesen in die Tiefe, bis du seinen Hauptstamm gefunden und gesichert hast. Ist der N. suboccipitalis noch nicht gefunden worden, dann ACHTUNG! präpariere nicht ungestüm drauflos, sondern halte von Anfang an Ausschau nach feinen Nervenästen, wenn du an der Oberfläche der

2 Rücken und Nacken

kleinen Nackenmuskeln das Bindegewebe und ihre Faszien entfernst.

Mm. recti capitis posterior major / minor
Mm. obliqui capitis superior / inferior

- Säubere auf diese Weise die Oberfläche der **Mm. rectus capitis posterior major**, **rectus capitis posterior minor**, **obliquus capitis inferior** und weit lateral **M. obliquus capitis superior**.

- Der **N. suboccipitalis** ist der rein motorische R. dorsalis des ersten Zervikalnervs. Beachte: einen sensiblen Ast aus dem Segment C1 gibt es nicht!

N. suboccipitalis (2)

- Verfolge den **N. suboccipitalis** in die Tiefe des Trigonum suboccipitale. Hast du ihn noch nicht gefunden, BEACHTE, dass er aus dem lateralen Teil des Nackendreiecks emporkommt, neben dem medialen Rand des M. obliquus capitis superior.

Arcus posterior atlantis
A. V. vertebralis

- Entferne Fett- und Bindegewebe und die Äste des Plexus venosus suboccipitalis aus dem Muskeldreieck. Arbeite dich hinab, bis du mit der Pinzette auf den knöchernen Widerstand des **hinteren Atlasbogens** stößt. Zerstöre dabei nicht den N. suboccipitalis! Wo ist er?? Beachte, dass der Atlasbogen etwa in Höhe des Oberrands des M. obliquus capitis inferior sehr weit in der Tiefe liegt. Auf dem Arcus posterior atlantis liegt die **A. vertebralis** und ein Venenplexus. Vermutlich wirst du auf die dünnwandigen, leicht verletzlichen Venen eher stoßen als auf die Arterie, die mehr lateral zu finden ist. Ist die A. vertebralis nicht eindeutig darstellbar, lässt sich ihre Lage zumindest feststellen, indem du mit der stumpfen Pinzette ihre elastische Arterienwand gegen das Lumen eindrückst. Stelle gleichzeitig den Stamm des N. suboccipitalis deutlich dar. BEACHTE, dass er zwischen Atlasbogen und A. vertebralis lateral hervortritt!
Hast du den N. suboccipitalis noch immer nicht gefunden? Dann suche an der genannten Stelle nach seinem abgeschnittenen Nervenstumpf!

- Neben der Präparation des kleinen Nackendreiecks gehört es auch zu deiner Aufgabe, dich an der Präparation der autochthonen Muskulatur zu beteiligen (s. u., S. 59).

- Je nach Präparierplan werden anschließend die Vorbereitungen für die Eröffnung des Rückenmarks-Situs getroffen, sobald die Rückenpräparation von der ganzen Gruppe abgeschlossen worden ist.

- Der erste Halswirbel (Atlas) und das Os occipitale des Schädels artikulieren in den beiden **Atlantookzipitalgelenken** miteinander. Diese Gelenke erlauben Vor- und Rückwärtsbeugung des Kopfes und nur sehr wenig Seitneigung und Rotation des Kopfes.

- Verstärkungsbänder zwischen dem Atlas und den Rändern des Foramen magnum des Os occipitale sind die Membranae atlantooccipitales anterior und posterior.

- Die Drehung des Kopfes erfolgt NICHT in den Atlantookzipitalgelenken, sondern primär in den vier Atlantoaxialgelenken zwischen erstem (Atlas) und zweitem Halswirbel (Axis) sowie außerdem in der übrigen Halswirbelsäule.
- In der Articulatio atlantoaxialis mediana steht der Dens axis nach vorn mit dem vorderen Atlasbogen in Verbindung, nach hinten mit dem Ligamentum transversum atlantis.
- Der Axis ist über die Membrana tectoria, der kranialen Fortsetzung des Ligamentum longitudinale posterius der Wirbelsäule, über das Ligamentum apicis dentis und über die Ligamenta alaria am vorderen bzw. seitlichen Rand des Foramen magnum mit dem Os occipitale verbunden.
- Achte auf die Besonderheiten in der Gestalt nicht nur von Atlas und Axis, sondern auch der anderen **Halswirbel** gegenüber den tieferen Abschnitten der Wirbelsäule: kleiner und rechteckiger Wirbelkörper, Tuberculum anterius (Anteil des Rippenrudiments), Tuberculum posterius (Anteil des „echten" Querfortsatzes), gespaltener Processus spinosus, Foramen transversarium für Vasa vertebralia, Stellung der Gelenkflächen untereinander nahezu horizontal, so dass im Vergleich zu Brust- oder Lendenwirbeln ausgedehnte Bewegungsmöglichkeiten bestehen.

2.2 Rücken

- Bevor du mit der Präparation beginnst, betrachte das Oberflächenrelief des Rückens und bestimme die tastbaren Knochenpunkte.
- Beachte für die Hautpräparation die Hinweise auf S. 22. Außer über den Punkten, auf denen man in Rückenlage aufliegt, ist die Haut des Rückens an den Kursleichen meist dunkel braunrötlich verfärbt. Dabei handelt es sich um die sogenannten Leichenflecken, die durch das Absinken des Blutes nach dem Tod entsprechend der Schwerkraft entstehen (siehe Anhang, S. 350). Darum ist auch die Subkutis am Rücken meist dunkler gefärbt als in anderen Arealen.
- MERKE: als Michaelis-Raute wird das viereckige Feld bezeichnet, dessen Eckpunkte seitlich jeweils die Spina iliaca posterior superior, oben der Dornfortsatz des dritten bis vierten Lendenwirbels und unten der Beginn der Analfurche (Rima oder Crena ani) darstellen. An den genannten Knochenpunkten ist die Haut am Periost befestigt und dadurch vor allem bei Frauen grübchenartig eingezogen. Abweichungen von der normalen symmetrischen Form der Michaelis-Raute können in der Geburtshilfe erste Hinweise auf eine Deformität oder Asymmetrie des knöchernen Geburtskanals geben.

Rr. cutanei mediales / laterales der Rr. dorsales nn. spinalium	• Nach dem Abklappen der Haut sollst du im subkutanen Fettgewebe die **Hautnerven** aufsuchen: die Rr. mediales und Rr. laterales der Rr. dorsales der Spinalnerven. Die Ursprungsstellen dieser Äste liegen im Brustbereich beidseits nahe den Dornfortsätzen der Wirbelsäule und weichen nach kaudal allmählich nach lateral auseinander (Atlas!).
Rr. posteriores der Rr. laterales nn. intercostalium	• An der Seite des Rumpfes ziehen von vorn kommend die Rami posteriores der Rr. cutanei laterales der Interkostalnerven (also ventrale Spinalnervenäste) rückenwärts. BEACHTE: Die Hautinnervation ist weitgehend streng seg-

mental entsprechend der Folge der Rückenmarkssegmente. Die Austrittsstellen zweier Hautnerven durch die Körperfaszie sind etwa zwei Querfinger voneinander entfernt.

- VORGEHEN: Da die Nerven zusammen mit Gefäßen aus der Faszie austreten, bieten die meist blutgefüllten und daher dunklen Venen eine Orientierungshilfe. Verfolge das Gefäß bis zur Faszie zurück und suche dort den Nerv auf. Die Nachbarnerven findest du, wie betont, zwei Querfinger ober- und unterhalb von ihm.

- BEACHTE: Bei der Darstellung der Hautnerven geht es nicht darum, alle Nerven vollzählig präsentieren zu können. Es genügt, wenn du in deinem Gebiet zwei Rr. dorsales vorzeigen kannst. Wichtig ist, dass du möglichst bald das subkutane Fettgewebe entfernt hast! Als zeitsparende Arbeitsweise kannst du das Subkutanfett von medial als ganze Schicht von der Faszie abheben, sei dabei aber vorsichtig. Lies dir dazu unbedingt die entsprechenden Hinweise im Abschnitt „Vordere Brustwand" (S. 29) durch!

Nn. clunium superiores
- In der tiefen Einsenkung zwischen M. latissimus dorsi (oben), M. erector spinae (medial) und dem Wulst der Mm. glutei (unten) treten die dorsalen Spinalnervenäste als **Nn. clunium superiores** aus der Fascia thoracolumbalis hervor und reichen bis auf die seitlichen Partien der Glutealregion hinab. Stelle sie in Zusammenarbeit mit dem Beinpräparanten dar!

- BEACHTE: Besonders bei Präparaten mit reichlich ausgebildetem subkutanen Fettgewebe bieten diese Stelle und der Übergang zur Glutealregion oft Anlass zur Verzweiflung. Arbeite dich vom Wulst der autochthonen Muskulatur seitlich in die Tiefe hinab und orientiere dich dabei konsequent an der derben Faszienhülle. Suche die tief liegenden Nervenaustrittsstellen auf, verfolge die Nervenäste und stelle sie sicher, bevor du das Fett wegnimmst.

Faszien von
M. trapezius
M. deltoideus
M. latissimus dorsi
- Mit dem Entfernen des subkutanen Fettgewebes stellst du die Faszien der oberflächlichen Rückenmuskeln dar. Konzentriere dich dabei auf den Bereich des **M. trapezius**, weil du ihn möglichst bald freilegen und zur Seite abklappen sollst. Säubere darüber hinaus die Faszie des **M. deltoideus** im Bereich der Schulter und die Faszie des **M. latissimus dorsi**, dessen Faszie du dann auch entfernen sollst.
ACHTUNG! In dem dreieckigen Bezirk zwischen den Rändern der Mm. trapezius, deltoideus und latissimus dorsi entferne nur das Fettgewebe, gehe aber noch nicht weiter in die Tiefe!!

- Der **M. trapezius** wird vom N. accessorius innerviert und zusätzlich von Ästen des Plexus cervicalis (ventrale Spinalnervenäste!). Der N. accessorius ist der XI. Hirnnerv.

- Studiere Verlauf und Gliederung des M. trapezius in seine drei Abschnitte: Pars descendens, Pars transversa und Pars ascendens. Überlege dir die Funktionen der einzelnen Anteile! Beachte vor allem, dass der M. trapezius (gemeinsam mit dem M. serratus anterior) die Drehung des Schulterblatts und somit das Heben des Arms über die Horizontale ermöglicht!

- Bei einer Lähmung des M. trapezius kann der Arm zwar noch bis 90° abduziert werden (M. deltoideus!), darüber hinaus aber nur noch erschwert. Außerdem sinkt dann die Schulterkontur ein, an der der Muskel maßgeblich beteiligt ist.

Trigonum lumbale

- Beachte bei der Entfernung der Faszie am kaudalen Rand des M. latissimus dorsi das **Trigonum lumbale**, das von den Rändern der Mm. obliquus abdominis externus und latissimus dorsi sowie von der Crista iliaca begrenzt wird. An dieser Stelle liegt der M. obliquus abdominis internus direkt an der Oberfläche!

- Das Trigonum lumbale ist eine muskelschwächere Stelle der Rumpfwand und kann (allerdings sehr selten) Durchbruchsort von Petit-Hernien sein. (Jean Louis Petit lebte übrigens im 17. Jahrhundert und war angeblich schon mit 12 Jahren Lehrassistent in der Anatomie!)

  - Solange im Halsbereich der M. trapezius noch nicht fertig präpariert ist, beschäftige dich mit der Säuberung des M. latissimus dorsi.

Abtrennen des M. trapezius

- Hast du den **M. trapezius** in seiner ganzen Ausdehnung von der Faszie befreit und seinen lateralen Rand deutlich dargestellt, kannst du den Muskel auf folgende Weise selber ablösen:

  – Unterminiere den Muskel zunächst stumpf mit den Fingern bis zu den Dornfortsätzen.

  – Beginne das Abtrennen des M. trapezius an seinem kaudalen Ursprungsende. Gehe mit der Schneide unter den Muskel ein und trenne ihn von der Unterseite zur Oberfläche hin nach und nach von den Dornfortsätzen ab (Abb. 2-2b). Beachte die Hautäste der dorsalen Spinalnervenäste und ziehe jeden dargestellten Ast durch den Muskel durch (Abb. 2-2c). VORSICHT! Achte sorgfältig darauf, dass du den unter dem M. trapezius liegenden **M. rhomboideus** nicht bereits mit diesem abtrennst (Atlas)! Beachte am Oberrand des Muskels unbedingt den **N. accessorius**.

  – Nach dem Ablösen von den Dornfortsätzen sollst du den M. trapezius zur Seite klappen. Dazu musst du ihn im Halsbereich möglichst stumpf von den darunter liegenden Muskeln ablösen. Sei besonders vorsichtig im Bereich des M. levator scapulae (Atlas)! Der M. trapezius soll letztlich nur noch an der Spina scapulae hängen bleiben.

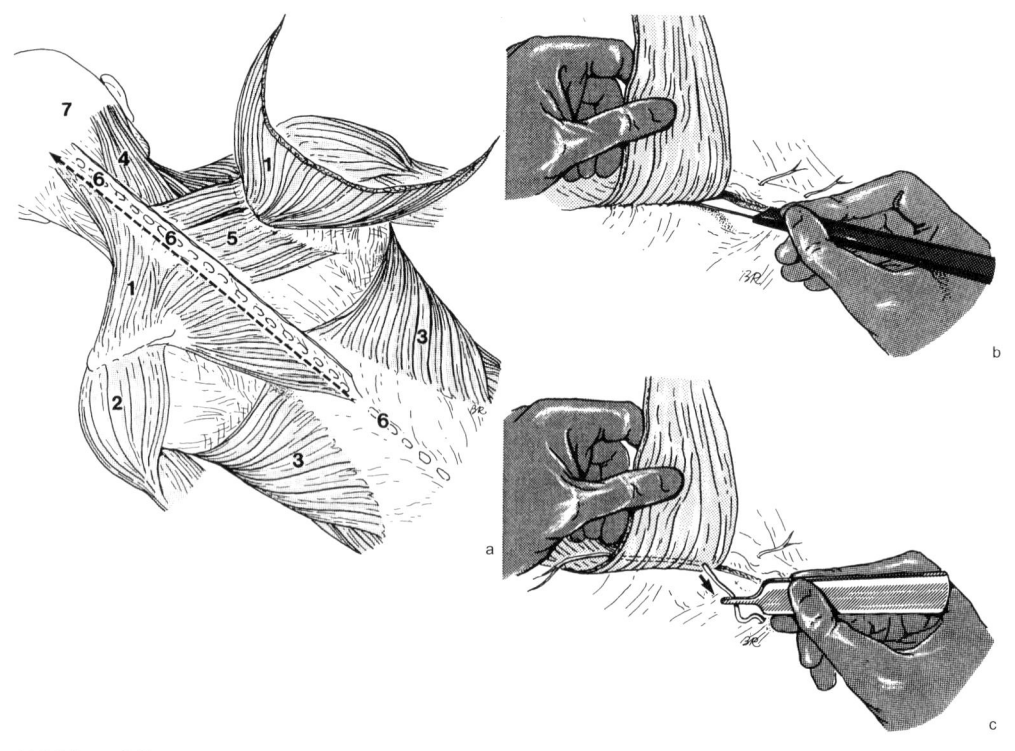

Abbildung 2-2:
Abklappen des M. trapezius a) Schnittführung; b) und c) Technik
1 M. trapezius; 2 M. deltoideus; 3 M. latissimus dorsi; 4 M. splenius; 5 Mm. rhomboidei; 6 Processus spinosi; 7 Hinterhaupt

N. accessorius	• Am Oberrand des M. trapezius findest du den **N. accessorius** an der Innenfläche des Muskels. Löse ihn nicht vom Muskel ab!! Oft kannst du ihn mit seinen Begleitgefäßen durch die Faszie durchschimmern sehen. Entferne die Faszie nur in der unmittelbaren Umgebung des N. accessorius, da sonst die Muskelfaserbündel keinen ausreichenden Zusammenhalt mehr haben und auseinanderfallen könnten.
	• Den N. accessorius sollst du möglichst weit nach kranial zurückverfolgen, bis du den Anschluss an den oberen Anteil des Nervs gewinnst, falls die Präparation der Ventralseite bereits erfolgt ist. ACHTE auf die Äste des Plexus cervicalis zum M. trapezius!
Mm. rhomboidei *M. levator scapulae*	• Präpariere von den jetzt sichtbaren **Mm. rhomboidei** und vom **M. levator scapulae** die Faszie ab.
N. dorsalis scapulae	• ACHTUNG! BEVOR du die Mm. rhomboidei von den Dornfortsätzen ablöst, musst du den **N. dorsalis scapulae** auffinden und darstellen! Du findest ihn in dem mit Bindegewebe gefüllten Winkel zwischen M. levator scapulae und M. rhomboideus minor.

- Der **N. dorsalis scapulae** kommt aus der Pars supraclavicularis des Plexus brachialis und tritt aus der Tiefe, also von ventral, kommend an den M. levator scapulae heran. Er versorgt diesen Muskel und die Mm. rhomboidei.

A. transversa colli *R. profundus* *V. transversa colli*	Entferne das Fett- und Bindegewebe zwischen M. levator scapulae und M. rhomboideus minor. Erweitere dir dieses Präpariergebiet, indem du mit den Fingern die Muskeln stumpf auseinander drängst.

- Im Bindegewebe wirst du Zweige des R. profundus der **A. transversa colli** und der V. transversa colli finden. Achte in deren unmittelbaren Bereich auf verdächtige nervöse Strukturen. Manchmal wirst du den N. dorsalis scapulae erst finden, wenn du die Faszienhülle an der Unterseite des M. levator scapulae in der Längsrichtung des Muskels spaltest und unter ihr suchst.

- Erinnere dich, dass die **A. transversa colli** in der Regel aus dem Truncus thyrocervicalis entspringt. Die V. transversa colli führt das Blut meist in die V. jugularis externa.

Mm. rhomboidei	• Sobald du den N. dorsalis scapulae gefunden hast, trenne die **Mm. rhomboidei** auf gleiche Weise wie zuvor den M. trapezius von den Dornfortsätzen der Brustwirbel ab. Ziehe die mühsam dargestellten **Hautnerven** durch den Muskel durch. An der Unterseite der Mm. rhomboidei brauchst du die Faszie nicht zu entfernen.
M. serratus posterior superior	• Unter den Mm. rhomboidei liegt der hauchdünne M. serratus posterior superior, den du ebenfalls von der Wirbelsäule ablösen und zur Seite klappen sollst. Wenn du ihn nicht finden kannst, könntest du ihn versehentlich zusammen mit den Mm. rhomboidei abgetrennt haben! Er zieht im Gegensatz zu diesen nicht zur Scapula, sondern zu den Rippen.

- Der **M. serratus posterior superior** ist ein unbedeutender Muskel, den du nicht zu lernen brauchst. Seine Funktion ist unklar, die oft angegebene Mitwirkung bei der Inspiration ist wahrscheinlich falsch.

A. V. N. thoracodorsalis	• Suche an der Innenseite des M. latissimus dorsi ziemlich weit kranial den **N. thoracodorsalis** und die gleichnamigen Gefäße.
Durchtrennung des M. latissimus dorsi (Assistent)	• Wenn der M. trapezius im Brustbereich abgelöst worden ist, wird der ASSISTENT den **M. latissimus dorsi** durch einen Bogenschnitt durchtrennen (siehe Abb. 2-3).
	• VORGEHEN: Der Assistent unterminiert den Muskel zuvor stumpf mit der Hand, soweit es ihm möglich ist. VORSICHT bei schwach entwickelter, leicht zerreißbarer Muskulatur! Mit einem scharfen Skalpell oder einer Schere durchtrennt der Assistent den Muskel in der abgebildeten Weise.

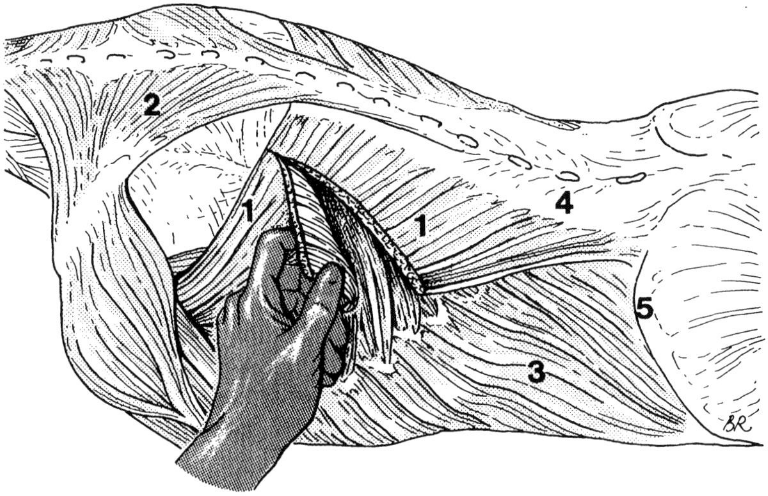

Abbildung 2-3:
Muskelschnitt M. latissimus dorsi
1 M. latissimus dorsi; 2 M. trapezius; 3 M. obliquus abdominis externus; 4 Fascia thoracolumbalis;
5 Crista iliaca

- Der **M. latissimus dorsi** (der „breiteste Rückenmuskel") zieht zur Crista tuberculi minoris humeri. Er bewirkt Adduktion, Retroversion und Innenrotation des Armes im Schultergelenk (daher auch „Schürzenbindermuskel"). Überlege, welche Gelenke der Muskel noch überspringt (es sind erstaunlich viele!).

- Der M. latissimus dorsi wird vom **N. thoracodorsalis** aus dem Fasciculus posterior des Plexus brachialis innerviert. Seine Ursprungsaponeurose ist in die Fascia thoracolumbalis eingelassen. Die **A. thoracodorsalis** kommt aus der A. subscapularis, einem Ast der A. axillaris.

Ablösen von Fascia thoracolumbalis
M. latissimus dorsi
M. serratus posterior inferior

- Zur weiteren Präparation des Schultergürtels und der Achsellücken siehe S. 203 f.!

- Löse den am Stamm verbliebenen Anteil des M. latissimus dorsi bis zum Übergang in seine Aponeurose vom Rücken stumpf ab. Den Vorderrand wirst du teilweise scharf vom M. obliquus abdominis externus abtrennen müssen.

- Vom ASSISTENTEN wird die Fascia thoracolumbalis mit den Aponeurosen der Mm. latissimus dorsi und serratus posterior inferior von den Dornfortsätzen abgetrennt (Abb. 2-4 und 2-5).

- VORGEHEN:

  – Die Fascia thoracolumbalis wird in Verlängerung des Oberrands des M. latissimus dorsi nach kranial begrenzt. VORSICHT: durch den Schnitt soll die autochthone Muskulatur nicht beschädigt werden!

  – Von kranial nach kaudal wird die Fascia thoracolumbalis mit der Aponeurose des M. latissimus dorsi schrittweise von den Dornfortsätzen abgetrennt, wobei die Aponeurose des M. serratus posterior inferior miterfasst wird (Abb. 2-4).

– Im Bereich des Kreuzbeins muss das oberflächliche Blatt der Fascia thoracolumbalis scharf von der Ursprungssehne der sakrospinalen Muskeln abgetrennt werden. Es wird seitlich am Beckenkamm bis zu seinem Übergang in das tiefe Blatt abgelöst.

- Entferne im Bereich kranial des Schnittes die Fascia thoracolumbalis vollständig und säubere die autochthonen Rückenmuskeln.
ACHTUNG! Erhalte dabei die zahlreichen Hautnerven!!

- Der M. serratus posterior inferior ist genauso unbedeutend wie sein oberer Namensvetter (s. o.). Auch seine Funktion ist unklar.

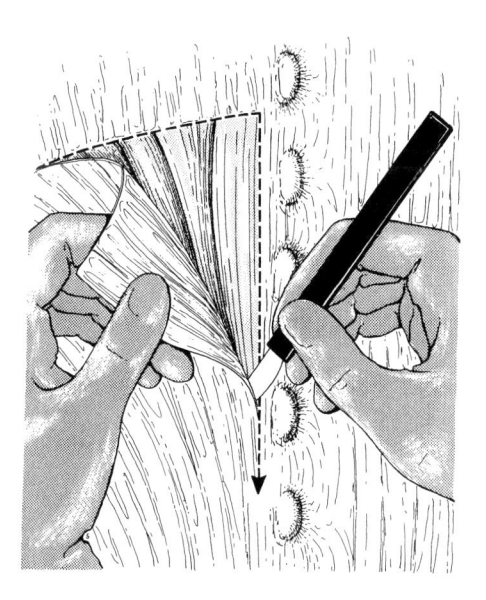

Abbildung 2-4:
Ablösen der Fascia thoracolumbalis von den Dornfortsätzen

M. erector spinae
- Nimm einen Atlas und versuche, die Einteilung des **M. erector spinae** in einen lateralen und einen medialen Trakt und in die verschiedenen Systeme am Präparat nachzuvollziehen.

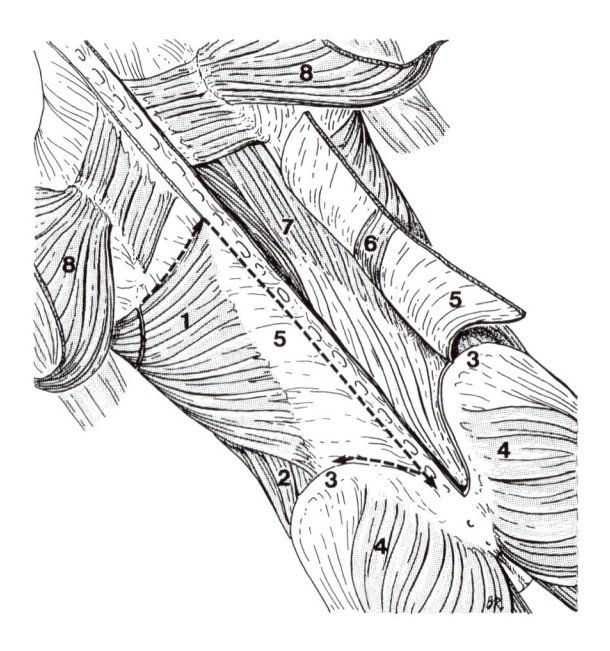

Abbildung 2-5:
Abtrennen von Fascia thoracolumbalis, M. latissimus dorsi und M. serratus posterior inferior im Überblick
1 M. latissimus dorsi; 2 M. obliquus abdominis externus; 3 Crista iliaca; 4 M. gluteus maximus; 5 Fascia thoracolumbalis; 6 M. serratus posterior inferior; 7 M. erector spinae

- Die **primäre** oder **autochthone Rückenmuskulatur**, meist in ihrer Gesamtheit **M. erector spinae** genannt, ist ein sehr kompliziertes Muskelsystem, das die Stabilität und Beweglichkeit der Wirbelsäule ermöglicht. Einzelheiten dieses Muskelsystems sind nur von akademischem Interesse und werden dir, außer vielleicht im Nackenbereich, hoffentlich nicht abverlangt. Nicht einmal Physiotherapeuten oder Orthopädinnen, die sich ja tagaus tagein mit Rückenbeschwerden beschäftigen, müssen all die Muskeln kennen, die in den Anatomie-Büchern aufgelistet sind, und selbst das IMPP verlangt in seinem Gegenstandskatalog für das schriftliche Physikum nur die „Systemgliederung" und die Nackenmuskulatur. Außerdem ist die Nomenklatur in diesem Bereich nicht einheitlich, weil die Auftrennung in Einzelmuskeln bis zu einem gewissen Grad willkürlich ist. Ein paar grundsätzliche Dinge solltest du aber wissen:
- Lernenswert sind zunächst die Unterschiede zur übrigen Rückenmuskulatur (die dann heterochthon genannt werden kann):
- **Entwicklung**: die autochthone („bodenständige") Muskulatur entwickelt sich an Ort und Stelle, während die übrigen Muskeln von der oberen Extremität aus einwandern;
- **Lage und Faszien**: die authochthone Muskulatur liegt tief in der Rinne zwischen Dornfortsätzen und Querfortsätzen der Wirbelkörper, befestigt sich aber auch an Darmbein, Rippen und Hinterhaupt. Sie wird von der Fascia thoracolumbalis eingescheidet, die am Nacken in die Fascia nuchae übergeht. Die eingewanderten Muskeln liegen oberflächlich davon;
- **Innervation**: Während die eingewanderten Muskeln entsprechend ihrer Herkunft von Ästen des Plexus brachialis (und dem N. accessorius, einem Hirnnerv) innerviert werden,

erhält die authochthone Muskulatur direkte kurze Äste der Rami posteriores (= dorsales) der Spinalnerven. Diese sind segmental angeordnet, treten also jeweils zwischen den Wirbeln hervor und innervieren die Muskeln auf einer kurzen Strecke. Daher werden bei einer Querschnittlähmung z. B. unterhalb von C8 alle autochthonen Muskeln unterhalb der Läsion ausfallen (mit negativen Folgen für die Stabilität der Wirbelsäule), während die Mm. trapezius und latissimus dorsi noch funktionieren.

- Als generelles Bauprinzip des Erector spinae liegen kurze Faserzüge, die nur einen oder wenige Wirbel überspringen, tief, während lange Faserzüge oberflächlich liegen. Kürzere können auch schräger angeordnet sein, z. B. von einem Dornfortsatz zum nächsthöheren Querfortsatz, und damit rotierende Wirkung entfalten, während längere Faserzüge naturgemäß gerade verlaufen und also vor allem streckend wirken.

- Unterscheide vor allem zwei Muskelgruppen, die sich auch relativ gut präparatorisch trennen lassen:

- den **medialen Trakt**: er besteht aus kurzen und mittellangen Muskeln, die von den Querfortsätzen zu höheren Dornfortsätzen ziehen (transversopinales System) oder nur Dornfortsätze miteinander verbinden (interspinales System);

- den **lateralen Trakt**: er besteht aus sehr langen Muskelzügen, insbesondere **M. iliocostalis** und **M. longissimus**.

Aufgliederung des M. erector spinae

- Versuche, **medialen** und **lateralen Trakt** voneinander zu trennen, indem du relativ weit medial (Atlas!) stumpf zwischen ihnen eingehst. Zum Teil musst du dazu oberflächliche Muskelschichten auch scharf trennen.

- Der ASSISTENT soll nun den lateralen Trakt (M. iliocostalis und M. longissimus) auf einer Seite oberhalb des Beckenkamms quer durchtrennen und dann den kranialen Teil hochklappen. Du kannst dann die vielen Ursprünge und Ansätze soweit scharf von Rippen und Querfortsätzen ablösen, bis man die beiden langen Muskeln bis zum oberen Brustbereich hochklappen kann.

- Wähle nun im mittleren Brustbereich der selben Seite einen Querfortsatz aus und stelle alle kleinen Muskeln des medialen Trakts dar, die von diesem ausgehend fächerförmig nach oben ziehen. Dazu musst du knapp unterhalb des ausgewählten Querfortsatzes den medialen Trakt einmal tief einschneiden und alle von weiter kaudal kommenden Muskeln oberhalb dieses Querschnitts entfernen.

- Zum Schluss kann der Assistent auf der anderen Seite zur Demonstration der Dicke der autochthonen Muskulatur einen tiefen queren Schnitt durch die gesamte Muskulatur legen und nach kranial einen 10-15 cm langen Abschnitt vollständig entfernen. Am Ende sollte das tiefe Blatt der Fascia thoracolumbalis zu sehen sein (Atlas!).

- Bei der **Lumbalpunktion** (zur Liquorentnahme oder zur Injektion eines Kontrastmittels oder Lokalanästhetikums) wird am Erwachsenen bei stark gekrümmtem Rücken in der Regel zwischen dem dritten und vierten Lendenwirbel eingegangen. Als Orientierungs-

hilfe dient die horizontale Verbindungslinie zwischen den Oberrändern der Darmbeinkämme, die den Processus spinosus des vierten Lumbalwirbels kreuzt.
MERKE: beim Säugling darf nicht oberhalb von L3 eingegangen werden! Siehe dazu auch S. 348!

Die Punktionsnadel wird neben dem Ligamentum interspinale eingestochen und leicht schräg aufwärts durch das derbe Ligamentum flavum hindurch in den Subarachnoidalraum vorgeschoben.

- Hast du die Präparation des Rückens beendet, wird dir dein Assistent sagen, ob du die Vorbereitung für die Eröffnung des Rückenmarks-Situs beginnen sollst. Diese wird in Kapitel 10.7 beschrieben.

3 Präparation der Körperhöhlen

3.1 Situs thoracis

3.1.1 Eröffnung, Pleurahöhlen, Mediastinum

- Damit der Brustsitus von dir präpariert werden kann, musst du zuvor seine Eröffnung durch die folgenden Arbeitsschritte vorbereiten. Dazu gehört ggf. auch die Exartikulation des Armes durch den ASSISTENTEN. Diese wird im Armkapitel (S. 198) beschrieben.

Vasa thoracica interna
- Entferne parasternal, bis etwa drei Querfinger vom Brustbeinrand, in allen Zwischenrippenräumen die Membrana intercostalis externa und die Mm. intercostales interni. Zwischen diesen und den Mm. transversi thoracis verlaufen annähernd parallel zum Sternalrand die **A. und V. thoracica interna**, die du darstellen sollst. Beachte, dass sie kaudal etwas weiter lateral liegen als in den oberen Interkostalräumen.

- Die **A. thoracica interna** ist ein Ast der A. subclavia. Die Arterie wird in der Klinik meist A. mammaria interna genannt, weil sie über ihre Rr. mammarii mediales die Brustdrüse versorgt. Von ihr gehen aber auch die vorderen Interkostalarterien (Aa. intercostales anteriores) ab, Rr. thymici, Rr. bronchiales, die A. pericardiacophrenica zu Herzbeutel und Zwerchfell, und als Endäste die A. musculophrenica und die A. epigastrica superior.

– Entlang der Vasa thoracica interna liegen auch **Nodi lymphatici parasternales**, die bei Brustkrebs ein Ausbreitungsweg von Krebszellen sein können (s. S. 30).

- Die A. epigastrica superior tritt durch das Trigonum sternocostale (Larreysche Spalte) des Zwerchfells in die Rektusscheide ein.

Entfernung der Interkostalmuskeln
- Anschließend entferne zügig die Muskulatur in den ersten sechs Zwischenrippenräumen, nach lateral bis zur Höhe der hinteren Axillarlinie. Erhalte die **Nn. intercostales**!! Zerstöre bei der Entfernung der Muskeln nicht die **Pleura parietalis**!! Wenn du in einem Interkostalraum die Pleura gefunden hast (eine dünne Membran), kannst du sie vorsichtig mit den Fingern von der Hinterfläche der Rippen abdrängen. Sie soll möglichst nicht einreißen. Durch vorsichtiges Vordringen hinter der Rippe in den nächsten Interkostalraum findest du auch dort die richtige Schicht zur Entfernung der Muskeln. ACHTE darauf, dass du die Vasa thoracica interna nicht zerstörst. Auch sie sollst du von der Hinterfläche der Rippenknorpel lösen und mobilisieren.

- Beachte den Verlauf der Muskelfasern der **Interkostalmuskeln**. Vergleiche ihn mit dem der flachen Muskeln der vorderen Bauchwand.

- Parasternal im Bereich der Rippenknorpel fehlen die Mm. intercostales externi. An ihrer Stelle bedeckt hier die Membrana intercostalis externa die Mm. intercostales interni.

- Die **Mm. intercostales externi** heben die Rippen und wirken daher bei der Inspiration.
- Die **Mm. intercostales interni** und intimi senken die Rippen und helfen beim Ausatmen.
- Die innen dem Brustkorb anliegenden Mm. transversus thoracis und Mm. subcostales sind zusätzliche Rippensenker und daher bei der Exspiration tätig.
- WICHTIG: Achte auf die Lage der **Gefäße und Nerven im Interkostalraum**.
- Prinzipiell liegt im Sulcus costae am Unterrand jeder Rippe kranial von der Interkostalarterie die Interkostalvene, kaudal von der Arterie der N. intercostalis („schwarz-rot-gold").
- Im Interkostalraum (ICR) anastomosieren am Unterrand der Rippen eine A. intercostalis posterior (als A. intercostalis suprema aus dem Truncus costocervicalis, ab dem 3. ICR direkt aus der Aorta) und ein R. intercostalis anterior (aus der A. thoracica interna, ab dem 7. ICR aus der A. musculophrenica). In der Mitte des ICR oder am Oberrand der Rippen liegt von dorsal kommend ein R. collateralis der A. intercostalis posterior und von ventral meist ein zusätzlicher R. intercostalis anterior.
- Will der Arzt zur Entfernung eines Pleuraergusses den Pleuraspalt durch den Interkostalraum punktieren, geht er aufgrund dieser topographischen Verhältnisse, meist dorsal in der hinteren Axillarlinie, grundsätzlich am Oberrand der Rippe ein, um das interkostale Gefäß-Nerven-Bündel zu schonen.
- Die V. intercostalis anterior mündet in die V. thoracica interna, die V. intercostalis posterior rechts in die V. azygos, links in die V. hemiazygos oder V. hemiazygos accessoria (das Blut aus dem 1. ICR beidseits und aus dem 2.-4. ICR links fließt meist direkt in die V. brachiocephalica).

Eröffnung des Brustkorbs (Assistent)

- Der ASSISTENT wird nun mit einer Rippenschere den Thorax eröffnen.
  - Die 1. Rippe und der Rippenbogen bleiben stehen!
  - Die Rippen 2-6 werden durch einen Schnitt in Höhe der hinteren Axillarlinie durchtrennt. Dann wird mit einer Säge oder, wenn möglich, auch mit der Rippenschere das Sternum unterhalb der 1. Rippe im Manubrium und oberhalb des Processus xiphoideus in Verlängerung der 6. Rippe quer durchtrennt.

Alternative *Zur besseren Demonstration der Recessus costomediastinalis der Pleurahöhle kann das Sternum auch zunächst stehen gelassen und nur die Rippen rechts und links wie beschrieben entfernt werden. Das Sternum muss dann aber bald für die Präparation des Mediastinums ebenfalls weichen.*

- Nun wird das „Thoraxschild" aus Sternum und Rippen abgehoben, wobei die Vasa thoracica interna erhalten werden müssen!
- Anschließend wird auf beiden Seiten die Pleura weiter nach kaudal von der Hinterfläche der Rippen abgedrängt, um dann zwei oder drei weitere Rippen am Rippenbogen und in der hinteren Axillarlinie zu durchtrennen und ebenfalls zu entnehmen.

Alternative *Eine Alternative zu dem hier angegebenen Verfahren ist die gleichzeitige Eröffnung von Brust- und Bauchraum. Dabei werden vordere Thoraxwand, Rippenbogen und Bauchwand als Ganzes nach kaudal geklappt.*

Vorteil*: breiterer Zugang zum Mediastinum und insbesondere zu den Oberbauchorganen; einfachere Entnahme der Lungen.*

Nachteil*: Zerstörung des Rippenbogens und damit des Zwerchfellansatzes und der Recessus costodiaphragmatici; Durchtrennung des Lig. teres hepatis; es können nicht gleichzeitig die Oberschenkel präpariert werden.*

Vorgehen*: Die Interkostalräume müssen genau so ausgeräumt und die Pleura nach innen abgedrängt werden wie oben beschrieben. Der Assistent durchtrennt dann das Manubrium und die Rippen in der hinteren Axillarlinie, aber NICHT den unteren Bereich des Sternums. Nach Durchtrennen ALLER Rippen bis zur unteren Thoraxapertur setzt der Assistent den Schnitt mit der Schere (stumpfe Branche nach innen) gerade in die Bauchwand fort, wobei mit dem Schnitt durch die unterste Rippe das Zwerchfell durchtrennt und der Bauchraum eröffnet wird. Hierbei muss eine Verletzung der Organe vermieden werden (am besten einen erfahrenen Assistenten zu Rate ziehen!). Der Schnitt wird in der hinteren Axillarlinie fortgesetzt und wendet sich dann knapp oberhalb der Spina iliaca anterior superior nach medial und endet oberhalb des lateralen Drittels des Leistenbandes, um den Anulus inguinalis profundus zu schonen.*

Nun hebt der Assistent das Thoraxschild von kranial an, schiebt die Vasa thoracica interna und die Pleura parietalis von Sternum und Rippen nach dorsal ab und arbeitet sich zum Zwerchfell vor, das er dann auf beiden Seiten bis zum Schnitt in der hinteren Axillarlinie entlang der Thoraxapertur innen scharf durchtrennen muss. Auch die Vasa thoracica müssen an dieser Stelle im Trigonum sternocostale durchtrennt werden. Das Zwerchfell liegt nun ventral ohne seinen Ursprung frei und kann später um 2-3 cm gekürzt und begradigt werden.

Bevor Thorax- und Bauchwand nun ganz heruntergeklappt werden können, müssen Lig. teres und Lig. falciforme hepatis aufgesucht und durchtrennt werden. Der Assistent sollte es so schneiden, dass ein erkennbarer Teil an der Bauchwand, ein Teil an der Leber verbleibt. Beim weiteren Aufklappen müssen oft Verwachsungen vorsichtig gelöst werden. Die so eröffnete vordere Rumpfwand bleibt an der Symphyse und den Leistenbändern hängen. Ggf. kann sie später oberhalb der Symphyse und des Leistenkanals ganz abgetrennt werden, wodurch aber die Plicae umbilicales zerstört werden.

- VORSICHT! Die Schnittränder der in der Axillarlinie durchtrennten Rippen sind oft messerscharf!! Sie können Einmalhandschuhe leicht zerreißen und bei Unachtsamkeit deinerseits eventuell zu Verletzungen führen. Sie sollten ggf. mit der Säge nachbearbeitet und bei der weiteren Präparation mit einem Tuch abgedeckt werden.

- Mache dir noch einmal deutlich, welche Schichten der Brustwand bei einer **Pleurapunktion** durchstoßen werden müssen (Zugang mit der Punktionsnadel dorsal von der hinteren Axillarlinie):

  1. Haut; 2. subkutanes Fettgewebe; 3. M. latissimus dorsi; 4. M. intercostalis externus; 5. M. intercostalis internus; 6. M. intercostalis intimus; 7. Fascia endothoracica und 8. Pleura costalis (genannte Muskulatur inklusive der sie bedeckenden Faszien).

- Nach der Eröffnung des Brustkorbs durch den Assistenten blickst du auf die von der **Pleura** umhüllten Lungenflügel; auf der linken Seite wird der Herzbeutel sichtbar.
- Der die Lunge umhüllende Anteil der **Pleura** wird Pleura visceralis genannt, die an der Rumpfwand anhaftenden Abschnitte Pleura parietalis. Bei dieser wird unterschieden: eine Pleura costalis, die dem Brustkorb anliegt, eine Pleura mediastinalis, die dem Raum zwischen den Pleurahöhlen, dem Mediastinum, zugewendet ist, und eine Pleura diaphragmatica, die das Zwerchfell bedeckt.
- Die Pleura costalis und diaphragmatica stehen mit der Brustwand und dem Zwerchfell über die Fascia endothoracica in Verbindung, einer lockeren Bindegewebsschicht, die sich in das Bindegewebe des Mediastinums fortsetzt.
- Das parietale und das viscerale Pleurablatt gehen am **Lungenhilus** (s. u.) ineinander über. Die Umschlagfalte umschließt dort die Gefäße und Bronchen und das kaudal vom Hilus liegende Ligamentum pulmonale, das die Lunge mit am Mediastinum befestigt.
- In dem Spalt zwischen den Pleurablättern herrscht gegenüber der Außenluft und der Luft in den Alveolen der Lunge ein Unterdruck. Dadurch haftet die den Lungenflügel einhüllende Pleura visceralis an der Pleura parietalis, wodurch die Entfaltung der Lunge bei der Inspiration möglich wird.
- Steht der Pleuraspalt mit der Außenluft in Verbindung, z. B. nach Stichverletzungen und (beabsichtigt oder unerwünscht) nach ärztlichen Eingriffen, wird der Unterdruck ausgeglichen, der betreffende Lungenflügel kollabiert zum Lungenhilus hin und kann nicht mehr entfaltet werden (**Pneumothorax**).
- Belese dich in deinen Büchern über die **Atemmechanik**. Welche dir bekannten Muskeln sind Atemhilfsmuskeln? Näheres zum Zwerchfell siehe S. 65 und S. 76.
- Die Pleura visceralis wird NICHT sensibel innerviert! Die Pleura costalis wird von Interkostalnerven (also somatosensibel) versorgt, die Pleura mediastinalis und Pleura diaphragmatica vom N. phrenicus. Pleuraschmerz, zum Beispiel bei einer Pleuritis („Rippenfellentzündung"), ist also ein somatischer Schmerz: hell, stechend, gut lokalisierbar („wie ein Messerstich").
- Der Raum zwischen den beiden Lungen heißt **Mediastinum** („Mittelfellraum"). Er wird in ein oberes und ein unteres Mediastinum unterteilt:
- Das **obere Mediastinum** ist der Bereich oberhalb des Herzens. Hier liegen vor allem die großen Gefäße und der Thymus (s. u.).
- Nur das **untere Mediastinum** wird in ein vorderes, mittleres und hinteres Mediastinum unterteilt:
- Das **mittlere Mediastinum** entspricht dem Herzen und Herzbeutel.
- Der Bereich zwischen Brustbein und dem Herzen ist das **vordere Mediastinum**. Hier liegen Bindegewebszüge, über die der Herzbeutel mit der Rückfläche des Brustbeins in Verbindung steht, sowie Fettgewebe.
- Das **hintere Mediastinum** ist der Raum zwischen Herz und der hinteren Thoraxwand. Es enthält u. a. Oesophagus, Trachea, Aorta descendens. Hohlvenen, V. azygos und hemiazygos, N. vagus, Grenzstrang und Ductus thoracicus.

3.1 Situs thoracis

Lungenflügel
Fissura obliqua
Fissura horizontalis
Recessus pleurales

- Entferne als erstes die Pleura costalis im eröffneten Ausschnitt der Brustwand. Betrachte auf deiner und an der gegenüberliegenden Seite die Unterschiede in der Topographie.
  - Beachte die Gliederung der **Lunge** links in zwei, rechts in drei Lungenlappen.
  - Zeige beidseits die **Fissura obliqua**, rechts die **Fissura horizontalis**.
  - Ziehe den Lungenflügel etwas zur Seite und sondiere den **Recessus costodiaphragmaticus**, den **Recessus costomediastinalis** und die Pleurakuppel.

- Die Übergänge der Pleura costalis in die Pleura mediastinalis und Pleura diaphragmatica entsprechen den **Pleuragrenzen**, d. h. der Projektion auf die Körperoberfläche. Lerne ihre Ausdehnung: Pleurakuppel ca. 3 cm über der Clavicula, abwärts an der Hinterfläche des Brustbeins bis zum Ansatz der 4. Rippe, von der rechten Sternallinie bis zur Medioklavikularlinie entlang der 7. Rippe, Axillarlinie 10. Rippe, Skapularlinie 11. Rippe, und weiter nach medial bis zum 12. Brustwirbelkörper. Beachte, dass die vordere mediale Begrenzung auf der linken Körperseite wegen der Lage des Herzens eingebuchtet ist (Incisura cardiaca).

- Die **Lungengrenzen** liegen in Atemmittellage kaudal etwa eine bis zwei Rippen höher als die Pleuragrenzen, stimmen aber sonst mit diesen weitgehend überein.

- Die **Fissura obliqua** folgt in etwa der 6. Rippe. Die Fissura horizontalis zieht vom Sternalansatz der rechten 4. Rippe seitwärts und trifft in der Axillarlinie auf die Fissura obliqua.

- Die **Pleurakuppel** und die Lungenspitze überragen das Schlüsselbein um etwa 3 cm. Über der Pleurakuppel liegen unmittelbar die A. und V. subclavia und die Faszikel des Plexus brachialis, dorsal von ihr das Ganglion stellatum. Daher können Tumoren der Lungenspitze (**Pancoast-Tumor**) zu einer Schädigung des Plexus (Schmerzen im Arm), des Sympathicus (Horner-Syndrom, s. S. 197) und zu Venen- und Lymphstauung (Armschwellung) führen.

N. phrenicus
A.V. pericardiaco-
phrenica

- Seitlich am Herzbeutel verläuft meist gut sichtbar der **N. phrenicus** (Atlas!). Löse ihn vom Herzbeutel und verfolge ihn zunächst nach kranial und kaudal, soweit es dir im jetzigen Präparationsstadium möglich ist. Schneide ihn an seiner Eintrittsstelle in das Zwerchfell NICHT ab!! Beachte, dass ein Nebenphrenicus vorhanden sein kann.
- Mit dem N. phrenicus oder etwas weiter vorn verlaufen kleine Gefäße (Atlas!), die **A. und V. pericardiacophrenica**.

- Die **A. pericardiacophrenica** stammt aus der A. thoracica interna, die Vene fließt in die V. brachiocephalica.

- Der **N. phrenicus** kommt aus dem Plexus cervicalis (überwiegend aus dem Segment C4). Er innerviert motorisch das Zwerchfell, im Brustraum sensibel den Herzbeutel und die Partes mediastinalis und diaphragmatica der Pleura parietalis, im Oberbauch sensibel das Peritoneum an der Zwerchfellunterfläche, an Leber und Gallenblase.

- MERKE dir, dass z. B. bei Gallenwegserkrankungen (Gallensteine!) Schmerzempfindungen aus dem vom N. phrenicus innervierten Peritoneum in die zugehörige Headsche Zone projiziert werden, also in jenes Hautareal, das von Nervenästen aus demselben Rückenmarkssegment (C4) versorgt wird, aus dem der N. phrenicus stammt: es ist die Haut an der rechten Schulter! Dies erklärt sich dadurch, dass die Schmerzempfindungen aus beiden Innervationsgebieten im Rückenmark über das gleiche Neuron weitergeleitet werden. Das Gehirn ist daher zwar in der Lage, diese Sensationen dem richtigen Segment zuzuordnen, aber nicht, ihre exakte Herkunft zu bestimmen.

- Beachte den Verlauf des N. phrenicus (Atlas!). Er tritt seitlich hinter der V. brachiocephalica durch die obere Thoraxapertur und liegt hier neben dem N. vagus, der dann jedoch nach dorsal hinter den Lungenhilus zieht, während der N. phrenicus vor dem Lungenhilus an die Seitenfläche des Herzbeutels und letztlich zum Zwerchfell gelangt.

- Studiere im Atlas die Gestalt des **Zwerchfells** und informiere dich über die Atemmechanik. Beachte, dass eine Kontraktion des Zwerchfells bei der Einatmung mit dem Senken und Abflachen der Zwerchfellkuppeln verbunden ist. Wenn der N. phrenicus gelähmt ist, zeigt sich dies im Röntgenbild durch einen Zwerchfellhochstand auf der betroffenen Seite.

- Die Durchtrittsstellen für die durch das Zwerchfell ziehenden Strukturen sind auf S. 76 f. besprochen.

Herausnahme der Lungen (Assistent)

- Nächstes Präparierziel ist es, beidseits die Lungenflügel aus dem Brustkorb herauszunehmen. Als Vorbereitung ziehe die Lunge etwas zur Seite und verfolge in der Tiefe die Strukturen des Lungenhilus ungefähr 1-2 cm in das Lungengewebe hinein. Dadurch erleichterst du deinem Assistenten den Zugang.

Alternative Statt Herausnahme beider Lungen kann auch die linke Lunge im Thorax belassen werden. Auch an der in situ belassenen Lunge können Gefäße und Bronchien vom Hilus aus präpariert werden. Der Zugang zur Aorta thoracica ist dann schwieriger, aber durch Vorklappen der Lunge durchaus möglich.

- Der ASSISTENT soll vor dem Einsatz seines Messers den Lungenflügel etwas mobilisieren und prüfen, dass keine Verwachsungen der Pleurablätter vorhanden sind. Diese sollten stumpf oder, wenn nötig, mit dem Messer gelöst werden, eventuell erst nach der Durchtrennung des Hilus beim Herausziehen des Lungenflügels aus dem Brustkorb. Der Assistent sollte den Lungenhilus mit seinen Fingern halbwegs umgreifen können (kaudal wird dies allerdings oft durch das Ligamentum pulmonale verhindert)! Mit dem Skalpell werden jetzt von kranial die durch den Hilus ziehenden Strukturen und das Ligamentum pulmonale quer durchtrennt. Zu BEACHTEN ist auf der rechten Seite, dass hier die Gefäße und die Bronchien für den Mittel- und Unterlappen steil abwärts ziehen; sie müssen eventuell durch einen zweiten, schrägen Schnitt separat durchtrennt werden. Zuvor muss der Unterlappen aber vollständig mobilisiert werden!! Anschließend werden die Lungenflügel, die das Eingreifen des Assistenten heil und als Ganzes überstehen sollten, vorsichtig aus dem Thorax gezogen.

- Betrachte zunächst die herausgenommenen Lungenflügel. Vergleiche sie miteinander und mit dem Atlasbild! Anschließend werden die Lungen präpariert (Anweisungen und theoretische Hinweise S. 77!).

- Sobald die Lunge entfernt ist, hast du zunächst meist die unangenehme Aufgabe, den jetzt freiliegenden Pleuraraum zu säubern. In der Regel findest du mehr oder weniger große Mengen an Flüssigkeit vor, die du mit Zellstoff entfernst. Diese können Reste von Pleuraergüssen sein, aber auch in die Pleurahöhle gelaufene Fixierlösung.

Oberes Mediastinum
Thymus

- Oberhalb des Herzens im **oberen Mediastinum**, hinter dem Sternum, befindet sich der **Thymus**, der beim Erwachsenen größtenteils durch Fettgewebe ersetzt ist (retrosternaler Fettkörper), das am Präparat oft den Eindruck macht, als sei es hinter dem Manubrium sterni „aufgehängt". Versuche, diesen Thymusrestkörper darzustellen und klappe ihn nach oben. Später kannst du ihn entfernen und dabei durch Querschnitte nach Gewebe suchen, dass sich vom Fettgewebe unterscheidet.

- Bei Kindern reicht der **Thymus** bis auf den Herzbeutel etwa bis zum 4. ICR hinab. Die Rückbildung des Thymus beginnt in der Pubertät. Im Thymus werden die T-Lymphozyten gebildet, die für die zellgebundene Immunität verantwortlich sind.

- Beim Erwachsenen kann vom Thymusrestgewebe ein Tumor ausgehen (Thymom), der zwar meist gutartig ist, aber Antikörper gegen Bestandteile der motorischen Endplatten produzieren kann. Dies führt zu Muskelschwäche (Myasthenia gravis).

Lungenhilus

- Vergleiche zunächst den bei der Herausnahme der Lunge durchtrennten **Hilus** und die in ihm verlaufenden Strukturen mit dem Atlasbild! Zwischen den Querschnitten der A. pulmonalis, Vv. pulmonales und des Hauptbronchus werden dir die dunkel pigmentierten Anschnitte von Lymphknoten des Lungenhilus auffallen. Entferne mit einer stumpfen Pinzette Lymphknoten und Bindegewebe und stelle die Gefäße und Bronchien deutlicher dar. Am rechten Lungenhilus findest du meist bereits den Anschnitt des rechten oberen Lappenbronchus, der hoch aus dem rechten Hauptbronchus entspringt.

- Durch den **Lungenhilus** (nach neuerer Terminologie: Hilum) ziehen die A. pulmonalis, Vv. pulmonales, der Bronchus principalis, Rr. bronchiales aus der Aorta und aus Interkostalarterien, Vv. bronchiales, vegetative Nervenfasern aus dem Plexus pulmonalis und Lymphgefäße.

- Beachte die Anordnung von Bronchus, Arterie und Vene im linken und rechten Lungenhilus. Grundsätzlich liegen auf beiden Seiten der Bronchus dorsal und die Gefäße eher ventral (weil die Trachea sich ja hinter den großen Gefäßen aufzweigt) und die Arterien oberhalb der Venen (weil die Arterien oben aus dem Herzen herauskommen, die Venen „unten" hereingehen). Hauptunterschied zwischen den beiden Seiten ist, dass rechts der Hauptbronchus an der Spitze des Hilus, also oberhalb der Arterie liegt, während links die Arterie oberhalb des Hauptbronchus liegt.

- Die Lunge gehört zu den Körperorganen, die sowohl über Vasa publica (Gefäße im Dienste des Gesamtorganismus) als auch über Vasa privata (zur Versorgung des Organs selbst) verfügen. Aa. und Vv. pulmonales sind Vasa publica, Rr. und Vv. bronchiales Vasa privata der Lunge.
- Die Besprechung des Bronchialsystems, der Lungengefäße, der Lymphabflusswege und der Lymphknoten findest du im Abschnitt „Präparation der Lunge" auf S. 77!

N. vagus
- Entferne jetzt aus dem Brustsitus die Pleura mediastinalis, anschließend oder später auch die dorsalen Anteile der Pleura costalis.
  ACHTE im Bereich des oberen Mediastinums auf den N. vagus (Atlas!), wenn du die Pleura wegnimmst. Verfolge ihn nach kranial.

N. laryngeus recurrens
- Linke Seite:
  - Beachte, dass der **N. vagus** links auf seinem Weg nach dorsal und kaudal über den Aortenbogen zieht. Dort gibt er als kräftigen Ast den **N. laryngeus recurrens** ab, der um den Aortenbogen herumbiegt und auf seiner medialen Seite wieder nach kranial aufsteigt. Stelle den Ursprung des N. recurrens dar!
  - Beachte hier den oder die Lymphknoten im „aortopulmonalen Fenster" (d.h. zwischen Aorta und A. pulmonalis). Eine Metastase in diesem Lymphknoten kann den N. recurrens schädigen und zu Heiserkeit führen.
  - Verfolge den N. vagus nach kaudal, bis er hinter dem linken Lungenhilus verschwindet. Gehe dort erst weiter in die Tiefe, wenn das Herz aus dem Herzbeutel entnommen worden ist.
- Rechte Seite:
  - Verfolge den dicken Strang des **N. vagus** zunächst nach kranial, wenn du die Pleura mediastinalis bis zur Pleurakuppel hinauf entfernst. Bei seinem Eintritt in den Thorax überquert er die A. subclavia dextra und gibt hier den rechten **N. laryngeus recurrens** ab. Dieser biegt um die A. subclavia herum und zieht wieder aufwärts. Stelle den N. recurrens dar!
  - Gehe dem N. vagus nach kaudal nach, bis er hinter dem Lungenhilus verschwindet. Verfolge ihn erst nach der Entnahme des Herzens weiter.

- Präge dir ein, dass der **N. laryngeus recurrens** links um den Aortenbogen, rechts um die A. subclavia dextra und zwischen Speiseröhre und Luftröhre zur Rückfläche der Schilddrüse zieht. Mit seinem Endast (N. laryngeus inferior) innerviert der N. laryngeus recurrens fast alle Kehlkopfmuskeln und sensibel die untere Hälfte der Kehlkopfschleimhaut. Der auffällige Verlauf des N. laryngeus recurrens kommt dadurch zustande, dass sich während der Entwicklung des Kreislaufsystems Aortenbogen und A. subclavia dextra, die aus Kiemenbogenarterien hervorgegangen sind, in den Thorax verlagern und dabei den N. recurrens mit hinabziehen.

3.1 Situs thoracis

- Entferne nun Fett- und Bindegewebe vom **Herzbeutel**, damit du ihn aufschneiden lassen kannst.
- Der **Herzbeutel (Perikard)** besteht aus zwei Anteilen. Der „eigentliche Herzbeutel", das derbe äußere Pericardium fibrosum, wird an seiner Innenfläche vom parietalen Blatt der das Herz umhüllenden Serosa ausgekleidet (Lamina parietalis pericardii serosi). Beide Anteile des Perikards gehen an seinen Umschlagstellen um Aorta und Truncus pulmonalis einerseits und um Lungenvenen und Hohlvenen anderseits in das viszerale Blatt der Serosa über, das dünne Epikard, das das Herz direkt umhüllt (Lamina visceralis pericardii serosi). Der Herzbeutel wird vom N. phrenicus sensibel innerviert. Die Blutversorgung erfolgt über die A. pericardiacophrenica, einen Ast der A. thoracica interna.
- Bei Entzündungen des Herzbeutels kann es zur Entstehung eines Ergusses in der Perikardhöhle kommen. Von einer Herzbeuteltamponade spricht man, wenn Blut aus dem Herzen (z. B. bei Ruptur der Herzwand nach einem Herzinfarkt) den Herzbeutel füllt, wodurch die Füllungsphase der Herzaktion behindert oder unmöglich gemacht wird.

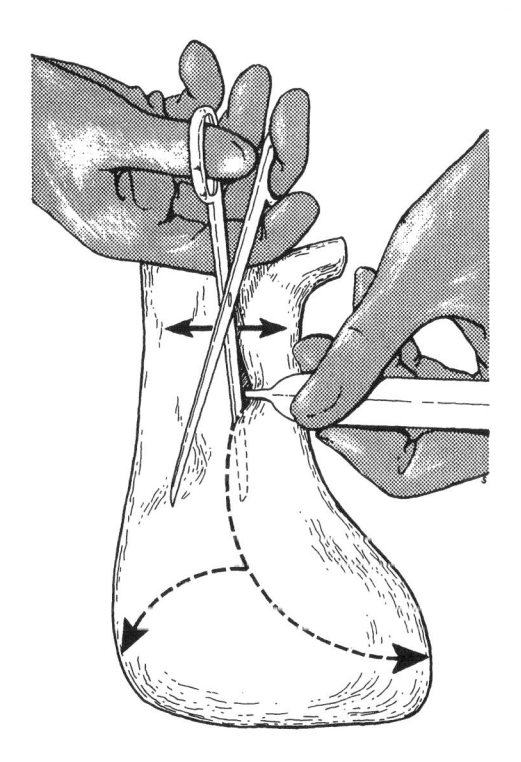

Abbildung 3-1:
Eröffnung des Herzbeutels (nach TISCHENDORF)

Eröffnung des Perikards (Assistent)

- Der ASSISTENT informiert sich über die Schnittführung anhand der Abb. 3-1.
- Mit einem scharfen Skalpell schneidet er das Perikard unterhalb seiner Umschlagfalte in das Epikard um Aorta und Truncus pulmonalis kurz ein, geht dann mit der stumpfen Branche einer Schere in den Spalt hinein und schneidet den

Herzbeutel bogenförmig bis zur Herzspitze auf. Eventuelle Verklebungen der Blätter kann er vorsichtig mit dem Finger lösen.

- In Höhe der Umschlagfalte wird das Perikard nach links und rechts T-förmig aufgetrennt.
- Ein zweiter Schnitt führt von der Mitte des ersten nach rechts abwärts in Richtung zur Einmündungsstelle der V. cava inferior.

- Schlage die drei Anteile des eröffneten Herzbeutels zurück.

Topographie des Herzens in situ

- Nach der Eröffnung des Herzbeutels vergleiche Gestalt und Lage des Herzens und seiner Anteile mit dem Atlasbild. Zeige am Präparat folgende Strukturen: Rechtes Herzohr (Auricula dextra) als Teil des rechten Vorhofs (Atrium dextrum); linkes Herzohr (Auricula sinistra) des linken Vorhofs (Atrium sinistrum); Anteile der rechten Kammer (Ventriculus dexter) und der linken Kammer (Ventriculus sinister) an der Vorderwand des Herzens und Sulcus interventricularis anterior; Herzspitze (Apex cordis); Aorta ascendens; Truncus pulmonalis; V. cava superior und inferior.

- Beachte, dass der größte Teil der Vorderfläche des Herzens von der Wand der rechten Herzkammer gebildet wird!
- Der Raum, den das Herz im Brustkorb ausfüllt, wird topographisch als **mittleres Mediastinum** bezeichnet. In diesem Raum liegen auch die Anfangsteile der Aorta ascendens und des Truncus pulmonalis, die innerhalb des Herzbeutels gelegenen Abschnitte der oberen und unteren Hohlvenen und der Vv. pulmonales, am Herzbeutel der N. phrenicus und die Vasa pericardiacophrenica.
- Das Herz wird in seiner Lage einerseits durch den Herzbeutel fixiert, der selber an umgebenden Strukturen befestigt ist, andererseits wird die Orientierung des Herzens durch die abgehenden und zuführenden Gefäße bestimmt. Die in den rechten Vorhof mündenden Vv. cavae superior et inferior bilden eine vertikale Achse, die in den linken Vorhof eingehenden Vv. pulmonales stehen zu ihnen rechtwinklig, also horizontal: „Venenkreuz".
- Aorta, Truncus pulmonalis, Pulmonalvenen und Hohlvenen sind die Vasa publica des Herzens. Seine Vasa privata sind die Koronararterien und -venen. Weiteres zum Herzen ab S. 78!!

- Informiere dich über die Silhouette des Herzens im Röntgenbild und seine randbildenden Anteile (Abb. 3-2)!

Sinus transversus pericardii

- Lass dir vom Assistenten unbedingt den **Sinus transversus pericardii** zeigen.
  VORGEHEN: Der Assistent geht mit seinen Zeigefingern von beiden Seiten hinter der Aorta und dem Truncus pulmonalis ein, bis sich seine Fingerspitzen berühren. An die Stelle seiner Finger platziert er dann eine leicht gebogene Sonde und lässt diese so lange zur Demonstration im Sinus transversus liegen, bis alle in der Gruppe begriffen haben, um was es sich hier eigentlich handelt.

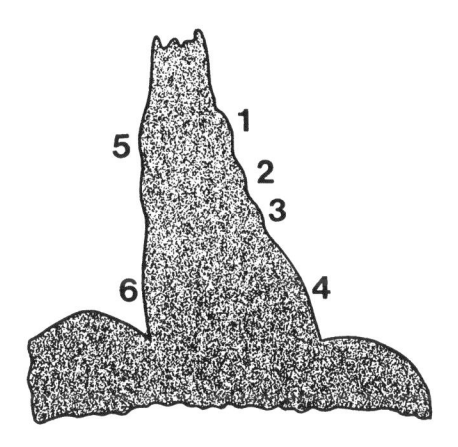

Abbildung 3-2:
Röntgenschatten des Herzens
1 Aortenbogen; 2 Truncus pulmonalis; 3 linkes Herzohr; 4 linke Kammer; 5 V. cava superior; 6 rechter Vorhof

- Bei dem Versuch, von unten das Herz im Herzbeutel hinten zu umgreifen, gelangt man unweigerlich in eine fühlbare „Sackgasse", den **Sinus obliquus pericardii**.

- In der **Entwicklung** liegt der **Herzbeutel** anfangs röhrenförmig um den Herzschlauch (ähnlich wie ein Schwimmreifen um den Arm). Die Umschlagstellen des parietalen in das viszerale Blatt der Serosa umfassen einerseits die kranial austretenden arteriellen Gefäße (Aorta und Truncus pulmonalis), andererseits die kaudal eintretenden venösen Gefäße (Vv. cavae und Vv. pulmonales). Diese ursprünglich voneinander weiter entfernten Pforten des Herzbeutels gelangen während der weiteren Entwicklung dorsal in enge Nachbarschaft. Zwischen ihnen verbleibt daher nur ein schmaler Zwischenraum, der **Sinus transversus pericardii**!

- Der **Sinus obliquus pericardii** ist die Perikard"tasche" an der gemeinsamen Umschlagfalte um die venösen Gefäße. Man versteht sie nur mit einem Atlasbild von der Rückseite des Herzens.

R. interventricularis anterior
V. interventricularis anterior

- Ziehe an der Vorderwand des Herzens das dünne Epikard ab. Durch dieses schimmern bereits mehr oder weniger stark ausgebildetes subepikardiales Fettgewebe und Herzkranzgefäße. der **R. interventricularis anterior** der linken Koronararterie (A. coronaria sinistra) und die V. interventricularis anterior.

- Entferne von der Vorderfläche des Herzens das Fett und stelle die genannten Gefäße dar (Atlas).

- Der **R. interventricularis anterior** der A. coronaria sinistra zieht im Sulcus interventricularis anterior des Herzens abwärts, der die Grenze zwischen linker und rechter Herzkammer markiert.

Entnahme des Herzens (Assistent!)

- Der ASSISTENT durchtrennt die herznahen Gefäße in der unten angegebenen Reihenfolge. Die Durchtrennung erfolgt jeweils im innerhalb des Herzbeutels gelegenen Gefäßabschnitt. Der Assistent sollte bei der Entnahme des Herzens

- Der Assistent geht mit einem Finger in den Sinus transversus pericardii ein, hebt Aorta und Truncus pulmonalis an und durchtrennt sie mit einem scharfen Skalpell.
- Knapp oberhalb ihrer Einmündungsstelle in den rechten Vorhof wird die V. cava superior durchschnitten.
- Die V. cava inferior wird ebenfalls an ihrer Einmündungsstelle in den rechten Vorhof durchtrennt.
- Das Herz ist jetzt nur noch über die Vv. pulmonales am Lungenhilus befestigt. Der Assistent hebt das Herz an und zieht vorsichtig die Stümpfe der Vv. pulmonales aus dem Hilus heraus. (Wenn die Lungen noch nicht entnommen wurden, muss der Assistent auch die Lungenvenen im Herzbeutel durchtrennen, wobei er darauf achten muss, nicht in den Vorhof hinein zu schneiden.

den zusehenden Präparanten erklären, welches Gefäß er gerade durchschneidet.

- Die Präparation des Herzens ist ab S. 78 beschrieben!
- Das herausgenommene Herz solltest du eingehend studieren (Atlas!). Halte das Herz so vor deine Brust, wie es in situ gelegen hat. Woran kannst du dich orientieren (S. 70!)?
- Betrachte zunächst die im Situs verbliebenen Teile des Perikards und suche noch einmal den Sinus obliquus pericardii.

• Beachte, dass das **Perikard** am Centrum tendineum und am Rand des Foramen venae cavae mit dem Zwerchfell verwachsen ist. An der Rückfläche steht es über lockeres Bindegewebe mit dem Oesophagus in Verbindung. Die Bindegewebszüge zwischen Perikard und Sternum hattest du bereits bei der Präparation des vorderen Mediastinums entfernt.

- Die seitlich herabhängenden Teile des Herzbeutels kannst du beidseits etwas beschneiden, so dass nur die Rückwand des Perikards zurückbleibt.
- Mobilisiere den Rest des Herzbeutels. Dränge das hinter ihm gelegene Bindegewebe möglichst stumpf auseinander, so dass du Zugang zu den dorsal befindlichen Organen und Leitungsbahnen gewinnst.
- Präpariere zunächst die folgenden Strukturen im oberen Mediastinum. Präge dir die topographischen Unterschiede zwischen der linken und rechten Seite des Brustsitus ein!
- **Linke Seite:**

N. laryngeus recurrens sinister
Arcus aortae
Truncus pulmonalis
Ligamentum arteriosum

- Verfolge zunächst den **N. laryngeus recurrens** in seinem Verlauf um den Aortenbogen. Dränge Arcus aortae und Truncus pulmonalis vorsichtig auseinander, achte aber darauf, dass du das **Ligamentum arteriosum**, das medial vom N. recurrens liegt, nicht zerreißt!

3.1 Situs thoracis

Truncus brachiocephalicus
A. carotis communis sinistra
A. subclavia sinistra
Plexus cardiacus

– Suche die aus dem Aortenbogen abgehenden großen Gefäßstämme auf: **Truncus brachiocephalicus**, **A. carotis communis sinistra**, **A. subclavia sinistra**! Zerstöre dabei nicht die davor quer verlaufende **V. brachiocephalica sinistra**! Vieles von dem, was du bei der Säuberung dieses Gebietes für Bindegewebsfasern hältst, ist Teil des vegetativen Nervengeflechts des Herzens (Plexus cardiacus), das sich über Aortenbogen und Truncus pulmonalis ausbreitet und Zuflüsse vom N. vagus und vom Grenzstrang erhält!

- Der **Truncus brachiocephalicus** (in der Klinik auch: A. anonyma) teilt sich in A. carotis communis dextra und A. subclavia dextra.

- Das **Ligamentum arteriosum** ist der nach der Geburt obliterierte Ductus Botalli, ein Umgehungsweg des Lungenkreislaufs (S. 88!).

  - **Rechte Seite:**

V. azygos
V. cava superior
V. brachiocephalica dextra

– Beachte, dass auf der rechten Seite die **V. azygos** von unten kommend hinter dem Lungenhilus herumbiegt und in die V. cava superior mündet.

– Verfolge die **V. cava superior** und die **V. brachiocephalica dextra** nach kranial bis zur oberen Thoraxapertur.

A. carotis communis dextra
A. subclavia dextra
N. recurrens dexter

– Dränge V. cava superior und Aorta ascendens von vorn stumpf auseinander. Suche mit deiner/m Kollegin/en von gegenüber den Truncus brachiocephalicus auf. Versuche, ihn ebenfalls in seinem weiteren Verlauf sichtbar zu machen. Achte auf die Teilungsstelle in A. subclavia dextra und A. carotis communis dextra.

– Überarbeite den bereits dargestellten **N. laryngeus recurrens** dexter in seinem Verlauf um die A. subclavia!

- Die **V. cava superior** setzt sich aus der linken und der rechten V. brachiocephalica zusammen und erhält kurz vor ihrer Einmündung in den rechten Vorhof die V. azygos.

- Die **V. azygos** (wörtlich „Nicht-Zwilling") setzt sich aus der V. lumbalis ascendens dextra fort. Ihrem Verlauf entsprechen auf der linken Seite die V. hemiazygos und V. hemiazygos accessoria. Da die Vv. lumbales ascendentes mit den Vv. iliacae communes und damit mit der unteren Hohlvene in Verbindung stehen, sind V. azygos und V. hemiazygos Teil von kavo-kavalen Anastomosen!
Die V. azygos nimmt u. a. die Vv. intercostales posteriores und die V. hemiazygos auf.

Trachea
- Versucht, von beiden Seiten die **Luftröhre** zugänglich zu machen. Verfolgt dabei den N. recurrens sinister, soweit es möglich ist, nach kranial.

- Die **Trachea** teilt sich in Höhe des 4. Brustwirbels in die beiden Hauptbronchien (Bifurcatio tracheae). (MERKE: C4: Karotisgabel; Th4: Bifurcatio tracheae; L4: Teilung der Aorta abdominalis in die Aa. iliacae communes!)

- Die Trachea geht entwicklungsgeschichtlich aus dem Darmrohr hervor. Bei einer unvollständigen Trennung der Luftröhre vom dorsal von ihr liegenden Oesophagus bleibt eine mehr oder weniger ausgeprägte Verbindung bestehen, die beim Neugeborenen zu

Schluckstörungen und Übertritt von Nahrung in die Atemwege führt (Oesophagotrachealfistel).
- Die Trachea wird durch Äste der A. thyroidea inferior mit Blut versorgt (Rr. tracheales).
- Beidseits neben der Luftröhre liegt eine Lymphknotenkette, die Nodi lymphatici paratracheales. Sie stehen mit den Nodi lymphatici tracheobronchiales und den Nodi lymphatici cervicales profundi in Verbindung.

N. vagus
Oesophagus
Plexus oesophageus

- Verfolge auf beiden Seiten den **N. vagus** hinter dem Lungenhilus weiter. Beide Nn. vagi ziehen zum **Oesophagus** und bilden um ihn den Plexus oesophageus. BEACHTE, dass der linke Vagus zur Vorderseite der Speiseröhre gelangt, der rechte an ihre Hinterfläche. Präpariere sie möglichst weit nach kaudal hinab und vervollständige diesen Arbeitsschritt, wenn im Bauchraum die Oberbauchorgane entnommen worden sind!
- Der **N. vagus** gibt bereits am Hals Äste zum Plexus cardiacus am Aortenbogen und am Truncus pulmonalis ab (Rr. cardiaci superiores und inferiores).
- Wichtigster Ast des N. vagus im Brustbereich ist der N. laryngeus recurrens. Rr. tracheales und Rr. bronchiales bilden den Plexus pulmonalis, Rr. cardiaci thoracici ziehen zum Plexus cardiacus. An der Speiseröhre bilden die Nn. vagi den Plexus oesophageus.
- Der **Plexus oesophageus** bildet kaudal den Truncus vagalis anterior und den Truncus vagalis posterior. Nn. vagi und Speiseröhre treten gemeinsam im **Hiatus oesophageus** durch das Zwerchfell.
- Der **Oesophagus** ist etwa 25 cm lang und wird in eine Pars cervicalis am Hals, eine Pars thoracica und eine kurze Pars abdominalis eingeteilt. Für das Legen von Magensonden sollte man sich merken, dass der Abstand von der Zahnreihe bis zum Mageneingang beim Erwachsenen etwa 40 cm beträgt.
- Der Oesophagus hat **drei natürliche Engen**:
- Am Übergang des Rachens (Pharynx) in den Halsteil der Speiseröhre, in Höhe des Ringknorpels, liegt die obere Oesophagusenge.
- Die mittlere Oesophagusenge wird durch den linken Hauptbronchus und den Aortenbogen hervorgerufen.
- Beim Durchtritt der Speiseröhre durch das Zwerchfell entsteht die untere Oesophagusenge.
- Der Oesophagus wird am Hals von der A. thyroidea inferior mit Blut versorgt, der Brustteil von der Aorta thoracica, der unterste Abschnitt durch die A. gastrica sinistra.
- Die Vv. oesophageales ziehen hauptsächlich in die V. azygos.
- Der besonders im unteren Abschnitt gut entwickelte submuköse Venenplexus der Speiseröhre hat auch Verbindung zur V. gastrica sinistra des Magens und damit zum Einflussgebiet der Pfortader. Es handelt sich um die klinisch wichtigste **porto-kavale Anastomose**: Bei einem Hochdruck im Pfortadersystem kommt es u. a. zu einem Rückstau des Blutes in die Oesophagusvenen und zum Abfluss über die V. azygos in die V. cava superior mit der Bildung von Krampfadern im unteren Oesophagus (**Oesophagusvarizen**). Eine Blutung aus diesen Krampfadern in den Magen hinein ist eine häufige Todesursache bei Leberzirrhose.

3.1 Situs thoracis

Ductus thoracicus
- Suche auf der rechten Seite hinter dem Oesophagus und medial von der V. azygos den **Ductus thoracicus** auf. Versuche, ihn möglichst weit nach kranial zu verfolgen. Beachte, dass er kranial immer weiter nach links verläuft.

- Der **Ductus thoracicus**, der Hauptlymphstamm, entsteht durch Zusammenschluss der Lymphwege des Bauchraums. Diese Mündungsstelle, die Cisterna chyli, liegt neben der Aorta meist in Höhe ihres Durchtritts durch das Zwerchfell und nimmt die Trunci lumbales (mit Lymphe aus der unteren Extremität, dem Becken und Retroperitonealraum) und die Trunci intestinales auf (mit Lymphe aus den Bauchorganen).

- Der Ductus thoracicus tritt gemeinsam mit der Aorta durch den Hiatus aorticus des Zwerchfells und mündet in den linken Venenwinkel. Er wird am Tag von ca. 2-3 l weißlicher (weil fetthaltiger) Lymphe durchflossen und heißt darum auch Brustmilchgang.

  - Entferne jetzt, wenn noch nicht geschehen, die Reste der **Pleura costalis** von der hinteren Brustwand. Entferne auch das lockere Bindegewebe der **Fascia endothoracica**.
  - Wirf einen Blick in den Atlas und informiere dich, bevor du die nachfolgenden Strukturen aufsuchst!

Truncus sympathicus
- Seitlich und etwas dorsal von den Wirbelkörpern zieht beidseits der **Grenzstrang** (Truncus sympathicus) über die Rippenköpfchen hinweg.
- In Höhe jedes Rippenköpfchens ist ein **Grenzstrangganglion** eingeschaltet. Stelle den Truncus sympathicus in seinem ganzen Verlauf durch den Brustraum dar!

N. splanchnicus major / minor
Grenzstrangganglien
- Sei dir bewusst, dass du bei der Präparation des Sympathicus manche Bindegewebsfasern entfernst, die in Wirklichkeit feine Sympathikusäste sind (Rr. cardiaci thoracici, Rr. pulmonales). Beschränke dich aber nur auf die Darstellung der großen Sympathikusäste, den **N. splanchnicus major**, der sich aus Ästen aus dem 5.-10. Grenzstrangganglion zusammensetzt, und den **N. splanchnicus minor**, der aus dem 9.-11. Thorakalganglion kommt. Verfolge die Nervi splanchnici bis zu ihrem Durchtritt durch das Zwerchfell und helfe deiner/m Kollegin/en am Bauchgebiet, beide Nerven unterhalb des Zwerchfells wieder aufzusuchen!

Ganglion stellatum
- Verfolge den Grenzstrang nach kranial und stelle das **Ganglion stellatum** dar, wenn es früher vom Hals aus noch nicht präpariert worden sein sollte (S. 145!). Das Ganglion stellatum liegt, falls es ausgebildet ist, hinter der A. subclavia.

- Einzelheiten zum Truncus sympathicus siehe S. 142!
- Die **Nn. splanchnici major et minor** („Eingeweidenerven") führen Fasern des Sympathicus zum Plexus coeliacus, also zu den Bauchorganen.

A. V. intercostalis posterior
N. intercostalis
- Präpariere an der Innenseite der Thoraxwand die Interkostalgefäße und -nerven. Erinnere dich, wie diese Leitungsbahnen im Interkostalraum gelegen sind (S. 62)! Präpariere den **N. intercostalis**, indem du die innerste Muskelschicht

am Rippenunterrand durchtrennst und den Nerv herausholst. Stelle die **A. und V. intercostalis posterior** dar. Verfolge alle drei Strukturen nach medial.
BEACHTE, dass sie vom **Grenzstrang** überkreuzt werden!

- Verfolge links die Interkostalarterien bis zu ihrem Ursprung aus der Aorta descendens. Rechts ziehen sie unter der V. azygos hinweg!

- Gehe den Interkostalvenen in ihrem Verlauf nach. Suche dabei die mehr oder weniger deutlich ausgebildeten V. hemiazygos und V. hemiazygos accessoria (links!) und ihre Einmündungsstellen in die V. azygos (rechts!) auf.

- Achte darauf, dass du bei der Verfolgung der Nerven und Gefäße nicht den Sympathicus versehentlich zerstörst! Halte an ihrer Kreuzungsstelle Ausschau nach feinen Ästen, die Grenzstrang und N. intercostalis miteinander verbinden.

- Einzelheiten zu den Interkostalräumen siehe S. 61 f.!
- Die **V. azygos** und die **V. hemiazygos** sind Fortsetzungen der Vv. lumbales ascendentes. Sie bilden mit diesen kavo-kavale Anastomosen.
- Die **V. hemiazygos** ist variabel ausgebildet. Sie überquert meist die Wirbelsäule in Höhe von Th9-10 zur rechten Seite und mündet in die V. azygos. Die meist dünne **V. hemiazygos accessoria** mündet in die V. hemiazygos, ist aber oft auch mit der V. brachiocephalica sinistra verbunden.
- Die Aorta descendens gibt in ihrem Verlauf Äste an die Lunge (Rr. bronchiales) ab, an die Speiseröhre (Rr. oesophageales), die Aa. intercostales posteriores sowie Äste an die Wirbelkörper und an das Rückenmark (Rr. spinales).

    - Sobald im Bauchraum die Oberbauchorgane entnommen worden sind, vervollständige die Präparation von Oesophagus, Nn. vagi, Ductus thoracicus, Nn. splanchnici und der Interkostalräume, indem du das Zwerchfell etwas nach kaudal schiebst.

Cisterna chyli
    - Verfolge den Ductus thoracicus weiter nach unten und suche gemeinsam mit deinem Nachbarn am Bauchgebiet die **Cisterna chyli** auf. Meist liegt sie in Höhe des Hiatus aorticus oder tiefer (siehe Anweisungen auf S. 113 f.!).

    - Sucht ebenso gemeinsam die **Nn. splanchnici** im Bauchraum auf! Wenn du vorsichtig an den Nerven ziehst, kann dein Partner erkennen, wo unter dem Ursprung des Zwerchfells an der Wirbelsäule sich die Nn. splanchnici durch Bewegungen bemerkbar machen.

Diaphragma
    - Betrachte jetzt die Gestalt des **Zwerchfells** und vergleiche mit dem Atlasbild. Studiere die nachfolgend genannten Öffnungen des Diaphragmas für die durchtretenden Strukturen!

- MERKE dir die Durchtrittsstellen im Zwerchfell und die in ihnen verlaufenden Gebilde:
– Durch den **Hiatus aorticus** ziehen die Aorta und der Ductus thoracicus.

- Durch das **Foramen venae cavae** ziehen die untere Hohlvene und der R. phrenicoabdominalis des rechten N. phrenicus.
- Durch den **Hiatus oesophageus** verlaufen die Speiseröhre, die Trunci vagales anterior und posterior sowie oft der R. phrenicoabdominalis des linken N. phrenicus.
- Durch das **Trigonum sternocostale** (Larreysche Spalte) ziehen die A. und V. thoracica interna, die hier in die A. und V. epigastrica superior übergehen.
- Zwischen dem medialen und lateralen Schenkel der Pars lumbalis des Zwerchfells tritt der Grenzstrang hindurch.
- Der N. splanchnicus major verläuft durch den medialen Schenkel.
- Der N. splanchnicus minor verläuft entweder zusammen mit dem N. splanchnicus major oder mit dem Truncus sympathicus durch das Zwerchfell.
- Durch Schwachstellen im Zwerchfell, entweder bei angeborenen Defekten im Centrum tendineum oder an den Durchtrittsöffnungen, kann sich das Peritoneum mit oder ohne Eingeweideteilen in den Brustraum vorstülpen (**Zwerchfellhernie**) – nie umgekehrt, da im Brustraum ein niedrigerer Druck herrscht als im Bauchraum.
- Gleitet der abdominelle Oesophagus oder der Magen (teilweise oder ganz) durch den Hiatus oesophageus in den Thorax, spricht man von einer **Hiatushernie**.
- Im Bereich der Larreyschen Spalte kann eine parasternale Hernie (Morgagnische Hernie) auftreten. Hernien im Trigonum lumbocostale heißen lumbocostale oder Bochdaleksche Hernien.

- Präpariere abschließend die entnommenen Organe.

3.1.2 Lungenpräparation

- Studiere zuerst das Äußere der beiden Lungenflügel, vergleiche mit dem Atlasbild und achte auf die Unterschiede zwischen linker und rechter Lunge. Betrachte die Anordnung der Leitungsbahnen im Lungenhilus.

- Achte auf die **Impressionen** des Herzens (Incisura cardiaca), des Aortenbogens und der Aorta descendens an der mediastinalen Seite der linken Lunge, durch V. azygos und Oesophagus an der rechten Lunge. Beachte, dass nur eine fixierte Lunge diese Impressionen aufweist, eine frisch entnommene Lunge ist weich und fast formlos.

- An einer der beiden Lungen sollst du den Bronchialbaum (unter Entfernung der Gefäße) darstellen, an der anderen die Äste der Vasa pulmonalia (wobei der Bronchialbaum stehengelassen wird!). Die Präparation erfolgt ausschließlich an der mediastinalen Seite der Lunge vom Hilus aus!! Verfolge die jeweils darzustellenden Strukturen, indem du das Lungengewebe mit der stumpfen Pinzette stückweise entfernst. ACHTE darauf, dass du an jedem Lungenlappen einen etwa 2 cm breiten Rand des Lungengewebes stehen lässt!! Hüte dich, an die Außenseite der Lunge durchzustoßen und Löcher zu produzieren, damit die Lunge nicht in ihre Einzelteile zerfällt!

- Der Hauptbronchus (**Bronchus principalis**) teilt sich links in zwei, rechts in drei Lappenbronchien (**Bronchi lobares**), diese in Segmentbronchien (**Bronchi segmentales**), weiter in kleine Bronchien, in Bronchioli und schließlich in Bronchioli respiratorii, aus denen dann Ductus alveolares hervorgehen.

- Entsprechend der Verästelung der Bronchien zweigt sich die A. pulmonalis auf. Arterien und Bronchien verlaufen stets gemeinsam, die Venenäste hingegen (außer in der Peripherie) in den Bindegewebssepten zwischen den Lungensegmenten.

- **Vasa publica** sind die sauerstoffarmes Blut führende **A. pulmonalis** und die sauerstoffreiches Blut leitenden **Vv. pulmonales**.

- Die **Rr. bronchiales** sind die **Vasa privata** der Lunge. Sie stammen links aus der Aorta thoracica, rechts aus der dritten oder vierten A. intercostalis posterior. Die **Vv. bronchiales** münden in die Vv. pulmonales und in die V. azygos (rechts) und V. hemiazygos (links).

- Der **Lymphabfluss aus der Lunge** ist wichtig, da er den Metastasenweg beim häufigen Bronchialkarzinom vorgibt. Der Hauptabfluss erfolgt von den Nodi lymphatici pulmonales (= intrapulmonales) an den Ursprüngen der Segmentbronchien über die Nodi lymphatici bronchopulmonales am Hilus („Hilusdrüsen") zu den Nodi lymphatici tracheobronchiales superiores und inferiores, die die Bifurcatio tracheae umgeben. Sie geben ihre Lymphe über die Nodi lymphatici paratracheales in die großen Lymphstämme (Trunci bronchomediastinales). Dabei gelangt vor allem Lymphe aus dem linken Unterlappen auch auf die Gegenseite.

– Aus den Unterlappen gelangt aber auch Lymphe über Lymphbahnen im Ligamentum pulmonale zu Lymphknoten ober- und unterhalb des Zwerchfells (Nodi lymphatici phrenici superiores und inferiores).

– Entzündlich veränderte Lymphknoten am Lungenhilus können durch Narbenbildung zu Ausziehungen der Oesophaguswand führen (sog. Traktionsdivertikel).

- Die **Innervation der Lunge** erfolgt durch den vegetativen Plexus pulmonalis, der Äste aus dem N. vagus und dem Grenzstrang erhält. Von klinischer Bedeutung ist insbesondere, dass der Parasympathicus durch die Aktivierung der glatten Muskulatur die Bronchien in der späten Ausatmungsphase verengt (Bronchokonstriktion), während der Sympathicus sie in der Einatmungsphase erweitert (Bronchodilatation). Über die Nerven des Plexus pulmonalis erklärt sich also z. B. die psychische Auslösbarkeit bzw. Beeinflussbarkeit von Asthmaanfällen.

3.1.3 Präparation des Herzens

- Nach der Entnahme des Herzens aus dem Brustsitus betrachte seine Gestalt und seine Oberflächenstruktur im Vergleich mit dem Atlas. Vergleiche auch mit den Präparaten benachbarter Gruppen die stark variierende Herzgröße, die oft Herz- und Kreislauferkrankungen widerspiegelt.

- Lerne, dich am Herzen zu orientieren. Zeige: Aorta, Truncus pulmonalis, V. cava superior, V. cava inferior, Vv. pulmonales. Linker Vorhof mit linkem Herzohr, rechter Vorhof mit rechtem Herzohr. Linke und rechte Kammer, Herzspitze. Sulcus interventricularis anterior mit R. interventricularis anterior und

3.1 Situs thoracis

	V. interventricularis anterior. Sulcus interventricularis posterior. Sulcus coronarius.
A. coronaria sinistra	• Vervollständige zunächst die Präparation der Außenfläche des Herzens unter Wegnahme des subepikardialen Fettgewebes.
R. interventricularis anterior	• Der **R. interventricularis anterior** der **A. coronaria sinistra** ist bereits dargestellt.
R. circumflexus *V. cardiaca magna*	• Verfolge jetzt ihren **R. circumflexus** an die Rückfläche (Facies diaphragmatica) des Herzens. Er verschwindet meist unter der ihn begleitenden **V. cardiaca magna** (früher: V. cordis magna), die in den Sinus coronarius übergeht, die Sammelstelle für fast alle Herzvenen.
A. coronaria dextra *V. cardiaca parva* *R. interventricularis posterior* *V. cardiaca media*	• Die **A. coronaria dextra** verläuft an der Vorderfläche rechts im Sulcus coronarius. Verfolge sie nach dorsal, wo sie gemeinsam mit der **V. cardiaca parva** verläuft, und stelle ihren **R. interventricularis posterior** im gleichnamigen Sulcus dar. Dieser wird begleitet von der **V. cardiaca media** (= V. interventricularis posterior)!
Sinus coronarius	• Verfolge die Vv. cardiacae magna, parva und media bis in ihre Einmündung in den **Sinus coronarius**, der an der Facies diaphragmatica unterhalb von der V. cava inferior in den rechten Vorhof mündet.
	• Trenne Aorta und Truncus pulmonalis voneinander. Verfolge die Herzkranzarterien bis zu ihrem Austritt aus der Aortenwand.

- Die **Koronararterien** sind die ersten Äste der Aorta. Sie entspringen knapp oberhalb der Aortenklappe in Höhe des Raums zwischen linker und rechter Tasche und Aortenwand; dieser Raum heißt Sinus aortae (Sinus Valsalvae).
- Die rechte Herzkranzarterie, **A. coronaria dextra**, läuft unter dem rechten Herzohr im Sulcus coronarius nach unten und dann weiter auf die Unterwand. Dort geht sie in den **R. interventricularis posterior** über, der bis fast zur Herzspitze läuft.
- Sie versorgt den rechten und auch Teile des linken **Vorhofs** (Rr. atriales), den größten Teil des **rechten Ventrikels** (R. marginalis dexter und weitere Rr. ventriculares), den hinteren Teil des **Kammerseptums** (Rr. interventriculares septales des R. interventricularis posterior) und einen angrenzenden Teil der „**Hinterwand**" (eigentlich Unterwand) des linken Ventrikels. Außerdem versorgt sie den **Sinusknoten** (R. nodi sinuatrialis) und den **AV-Knoten** (R. nodi atrioventricularis).
- Die linke Herzkranzarterie, **A. coronaria sinistra**, teilt sich nach kurzem Verlauf hinter dem Truncus pulmonalis in zwei Hauptäste:
- der **R. interventricularis anterior** (RIVA, LAD = Left Anterior Descending) läuft im Sulcus ventricularis anterior bis zur Herzspitze und noch etwas um sie herum. Er versorgt die **Vorderwand** des linken Ventrikels (R. lateralis = R. diagonalis), vordere Anteile des **Kammerseptums** (Rr. interventriculares septales) und angrenzende Anteile der Vorderwand des **rechten Ventrikels**.

- der **R. circumflexus** (RCX) läuft unter dem linken Herzohr im Sinus coronarius nach dorsal. Er versorgt den **linken Vorhof** (R. atrialis anastomoticus) und einen großen Teil der Wand des **linken Ventrikels** (R. marginalis sinister), insbesondere mit seinem Endast, dem R. posterior, die **posterolaterale Wand** des Ventrikels.

- Bei etwa 20 % der Menschen geht der R. interventricularis posterior aus dem R. circumflexus der linken Kranzarterie hervor. Die linke Kranzarterie hat also einen deutlich größeren Versorgungsbereich, man spricht vom **Linksversorgungstyp**. Bei etwa 10 % der Menschen versorgt die A. coronaria dextra auch große Teile der Hinterwand des linken Ventrikels, während der R. circumflexus kürzer ist (**Rechtsversorgungstyp**). Etwa 70 % haben den oben beschriebenen Normalversorgungstyp.

- Die Herzkranzgefäße sind **funktionelle Endarterien**! Das heißt, es gibt zwar anatomisch Anastomosen zwischen ihren Endverzweigungen, diese reichen aber bei Verengung oder Verschluss eines der Koronargefäße nicht für einen Kollateralkreislauf aus. Durchblutungsstörungen betreffen meist den linken Ventrikel, da seine deutlich dickere Wand eher an der Grenze zur Unterversorgung liegt.

- Bei Verengung der Gefäße, vor allem durch Arteriosklerose (**Koronare Herzkrankheit**), entsteht insbesondere bei körperlicher Belastung (erhöhter Sauerstoffbedarf!) ein Sauerstoffmangel im Herzmuskel. Dieser Sauerstoffmangel wird als Angina pectoris empfunden, ein schwer lokalisierbarer, eher dumpfer Brustschmerz mit Engegefühl.

- Verschließt sich eine Koronararterie plötzlich, z. B. durch einen Thrombus (Blutgerinnsel), geht das von ihr versorgte Muskelgewebe zugrunde (**Infarkt**). Die Größe des Infarkts hängt von der Lage des Verschlusses und dem Versorgungstyp ab. Bei Verschluss der rechten Kranzarterie resultiert ein Hinterwandinfarkt, bei Verschluss des R. interventricularis anterior ein Vorderwandinfarkt, bei Verschluss des R. circumflexus ein posterolateraler Infarkt. Distaler Verschluss des RIVA führt zum reinen Herzspitzeninfarkt, Verschluss des R. diagonalis zum Anterolateralinfarkt.

- Beachte, dass nicht alle Herzvenen in den Sinus coronarius fließen! Die **Vv. cardiacae anteriores** münden direkt in den rechten Vorhof! Weitere kleine Herzvenen (**Vv. cardiacae minimae**) können in alle Herzhöhlen, auch die linken, münden.

- Entferne aus den großen Gefäßen Aorta ascendens, Truncus pulmonalis und den Pulmonal- und Hohlvenen die vorhandenen Blutkoagel und bereite so die Eröffnung der Herzbinnenräume durch den Assistenten vor.

- Betrachte von außen die **Taschenklappen** in Aorta und Truncus pulmonalis. Der Raum zwischen einer Tasche und der Aortenwand ist der Sinus aortae. Achte hier auf die Abgänge der A. coronaria dextra und sinistra!

Eröffnung der Herzhöhlen (Assistent!)

- Der ASSISTENT wird jetzt mit einer Schere die Hohlräume des Herzens aufschneiden (Abb. 3-4 bis 3-6). Dabei muss immer die stumpfe Branche der Schere in der Herzhöhle liegen! Voraussetzung ist die abgeschlossene Präparation von außen. Aorta und Truncus pulmonalis sollen ausreichend voneinander getrennt sein!

Eröffnung der Vorhöfe

- Abbildung 3-4: Der **linke Vorhof** wird in der Weise eröffnet, dass die obere linke V. pulmonalis mit einer der rechten durch einen Schnitt verbunden wird. Dieser wird durch einen Schnitt von seiner Mitte in die zweite V. pulmonalis dextra ergänzt.

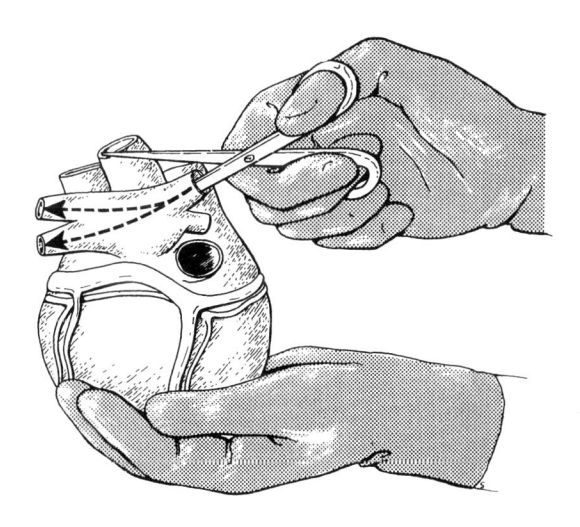

Abbildung 3-4:
Eröffnung des linken Vorhofs. Ansicht des Herzens von dorsal.

- Abbildung 3-5: Zur Eröffnung des **rechten Vorhofs** werden V. cava superior und inferior durch einen Schnitt miteinander verbunden.

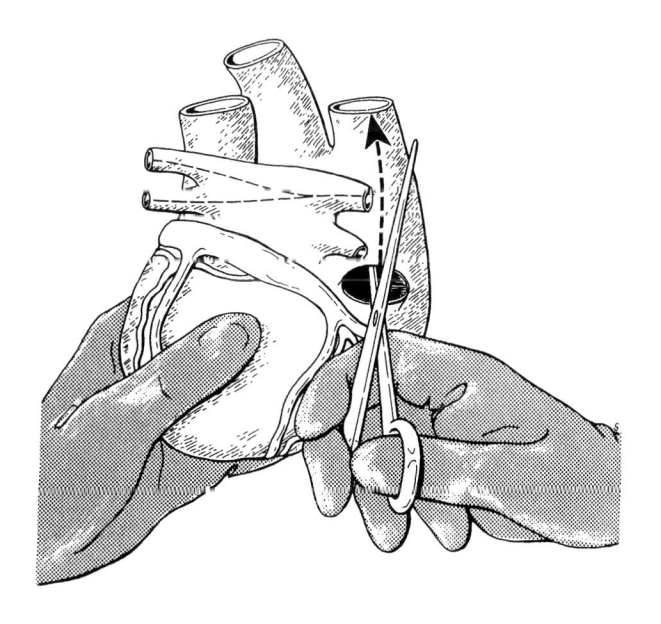

Abbildung 3-5:
Eröffnung des rechten Vorhofs. Ansicht des Herzens von dorsal.

3 Präparation der Körperhöhlen

Eröffnung der Kammern

Alternative   Hier wird zunächst die Eröffnung der Kammern beschrieben, wie sie weitgehend dem üblichen Vorgehen bei der Sektion in der Pathologie entspricht. Dabei wird in der Pathologie insbesondere durch alle vier Herzklappen geschnitten, um sie aufklappen und pathologische Veränderungen an den Segeln und Taschen begutachten zu können (bei dem hier angegebenen Verfahren bleibt allerdings die Mitralklappe intakt). Unten folgt dann eine „mehr anatomische" Alternative.

- Abbildung 3-6: Der **rechte Ventrikel** wird durch einen Schnitt eröffnet, der in der Mitte des Verbindungsschnittes zwischen den Hohlvenen beginnt, von hier durch Vorhofwand, Trikuspidalklappe (zwischen den Segeln) und Kammermuskulatur abwärts führt, kurz vor Erreichen des Kammerseptums V-förmig umbiegt und rechts vom Sulcus interventricularis anterior durch die Pulmonalklappe (zwischen zwei Taschen) bis in den Truncus pulmonalis gezogen wird. BEACHTE: Im Sulcus coronarius soll der Schnitt unter den Gefäßen verlaufen!

- Abbildung 3-7: Auch der **linke Ventrikel** wird durch einen V-Schnitt eröffnet. Er beginnt links neben dem Sulcus interventricularis posterior, wendet sich an der Herzspitze wieder aufwärts, parallel zum Sulcus interventricularis anterior (gegenüber dem Schnitt durch den rechten Ventrikel), und läuft in der Aorta ascendens aus. Auch hier soll der Schnitt zwischen den Taschen der Aortenklappe hindurch gelegt werden.

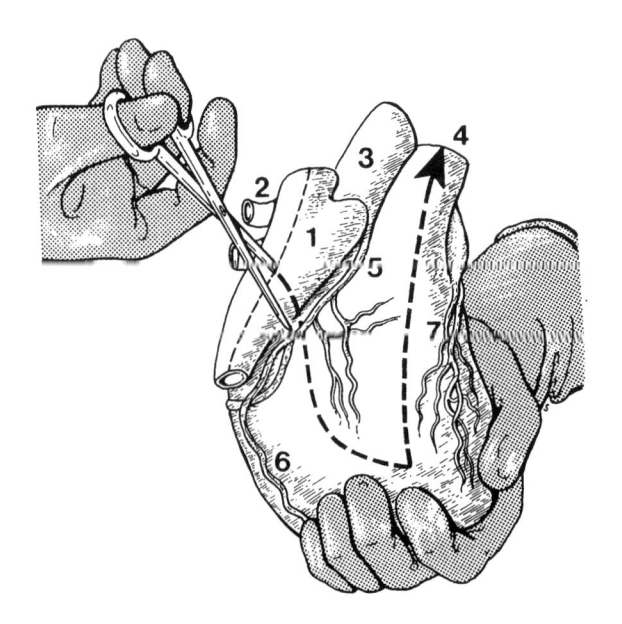

Abbildung 3-6:
Eröffnung der rechten Herzkammer. Ansicht des Herzens von rechts.
1 Atrium dextrum; 2 Vv. pulmonales; 3 Aorta; 4 Truncus pulmonalis; 5 A. coronaria dextra; 6 R. marginalis dexter; 7 R. interventricularis anterior.

Abbildung 3-7:
Eröffnung der linken Herzkammer. Ansicht des Herzens von links.
1 Atrium dextrum; 2 Atrium sinistrum; 3 Aorta; 4 Truncus pulmonalis; 5 R. interventricularis posterior;
6 R. interventricularis anterior.

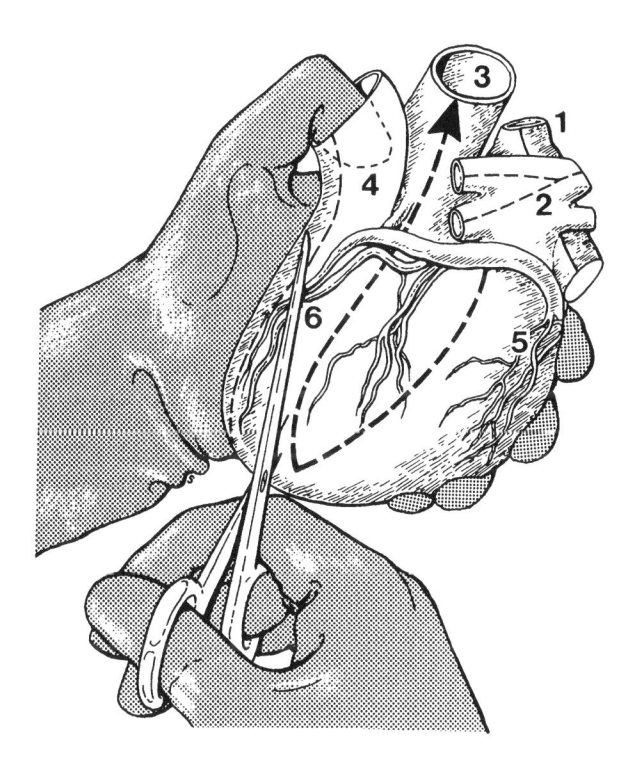

Alternative Wie oben erwähnt, wird im Folgenden eine alternative Eröffnung der Herzhöhlen beschrieben, bei der fast alle Klappen erhalten bleiben (modifiziert nach TILL-MANN).

Der **rechte Ventrikel** (Abb. 3-8) wird durch einen Schnitt von der Pulmonalklappe aus entlang dem Sulcus interventricularis anterior und posterior eröffnet. Dazu wird vom Ende des Truncus pulmonalis aus zwischen rechter und vorderer Tasche der Pulmonalklappe hindurch in den Ventrikel hineingeschnitten. Dann wird der Schnitt parallel zum R. interventricularis anterior fortgesetzt, also innen immer nahe am Septum. Dazu sollte immer wieder mit dem Finger im Ventrikel die richtige Lage des Schnitts kontrolliert werden.
Eventuell muss bei diesem Schnitt die Trabecula septomarginalis („Moderator-Band", s. u.) durchtrennt werden. Schließlich wird, weiter nahe am Septum, der Schnitt auf der Herz-Unterseite parallel zum R. interventricularis posterior bis kurz vor den Sinus coronarius fortgesetzt, bis der Ventrikel gut aufklappbar ist.

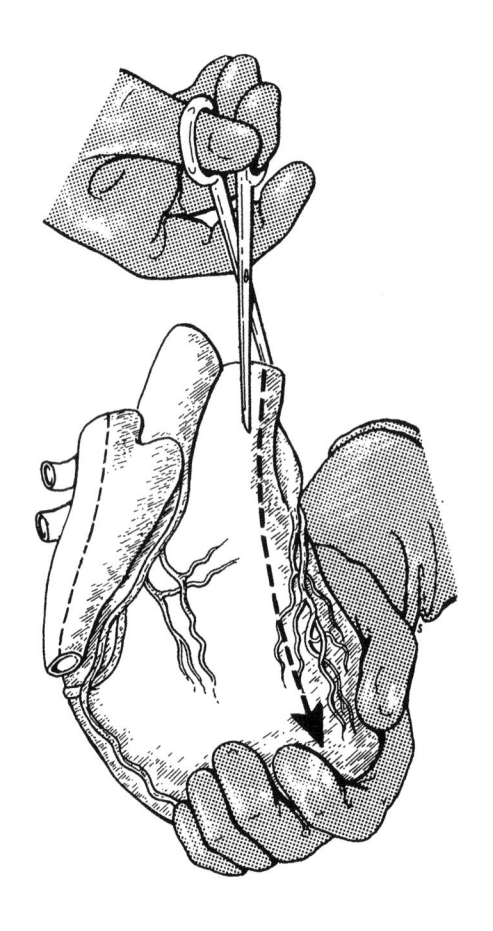

Abbildung 3-8:
Alternative Eröffnung des rechten Ventrikels: Schnitt parallel zum R. interventricularis anterior. Weiterführung des Schnitts auf der Herz-Unterfläche entlang des R. interventricularis posterior.

Auch der **linke Ventrikel** *(Abb. 3-9) wird durch einen ähnlichen Schnitt eröffnet, allerdings ohne Eröffnung der Aortenklappe. Er beginnt links neben dem Sulcus interventricularis anterior knapp unterhalb der Aufteilung der A. coronaria sinistra im Sulcus coronarius. Hier muss der Assistent mit dem Messer oder der spitzen Branche der Schere durch die dicke Ventrikelwand in die linke Kammer hineinstechen, um dann parallel zum Sulcus interventricularis in Richtung Herzspitze zu schneiden. An der Herzspitze wendet sich der Schnitt wieder aufwärts, parallel zum Sulcus interventricularis posterior und zum Schnitt durch den rechten Ventrikel auf der anderen Seite des Septums, und endet kurz vor dem Sinus coronarius. Der Schnitt sollte vorn und hinten gerade so weit gehen, dass die Kammer gut aufklappbar ist.*

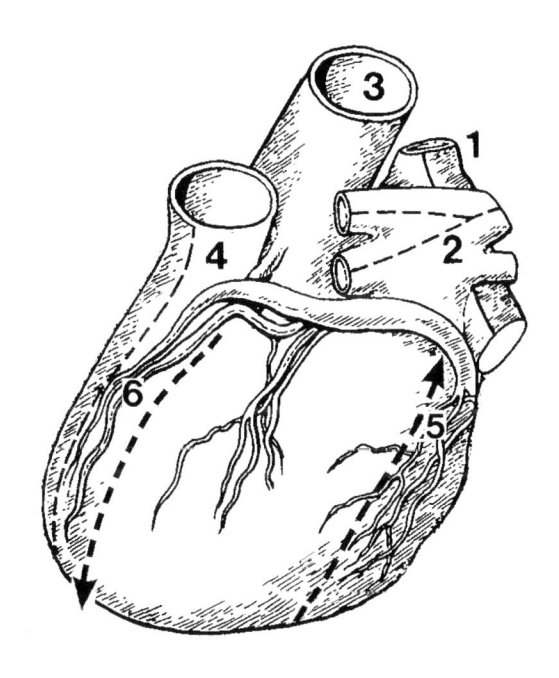

Abbildung 3-9:
Alternative Schnittführung zur Eröffnung des linken Ventrikels. Ansicht von links
1 Atrium dextrum; 2 Atrium sinistrum; 3 Aorta; 4 Truncus pulmonalis; 5 R. interventricularis posterior;
6 R. interventricularis anterior.

- Nach der Eröffnung des Herzens entferne zuerst geronnenes Blut aus Vorhöfen und Kammern! Oft enthalten die Herzhöhlen so genannte „Leichengerinnsel", die weißliche und rötliche Anteile haben, weil sie erst nach der Sedimentation roter Blutkörperchen nach dem Tod entstehen (s. S. 350).
- Studiere jetzt im Vergleich mit dem Atlasbild die Innenstruktur des Herzens.

Atrium dextrum
Auricula dextra
Crista terminalis
Sinus coronarius

- Zeige folgende Strukturen im **rechten Vorhof**.
  – das **rechte Herzohr**;
  – an der Einmündungsstelle der V. cava inferior die **Valvula venae cavae inferioris**;
  – die Mündungsstelle des **Sinus coronarius**;
  – die **Crista terminalis**, der an der Außenseite der Sulcus terminalis entspricht;

Fossa ovalis
Sinusknoten

  – am Vorhofseptum die **Fossa ovalis** (überprüfe mit der Sonde, ob das Foramen ovale noch durchgängig ist!);
  – präge dir die Lage des **Sinusknotens** ein; er liegt an der Crista terminalis neben der Mündungsstelle der V. cava superior;

AV-Knoten
Trikuspidalklappe

– zeige die Lage des **Atrioventrikularknotens** (AV-Knoten): neben der Einmündungsstelle des Sinus coronarius an der tiefsten Stelle des Vorhofseptums;

– die drei Segel der **Valva tricuspidalis**.

Ventriculus dexter
Mm. papillares
Chordae tendineae
Conus arteriosus
Pulmonalklappe

• Betrachte in der **rechten Herzkammer**:

– die Anteile der **Trikuspidalklappe**, die **Mm. papillares**, die **Chordae tendineae** zu den Klappensegeln;

– den **Conus arteriosus**, der die Ausstrombahn bildet;

– die **Taschenklappe** zwischen Conus arteriosus und Truncus pulmonalis.

Atrium sinistrum
Auricula sinistra

• Suche im **linken Vorhof**:

– das **linke Herzohr** mit den **Mm. pectinati**;

Mm. pectinati
Valvula foraminis ovalis
Mitralklappe

– die **Valvula foraminis ovalis**;

– die Mündungsstellen der Venae pulmonales;

– die beiden Segel der **Valva mitralis**.

Ventriculus sinister
Mm. papillares
Chordae tendineae
Aortenklappe

– Beachte beim Studium des **linken Ventrikels**:

– die gegenüber dem rechten Ventrikel etwa dreimal **stärkere Muskelwand** der linken Kammer;

– die beiden **Mm. papillares**, die über Chordae tendineae mit den Segeln der Mitralklappe verbunden sind;

– die Taschen der **Aortenklappe** von unten.

• Achte bei der Inspektion der Segel- und Taschenklappen auf oft vorhandene pathologische Veränderungen an den Klappenrändern (besonders Mitral- und Aortenklappe!). Sie können zu einer Verengung der Klappenöffnung (Stenose) oder zu einem unzureichenden Klappenschluss (Insuffizienz) führen.

• Die Herzmuskulatur (Myokard) wird gegenüber den Binnenräumen vom **Endokard** ausgekleidet (einschichtiges Plattenepithel!). **Herzklappen** sind durch kollagenreiches Bindegewebe verstärkte Endokardduplikaturen. Sie haben keine eigenen Blutgefäße, werden also direkt aus dem Blutstrom ernährt.

• Informiere dich wenigstens grob über den Ablauf der Herzaktion!

– In der Füllungsphase der Kammern (**Diastole**) erschlafft die Kammermuskulatur. Der Blutdruck in den Vorhöfen übersteigt den in den Kammern, so dass die Atrioventrikularklappen aufgestoßen und die Ventrikel mit Blut gefüllt werden. Gegen Ende der Diastole helfen die Vorhöfe durch die Kontraktion ihrer Muskulatur nach.

– In der Austreibungsphase des Herzens (**Systole**) kontrahiert sich die Muskulatur der Kammern, also natürlich auch die der Mm. papillares. Durch den gegenüber dem Druck in den Vorhöfen ansteigenden Kammerdruck werden die Segelklappen geschlossen, und das Blut wird durch die aufgestoßenen Taschenklappen in Aorta und Truncus pulmonalis ausgeworfen. Gleichzeitig wird durch die Kontraktion der Mm. papillares verhindert, dass die Segelklappen durch den anschnellenden Kammerdruck in die Vorhöfe zurückschlagen. Während der Systole füllen sich gleichzeitig mit der Entleerung der Kammern die Vorhöfe erneut mit Blut (Vorhofdiastole).

- Spezifisches Muskelgewebe bildet das **Erregungsleitungssystem**, das man makroskopisch allerdings nicht vom restlichen Gewebe unterscheiden kann:

– Der Sinusknoten, gelegen an der Mündungsstelle der V. cava superior im rechten Vorhof, ist das übergeordnete Zentrum der Erregungsbildung.

– Über die normale Muskulatur der Vorhofwand gelangt die Erregung zum Atrioventrikular-(AV)-Knoten im kammernahen Abschnitt des Vorhofseptums neben der Mündung des Sinus coronarius. Vom AV- Knoten zieht das ca. 1 cm lange Hissche Bündel durch das bindegewebige, Vorhöfe und Kammern trennende Herzskelett und teilt sich in einen linken und einen rechten Kammerschenkel (Tawara-Schenkel). Der rechte und der sich in zwei Anteile aufzweigende linke Tawara-Schenkel verlaufen abwärts bis zur Herzspitze, biegen dort um und teilen sich auf in ihre Endäste, die Purkinje-Fasern. (Eine Abzweigung des rechten Kammerschenkels läuft in der gut sichtbaren Trabecula septomarginalis direkt zum vorderen Papillarmuskel. Weil dieses Bündel den Ventrikel quer durchzieht, hat man es früher für einen mechanischen Überdehnungsschutz gehalten und „Moderator-Band" genannt.)

- MERKE dir unbedingt die Auskultationsstellen der Herzklappen!!

– **Aortenklappe**: 2. ICR rechts parasternal

– **Pulmonalklappe**: 2. ICR links parasternal

– **Mitralklappe**: 5. ICR medioklavikular (Herzspitze)

– **Trikuspidalklappe**: 4. ICR rechts parasternal

– Verwechsle diese Auskultationsorte nicht mit der anatomischen Lage dieser Klappen und ihrer Projektion auf die Oberfläche: die **Ventilebene** projiziert sich auf ein dreieckiges Feld zwischen den Ansätzen des 3. und 4./5. Rippenknorpels links und dem Ansatz des 5. Rippenknorpels rechts. Der Unterschied zwischen anatomischer Projektion und Auskultationsort kommt dadurch zustande, dass an den Klappen entstehende Geräusche mit dem Blutstrom fortgetragen werden.

- Mit den folgenden vereinfachten Erklärungen zur **Entwicklung des Herzens** und zum **fetalen Kreislauf** (und einem entsprechenden Atlas- oder Lehrbuchbild) solltest du die wichtigsten angeborenen Herzfehler verstehen können: offener Ductus Botalli, Vorhof- oder Kammerseptumdefekte, Transposition der großen Gefäße, Fallot-Tetralogie.

– Ursprünglich ist das Herz als ungekammerter Schlauch (Cor commune) mit einer **Porta venosa** und einer **Porta arteriosa** angelegt. Erst danach folgt die S-förmige Faltung des Endokardschlauchs, die Trennung in Vorhöfe und Kammern, die Ausbildung des Vorhof- und Kammerseptums und die Entwicklung der Herzklappen.

– Bei der Unterteilung in linken und rechten Vorhof bildet sich zuerst das **Septum primum** mit dem Foramen primum an seinem unteren Rand. Bevor es die Vorhöfe vollständig trennt und das Ostium primum verschließt, entsteht in seinem oberen Bereich ein neues Loch, das Ostium secundum. Anschließend wächst rechts vom Septum primum sichelförmig das **Septum secundum** herunter, das das Ostium secundum bedeckt, aber an seinem unteren Rand das Foramen ovale freilässt. Durch Foramen ovale und Ostium secundum kann das Blut zunächst weiterhin vom rechten in den linken Vorhof fließen. Beim **Vorhofseptumdefekt** bleibt eines dieser Ostien offen (Ostium primum-Defekte sitzen tiefer als Ostium secundum-Defekte).

- Bei der Unterteilung der Kammern durch das **Septum interventriculare** bleibt zunächst in der Nähe der AV-Ebene ein Foramen interventriculare bestehen. Bleibt es länger erhalten, entsteht ein **Ventrikelseptumdefekt**.
- Die arterielle Ausstrombahn, die ja zunächst nur ein Schlauch ist, muss abschließend durch ein **Septum aorticopulmonale** in Aorta und Truncus pulmonalis unterteilt werden. Die Trennwand zwischen beiden Gefäßen wird spiralig ausgebildet; beachte, dass sich am fertig entwickelten Herzen die Ausstrombahnen beider Kammern entsprechend spiralig umeinander drehen! Gelingt diese spiralige Trennung nicht und wächst das Septum aorticopulmonale mehr oder weniger gerade herunter, resultiert eine **Transposition der großen Gefäße**, bei der die Aorta aus dem rechten Herzen und der Truncus pulmonalis aus dem linken Herzen entspringt.
- Ein wichtiger abschließender Schritt bei der Entwicklung des **Septum aorticopulmonale** ist sein Vorwachsen in Richtung des noch bestehenden **Ventrikelseptumdefekts**. Dieser wird am Ende verschlossen und die Kammern an die Ausflussbahn angeschlossen. Gelingt dieser Schritt nicht und das Septum landet sozusagen zu weit rechts, wird der Truncus pulmonalis eingeengt (Pulmonalstenose), der Ventrikelseptumdefekt bleibt bestehen und die Aortenwurzel „reitet" auf diesem Defekt, steht also über beiden Kammern. Diese drei Fehlbildungen bilden zusammen mit der daraus resultierenden Rechtsherzhypertrophie die **Fallot-Tetralogie**.

- Der **Fetus** erhält sauerstoffreiches Blut aus der Placenta. Dieses fließt über die Nabelvene in Richtung Leberpforte und von dort über den **Ductus venosus** (Arantii) zum rechten Vorhof (der Ductus venosus dient der Umgehung der Leber). Sauerstoffarmes Blut fließt über die beiden **Nabelarterien**, Äste der A. iliaca interna, in die Placenta zurück. Da die Lunge beim Fetus kaum durchblutet werden muss, bestehen zwei Umgehungswege für den Lungenkreislauf:

- Der erste ist das **Foramen ovale**. Durch das Foramen ovale wird das (sauerstoffreiche!) Blut aus der V. cava inferior hauptsächlich direkt in den linken Vorhof geleitet. Von dort gelangt es über den linken Ventrikel und die Aorta vor allem in den Kopf.
- Das über die V. cava superior in den rechten Vorhof einströmende Blut fließt hauptsächlich in den rechten Ventrikel (es gibt also zwei weitgehend voneinander getrennte Blutströme durch den rechten Vorhof). Dieses sauerstoffärmere Blut gelangt in den Truncus pulmonalis, von dort aber nicht in die Lunge, sondern über den zweiten Umgehungsweg, den **Ductus arteriosus** (Botalli) in die Aorta. Dort mischt sich also knapp unterhalb des Abgangs der linken A. subclavia sauerstoffreiches Blut aus der Aorta und sauerstoffärmeres Blut aus dem Ductus Botalli. Dieses Mischblut reicht für die Versorgung der unteren Körperhälfte aus.
- Bei der **Geburt** des Kindes wird der fetale Kreislauf umgestellt. Mit dem ersten Atemzug und der Entfaltung der Lungen sinkt der Druck im rechten Vorhof, das Foramen ovale klappt zunächst ventilartig zu. Seine Ränder verwachsen dann in den ersten Wochen (bei jedem vierten Mensch bleibt eine sondierbare, aber funktionell unbedeutende Öffnung im Foramen ovale bestehen). Außerdem kontrahiert sich die Muskelwand des Ductus Botalli, der sich dann in den ersten Lebenswochen ebenfalls endgültig bindegewebig verschließt. Bleibt der Ductus arteriosus nach der Geburt offen (**persistierender Ductus Botalli**), entsteht ein Links-Rechts-Shunt, es fließt Blut von der Aorta in den Truncus pulmonalis und belastet damit das rechte Herz.

3.2 Situs abdominis

3.2.1 Topographie

- Informiere dich unbedingt über die Grundlagen der Entwicklung der Bauchorgane. Mache dich mit folgenden Begriffen vertraut: Darmdrehung, Nabelschleife; Ductus omphaloentericus; Mesogastrium dorsale und ventrale; Mesohepaticum dorsale und ventrale; Mesenterium dorsale und ventrale.

- Die Bauchhöhle ist von einer serösen Haut, dem Peritoneum, ausgekleidet. Ihre Organe sind entweder vollständig von Peritoneum umhüllt (d. h. sie liegen intraperitoneal), werden nur teilweise vom Peritoneum bedeckt (retroperitoneal, sub- oder infraperitoneal) oder stehen mit dem Peritoneum in keinem Kontakt (extraperitoneal). Die in der Bauchhöhle liegenden Darmabschnitte sind ursprünglich alle intraperitoneal, bestimmte Anteile des Zwölffingerdarms (Duodenum) und des Dickdarms (Colon) verwachsen jedoch nachträglich mit der hinteren Rumpfwand und sind somit sekundär retroperitoneal. Die intraperitoneal gelegenen Darmabschnitte sind durch die Duplikatur des sie einhüllenden Peritoneums („Meso") an der hinteren Rumpfwand fixiert (z. B. Mesenterium, Mesocolon transversum, etc.).

Eröffnung der Bauch-
decke (Assistent!)

Alternative Beachte die alternative Möglichkeit, Brust- und Bauchdecke gleichzeitig zu eröffnen, beschrieben auf S. 63.

- Bei der Eröffnung des Situs abdominis durch den ASSISTENTEN soll dieser stets auf Verwachsungen von Teilen des Bauchinhalts mit der vorderen Rumpfwand achten, besonders im Bereich von Operationsnarben! Sie müssen, wenn nötig, mit dem Messer abgelöst werden. Ist ein künstlicher Darmausgang (Anus praeter) in der Bauchwand eingerichtet worden, soll der ausleitende Darmabschnitt beim Aufschlagen der Bauchdeckenanteile mit einer Schnur unterbunden und nach innen herausgezogen werden.

- Schnittführung (Abb. 3-10):
  Nach dem Setzen eines Einschnitts mit einem Skalpell in der Linea alba oberhalb des Nabels durchtrennt der Assistent die Bauchdecke mit einer Schere (stumpfe Branche nach innen!) auf folgende Weise:

  – in der Linea alba von der Inzisionsstelle aufwärts zum Processus xiphoideus und abwärts zum Nabel. Dieser wird links bogenförmig umschnitten (LINKS wegen des innen nach rechts ziehenden Lig. teres hepatis!);

  – vom Nabel nach links und rechts abwärts auf die Mitte des Ligamentum inguinale zu, das aber nicht verletzt werden darf (der Schnitt sollte lateral vom inneren Leistenring enden);

  – vom Nabel beidseits aufwärts zum linken und rechten Rippenbogen (etwa dorthin, wo die mittlere Axillarlinie den Rippenbogen schneidet).

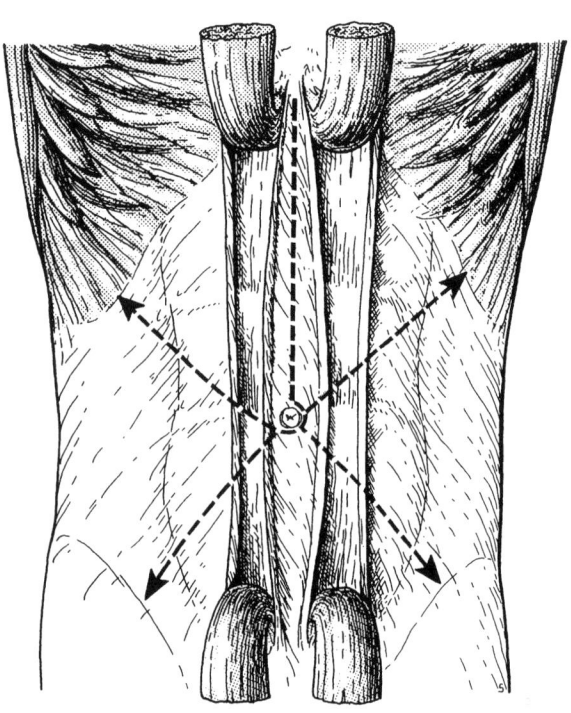

Abbildung 3-10:
Schnittführung zur Eröffnung der Bauchdecke (nach TISCHENDORF)

- Nach der Eröffnung der Bauchdecke soll der Assistent mit der Gruppe die **Topographie des Situs abdominis** besprechen. Geht anschließend den folgenden Abschnitt über die Topographie des eröffneten Situs durch. Macht euch mit den theoretischen Grundlagen vertraut und prägt euch die Situation des jetzigen Präparationsstadiums gut ein! Nutzt die Möglichkeit, im Präpariersaal die verschiedenen Siten zu vergleichen.
- Bedenke bei der Betrachtung des frisch eröffneten Bauchsitus, dass er meist nicht mit dem Idealbild im Atlas übereinstimmt. Abgelaufene Entzündungen im Bauchraum führen zu Verlagerungen des großen Netzes (Omentum majus) und zu seiner Verwachsung mit Organteilen oder der Bauchwand. Durch Operationen können Darmteile in ihrer Lage verändert, Organe können entfernt worden sein. Achte auf pathologische Veränderungen an deinem Präparat und bespreche sie mit dem Kursleiter oder dem Assistenten!
- Betrachte zunächst das Innenrelief der Bauchdecke. Suche die vom Nabel abwärts ziehenden Plicae umbilicales lateralis, medialis und mediana, die Fossae inguinales medialis und lateralis auf. Lies noch einmal die theoretischen Erläuterungen dazu auf S. 43!!

Ligamentum teres hepatis
Ligamentum falciforme hepatis

- Vom Nabel zur Leber verläuft das **Ligamentum teres hepatis**, das die nach der Geburt obliterierte V. umbilicalis enthält. Es setzt sich nach kranial in das **Ligamentum falciforme hepatis** fort, dem ehemaligen Mesohepaticum ventrale!

Omentum majus
Ligamentum gastrocolicum

- Im „normalen" Bauchsitus werden die Eingeweide vom großen Netz (**Omentum majus**) bedeckt, das seinen Ursprung an der großen Kurvatur des Magens hat. Löse das Omentum majus von den Bauchorganen und mobilisiere es. Hebe es nach kranial hoch. Beachte, dass es mit der Vorderwand des Querkolons (Colon transversum) verwachsen ist. Der Anteil, der Magen und Querkolon miteinander verbindet, ist das **Ligamentum gastrocolicum**.

- Das **Omentum majus** ist eine Duplikatur des (ursprünglich aus zwei Peritonealblättern bestehenden) Mesogastrium dorsale, das durch die Magendrehung nach links und kaudal verlagert wurde.

- Das Omentum majus wird von Rr. omentales der Aa. gastroomentales (= gastroepiploicae) dextra und sinistra mit Blut versorgt.

Leber

- Die **Leber** liegt im rechten Oberbauch unter der rechten Zwerchfellkuppel und reicht mit ihrem linken Lappen über die Medianebene hinaus bis unter die linke Seite des Diaphragmas.

- Die **Leber** erhält arterielles Blut über die **A. hepatica propria** (Ast der A. hepatica communis aus dem Truncus coeliacus) und Blut aus Darm und Bauchorganen über die Pfortader (**V. portae**). Die Vv. hepaticae, die alles Blut aus der Leber sammeln, münden in die V. cava inferior.

- Beim Lebenden kreuzt der Unterrand der Leber im Liegen den rechten Rippenbogen in der Medioklavikularlinie! Er kann getastet werden, wenn er bei tiefer Inspiration gegen die untersuchenden Finger stößt.

- Zur Bestimmung der Lebergröße beim Patienten wird die Grenze zwischen Lunge und Leber durch Perkussion ausgemacht (Wechsel vom tiefen „Lungenschall" zum gedämpften „Schenkelschall" im Leberbereich).

- Registriere eventuelle pathologische Veränderungen der Leberoberfläche und/oder ihrer Größe. Fein- oder grobknotiges Aussehen der Oberfläche ist Zeichen einer Leberzirrhose (z. B. bei Alkoholabusus oder nach Hepatitis). Da die Leber das Blut aller unpaaren Bauchorgane „filtert", ist sie oft der Sitz von Tochtergeschwülsten (Metastasen) von Tumoren in diesen Organen. Vergrößerungen der Leber (z. B. bei bestimmten Bluterkrankungen, bei Hepatitis etc.) können mit einer Vergrößerung der Milz kombiniert sein (Hepatosplenomegalie).

- Weitere Informationen zur Leber im Rahmen der Präparation der Oberbauchorgane ab S. 105!

Gallenblase

- Suche auf der Unterfläche des rechten Leberlappens die **Gallenblase** (Vesica biliaris oder fellea) auf, die meist den Unterrand der Leber überragt. Findest du sie nicht, denke an die Möglichkeit einer operativen Entfernung (Cholezystektomie, meist wegen Gallensteinen).

- Reizungen des Peritonealüberzugs (Innervation durch den N. phrenicus!) durch Gallenblasenentzündungen führen zu einer Projektion der wahrgenommenen Schmerzen in die dem Rückenmarkssegment C4 zugeordnete Headsche Zone an der rechten Schulter (siehe S. 65!).

Magen
- Versuche, den linken Leberlappen anzuheben, um einen besseren Überblick über die Abschnitte des **Magens** zu gewinnen: Mageneingang (Pars cardiaca), Fundus, Corpus, Magenausgang (Pars pylorica) mit Antrum und Pylorus. Taste den Übergang des Oesophagus in die Kardia! Zeige die kleine und große Kurvatur des Magens. Taste den kräftigen Schließmuskel, M. sphincter pyloricus.

- Merke dir, dass der Magen intraperitoneal gelegen ist.
- Der Fundus ventriculi liegt unter der linken Zwerchfellkuppel und enthält im Stehen Luft, die „Magenblase".
- An der kleinen Kurvatur des Magens verlaufen von links oben kommend die A. gastrica sinistra (Ast des Truncus coeliacus) und von rechts die A. gastrica dextra (aus der A. hepatica propria) aufeinander zu und anastomosieren miteinander.
- Im Bereich der großen Kurvatur kommunizieren die A. gastroomentalis (= gastroepiploica) sinistra (aus der A. splenica = lienalis) und die A. gastroomentalis dextra (aus der A. gastroduodenalis).
- Die Kardia liegt ungefähr in Höhe des 11. Brustwirbels. Der Pylorus projiziert sich etwa auf den 1.-2. Lendenwirbel, er sinkt im Stehen bis auf die Höhe von L3/L4 herab.

Omentum minus
Foramen omentale
Bursa omentalis
- Hebe die Leber an und ziehe den Magen ein wenig nach kaudal herunter. Du siehst dann die zwischen Leberpforte und kleiner Kurvatur des Magens ausgespannte Peritonealduplikatur des kleinen Netzes (**Omentum minus**). Betrachte seine beiden Anteile: Ligamentum hepatogastricum, Ligamentum hepatoduodenale. Taste mit den Fingern deiner linken Hand den freien Rand des **Ligamentum hepatoduodenale**. Gehe mit dem Zeigefinger von rechts hinter das Ligament in das sogenannte **Foramen omentale** (= epiploicum), den Eingang in die Bursa omentalis.

- Merke dir bereits jetzt, dass im **Ligamentum hepatoduodenale** die A. hepatica propria, die Pfortader (V. portae) und der große Gallengang (Ductus choledochus) verlaufen.
- Im Ligamentum hepatogastricum verlaufen an der kleinen Kurvatur die Aa. gastricae sinistra und dextra.
- Das **Omentum minus** mit seinen beiden Anteilen entsteht aus dem ehemaligen Mesohepaticum dorsale.
- Die **Bursa omentalis** ist eine hinter Omentum minus und Magen gelegene Ausstülpung des Mesogastrium dorsale. Sie ist ein von Peritoneum ausgekleideter Raum, der im Normalzustand nur ein Verschiebespalt ist, aber sich z. B. mit Blut oder Sekret füllen kann und chirurgisch z. B. zur Pankreaschirurgie eröffnet werden muss. Als einziger offener Zugang in die Bursa omentalis verbleibt hinter dem freien (rechten) Rand des Ligamentum hepatoduodenale das Foramen omentale (Foramen epiploicum, Winslow-Foramen).
- Die Chirurgie hat drei Möglichkeiten, Zugang zur Bursa omentalis und den hinter ihr gelegenen Strukturen zu gewinnen: durch das Ligamentum gastrocolicum zwischen großer Kurvatur des Magens und Querkolon, durch das Omentum minus, oder nach Hochschlagen des Omentum majus und des Querkolons durch das Mesocolon transversum.

3.2 Situs abdominis

Milz
- Links und dorsal vom Fundus des Magens, normalerweise nicht sichtbar, liegt die **Milz** der seitlichen Rumpfwand an. Gehe mit der Hand unter den linken Rippenbogen und taste sie. Bedenke, dass sie im unfixierten Zustand viel weicher ist.

- Die **Milz** (splen, lien) ist etwa 4x7x11 cm groß („4711"), verläuft mit ihrer Längsachse ungefähr parallel zur 10. Rippe und kann hier perkutiert werden.

- Beim Patienten kann die Milz normalerweise nur getastet werden, wenn sie deutlich vergrößert ist. Wenn der Patient auf seiner rechten Seite liegend tief einatmet, wird die Milz dann durch das Senken der linken Zwerchfellkuppel den unter dem linken Rippenbogen tastenden Fingern entgegengebracht.

- Die Milz entsteht im **Mesogastrium dorsale** und teilt dieses in das Ligamentum gastrosplenicum (= gastrolienale, Teil des Omentum majus zwischen großer Kurvatur des Magens und Milzhilus) und das Ligamentum phrenicosplenicum (= phrenicolienale, von der Milz zur hinteren Rumpfwand und zum Zwerchfell).

- Die Milz liegt intraperitoneal!

- Der Ort, an dem die Milz liegt, ist die **Milznische**. Milz und Rumpfwand werden durch das Ligamentum phrenicocolicum (zwischen Zwerchfell und linker Kolonflexur) getrennt, das den Boden der Milznische bildet.

- Im Ligamentum phrenicosplenicum (= phrenicolienale) verlaufen die Milzgefäße: die **A. splenica** (= lienalis) aus dem Truncus coeliacus, die **V. splenica** (= lienalis) zur V. portae.

- Vergrößerungen der Milz können bei bestimmten Formen von Speicherkrankheiten, gewissen Leukämieformen und im Rahmen von manchen Infektionskrankheiten auftreten. Oft sind sie mit einer Lebervergrößerung kombiniert.

- Hebe jetzt das Omentum majus an und schlage es nach kranial hoch.

Flexura duodenojejunalis
Jejunum
Ileum
- Inspiziere das scheinbare Gewirr der Dünndarmschlingen. Versuche, die Schlingen zu mobilisieren. Verfolge den proximalen Anteil, das **Jejunum**, nach kranial zurück zur Flexura duodenojejunalis, an der das (retroperitoneale) Duodenum in das (intraperitoneale) Jejunum übergeht.

- Verfolge den distalen Dünndarmabschnitt, das **Ileum**, bis zu seiner Mündung in den Blinddarm (Caecum) im rechten Unterbauch.

- **Jejunum und Ileum** sind intraperitoneal gelegene Darmabschnitte. Das Jejunum umfasst etwa zwei Fünftel der Dünndarmschlingen, das Ileum drei Fünftel. Eine scharfe Grenze zwischen den beiden gibt es nicht.

- An seinem Übergang in das Caecum bildet die Muskelwand des Ileums die **Ileocaecalklappe** (Bauhin-Klappe).

- An der **Flexura duodenojejunalis**, dem Übergang der retroperitoneal gelegenen Pars ascendens duodeni in das intraperitoneale Jejunum kommt es zur Ausbildung von Peritonealfalten und zur Entstehung von Recessus (Recessus duodenalis superior, inferior etc.). Hier können sich Darmteile hinter der Flexura duodenojejunalis einschieben und zur Bildung von inneren Hernien führen (sog. Treitzsche Hernien).

- Das Peritoneum, das Jejunum und Ileum einhüllt, ist als Duplikatur mit der hinteren Rumpfwand verwachsen (**Mesenterium**). Die Wurzel des Mesenteriums (Radix mesenterii) verläuft von der Flexura duodenojejunalis (links neben der Wirbelsäule in Höhe von L2) schräg abwärts in den rechten Unterbauch. Mache dir klar, dass der mehrere Meter lange Dünndarm nur auf einer Strecke von 15-20 cm befestigt ist, weshalb das Mesenterium sich von der Radix zum Darm fächerförmig ausbreiten muss.

- Etwa einen Meter vor der Ileocaecalklappe kann eine Aussackung des Ileums als Rest des ehemaligen Ductus omphaloentericus (Verbindung von Darm und Dottersack) zeitlebens bestehen bleiben (Meckelsches Divertikel).

- Im Mesenterium verlaufen Gefäße und Nerven für die intraperitonealen Dünndarmabschnitte (Aa. jejunales et ileales aus der A. mesenterica superior, gleichnamige Venen zur V. mesenterica superior).

Colon
- Studiere die einzelnen Abschnitte des Dickdarms (**Colon**).

Caecum
Appendix vermiformis
- Betrachte zunächst am Blinddarm (**Caecum**) die äußere Gestalt des Kolons. Beachte die zahlreichen Fettgewebsanhängsel (**Appendices epiploicae** = omentales), die periodischen Aussackungen der Kolonwand (**Haustren**) und die zu den drei **Taenien** gebündelte Längsmuskulatur. Die Taenia libera ist am gesamten Kolon gut sichtbar! Verfolge die Taenia libera zum unteren Pol des Caecums bis zum Wurmfortsatz (**Appendix vermiformis**), sofern er nicht operativ (nach „Blinddarmentzündung") entfernt worden ist.

- Der Blinddarm (**Caecum**) ist meist intraperitoneal gelegen, er kann aber in individuell unterschiedlichem Ausmaß retroperitoneal liegen. In diesem Fall ist er mit der Faszie des hinter ihm liegenden M. iliacus an der Innenfläche der Darmbeinschaufel verwachsen.

- Der intraperitoneale Caecumabschnitt hat als Peritonealduplikatur das **Mesocaecum**, über das die A. ileocolica (aus der A. mesenterica superior) und die entsprechende Vene verlaufen.

- Der Wurmfortsatz (die **Appendix vermiformis**) liegt intraperitoneal und verfügt daher über eine Mesoappendix. In ihr verlaufen die A. appendicularis aus der A. ileocolica und die V. appendicularis.

- Die Lage der Appendix kann unterschiedlich sein.

– In zwei Dritteln der Fälle ist die Appendix hinter dem Caecum nach oben hochgeschlagen (retrocaecale Lage).

– In fast einem Drittel der Fälle hängt sie in das kleine Becken hinab und gelangt so bei der Frau in enge topographische Beziehung zum rechten Eierstock (Ovar). Entzündungen des Wurmfortsatzes (Appendizitis) und des Ovars (Adnexitis) können daher die gleichen Beschwerden verursachen.

– Die Appendix kann aber auch lateral zwischen Bauchwand und Caecum liegen, medial von diesem zwischen den Dünndarmschlingen zu finden oder vor dem Caecum nach oben geschlagen sein.

- Die Abgangsstelle der Appendix am Caecum projiziert sich auf die vordere Bauchwand im sog. **McBurneyschen Punkt**, der in der Mitte der Verbindungslinie zwischen Nabel und Spina iliaca anterior superior liegt. Ein weiterer Bestimmungspunkt ist der **Lanzsche Punkt**, der zwischen dem rechten und mittleren Drittel der Verbindungslinie beider

Spinae iliacae anteriores superiores lokalisiert ist. Dieser Bereich ist bei Appendizitis (so genannter „Blinddarmentzündung") druckschmerzhaft.

Colon ascendens
Flexura coli dextra

- Das Caecum setzt sich nach kranial in das **Colon ascendens** fort. Verfolge es bis zur **Flexura coli dextra** unter den rechten Leberrand.

- Das **Colon ascendens** liegt in der Regel sekundär retroperitoneal, hat also kein „Meso", ist aber an der Vorderseite (zu etwa 2/3 des Umfangs) von Peritoneum bedeckt. Es kann in seinem kaudalen Abschnitt als Fortsetzung des Peritonealverhältnisses des Caecums in individuell unterschiedlich großem Umfang noch intraperitoneal gelegen sein. Das Colon ascendens wird von der A. colica dextra aus der A. mesenterica superior arteriell versorgt.

Colon transversum
Flexura coli sinistra

- Schlage das Omentum majus empor und betrachte so die Hinterfläche des Querkolons (**Colon transversum**). Verfolge es von der rechten Kolonflexur bis zur **Flexura coli sinistra** unterhalb der Milz, wo es in das Colon descendens übergeht.

- Das **Colon transversum** liegt intraperitoneal, es ist über das **Mesocolon transversum** mit der hinteren Bauchwand verbunden. Die Wurzel des Mesocolon transversum beginnt rechts in Höhe des rechten Nierenhilus, überquert die Pars descendens des Duodenums in ihrer Mitte und den Pankreaskopf und gelangt leicht schräg aufwärts zum linken Nierenhilus.

- Im Mesocolon transversum verlaufen die A. colica media (aus der A. mesenterica superior) und die entsprechenden Venenäste.

- Die **Flexura coli sinistra** kennzeichnet nicht nur den topographischen Übergang des Querkolons in das Colon descendens, sie ist auch:

– Wechselmarke in der arteriellen Versorgung: bis hierher reicht das Versorgungsgebiet der A. mesenterica superior, und es beginnt das Gebiet der A. mesenterica inferior (Riolan-Anastomose, s. S. 99);

– Wasserscheide für die venösen Abflüsse analog den arteriellen Versorgungsverhältnissen;

– Endpunkt des parasympathischen Innervationsgebietes durch den N. vagus. Die Darmabschnitte distal von der linken Kolonflexur werden von den parasympathischen Nn. splanchnici pelvici aus dem Sakralteil des Rückenmarks versorgt. Diese Übergangsstelle heißt auch Cannon-Böhmscher Punkt.

Colon descendens
Colon sigmoideum

- Von der linken Kolonflexur zieht das **Colon descendens** abwärts und geht in das S-förmige **Colon sigmoideum** über.

- Das **Colon descendens** liegt sekundär retroperitoneal wie das Colon ascendens. Es wird von der A. colica sinistra aus der A. mesenterica inferior arteriell versorgt. Das Blut fließt über die V. colica sinistra in die V. mesenterica inferior ab.

- Das **Colon sigmoideum** ist wieder ein intraperitonealer Dickdarmabschnitt, es verfügt über das Mesocolon sigmoideum, das von der linken Fossa iliaca schräg abwärts in das kleine Becken hinab verläuft.

- Durch das Mesocolon sigmoideum ziehen die Aa. sigmoideae aus der A. mesenterica inferior, analog erfolgt der venöse Abfluss.

Rektum

- Am Oberrand des 3. Sakralwirbels geht das Sigmoid in den Mastdarm (**Rektum**) über. Taste seinen Anfangsteil.

- Der Beginn des Rektums liegt manchmal noch vollständig intraperitoneal, die kaudalen Abschnitte haben zum Peritoneum keine Verbindung und sind extraperitoneal. Der von Faszien abgegrenzte Fettgewebsraum um das Rektum herum, ein für Operationen bei Mastdarmkrebs wichtiger Raum, wird in der Chirurgie leider „Mesorektum" genannt, obwohl er nichts mit einem „Meso", also einem von Peritoneum bedeckten Organstiel, zu tun hat.

- Der kraniale Rektumabschnitt wird von der A. rectalis superior aus der A. mesenterica inferior versorgt. Vom Plexus venosus rectalis fließt ein Teil des Blutes in die V. mesenterica inferior ab. Näheres zur vollständigen Blutversorgung des Rektums im Abschnitt „Beckenorgane" auf S. 125!

- Schlage die Dünndarmschlingen nach rechts und wage einen ersten Blick in das kleine Becken. Taste die Harnblase, bei weiblichen Leichen den Fundus des Uterus, auf beiden Seiten die Tuba uterina und das Ovar. Die Präparation dieser Organe erfolgt erst später.

3.2.2 Dünndarm

Hinweis zur Präparation der Bauchorgane *Alternativ zu den hier folgenden Anweisungen zur Entnahme von Dünndarm, Dickdarm und „Oberbauchpaket" können diese Organe auch zunächst belassen und in situ präpariert werden. Insbesondere wenn Situs und Retrositus nicht in einem Testat geprüft werden müssen, kann die Entnahme der Bauchorgane auf die Zeit nach dem Situs-Testat verschoben werden.*

Vorteile*: die wichtigen topographischen Verhältnisse bleiben erhalten (erfahrungsgemäß weiß beim Oberbauchpaket schon bald kaum noch jemand, was denn wohin gehört); die Gefäße können noch ihren Erfolgsorganen zugeordnet werden.*

Nachteile*: beim Präparieren ist es enger; der Verlauf des Gallengangs hinter dem Pankreas ist nicht darstellbar (das sollte unbedingt später nachgeholt werden).*

Jejunum
Ileum
Aa. jejunales et ileales

- Die Präparation des Situs abdominis beginnt mit der Darstellung der Gefäßversorgung des Jejunums und des Ileums. Im Bereich einer Dünndarmschlinge sollst du doppelt handbreit die kleinen **Gefäßarkaden** darstellen, im gesamten übrigen Dünndarmabschnitt reicht die Darstellung der ersten Gefäßarkade zwischen den großen Ästen der **Aa. jejunales et ileales**.
  BEACHTE: Die Gefäßdarstellung (siehe Abb. 3-11) erfolgt nur auf der Vorderfläche der nach links geschlagenen Dünndarmschlinge, also an ihrer rechten Seite. Entferne hier mit deiner stumpfen Pinzette die dünne Haut des Peritoneums und arbeite aus dem Fettgewebe des Mesenteriums die Arkaden heraus, durchstoße aber dabei nicht das zweite, hintere Peritonealblatt.
  ABER: Achte darauf, dass du in die Präparation der kleinen Gefäße nicht zu viel Zeit investierst, du brauchst sie nachher nötiger!

3.2 Situs abdominis

Verfolge dann einen der Arterienäste (heller und dickwandiger als die bläulichen, dünnwandigen Venen) zurück und suche so die großen Gefäßstämme und schließlich den Stamm der **A. mesenterica superior** auf!

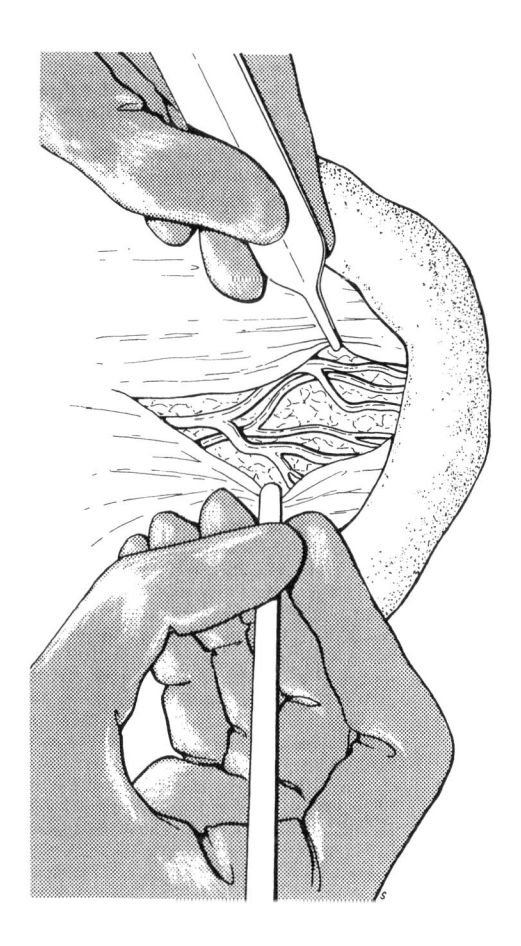

Abbildung 3-11:
Freilegen der Dünndarmgefäße

A. V. mesenterica superior
A. ileocolica

- Lege dann vom Hauptstamm der **A. mesenterica superior** aus alle größeren Aa. jejunales et ileales frei sowie die in den rechten Unterbauch ziehende **A. ileocolica**!
  ACHTE bei der Präparation der Äste der A. mesenterica superior bereits auf die Aa. colicae dextra und media! Sie brauchen aber erst im nächsten Präparationsabschnitt dargestellt zu werden.

- Sichere gleichzeitig mit der Darstellung der arteriellen Gefäße die großen Äste der **V. mesenterica superior**.

- Erst wenn du am Dünndarm im Bereich von der Flexura duodenojejunalis bis zum Eintritt des Ileums in das Caecum alle großen Gefäßäste und an einer Dünndarmschlinge die kleinen Arkaden dargestellt hast, können Jejunum und Ileum aus dem Situs herausgenommen werden.

Entnahme des Dünndarms

Alternative (s. o., S. 96) *Wenn der Dünndarm zunächst im Situs erhalten bleiben soll, kann man ihn auch zwischen zwei Unterbindungen mit Schnur auf einer kurzen Strecke knapp neben dem Mesenterium aufschneiden, um das Innenrelief zu studieren – möglichst je einmal in Jejunum und Ileum, um die Unterschiede darzustellen.*
Hauptnachteil des Belassens in situ: man kann immer nur auf einer Seite des Dünndarms weiter Gefäße präparieren, braucht also etwas mehr Zeit.

- Der Assistent überprüft zuerst, ob im Bereich der Dünndarmschlingen die Gefäßpräparation abgeschlossen ist. Der Assistent wird dann an zwei Stellen den Dünndarm mit einer Schnur jeweils doppelt unterbinden:
  – an der Flexura duodenojejunalis, und
  – kurz vor der Ileocaecalklappe.
  Mit dem Skalpell durchtrennt der Assistent den Dünndarm an jeder Unterbindungsstelle zwischen den beiden das Darmlumen verschließenden Schnüren.

- Dann wird der Dünndarm am Mesenterialansatz abgetrennt, und zwar so, dass das Mesenterium vollständig in der Bauchhöhle zurückbleibt. Die Darmwand darf aber durch das Messer nicht verletzt werden!! Das Abtrennen des Darms vom Mesenterium wird vom Assistenten nur kurz demonstriert und von euch zu Ende geführt!

Aufschneiden des Dünndarms

- Sobald du den Dünndarm entnommen hast, gehen zwei von euch mit ihm zu einem der Spülbecken im Präpariersaal. Dort müsst ihr den ganzen Dünndarm an der Seite des Mesenterialansatzes mit einer Schere aufschneiden und die Reste des Darminhalts gründlich aus dem Innern herausspülen!

Inspektion von Jejunum und Ileum
Plicae circulares
Peyer-Plaques

- Betrachtet das Innenrelief des Dünndarms. Achtet auf die makroskopisch sichtbaren Unterschiede zwischen Jejunum und Ileum: die Ringfalten (**Plicae circulares**, Kerckring-Falten) sind im Jejunum zahlreicher und höher als im Ileum. Taste am Ileum an der dem Mesenterialansatz gegenüberliegenden Seite die Verdickungen, die durch die Lymphfollikelansammlungen der **Peyer-Plaques** (Nodi lymphatici aggregati) hervorgerufen werden.

- Während von deinen Kollegen der Dünndarm aufgeschnitten wird, beginne mit der Präparation der Gefäße des Dickdarms.

3.2.3 Dickdarm

- Stelle von den Gefäßen zu den einzelnen Dickdarmabschnitten nur die Hauptstämme und zwischen diesen den jeweils

3.2 Situs abdominis

A. ileocolica
A. appendicularis
A. colica dextra / media

ersten Gefäßbogen dar, parallel zu den Arterien stets die zugehörige Vene!

- Vervollständige die Präparation der A. ileocolica. Ihr nach kranial ziehender Ast anastomosiert mit Ästen der **A. colica dextra**. Suche die **A. appendicularis** zum Wurmfortsatz.

- Gehe jetzt an den Hauptstamm der A. mesenterica superior zurück und suche dort die nach rechts herüberziehende **A. colica dextra** für das Colon ascendens und die **A. colica media** für das Querkolon auf, falls du diese Gefäße nicht bereits bei der Präparation der Dünndarmarkaden gefunden hast.

- Beachte, dass die A. colica media sehr hoch aus der A. mesenterica superior abgehen kann und du sie daher nicht auf Anhieb finden oder die A. colica dextra für die A. colica media halten könntest.
MERKE die topographischen Verhältnisse: die A. und V. mesenterica superior treten unter dem Corpus der Bauchspeicheldrüse (Pankreas) hervor, liegen aber vor dem Processus uncinatus des Pankreas und überqueren die Pars horizontalis des Duodenums (Atlas!). DUODENUM und PANKREAS werden erst SPÄTER PRÄPARIERT!

A. mesenterica inferior
A. colica sinistra
Aa. sigmoideae
A. rectalis superior

- Zur Präparation der Arterien zu Colon descendens, Sigmoid und zum proximalen Teil des Rektums musst du das Mesenterium nach rechts herüberlegen und den Hauptstamm der A. mesenterica inferior aufsuchen: die **A. mesenterica inferior** entspringt etwa in der Mitte zwischen den Abgangsstellen der Nierenarterien und der Aortengabel aus der Aorta abdominalis. Sie liegt meist weiter kaudal, als du denkst. (Im Zweifelsfalle findest du sie durch rückverfolgen eines Astes zum Colon).
BEACHTE, dass sie retroperitoneal gelegen ist! Präpariere sie aus dem Peritoneum heraus (sonst aber noch nicht das Peritoneum entfernen!) und verfolge sie in ihrem Verlauf nach links und unten.

- Stelle ihre Äste dar: nach kranial am Colon descendens aufsteigend die **A. colica sinistra**, die **Aa. sigmoideae**, und als Endast die **A. rectalis superior** abwärts an den Mastdarm.

- Im Bereich der linken Kolonflexur anastomosiert die **A. colica sinistra** mit der **A. colica media**, also letztlich das Stromgebiet der A. mesenterica superior mit dem der A. mesenterica inferior. Bei langsamer, z. B. arteriosklerotischer Einengung eines der Gefäße kann diese „Riolansche Anastomose" die Blutversorgung aufrechterhalten. Die vielen großen und kleinen Gefäßanastomosen im Darmbereich stellen sicher, dass bei jeder Darmbewegung trotz gelegentlicher Abknickung von Gefäßen überall Blut ankommt. Sie sind auch der Grund dafür, dass Darminfarkte seltener sind als Herzinfarkte.

V. mesenterica inferior

- Präpariere gleichzeitig die den Arterien entsprechenden venösen Abflüsse in die **V. mesenterica inferior**. Beachte deren Verlauf (Atlas!): sie zieht unter dem Peritoneum aufwärts und liegt links neben der Flexura duodenojejunalis, also viel weiter links als die A. mesenterica inferior.

- Die Entnahme des Dickdarms erfolgt nach der Magenpräparation und der Eröffnung der Bursa omentalis, siehe S. 102.

3.2.4 Magen und Leberpforte

Curvatura major ventriculi
A. V. gastroomentalis dextra / sinistra

- Präpariere jetzt an der **großen Kurvatur** des Magens die im Ursprung des Omentum majus verlaufenden Gefäße: die **Vasa gastroomentalis** (= gastroepiploica) dextra und die Vasa gastroomentalis sinistra. Stelle zwei oder drei ihrer Äste in das Omentum majus dar, die Rr. omentales.

Eröffnung der Bursa omentalis

- Nachdem du die Vasa gastroomentales dargestellt hast, kannst du die **Bursa omentalis** auf dem üblichsten chirurgischen Weg eröffnen. Dazu musst du kaudal von den dargestellten Gefäßen das **Lig. gastrocolicum** (und die Rr. omentales) so weit durchtrennen, dass du den Magen hochklappen und in die Bursa hineinschauen und -tasten kannst. Die Bursa hat einen Recessus superior zwischen V. cava inferior und Oesophagus und einen Recessus inferior zwischen Magen und Querkolon, der sich bis in das Omentum majus ausdehnen kann. An der Rückwand liegt das **Pankreas**. Diesen Schritt sollten alle Präparanten nachvollziehen und sich nochmals die embryologische Entstehung, die Grenzen und die chirurgischen Zugangswege zur Bursa omentalis klarmachen (S. 92).

- Das Omentum majus bleibt zunächst am Colon *transversum* hängen.

Curvatura minor ventriculi
A. V. gastrica dextra / sinistra

- Wende dich jetzt der **kleinen Kurvatur** zu. Dieses Gebiet kann besonders bei stark vergrößerter Leber schwer zugänglich sein. In solchen Fällen soll einer von euch die Leber etwas nach oben anheben und ein zweiter den Magen nach unten ziehen, während der dritte präpariert.

Alternative   Bei vergrößerter Leber oder anderweitig engen Verhältnissen kann der Assistent für einen besseren Zugang den größten Teil des linken Leberlappens entfernen (durch einen durchgehenden sagittalen Schnitt links vom Lig. falciformis hepatis und Abtrennen der Ligg. coronaria und der Appendix fibrosa) oder auch den bisher erhaltenen Rippenbogen entfernen (s. S. 63). Wenn ein Teil der Leber entnommen wird, suche auf der Schnittfläche nach den (einzeln liegenden) Ästen der Vv. hepaticae und den (als Trias gemeinsam verlaufenden) Ästen von V. portae, A. hepatica propria und Gallengang.

- Suche an der kleinen Kurvatur im Ansatz des Omentum minus die von links oben herabziehende **A. gastrica sinistra** und die von rechts kommende **A. gastrica dextra** mit ihren Begleitvenen auf.

- Die arterielle Versorgung des Magens erfolgt an der kleinen Kurvatur über die **A. gastrica sinistra** aus dem Truncus coeliacus und aus der **A. gastrica dextra** aus der A. hepatica propria sowie an der großen Kurvatur über die **A. gastroomentalis** (= gastroepiploica) **sinistra** aus der A. splenica (= lienalis) und über die **A. gastroomentalis dextra** aus

3.2 Situs abdominis

der A. gastroduodenalis. Der Fundus des Magens wird zusätzlich von den **Aa. gastricae breves** aus der A. splenica versorgt.

- Studiere die **parasympathische Innervation** des Magens. Der Truncus vagalis anterior zweigt sich an der Vorderfläche des Magens in zahlreiche Rr. gastrici anteriores auf; an den Magenausgang tritt separat ein R. pyloricus; ein R. hepaticus zieht zur Leber. Der Truncus vagalis posterior gibt Rr. gastrici posteriores an die Magenhinterwand sowie Äste zum Plexus coeliacus ab.

Truncus coeliacus
A. gastrica sinistra
A. splenica (= lienalis)
A. hepatica communis

- Für die folgenden Präparationsschritte muss das **Lig. hepatogastricum**, Teil des Omentum minus, von der kleinen Kurvatur abgelöst werden. Wenn es nicht zu dünn ist, kannst du es an der Leber hängen lassen, sonst kannst du es ganz entfernen.

- Verfolge die **A. gastrica sinistra** kardiawärts bis zu ihrer Austrittsstelle aus dem **Truncus coeliacus**. Suche seine beiden anderen Äste auf: die nach links zur Milz ziehende A. splenica (= lienalis) und die nach rechts herüberlaufende A. hepatica communis.
HINWEIS: Bei ca. 5 % der Menschen entspringt die A. gastrica sinistra knapp neben dem Truncus coeliacus direkt aus der Aorta!

Nodi lymphatici coeliaci

- Im Bereich des Truncus coeliacus liegen Lymphknoten (Nodi lymphatici coeliaci), die du entfernen kannst.

- Der Stamm des Truncus coeliacus muss deutlich freigelegt sein; dränge die umgebenden Bindegewebs- und Nervenfasern zur Seite, entferne sie aber vorerst nicht, damit du nicht frühzeitig das vegetative Ganglion coeliacum zerstörst! Beachte, dass viele „Bindegewebsfasern" in Wirklichkeit vegetative Nervenfasern sind, die als Plexus die Arterienäste umspinnen und so zu ihren Erfolgsorganen gelangen.

- Die **Nodi lymphatici coeliaci** erhalten Lymphe von den Organen des Oberbauchs und aus dem Retroperitonealraum und leiten sie über die Trunci intestinales weiter in den Ductus thoracicus.

- Der **Truncus coeliacus** (Tripus Halleri) ist der erste unpaare Eingeweideast der Aorta abdominalis. Vor ihm werden nach dem Durchtritt der Aorta durch das Zwerchfell nur die beiden Aa. phrenicae inferiores abgegeben. Die (unpaare) A. mesenterica superior entspringt nur etwa 1 cm unterhalb des Truncus coeliacus.

- Lerne das Versorgungsgebiet des Truncus coeliacus und seiner Äste. Merke dir die Anastomose mit dem Versorgungsgebiet der A. mesenterica superior über die A. pancreaticoduodenalis superior, einen Ast der A. gastroduodenalis.

- Die A. gastrica sinistra gibt Rr. oesophagei zum untersten Teil der Speiseröhre ab.

A. hepatica propria
A. gastroduodenalis

- Verfolge die A. hepatica communis bis zu ihrer Aufzweigung in die A. gastroduodenalis und die **A. hepatica propria**. Gehe der A. hepatica propria weiter nach und achte auf den Abgang der **A. gastrica dextra**, die klein und daher verletzlich sein kann.

Leberpforte (1)
Ligamentum hepatoduodenale
A. hepatica propria
V. portae
Ductus choledochus

- Präpariere das **Ligamentum hepatoduodenale** und die in ihm verlaufenden Strukturen. Verfolge die **A. hepatica propria** bis zu ihrer Aufzweigung in ihren Ramus dexter und R. sinister, ACHTE auf den Abgang der A. cystica!

- Rechts und etwas hinter der A. hepatica propria findest du die dicke Pfortader (**V. portae**).

- Am weitesten rechts im Ligamentum hepatoduodenale stößt du auf den großen Gallengang, den **Ductus choledochus**.

- Die endgültige Präparation der Leberpforte erfolgt erst später nach der Herausnahme der Oberbauchorgane.

- MERKE dir die Lage der Strukturen im **Ligamentum hepatoduodenale**. Von rechts nach links:

  – Ductus choledochus

  – in der Mitte hinten die V. portae

  – A. hepatica propria
  (Gewöhne dich daran, Richtungs- und Lageangaben immer vom Präparat aus zu sehen, ebenso wie immer aus dem Blickwinkel des Patienten!)

- BEACHTE: nicht selten sind zusätzliche Leberarterien vorhanden, die aus der A. mesenterica superior oder der A. gastrica sinistra entspringen!

Entnahme des Dickdarms

Alternative (s. o., S. 96) Wenn der Dickdarm zunächst in situ belassen wird, kann man zur besseren Präparation der Oberbauchorgane die Kolon-Flexuren auf beiden Seiten ein Stück weit von der hinteren Rumpfwand lösen und nach vorn klappen.

- Das **Colon** wird vom Assistenten am Übergang des Sigmoids in das Rektum möglichst tief im kleinen Becken doppelt unterbunden und zwischen diesen beiden Schnüren durchschnitten.

- Der Dickdarm wird dann, beginnend am Caecum, derart herausgenommen, dass die intraperitonealen Abschnitte am Ansatz ihres „Meso" abgetrennt (wie bei der Entnahme des Dünndarms) und ihre retroperitonealen Abschnitte stumpf mit den Fingern von der dorsalen Rumpfwand abgelöst werden, nachdem das sie bedeckende Peritoneum lateral eingeschnitten wurde. VORSICHT im Bereich der Kolonflexuren: Vor allem die Flexura coli sinistra ist schwer mobilisierbar. Hier muss auch das Ligamentum phrenicocolicum zwischen Flexur und Zwerchfell durchtrennt werden.

- Der Assistent soll entscheiden, ob das Omentum majus am Kolon hängen bleiben oder entfernt werden kann.

Inspektion des Dickdarms
Valva ileocaecalis
Plicae semilunares

- Nach der Entnahme des Dickdarms gehen zwei von euch mit dem Organ an eines der Spülbecken im Saal, schneiden mit einer Schere das Kolon auf und waschen es sorgfältig aus. Den so behandelten Dickdarm legt ihr neben den bereits aufgeschnittenen Dünndarm und betrachtet seine Innenstruktur:

Valva ileocaecalis (Bauhinsche Klappe), **Plicae semilunares**. Achte auf die Gliederung in die Haustren. Suche die drei Taenien auf.

3.2.5 Oberbauchorgane

Vorbereitung für die Entnahme der Oberbauchorgane

Alternative *(s. o., S. 96). Bei Belassen der Organe im Situs können viele der nachfolgenden Präparationsschritte trotzdem durchgeführt werden. Dies wird im Folgenden nicht jedes Mal erwähnt. Diejenigen Präparationen, die nicht möglich sind (insbesondere an der Rückseite des Pankreas) sollten nach dem Situs-Testat nachgeholt werden.*

- Nach der Darstellung der Gefäße an der kleinen Kurvatur des Magens, der Äste des Truncus coeliacus und den Gefäßen im Ligamentum hepatoduodenale bereite jetzt die Herausnahme der Oberbauchorgane auf folgende Weise vor.

Trennung der Vasa mesenterica superiora

- Erstes Ziel ist die Trennung der Äste der **A. mesenterica superior** von den Ästen der **V. mesenterica superior**, weil die in die Pfortader führenden Venen mit den Oberbauchorganen herausgenommen werden, die Arterienäste jedoch zurückbleiben! Befreie dazu die Gefäße im Mesenterium und im Mesocolon transversum von Serosa, Fett- und Bindegewebe und löse die Arterien von den Venen, indem du von den Hauptstämmen der Mesenterialgefäße ausgehst und dich zu ihren kleinen Ästen vorarbeitest. Zum Schluss sollst du ein arterielles und ein venöses Gefäßbüschel vorliegen haben.

Mobilisierung von Duodenum, Milz und Pankreas

- Löse stumpf von rechts die Hinterfläche des **Duodenums** mit dem **Pankreaskopf** von der hinteren Bauchwand. Mobilisiere im linken Oberbauch die **Milz** mit deiner Hand vorsichtig aus der Milznische und das Pankreas vollständig von der hinteren Rumpfwand.

- Verfolge die Gefäßstämme der Vasa mesenterica superiora weiter nach kranial. Stelle die Austrittsstelle der Arterie aus der Aorta abdominalis dar, wenn du es noch nicht getan hast.

V. portae
V. splenica (= lienalis)
Vv. mesentericae superior / inferior

- Gehe der **V. mesenterica superior** nach bis zu ihrem Zusammenschluss mit der **V. splenica** (= lienalis) zur **V. portae**. Verfolge die V. mesenterica inferior, präpariere sie vollständig aus der Plica duodenojejunalis heraus und untersuche, ob sie in die V. mesenterica superior oder in die V. splenica mündet.

Herausnahme der Oberbauchorgane

- Bevor der ASSISTENT die Oberbauchorgane (Magen, Duodenum, Leber, Milz und Pankreas) als zusammenhängendes Paket dem Situs entnimmt, überprüft er, ob die vorbereitenden Präparationen ausreichend durchgeführt sind.

- VORGEHEN: Der Assistent sucht zuerst den Truncus coeliacus auf und durchtrennt ihn an seiner Austrittsstelle aus der Aorta so, dass seine drei Gefäßäste im Zusammenhang bleiben.
- Der Oesophagus wird kurz oberhalb seines Übergangs in die Pars cardiaca des Magens mit einer Schnur doppelt unterbunden und zwischen den Unterbindungsstellen quer durchschnitten.
- Die V. mesenterica inferior wird möglichst weit kaudal durchtrennt.
- Eventuelle zusätzliche Aa. hepaticae aus der A. mesenterica superior müssen ebenfalls nahe an ihrem Ursprung abgetrennt werden.
- Nach Durchschneiden der Ligg. coronaria und der Appendix fibrosa der Leber löst der Assistent die Leber stumpf von der Unterfläche des Zwerchfells. Dabei soll er Vorsicht und Feingefühl walten lassen an der nicht vom Peritoneum bedeckten, mit dem Diaphragma verwachsenen Area nuda der Leber.
- Mit einer Hand hebt der Assistent die Leber an und löst mit seiner anderen Hand die V. cava inferior von der Rückfläche der Leber, so dass beide nur noch über die einmündenden Vv. hepaticae in Verbindung stehen. Der Assistent soll diese ertasten und sich mit den engen räumlichen Verhältnissen vertraut machen, weil er den nächsten Schritt mehr oder weniger blind durchführen muss!
- Der Assistent führt ein schmales Nervenskalpell an der Leberrückfläche parallel zur unteren Hohlvene ein und durchtrennt die kurzen Stämme der Vv. hepaticae, wobei die Schneide leicht bogenförmig, entsprechend der Rundung der Venenwand, geführt werden muss. Meist muss auch von kranial zwischen Leber und Zwerchfell eingegangen werden, um die oberen Vv. hepaticae vollständig durchzuschneiden.
  VORSICHT: In manchen Fällen kann der Lobus caudatus der Leber die V. cava inferior so eng umschließen, dass ihre Trennung ausgesprochen schwierig wird. Unter Umständen muss ein Teil des Lobus caudatus entfernt werden, um die Vv. hepaticae zu durchtrennen.
  WICHTIG! In solchen heiklen Situationen sollte ein unerfahrener Assistent sich nicht scheuen, einen routinierten zu Rate zu ziehen!!
- Theoretisch sollten jetzt Magen, Duodenum, Pankreas, Milz und Leber zusammenhängend aus dem Situs herausgezogen werden können. Letzte Bindegewebsreste und Fasern des vegetativen Nervengeflechts um Truncus coeliacus und A. mesenterica superior werden durchschnitten.
- Während ihr die herausgenommenen Oberbauchorgane präpariert, kann ggf. parallel dazu mit der Arbeit im Situs retroperitonealis (S. 109) begonnen werden.

3.2 Situs abdominis

Vervollständigung der Präparation der Arterien

- Ausgehend vom durchtrennten **Truncus coeliacus** solltest du alle Zweige seines Stromgebietes darstellen:
  - A. gastrica sinistra;
  - A. hepatica communis, A. hepatica propria, A. gastrica dextra, A. cystica; A. gastroduodenalis, A. gastroomentalis dextra, A. pancreaticoduodenalis superior;
  - A. splenica an der Rückfläche des Pankreas, A. gastroomentalis sinistra, Aa. gastricae breves, Rr. pancreatici.

- Merke dir, dass die Aa. pancreaticoduodenales superiores anterior und posterior (Stromgebiet des Truncus coeliacus) mit Ästen der A. pancreaticoduodenalis inferior aus der A. mesenterica superior anastomosieren.

V. portae

- Vervollständige die Präparation an den Venen des **Pfortadersystems**:
  V. mesenterica superior, V. splenica (= lienalis), V. mesenterica inferior, V. portae. Auf die Darstellung kleinerer Venen von Magen, Duodenum und Pankreas kannst du verzichten.

- Auch bei nicht entnommenen Oberbauchorganen kannst du den Zusammenfluss der Venen zur V. portae durch Präparation von kaudal bis unter das Pankreas darstellen.

- Der **Pfortaderkreislauf** steht an mehreren Stellen mit den Einzugsgebieten der oberen und unteren Hohlvene in Verbindung (porto-kavale Anastomosen). Auf diesen Wegen fließt vermehrt Blut ab, wenn sich, z. B. bei Leberzirrhose, das Blut in der Pfortader staut:

- Die kardianahen Venen des Magens kommunizieren mit den submukösen Venenplexus der Oesophaguswand. Deren Erweiterung führt zur Entstehung von Oesophagusvarizen (Krampfadern), die die Schleimhaut vorwölben und zu lebensgefährlichen Blutungen in den Magen führen können.

- Es bestehen über die Vv. paraumbilicales Verbindungen mit den oberflächlichen Venen der vorderen Bauchwand. Bei Stauung in der V. portae kommt es zur Ausbildung des „Caput Medusae" (S. 37).

- Durch Rückstau des Blutes über die V. rectalis superior in den Venenplexus des Mastdarms wird ein Umgehungsabfluss über die Vv. rectales media et inferior in die untere Hohlvene gebildet. Auf diese Weise entstehen aber entgegen der Meinung einiger Lehrbücher KEINE Hämorrhoiden, sondern anorektale Varizen.

- Darüber hinaus bestehen Verbindungen zu den Venen der hinteren Rumpfwand (Vv. lumbales).

Leber, Inspektion
Area nuda
Ligamentum falciforme hepatis

- Betrachte die herausgenommene **Leber** ausgiebig von allen Seiten und vergleiche mit dem Atlas! Unterscheide Lobus dexter, Lobus sinister, Lobus quadratus und Lobus caudatus. Studiere an der Facies diaphragmatica der Leber die Peritoneum-freie **Area nuda**. Zeige das **Ligamentum falciforme hepatis**, das den „anatomischen" linken und rechten Leberlappen trennt.

- Mache dir anhand von Atlasabbildungen klar, dass diese anatomische Aufteilung in zwei Lappen nicht der inneren Gliederung in **Gefäß-Segmente** entspricht, dass also der R. sinister der A. hepatica propria mehr versorgt als den Teil links vom Lig. falciforme. Chirurgische Teilresektionen der Leber orientieren sich an den Gefäß-Segmenten. Die Namen dieser Segmente musst du lernen, wenn du Leberchirurg werden willst.

    - Betrachte die **Facies visceralis** und an ihr:
        – die sagittal verlaufende Fissura ligamenti teretis,
        – parallel rechts von ihr den Sulcus venae cavae (dorsal) und die Gallenblase im Gallenblasenbett (ventral);
        – zwischen beiden sagittalen Furchen steht quer die Leberpforte, so dass sich das Bild eines H ergibt. Ventral wird dieses H vom Lobus quadratus ausgefüllt, dorsal vom oft stark vorspringenden Lobus caudatus.

- Die Fissura ligamenti teretis enthält ventral das **Ligamentum teres hepatis** mit der obliterierten Nabelvene, dorsal das **Ligamentum venosum** mit dem obliterierten Ductus venosus Arantii.
- Der **Ductus venosus Arantii** ist ein Gefäß der Embryonal- und Fetalzeit, das von der V. umbilicalis ausgeht und von der Plazenta kommendes Blut an der Leber vorbei in die V. cava inferior leitet. Nach der Geburt obliterieren V. umbilicalis und Ductus venosus.

    - Beachte die topographischen Beziehungen der Leber zu ihren Nachbarorganen und zeige am Präparat die durch sie hervorgerufenen Impressionen:
        – an der Oberseite der Leber: Impressio cardiaca;
        – Facies visceralis rechts: Impressio renalis, Impressio duodenalis, Impressio colica;
        – Facies visceralis links: Impressio oesophagea, Impressio gastrica.

Leberpforte (2)
- Stelle jetzt die an der Leberpforte ein- und austretenden Strukturen sauber dar.
    – Verfolge die V. portae und ihre Aufzweigungen.
    – Stelle den R. dexter und den R. sinister der A. hepatica propria und die A. cystica dar.

Ductus hepaticus
Ductus cysticus
Ductus choledochus
- Präpariere die aus der Leber austretenden **Ductus hepatici dexter und sinister** und ihre Vereinigung zum **Ductus hepaticus communis**. Säubere den seitlich abzweigenden **Ductus cysticus** zur Gallenblase; erhalte die A. cystica! Verfolge den Ductus choledochus. Finde heraus, ob er an deinem Präparat direkt zur Wand der Pars descendens duodeni zieht oder ob er zuvor in das Pankreasgewebe eintritt.

- Der große Gallengang (insbesondere in der Sonographie „Ductus hepato-choledochus" genannt) entsteht aus der Vereinigung des Ductus hepaticus sinister mit dem Ductus hepaticus dexter und heißt bis zur Mündung des Ductus cysticus **Ductus hepaticus communis**, unterhalb von ihr **Ductus choledochus**.

- Der **Ductus choledochus** gelangt in die Pars descendens des Duodenums und kann auf dem Weg dorthin das Pankreasgewebe durchziehen. Er mündet gemeinsam mit dem Ductus pancreaticus major an der Papilla duodeni major (Papilla Vateri). Diese Mündung ist ins Lumen des Duodenums vorgewölbt, weil sie einen Schließmuskel enthält, den Sphincter Oddi, der den Abfluss der Galle ins Duodenum reguliert.

Milz
- Vervollständige die Präparation der **A. und V. splenica** (= lienalis) und stelle ihre Äste am Milzhilus sauber dar. Entferne die Reste des Ligamentum gastrosplenicum (Omentum majus).
- **A. und V. splenica** (= lienalis) ziehen im Ligamentum phrenicosplenicum zur Milz.
- In manchen Fällen können sogenannte Nebenmilzen, meist in Nähe des Milzhilus, ausgebildet sein

Eröffnung von Magen und Duodenum
- Entferne eventuell noch vorhandenes Fett- oder Bindegewebe von den Außenwänden des Magens und des Duodenums.
- Schneide nun Magen und Duodenum folgendermaßen auf (dies kann bei entnommenen Oberbauchpaket ggf. über einem Spülbecken erfolgen):
  - Löse an der Kardia und an der Flexura duodenojejunalis die abbindenden Schnüre.
  - Führe eine Schere mit der stumpfen Branche in das Oesophagus-Ende ein und trenne den Magen entlang der großen Kurvatur auf.
  - Durchschneide den Pylorus, kreuze in der Schnittführung auf die Außenseite des C des Duodenums und eröffne es bis zur Flexura duodenojejunalis (bei in situ belassenen Organen nur bis zum Ende der Pars descendens).
  - Spüle Magen und Duodenum danach gründlich aus!

Inspektion des Magens
- Wiederhole am Präparat die Unterteilung des **Magens** in seine verschiedenen Abschnitte: Pars cardiaca, Fundus, zwischen beiden die Incisura cardiaca, Corpus, Pars pylorica mit Antrum und Pylorus.
- Rufe dir die Lagebeziehungen des Magens in bezug auf die Wirbelsäule in Erinnerung (S. 92!).
- Beachte, dass der Pylorus ziemlich genau vor der Aorta und der abgehenden A. mesenterica superior liegt.

Inspektion des Duodenums
- Betrachte das **Duodenum** mit seinen Abschnitten: Pars superior mit Bulbus duodeni, Pars descendens, Pars horizontalis, Pars ascendens.

Topographische Verhältnisse
- Das C-förmige Duodenum umschließt den **Pankreaskopf**.
- Hinter der Pars superior gelangt die **A. gastroduodenalis** abwärts, dorsal von dieser die V. portae zur Leberpforte. (Geschwüre in der Hinterwand des Bulbus duodeni können daher

- die A. gastroduodenalis angreifen und zu lebensbedrohlichen Blutungen führen!)
  - Hinter dem Anfangsteil der Pars descendens zieht der **Ductus choledochus** nach unten. Die Pars descendens liegt vor dem Hilus der rechten Niere.
  - Die **Vasa mesenterica superiora** überkreuzen den Processus uncinatus des Pankreaskopfs und die Pars horizontalis duodeni.

Papilla duodeni major
  - Betrachte das **Innenrelief** des Duodenums mit seinen Plicae circulares und der Plica longitudinalis. Versuche, die Papilla duodeni major ausfindig zu machen und zu sondieren (bitte mit Gefühl, keine künstlichen Öffnungen in die Darmwand bohren!). Wenn das nicht gelingt, kannst du in Absprache mit dem Assistenten einen kleinen Schlitz in den Ductus choledochus machen und versuchen, von dort die Sonde durch die Papille zu schieben. Überprüfe ebenfalls, ob du eine Papilla duodeni minor entdecken kannst.

- Das **Duodenum** liegt weitgehend rechts von der Wirbelsäule, erst die Pars horizontalis läuft zur linken Seite hinüber. Die Pars superior projiziert sich ungefähr auf die Höhe des Wirbelkörpers L 1, die Pars horizontalis auf L3, die dazwischen liegende Pars descendens mit dem Pankreaskopf etwa auf L2 (Höhenangaben im Liegen!!).
- Die arterielle Versorgung des Duodenums erfolgt einerseits durch die **Aa. pancreaticoduodenales superiores** aus der A. gastroduodenalis (Ast der A. hepatica communis aus dem Truncus coeliacus), andererseits durch die **A. pancreaticoduodenalis inferior** aus der A. mesenterica superior.
- An der **Papilla duodeni major** (Vatersche Papille) münden der Ductus choledochus und der Ductus pancreaticus major. Bei etwa einem Drittel der Menschen bilden die beiden Gänge kurz vor der Mündung eine gemeinsame Erweiterung, die Ampulla hepatopancreatica, sonst münden sie doppelläufig getrennt oder vereinigen sich kurz vor der Mündung ohne Erweiterung. Die **Papilla duodeni minor** ist Mündungsstelle des Ductus pancreaticus accessorius, falls dieser überhaupt ausgebildet ist.

Pankreas
Topographische Verhältnisse
  - Rekonstruiere die Lage der **Bauchspeicheldrüse** und die topographischen Beziehungen ihrer Abschnitte:
    - Der Pankreaskopf (**Caput**) wird vom Duodenum umrahmt und liegt rechts von der Wirbelsäule in Höhe von L2.
    - Der Pankreaskörper (**Corpus**) überkreuzt die Wirbelsäule und geht in den Pankreasschwanz (**Cauda**) über, der leicht schräg aufwärts zum Milzhilus zieht.
    - Entlang der Rückfläche von Corpus und Cauda pancreatis gelangen die Vasa splenicae (lienales) zum Milzhilus.
    - Hinter der Cauda pancreatis liegt etwa der linke Nierenhilus.
    - Dorsal vom Corpus gelangen die Vasa mesenterica superiora herab, ziehen an seinem Unterrand aber vor dem Processus uncinatus des Pankreaskopfs und vor der Pars horizontalis duodeni in das Mesenterium hinein.

– Dorsal vom oberen Anteil des Pankreaskopfs oder durch ihn hindurch zieht der Ductus choledochus.
- Das **Pankreas** wird durch drei Quellen arteriell versorgt:
– durch die **Aa. pancreaticoduodenales superiores** aus der A. gastroduodenalis;
– durch die **A. pancreaticoduodenalis inferior** aus der A. mesenterica superior;
– durch Rr. pancreatici aus der **A. splenica** (= lienalis) zum Pankreasschwanz.
- Die venösen Abflüsse des Pankreas leiten das Blut in die Pfortader.
- Das Peritoneum, das das Pankreas bedeckt, wird von Ästen aus Th7–9 sensibel innerviert. Bei einer Bauchspeicheldrüsenentzündung werden Schmerzen in die zugehörige Headsche Zone projiziert; deshalb geben diese Patienten gürtelförmige Schmerzen von der unteren Brustwirbelsäule in den Oberbauch an (siehe S. 65 f.!).

Ductus pancreaticus
- Wenn der Assistent damit einverstanden ist, sollst du an der Ventralseite des Pankreas den **Ductus pancreaticus** (Wirsung-Gang) aufsuchen und freilegen. Gehe mit dem Skalpell in der Mitte des Pankreasschwanzes ein und dränge das Drüsengewebe beiseite. Verfolge ihn bis in den Pankreaskopf hinein, soweit es dir möglich ist, ohne dabei das ganze Pankreas zu zerstören.
Achte auf den möglicherweise vorhandenen **Ductus pancreaticus accessorius** (Santorini-Gang).
Studiere auf der Rückfläche des Pankreaskopfes den Verlauf des Ductus choledochus bis zu seiner Vereinigung mit dem Ductus pancreaticus.

Papilla duodeni major
- Setze mit dem Skalpell einen Schnitt in der Wand des Ductus pancreaticus, führe eine Sonde ein und versuche, sie vorsichtig bis zur **Papilla duodeni major** durchzuschieben.

3.3 Situs retroperitonealis

Alternative Falls bei der Präparation des Bauchsitus die Oberbauchorgane nicht als „Paket" entnommen wurden, müssen diese sowie Dünn- und Dickdarm jetzt nach den oben gemachten Anweisungen entnommen werden (s. S. 98, 102 f.)

Inspektion des Retroperitonealsitus
- Sobald vom Assistenten die Organe des Oberbauchs herausgenommen worden sind, vergleiche zuerst die neuen topographischen Verhältnisse mit dem Atlasbild und informiere dich über die Lage der Organe und Leitungsbahnen im Situs retroperitonealis.

Diaphragma
- Betrachte die Unterseite des **Zwerchfells**. Unterscheide: Pars sternalis, Pars costalis, Centrum tendineum, Pars lumbalis mit Crus mediale und laterale.
- Wiederhole die **Durchtrittsstellen** für die durch das Diaphragma ziehenden Strukturen (siehe Hinweise auf S. 76 f.!).
- Während der nachfolgenden Präparationsschritte wirst du nach und nach das parietale Blatt des **Peritoneums** entfernen. Bei der Darstellung der Vasa mesenterica inferiora hast

Nieren
Nebennieren

- Entferne zunächst, falls noch vorhanden, Reste des parietalen Peritoneums. Versuche dann, von medial das vordere Blatt der **Fascia renalis** von der darunter liegenden Fettkapsel abzuziehen. Wenn die Faszie nicht zu dünn ist, kannst du verfolgen, wie sie lateral in ihr tiefes Blatt hinter der Niere übergeht. Entferne dann das vordere Blatt.

- Bevor du weiterpräparierst, musst du unbedingt die **Nebenniere** suchen, ehe du sie versehentlich mit dem Fett der Capsula adiposa entfernst. Ziehe das Atlasbild und den Assistenten zu Rate! Die rechte liegt etwas versteckt hinter der V. cava inferior. Befreie dann die Nebennieren vorsichtig von anliegendem Fett und löse stumpf die Nieren aus ihrer Fettkapsel heraus.

- Die **Niere** wird von drei Hüllen umgeben: einer **Capsula fibrosa** direkt auf dem Organ, einer meist kräftigen **Capsula adiposa** und einer dünnen **Fascia renalis**. Die Faszie hat ein vorderes und ein hinteres Blatt, die lateral und kranial ineinander übergehen, so dass ein „Fasziensack" die Capsula adiposa einhüllt, der nach medial und kaudal offen ist. Das Gewebe der Capsula adiposa wird auch **perirenales Fett** genannt, während eine dünnere Schicht außerhalb der Faszie **pararenales Fett** heißt.

- Die **Nebennieren** sind in die Capsula adiposa eingebettet. Die linke ist rund bis bohnenförmig und liegt dem oberen Nierenpol ventral auf. Die rechte ist eher dreieckig und liegt in einer Nische zwischen oberem Nierenpol, V. cava inferior, hinterer Rumpfwand und Leber.

Nierenhilus

- Entferne nun die Capsula adiposa und stelle den **Nierenhilus** sauber dar. Gehe sowohl von ventral als auch von dorsal an den Hilus heran, indem du die Niere nach medial klappst. Entferne an einer Stelle zur Demonstration ein quadratisches Stück der Capsula fibrosa der Niere.

V. renalis
A. renalis
Pelvis renalis
Ureter

- Achte am Nierenhilus auf die Anordnung der ein- und austretenden Strukturen:

  – ventral die Äste der **V. renalis**,

  in der Mitte im wesentlichen die Äste der **A. renalis**,

  – dorsal das **Nierenbecken** (Pelvis renalis oder Pyelon) und der Beginn des **Harnleiters** (Ureter).
  Beachte bei deiner Präparation, dass die Äste der A. renalis in ihrer Anzahl und in ihrem Verlauf variieren können. Oft treten sie ventral am Nierenhilus in das Nierenparenchym ein; häufig sind zusätzliche Arterien („Polgefäße") vorhanden, die separat aus der Aorta kommen können und zum oberen oder unteren Nierenpol ziehen.

- Verfolge die **A. und V. renalis** bis zu ihrem Austritt aus der Aorta. BEACHTE: Die linke V. renalis überkreuzt die Aorta; die rechte A. renalis unterkreuzt die V. cava inferior!

- VORSICHT: Achte an der linken V. renalis auf die **V. suprarenalis** und besonders auf die Einmündung der dünnen **V. ovarica** (bei der Frau) bzw. **V. testicularis** (beim Mann)! Erhalte die dünne **A. suprarenalis inferior** für die Nebenniere, die aus der A. renalis entspringt!

- Beachte, dass die linke **Niere** in der Regel um einen halben Wirbelkörper höher steht als die rechte und dass entsprechend auch die Vasa renalia sinistra höher aus der Aorta entspringen bzw. in die V. cava inferior münden als die Vasa renalia dextra, links in Höhe des 1.-2. Lendenwirbelkörpers, rechts etwas tiefer. Die Nieren sinken im Stehen um ca. 3 cm und sind atemverschieblich.

- Beachte die folgenden **topographischen Beziehungen** der Nieren zu ihrer Nachbarschaft:

  Der obere Nierenpol reicht links bis an die 11. Rippe heran; die 12. Rippe zieht beidseits hinter dem oberen Drittel der Niere vorbei.

  Der untere Pol beider Nieren ist beim Erwachsenen etwa 3 cm vom Darmbeinkamm entfernt, bei Kindern kann er ihn erreichen.

  Die rechte Niere steht mit der Impressio renalis an der Facies visceralis der Leber in Berührung. Vor dem rechten Nierenhilus zieht die Pars descendens duodeni herab. Nahe den unteren Nierenpolen liegen die linke und die rechte Kolonflexur.
  An der linken Niere bestehen Berührungsflächen mit der Milz, mit dem Magen und mit dem Colon descendens. Die Cauda pancreatis überquert den linken Nierenhilus.

  Hinter der Rückfläche der Nieren ziehen an der hinteren Rumpfwand der 12. Interkostalnerv (N. subcostalis), der N. iliohypogastricus und der N. ilioinguinalis herab.
  Der obere Nierenpol steht in enger Nachbarschaft zum Recessus costodiaphragmaticus der Pleurahöhle.

- Die Topographie des Nierenhilus bedingt, dass für Eingriffe am **Nierenbecken** der dorsale Zugang gewählt wird, während für Eingriffe an den **Nierengefäßen** von ventral durch die Bauchhöhle operiert wird (z. B. für die Unterbindung der Gefäße bei der Entnahme einer ganzen Niere, der Nephrektomie).

Nebenniere
A. suprarenalis superior /
media / inferior

- Vervollständige die Freilegung der **Nebenniere** (Gl. suprarenalis) und suche die drei Arterien auf, die sie versorgen: Präpariere oberhalb des Truncus coeliacus die A. phrenica inferior und suche die **A. suprarenalis superior**.
  Oberhalb der Abgangsstelle der A. renalis entlässt die Aorta die **A. suprarenalis media**.
  Die **A. suprarenalis inferior** solltest du bereits bei der Darstellung der A. renalis gefunden haben. Wo ist sie?

V. suprarenalis

- Suche die **V. suprarenalis** auf und verfolge sie bis zu ihrer Einmündungsstelle.

- Die **Nebenniere** wird durch drei arterielle Gefäße versorgt: durch die A. suprarenalis superior aus der A. phrenica inferior, die A. suprarenalis media aus der Aorta und die A. suprarenalis inferior aus der A. renalis. Das venöse Blut aus der Nebenniere wird über eine V. suprarenalis rechts in die V. cava inferior, links in die V. renalis sinistra geleitet.

- Bei Operationen an der Nebenniere (z. B. einseitige Adrenalektomie wegen Tumor) muss das Berühren der Drüse zunächst vermieden werden, um nicht den Körper plötzlich mit

Adrenalin und Kortisol zu überschwemmen, was zu Blutdruckkrisen führen würde. Daher wird auch vor Entfernung der Drüse zunächst die Vene unterbunden, dann erst die Arterien.

A. V. phrenica inferior
- Stelle jetzt durchgehend alle noch fehlenden Äste der Aorta abdominalis dar und präpariere die venösen Begleitgefäße.
- Vervollständige die Darstellung der **A. phrenica inferior**. Suche die V. phrenica inferior.

- Die **A. phrenica inferior** entspringt aus der Aorta gleich nach ihrem Durchtritt durch das Zwerchfell und zieht zur Unterfläche des Diaphragmas und gibt die A. suprarenalis superior zur Nebenniere ab.

A. ovarica /
A. testicularis
- Unterhalb des Abgangs der Aa. renales entspringt beidseits bei Frauen die **A. ovarica**, bei Männern die **A. testicularis**. Sie verläuft jeweils gemeinsam mit der V. ovarica/testicularis auf dem M. psoas major abwärts. Die Arterien sind bei Mann und Frau oft erstaunlich dünn - entferne sie nicht aus Versehen.
BEACHTE, dass sie auf ihrem Weg zum inneren Leistenring (beim Mann) bzw. zum Ligamentum suspensorium ovarii den Ureter und die Vasa iliaca communes überkreuzen (Atlas)!! Verfolge die Venen bis zu ihrer Einmündungsstelle rechts in die V. cava inferior, links in die V. renalis sinistra!

- Die **Gefäße für Hoden und Eierstock** haben einen so langen Weg, weil sich die Gonaden neben der Aorta entwickeln und bei ihrem Abstieg (Descensus) vor der Geburt ihre Gefäßversorgung beibehalten.

- Die hämodynamisch ungünstigere, weil rechtwinklige Einmündung der linken V. testicularis wird dafür verantwortlich gemacht, dass im linken Hoden häufiger Krampfadern (Varicocele) auftreten als im rechten.

Aa. Vv. lumbales
A. V. iliaca communis /
externa / interna
- Suche beidseits die **Aa. lumbales** auf, lege die Aorta bis zu ihrer Gabelung in die Aa. iliacae communes frei (belasse aber den Plexus hypogastricus superior, s. u.!) und achte auf die bereits dargestellte A. mesenterica inferior. Stelle parallel dazu die V. cava inferior in ihrer ganzen Länge dar.
Säubere den Anfangsteil der **Vasa iliaca communes** bis zu ihrer Aufzweigung in die Vasa iliaca externa und interna. BEACHTE, dass die rechte A. iliaca communis die linke V. iliaca communis überkreuzt!

- Die Bifurcatio aortae, also die Teilung der Aorta in die Aa. iliacae communes, liegt in Höhe des 4. Lendenwirbels.

Truncus sympathicus
- BEACHTE bei der Präparation von Aorta und V. cava inferior, dass seitlich und vor der Aorta **Nervengeflechte** und der **Grenzstrang** liegen. Suche den Hauptstrang des Truncus sympathicus auf, der lateral und etwas dorsal von der Aorta neben der Wirbelsäule herabzieht. Auf der rechten Seite findest du ihn zwischen Aorta und unterer Hohlvene oder mehr hinter der Vene.

3.3 Situs retroperitonealis

Plexus hypogastricus superior
- Vor der Aorta bildet der Sympathicus den Plexus aorticus abdominalis, der sich nach kaudal in den deutlich sichtbaren Strang des **Plexus hypogastricus superior** fortsetzt. Dieser zieht über die Aortengabel in das kleine Becken hinab und gewinnt Anschluss an den Plexus hypogastricus inferior. Versuche, beim Säubern der Aorta den Plexus hypogastricus und eine Verbindung mit Nervengeflechten um die kaudale Aorta zu erhalten!

A. V. sacralis mediana
- Aus der Aortengabel entspringt die **A. sacralis mediana**. Verfolge sie entlang der Vorderfläche des Kreuzbeins und entferne die Begleitvene.

Nodi lymphatici lumbales
Trunci lumbales
- Entlang der Aorta und der V. cava inferior ziehen auch Lymphbahnen (Trunci lumbales dexter et sinister) aufwärts. Beachte die **Nodi lymphatici lumbales**. Lymphknoten und -gefäße kannst du entfernen.

- Die **Nodi lymphatici lumbales** (klinisch meist **para-aortale Lymphknoten** genannt) erhalten Lymphe aus den Organen des Retroperitonealraums, von der hinteren Rumpfwand, von den Beckenorganen und aus der unteren Extremität. Über den rechten und linken Truncus lumbalis wird die Lymphe in den Ductus thoracicus geführt.

- Erinnere dich, dass auch die **Lymphgefäße des Hodens** analog dem Verlauf der Vv. testiculares zu den Lymphknoten des Retroperitonealraums, nämlich zu den Nodi lymphatici lumbales, ziehen (und NICHT zu den Leistenlymphknoten!!).

Nn. splanchnici
Ganglion coeliacum
Plexus coeliacus
- Stelle auf beiden Seiten des (durchtrennten) Truncus coeliacus das **Ganglion coeliacum** dar. Verfolge gemeinsam mit deinen Kolleg/inn/en im Brustbereich die **Nn. splanchnici** major et minor durch das Zwerchfell hindurch bis zum Ganglion. Der Brustpräparant zieht vorsichtig am N. splanchnicus, und dort, wo sich der Nerv unter der Pars lumbalis des Diaphragmas bewegt, spalte die Muskulatur und lege den Nerv frei.

- Das **Ganglion coeliacum** ist beidseits vom Truncus coeliacus ein DERBES, LÄNGLICHES Gebilde im undurchdringlichen Filz der Nervenfasern des Plexus coeliacus, der auf der Aorta die Ursprünge des Truncus, der A. mesenterica superior und der Aa. renales umflechtet.

- Der **Plexus coeliacus** mit dem Ganglion coeliacum erhält sympathische Fasern über die Nn. splanchnici major et minor und parasympathische Fasern über den Truncus vagalis posterior des N. vagus.

Cisterna chyli
- Gemeinsam mit deinem Partner am rechten Brustsitus sollst du den Ductus thoracicus vom Brustraum aus durch das Zwerchfell hindurch verfolgen und die **Cisterna chyli** und die in sie einmündenden Trunci intestinales und Trunci lumbales aufsuchen. Beachte allerdings, dass diese Mündungsstelle nur bei wenigen Menschen zu einer echten Zisterne erweitert und ihre Lage auch sehr variabel ist.
  Denke daran, dass der Ductus thoracicus mit der Aorta durch das Zwerchfell zieht. Suche daher unterhalb ihrer Durchtrittsstelle rechts neben der Aorta den Ductus thoracicus auf!

Spalte die Muskulatur des Diaphragmas über dieser Stelle, um besseren Zugang zu finden.

- Die Vereinigungsstelle der Trunci lumbales dexter et sinister und der Trunci intestinales zum Ductus thoracicus ist gelegentlich erweitert zur **Cisterna chyli**. Diese Erweiterung ist ein entwicklungsgeschichtliches Überbleibsel ohne bekannte funktionelle Bedeutung. Die hier zusammenströmende Lymphe stammt aus den Bauch- und Beckeneingeweiden, der hinteren Bauchwand, den äußeren Geschlechtsorganen und aus der unteren Extremität.

Pelvis renalis
- Gehe zurück zur Niere und studiere an der Dorsalseite des Nierenhilus die Gestalt des Nierenbeckens.

- Bei der Form des **Nierenbeckens** (Pelvis renalis) werden zwei Typen unterschieden:
- Beim dendritischen Typ sind die Nierenkelche (Calices renales) schlank und schließen sich erst spät zusammen.
- Im Gegensatz dazu sind beim ampullären Typ die Nierenkelche kurz und plump.

Ureter
- Verfolge ausgehend vom Nierenbecken den **Harnleiter** (Ureter) in seinem Verlauf. Achte auf seltene Variationen wie einen gespaltenen (Ureter fissus) oder einen doppelten Harnleiter (Ureter duplex) sowie auf pathologische Veränderungen.
BEACHTE: In seinem Verlauf unterkreuzt der Ureter die Vasa ovarica/testicularia, überkreuzt die Vasa iliaca im Bereich ihrer Teilung in externa und interna, und er unterkreuzt im kleinen Becken kurz vor seiner Einmündung in die Harnblase bei der Frau die A. uterina, beim Mann den Ductus deferens.

- Der **Ureter** wird durch Äste benachbarter Arterien mit Blut versorgt: A. renalis, A. ovarica/testicularis, A. pudenda interna, A. rectalis superior. Der Blutabfluss erfolgt in die entsprechenden Venen.

- MERKE dir die Lage der drei **Ureterengen**:
- Die obere Enge ist der Übergang des Nierenbeckens in den Harnleiter.
- Die mittlere Enge fällt mit der Überkreuzungsstelle der Vasa iliaca zusammen.
- Die untere Enge liegt an der Durchtrittsstelle des Ureters durch die Harnblasenwand.
- **Harnsteine**, die meist im Nierenbecken entstehen, bleiben häufig an diesen Engstellen hängen (am häufigsten vor dem Eingang in die Blase). Die Versuche des Ureters, einen solchen hängengebliebenen Stein mit Muskelperistaltik weiter zu befördern, führen zu heftigsten wehenartigen Schmerzen (Harnleiterkolik). Das Lumen des Harnleiters ist deutlich kleiner als das der Harnröhre, so dass Steine, die einmal in die Harnblase gelangt sind, normalerweise beim Wasserlassen ohne Probleme herauskommen.

- Ein sogenannter Megaureter kann entstehen, wenn durch ein Abflusshindernis in den ableitenden Harnwegen der Harn gestaut wird, so dass der Ureter bis zum Nierenbecken hinauf beträchtlich erweitert wird.

Hintere Rumpfwand
M. quadratus lumborum
M. psoas major
- Entferne jetzt die Reste des parietalen Blatts des Peritoneums und der Fascia renalis von der hinteren Rumpfwand. Stelle die wandbildende Muskulatur dar, ohne die darauf liegenden Nerven zu zerstören:

M. iliacus *M. transversus abdominis*	**M. transversus abdominis**, **M. quadratus lumborum**, **M. psoas major** sowie unterhalb des Darmbeinkamms den **M. iliacus**, soweit er dir zugänglich ist. Orientiere dich im Atlas!
N. subcostalis *N. iliohypogastricus* *N. ilioinguinalis* *N. genitofemoralis* *N. cutaneus femoris lateralis* *N. femoralis* *N. obturatorius*	• Suche die an der Innenseite der Rumpfwand abwärtsziehenden Nerven des **Plexus lumbalis** auf: – den **N. subcostalis** (12. Interkostalnerv); – darunter aus dem Plexus lumbalis: den **N. iliohypogastricus** und den **N. ilioinguinalis** jeweils im Abstand von etwa zwei Querfingern; Beachte: diese Nerven hast du bereits einmal präpariert, nämlich an der vorderen Bauchwand zwischen M. obliquus abdominis internus und M. transversus abdominis! – knapp oberhalb des Beckenkamms hinter dem M. psoas major hervortretend den **N. cutaneus femoris lateralis**; – auf dem M. psoas major den **N. genitofemoralis**, der den Muskel durchbohrt; verfolge seine beiden Äste, den R. femoralis und den R. genitalis; – in der Tiefe zwischen M. iliacus und M. psoas major den dicken **N. femoralis**; – und gegenüber zwischen M. psoas major und den Vasa iliaca den **N. obturatorius**.

- **N. subcostalis**, **N. iliohypogastricus** und **N. ilioinguinalis** ziehen hinter der Niere abwärts. Auch wenn dies häufig behauptet wird, können Nierenerkrankungen, z. B. eine Nierenbeckenentzündung, diese Nerven wohl nicht direkt reizen und Schmerzen in ihrem Versorgungsgebiete auslösen. Vielmehr entspricht dieses Versorgungsgebiet (Leisten- und Genitalregion) der Headschen Zone der Niere (s. S. 65 f.). Der Schmerz ist zwar derselbe, er muss aber über die segmentale Verschaltung im Rückenmark erklärt werden.

- Der **N. subcostalis** ist der 12. Interkostalnerv und versorgt sensibel sein zugehöriges Dermatom und mit anderen Interkostal- und Lumbalnerven die Muskulatur der Bauchwand.

- Der **N. iliohypogastricus** inneviert motorisch die Bauchmuskulatur, sensibel das Hautareal oberhalb der Leistenfurche bis zur Symphyse (Hypogastrium!).

- Der **N. ilioinguinalis** inneviert Bauchmuskeln sowie nach Durchlaufen des Canalis inguinalis sensibel bei Frauen die großen Schamlippen (Labia majora) und bei Männern den Hodensack (Skrotum).

- Der **N. genitofemoralis** teilt sich in zwei Äste:

– der **R. genitalis** zieht durch den Leistenkanal; beim Mann liegt er im Funiculus spermaticus, inneviert motorisch den M. cremaster und sensibel das Skrotum, bei der Frau die Labia majora;

– der **R. femoralis** gelangt durch die Lacuna vasorum auf den Oberschenkel und inneviert die Haut über dem Hiatus saphenus.

- Der **N. cutaneus femoris lateralis** zieht durch die Lacuna musculorum und versorgt die Haut an der Seite des Oberschenkels. Er kann knapp unterhalb der Spina iliaca anterior superior z. B. durch einen zu engen Gürtel eingeklemmt werden, was zu Kribbeln oder Taubheitsgefühl im lateralen Oberschenkel führt.

- Der **N. femoralis** zieht durch die Lacuna musculorum auf den Oberschenkel und spaltet sich in zahlreiche Muskel- und Hautäste auf.
- Der **N. obturatorius** gelangt durch den Canalis obturatorius zu der Muskelgruppe der Adduktoren des Oberschenkels. Sensibel innerviert er die Haut an der Innenfläche des Oberschenkels in unterschiedlich großem Ausmaß. Da er bei der Frau sehr nah am Ovar entlangläuft, kann ein Ovarialtumor den Nerv schädigen und zu Schmerzen an der Innenseite des Oberschenkels führen.
- Merkspruch: „Selbst in Indien gibts kein frisches Obst". Dieser Satz ist zwar eine glatte Lüge, er birgt in sich jedoch die Anfangsbuchstaben der Nerven des Plexus lumbalis.

Aufschneiden der Niere (Assistent)

- Abschließend wird der Assistent mit einem großen Skalpell oder dem Hirnmesser eine Niere (die linke) durch einen frontalen Längsschnitt entlang ihrer seitlichen Konvexität aufschneiden, so dass die vordere und die hintere Nierenhälfte am Nierenbecken hängen bleiben.
- Studiere die Binnenstrukturen der Niere (Atlas!): Betrachte die Gestalt des **Nierenbeckens**, die **Nierenkelche** (Calices renales) und den Sinus renalis mit dem in ihm enthaltenen Fettgewebe. Zeige die pyramidenförmigen Bereiche des Marks mit der gegen den Nierenkelch vorspringenden **Nierenpapille** an der Spitze der **Pyramide** und an ihrer Basis die in die Rinde ziehenden Markstrahlen, außen die Nierenrinde mit den zwischen den Markpyramiden liegenden säulenförmigen **Columnae renales** (Bertini-Säulen).
- Verfolge an der aufgeschnittenen Niere die Lage der einzelnen Äste der A. renalis! An der Mark-Rindengrenze kannst du Anschnitte der **Aa. arcuatae** erkennen.

- Da die Aa. arcuatae hier identifizierbar sind, solltest du dich kurz mit den größeren arteriellen **Binnengefäßen der Niere** befassen, obwohl dieser Punkt an der Grenze zur mikroskopischen Anatomie liegt:
- Die A. renalis teilt sich in mehrere Aa. interlobares. Jede von diesen steigt im Sinus renalis und in der Columna renalis zwischen den Pyramiden aufwärts bis zur Mark-Rinden-Grenze.
- Die A. interlobaris zweigt sich in mehrere Aa. arcuatae auf, die dem Bogen der Mark-Rinden-Grenze an der Basis der Markpyramide folgen (jetzt also parallel zur Nierenoberfläche) und sich in viele Aa. interlobulares teilen.
- Die A. interlobularis verläuft wieder oberflächenwärts in die Rinde hinein und speist über Vasa afferentia die Kapillarknäuel der Glomerula.

- Kontrolliert nun, ob ihr alle erforderlichen Präparationsschritte erledigt habt. Prägt euch bis zum Testat immer wieder die Topographie des Situs ein, fragt euch einander ab und macht euch mit dem Präparat vertraut.
Wenn vorhanden, solltet ihr die Möglichkeit nutzen, in der

anatomischen Sammlung des Instituts erneut Präparate des intakten Bauchsitus zu studieren!

Absetzen des Beckens (Assistent)
- NACH der abgeschlossenen Prüfung über die Siten wird der ASSISTENT , wenn es der Präparierplan erfordert, sofort Becken und untere Extremitäten vom Rumpf trennen.

Alternative Unten (S. 131) ist ein alternatives Vorgehen bei der Beckenpräparation angegeben, für das die hier beschriebene Trennung von Rumpf und Becken nicht erforderlich ist.

- VORGEHEN:
- An der Dorsalseite wird die Cauda equina des Rückenmarks in Höhe des 5. Lendenwirbels durchtrennt.
- Die Muskulatur der seitlichen und hinteren Rumpfwand wird entlang der Crista iliaca durchschnitten bis hinein zwischen die Querfortsätze des 4. und 5. Lendenwirbels.
- Ventral werden im Retroperitonealsitus die Aorta und die untere Hohlvene knapp oberhalb ihrer Gabelung durchtrennt, ferner der Ureter, die Vasa ovarica/testicularia, der M. psoas major und die zu Bein und Becken ziehenden Lumbalnerven, alle in der Höhe der vorgesehenen Absetzungsstelle zwischen L4/L5.
- Mit einem Knorpel- oder Hautmesser wird die Zwischenwirbelscheibe zwischen dem 4. und 5. Lumbalwirbel horizontal durchschnitten.
- Durch Seitwärtsbewegungen von Rumpf und Becken gegeneinander können beide jetzt getrennt werden.

3.4 Becken

3.4.1 Äußeres Genitale

Wenn die Präparation der äußeren Geschlechtsorgane noch nicht bei der Bearbeitung der vorderen Rumpfwand erfolgt ist, muss sie vor der Präparation des Beckens durchgeführt oder zumindest vervollständigt werden. Daher wird sie hier beschrieben.

Wenn einige von euch ein mulmiges Gefühl bei der Präparation der Geschlechtsteile haben, dann ist das nichts Ungewöhnliches. Das Genitale gehört zum Intimbereich, einer Körperregion, die im zwischenmenschlichen Umgang besonderen Verhaltensregeln unterliegt. Sie wird nur in ganz bestimmten Situationen anderen Menschen „zugänglich" gemacht. Dass diese Beschränkungen an einer Leiche wegfallen, heißt natürlich nicht, dass ihr euch den selbstverständlichen ungefragten Zugriff auf alle Körperregionen auch für die ärztliche Untersuchung von Patienten und Patientinnen angewöhnen sollt.

Genauso falsch wäre es allerdings, die Anatomie dieser Körperregion aus Schamgefühlen weniger genau zu studieren, denn für das Verständnis verschiedener Erkrankungen und Eingriffe ist sie natürlich genau so wichtig wie in anderen Regionen.

Weibliches Genitale

Labia majora

- Falls noch nicht geschehen, musst du die Haut über den **großen Labien** bis an ihren medialen Rand entfernen. Stelle das in die Labia majora einstrahlende Ligamentum teres uteri dar (s. S. 44) und achte auf Äste der **Vasa pudenda externa**.

- Die Labia majora (große Schamlippen) bedecken bei geschlossenen Beinen das übrige Genitale. Die Stellen, an denen sie zusammenkommen, werden vordere und hintere Kommissur genannt.

Nn. labiales posteriores
Rr. labiales posteriores

- Nun sollst du das Fettgewebe der großen Labien entfernen, wobei die Verzweigungen der Vasa pudenda externa nicht erhalten werden können. Achte aber in tieferen Schichten auf die von dorsal kommenden Gefäße (**Rr. labiales posteriores**) und Nerven (**Nn. labiales posteriores**).

Crus clitoridis
M. ischiocavernosus

- Suche das in Richtung Symphyse laufende Ligamentum suspensorium clitoridis und präpariere auf Höhe der vorderen Kommissur bis zum recht tief gelegenen **Crus clitoridis** und dem daraufliegenden **M. ischiocavernosus**, der oft sehr dünn ist. Das Crus clitoridis ist ein Schwellkörper, der am Ramus inferior ossis pubis befestigt ist und in einem geschwungenen Bogen nach vorne in die Klitoris ausläuft (Atlas!). In Absprache mit dem Assistenten kannst du nach fertiger Präparation an einer Stelle quer hineinschneiden, um das schwammartige Gefäßgeflecht des Schwellkörpers zu demonstrieren.

M. bulbospongiosus
Bulbus vestibuli

- Weiter medial solltest du in der Tiefe der großen Labien auf den (ebenfalls oft sehr dünnen) **M. bulbospongiosus** und den darunter liegenden **Bulbus vestibuli**, einen weiteren Schwellkörper, stoßen. Beide umgeben den gesamten Scheideneingang.

- Die **Klitoris** besteht aus einem paarigen Schwellkörper, den Corpora cavernosa, die sich an der Spitze vereinigen und in die nicht-erektile Glans clitoridis übergehen. Die beiden Schwellkörper laufen zum Rumpf in die länglichen **Crura clitoridis** aus, die am Ramus interior des Schambeins befestigt und vom M. ischiocavernosus bedeckt sind. Außerdem ist die Klitoris durch ein Ligamentum suspensorium an der Symphyse befestigt.

- An der Basis der kleinen Labien liegen zwei weitere Schwellkörper, die **Bulbi vestibuli**, die vom M. bulbospongiosus bedeckt werden. Sie haben ihren Namen vom Vestibulum vaginae, dem Scheidenvorhof, den sie umschließen. Sie sind dorsal breit, verjüngen sich nach ventral und laufen in kleinere Venen aus, mit denen sie mit der Glans clitoridis verbunden sind.

- Die **arterielle Versorgung** des äußeren Genitale erfolgt oberflächlich über die Aa. pudendae externae aus der A. femoralis, tiefer über die Rr. labiales posteriores aus der A. pudenda interna. Die Nerven stammen hauptsächlich aus dem N. pudendus, dessen Endast, nach Abgabe der Nn. labiales posteriores, der N. dorsalis clitoridis ist. An der sensiblen Versorgung der großen Labien sind aber auch Äste des N. genitofemoralis und des N. ilioinguinalis beteiligt.

Männliches Genitale

Scrotum
Funiculus spermaticus
Testis
Epididymis

- Entferne, falls noch nicht geschehen, die Haut beider Skrotalsäcke vollständig. Wenn du vom äußeren Leistenring aus weitgehend stumpf in Richtung Hoden präparierst, bleibst du in der Schicht zwischen der fettfreien Subkutis des Skrotums und der Fascia spermatica externa. Trenne die beiden Hoden dann voneinander.

- Präpariere nun zunächst den **Samenstrang** (Funiculus spermaticus), indem du seine Hüllen (s. S. 44) nacheinander längs spaltest und eröffnest. Versuche, all seine Bestandteile zu identifizieren (s. S. 44).

- Eröffne nun genauso die **Hüllen des Hodens** selbst, wobei du bei der Durchtrennung der Fascia spermatica interna die Tunica vaginalis testis, die seröse Höhle des Hodens, eröffnest. Ertaste das Ausmaß dieser Höhle und identifiziere **Hoden** und **Nebenhoden** sowie eventuelle kleine Anhänge (Appendix testis, Appendix epididymidis).

- Das Skrotum selbst kannst du in Absprache mit dem Assistenten vollständig entfernen.

- Der **Hoden** (Testis) und der **Nebenhoden** (Epididymis) werden von einer kleinen serösen Höhle umfasst, die ein parietales Blatt (Periorchium) und ein viszerales Blatt (Epiorchium) hat. Sie entsteht aus einer Aussackung der Bauchhöhle, dem Processus vaginalis peritonei (s. S. 45). Durch diese serösen Häute ist der Hoden relativ gut im Skrotum beweglich. Bei einer pathologischen Drehung (Hodentorsion) kann dies allerdings zur Strangulation seiner Gefäße führen. Die vorgeformte Höhle kann auch durch Flüssigkeitsansammlung erweitert werden (Hydrozele, „Wasserbruch").

- Beachte, dass der Hoden seine Blutversorgung während seines Abstiegs aus dem Bauchraum „mitnimmt". Deshalb geht die **A. testicularis** direkt aus der Bauchaorta ab und zieht durch den Leistenkanal zum Hoden und Nebenhoden. Die **V. testicularis** mündet rechts in die Vena cava, links in die Vena renalis. Weil der Abfluss über die Vena renalis offenbar schlechter ist, entstehen Krampfadern am Hoden (Varikozele) eher links. Die Lymphe des Hodens fließt entsprechend dem Blutgefäßverlauf in die lumbalen (= paraaortalen) Lymphknoten und NICHT in die inguinalen Lymphknoten!!

- Das Skrotum erhält seine Gefäß- und Nervenversorgung im Gegensatz zum Hoden aus der Leistengegend: N. ilioinguinalis, R. genitalis des N. genitofemoralis, A. und V. pudenda externa. Entsprechend fließt die Lymphe in die inguinalen Lymphknoten.

Penis

- Präpariere nun die gesamte Haut des **Penis** ab. Beachte die Bänder, die die Peniswurzel an der Symphyse und an der Linea alba befestigen: oberflächlich das Ligamentum fundiforme penis, tiefer das Lig. suspensorium penis, das sich dreieckig zwischen Symphyse und Peniswurzel aufspannt. Beachte, dass es am Penis (sinnvollerweise!) kein Unterhautfettgewebe gibt. Direkt unter der Haut liegt die Fascia penis superficialis. Eröffne sie und stelle die normalerweise paarig angelegten Vv. dorsales penis superficiales dar.

A. V. N. dorsalis penis

- Eröffne dann die Fascia penis profunda, unter der du **A., V. und N. dorsalis penis** finden solltest (die Vene liegt in der Mitte, die Arterien und Nerven auf beiden Seiten davon).

Corpora cavernosa
Corpus spongiosum
A. profunda penis

- Stelle den gebogenen Übergang der **Corpora cavernosa** in das Crus penis und ihre Befestigung am Ramus inferior ossis pubis dar. Das Crus ist vom (meist dünnen) **M. ischiocavernosus** bedeckt.

- Um das unschöne Abschneiden des Penis zu vermeiden, kannst du in Absprache mit dem Assistenten von einer Seite einen halben Querschnitt bis zur Mittellinie legen und durch seitliches Aufklappen die Schnittfläche des Penis mit den verschiedenen Schwellkörpern studieren. Auf der Unterseite sollte dieser Schnitt über die Mittellinie hinausgehen, um die Urethra ganz zu erfassen. Suche insbesondere die **A. profunda penis** im Corpus cavernosum.

- Der **Penis** besteht aus zwei paarigen **Corpora cavernosa**, die (wie die Crura clitoridis bei der Frau, s. o.) durch je einen Schenkel (Crus) am Ramus inferior des Os pubis befestigt sind. Um die Harnröhre liegt ein dritter Schwellkörper, das **Corpus spongiosum**, das vorn in die Eichel (Glans penis) übergeht.

- Die Urethra wird auf S. 126 f. beschrieben.

- Die Gefäße für den Penis sind Endäste der A. pudenda interna. Sie kommen also von dorsal und verlaufen durch den Alcock-Kanal (s. u.) bis vor zur Peniswurzel. Bei Verengungen in diesen Gefäßen, z. B. durch Arteriosklerose, kann es zur erektilen Dysfunktion (Impotenz) kommen.

- Die sensiblen Nerven stammen aus dem N. pudendus. Die Erektion wird von parasympathischen Nervenfasern aus den Nn. splanchnici pelvici gesteuert.

3.4.2 Beckenboden, Fossa ischioanalis

Alternative Der Inhalt des kleinen Beckens ist relativ schwer zugänglich. Die Chirurgie hat hier oft besondere Mühe, an bestimmte Organe ohne größeren „Flurschaden" heranzukommen, z. B. an die Prostata oder das Rektum. Aber selbst in der Anatomie sind diese Regionen trotz vollständiger Entfernung der Bauchdecke nicht gut zu präparieren, ohne das knöcherne Becken zu eröffnen. Als Alternative zu der hier zunächst beschriebenen, relativ einfachen „Medianisierung" des Beckens wird am Ende dieses Kapitels ein weiteres Verfahren beschrieben, das Absetzen eines Beines im Iliosakralgelenk. Diese Präparation ermöglicht einen seitlichen Zugang zu den Beckenorganen.

Vorteile dieses seitlichen Zugangs: der Retrositus wird nicht zerstört, die Verbindungen zum Bein können beim Absetzen gut demonstriert und wiederholt werden (und bleiben einseitig erhalten), und zusätzlich zu den überall vorhandenen Atlasbildern und Modellen eines Medianschnitts erhält man eine andere Sicht auf den Beckenboden und die Bindegewebsräume des Beckens.

Nachteile: aufwändigere und anspruchsvollere Präparation.

- Nach der Präparation des Situs abdominis und retroperitonealis und nach der Trennung des Rumpfs vom Becken (S. 117) und von den unteren Extremitäten wird als nächstes das Gebiet des Beckenbodens bearbeitet, damit das Becken

3.4 Becken

möglichst bald medianisiert und die Beckenorgane dargestellt werden können.

- Den **Beckenboden** lernt und versteht man am besten als drei Schichten von Muskulatur, die das knöcherne Becken „verschließen":

- kranial (also vom Damm aus gesehen: tief) das **Diaphragma pelvis** (M. levator ani und M. coccygeus) mit dem Levatorspalt für Harnröhre, Scheide und Anus;

- darunter das **Diaphragma urogenitale**, das den Levatorspalt im vorderen Bereich bis auf die Öffnungen für Harnröhre und Scheide verschließt;

- kaudal (also vom Damm aus gesehen: oberflächlich) **M. sphincter ani externus** und **M. bulbospongiosus**, die die bestehenden Öffnungen in einer Achtertour umschlingen, sowie der **M. ischiocavernosus**.

Fossa ischioanalis
- Beginne mit der Präparation der **Fossa ischioanalis** und den in ihr verlaufenden Gefäßen und Nerven. Lege zu diesem Zweck das Präparat mit der Dorsalseite zunächst nach oben. Um die weiter ventral gelegenen Strukturen darstellen zu können, wirst du das Präparat später wenden müssen.

- Die **Fossa ischioanalis** (früher: ischiorectalis) ist der Raum zwischen dem trichterförmigen Diaphragma pelvis (M. levator ani und M. coccygeus), das sie kranial und medial begrenzt, und dem M. obturatorius internus und seiner Faszie, die sie seitlich abschließen. Sie entsteht dadurch, dass der Beckenboden nicht einfach kaudal das knöcherne kleine Becken verschließt, wie man es sich laienhaft vorstellen könnte, sondern etwa in der Mitte des kleinen Beckens „eingehängt" ist. Nach vorn erstreckt sich die Fossa ischioanalis zwischen Diaphragma pelvis und Diaphragma urogenitale bis zur Symphyse. Sie wird also vorn durch das Diaphragma urogenitale nach kaudal begrenzt, während sie hinten nach kaudal ohne scharfe Grenze in das Fett der Dammregion übergeht.

N. pudendus
A. V. pudenda interna
Alcockscher Kanal
- Suche an der bereits präparierten Glutealregion unter dem Ligamentum sacrotuberale den **N. pudendus** und die **A. und V. pudenda interna** auf. Verfolge Gefäße und Nerv in das Fettgewebe der Fossa ischioanalis hinab.
BEACHTE: N. pudendus und Vasa pudenda interna verlaufen unterhalb des Ligamentum sacrotuberale zunächst in einer Duplikatur der Fascia obturatoria, dem sog. Alcockschen Kanal (Canalis pudendalis)

- Erinnere dich: **N. pudendus** und **Vasa pudenda interna** treten zunächst durch das Foramen infrapiriforme des Foramen ischiadicum majus aus dem Beckeninneren zur Regio glutea heraus, verlassen diese sogleich wieder durch das Foramen ischiadicum minus. Sie schlingen sich also um die Spina ischiadica, um auf diesem Weg unter den Beckenboden zu gelangen. Nach ihrem Verlauf durch den Alcockschen Kanal, einer Faszienduplikatur, die den M. obturatorius internus bedeckt, ziehen die Leitungsbahnen nach vorn zum Diaphragma urogenitale (s. u.) und dem unterhalb von ihm gelegenen Bindegewebsraum (Spatium superficiale perinei).

- Der N. pudendus gibt in der Fossa ischioanalis die Nn. anales (= rectales) inferiores ab, die motorisch den M. sphincter ani externus und sensibel die Haut an der Analöffnung innervieren.

M. obturatorius internus
Diaphragma pelvis
M. levator ani
M. coccygeus

- Entferne die Fascia obturatoria vom **M. obturatorius internus**, ohne die pudendalen Leitungsbahnen zu zerstören. Entferne in der Tiefe die Faszie, die den **M. levator ani** bedeckt.
- Wenn du in Absprache mit dem Assistenten auch den weiter dorsal gelegenen **M. coccygeus** darstellen sollst, musst du den M. gluteus maximus vom Ligamentum sacrotuberale, von Steißbein und Kreuzbein ablösen.

M. sphincter ani externus

- Stelle den **M. sphincter ani externus** dar, der die Analöffnung umgibt.

- Das **Diaphragma pelvis** setzt sich aus dem M. levator ani und dem M. coccygeus (= M. ischiococcygeus) zusammen. Am M. levator ani können drei Anteile unterschieden werden: M. puborectalis, M. pubococcygeus und M. iliococcygeus. Der M. puborectalis bildet die Levatorschenkel, die das Levatortor mit den Öffnungen für den Mastdarm, für die Harnröhre und bei der Frau für die Scheide einschließen.
- Die Muskeln des Diaphragma pelvis werden von direkten Ästen aus dem Plexus sacralis innerviert.
- M. puborectalis und M. sphincter ani externus bilden gemeinsam mit dem M. sphincter ani internus, einer spezialisierten Fortsetzung der glatten Muskulatur des Rektums, den komplizierten **Verschlussapparat des Anus**. Die Sphinkteren stehen unter einem Dauertonus, der vom Muskel selbst produziert wird, beim inneren Sphinkter aber zusätzlich von sympathischen Nervenfasern gefördert wird. Die Schlinge des M. puborectalis verschließt den Analkanal durch Zug nach vorn. Bei der Darmentleerung (Defäkation) wird das Rektum durch parasympathische Innervation kontrahiert, während die Sphinkteren erschlaffen. Dies wird vor allem vom sakralen Rückenmark (S2-S4) gesteuert.
- Während einer **Geburt** muss der **Beckenboden** offensichtlich stark gedehnt werden, was negative Folgen für die Kontinenz von Blase und Mastdarm haben kann. Die Beckenbodenmuskulatur kann aber prophylaktisch und therapeutisch trainiert werden.

N. pudendus
Vasa pudenda interna
Diaphragma urogenitale
M. transversus perinei superficialis

- Verfolge den **N. pudendus** und die **Vasa pudenda interna** nach ventral bis zum querverlaufenden M. transversus perinei superficialis, der den Hinterrand des **Diaphragma urogenitale** darstellt und von der A. pudenda interna durchbohrt werden kann.
  BEACHTE: Der **M. transversus perinei superficialis** ist bei alten Menschen eventuell nur mehr sehr schwach ausgebildet. Dennoch sind die querverlaufenden Muskelzüge meist im Fettgewebe darstellbar, wenn du die erforderliche Aufmerksamkeit walten lässt!
- Die Äste der Gefäße und des Nervs werden bei der nachfolgenden Präparation des Diaphragma urogenitale weiter nach vorn verfolgt und erhalten.

M. transversus perinei profundus
M. ischiocavernosus
M. bulbospongiosus

- Nach der Begrenzung des **M. transversus perinei superficialis** präpariere (Atlas!) den **M. transversus perinei profundus** (im Gegensatz zu den meisten Atlasabbildungen soll allerdings nach neueren Erkenntnissen bei der Frau an Stelle dieses Muskels nur eine Bindegewebsschicht, die **Membrana perinei**, vorhanden sein – sei also nicht enttäuscht, wenn das

Diaphragma urogenitale sich nur als relativ dünne Schicht darstellen lässt).

- Präpariere dann seitlich davon den **M. ischiocavernosus** und medial den **M. bulbospongiosus**, der bei der Frau beidseits die kleinen Schamlippen (Labia minora) umgibt und den Schwellkörper des Scheidenvorhofs (Bulbus vestibuli) bedeckt. Beim Mann erstreckt sich der M. bulbospongiosus auf den Schwellkörper der Harnröhre (Corpus spongiosum penis) und weiter distal auch auf den Schwellkörper des Gliedes (Corpus cavernosum penis).

- Die Muskulatur des **Diaphragma urogenitale** wird über den N. pudendus innerviert. Er gibt hier Nn. perineales ab, die beim Mann die dorsale Skrotalhaut sensibel mitversorgen, bei der Frau die hinteren Bezirke der Labia majora et minora, und endet als N. dorsalis penis bzw. clitoridis.

- Erinnere dich: Die vordersten Anteile von Skrotum und Labia majora sowie der Mons pubis fallen in das Versorgungsgebiet des Plexus lumbalis über den N. ilioinguinalis und den R. genitalis des N. genitofemoralis.

- Achte darauf, dass die darzustellenden Muskeln von dir vollständig von Fett- und Bindegewebe befreit werden. Stelle lateral auch die Ursprünge der Adduktoren des Oberschenkels am Sitzbeinhöcker (Tuber ischiadicum) sauber dar. Anschließend wird der Assistent das Präparat begutachten und die bevorstehende Medianisierung des Beckens in die Wege leiten.

3.4.3 Beckenorgane

Alternative Wenn das Becken nicht medianisiert wird, sondern auf einer Seite abgesetzt werden soll (siehe unten), gehe trotzdem zunächst die folgenden Anweisungen sowohl am Modell als auch an der Leiche durch und versuche, soweit wie möglich ins Becken hineinzupräparieren.

Medianisierung des Beckens (Assistent)

- Nach der Darstellung der Strukturen am Beckenboden werden die weichen und knöchernen Anteile des Beckens aufwärts bis zum untersten Abschnitt der Lendenwirbelsäule in der Medianebene vom Assistenten oder vom Institutspersonal durchsägt. Nachfolgend werden die Organe und Leitungsbahnen im „kleinen Becken" durchpräpariert.

- VOR der Inspektion des Beckensitus solltest du das Innere des Rektums gründlich ausspülen.

- Studiere zunächst eingehend die nachbarschaftlichen Beziehungen der Beckenorgane im Vergleich mit dem Atlasbild und unter Berücksichtigung der nachstehenden theoretischen Hinweise. Informiere dich über die begrenzenden Skelettelemente!

- Allgemein liegen die Beckenorgane im **Subperitonealraum**, einem Bindegewebsraum, der kaudal vom Diaphragma pelvis begrenzt und kranial vom Peritoneum überdeckt wird (Spatium subperitoneale). Dieser Raum wird in Nachbarschaft des Rektums **Parapkrokti-**

um genannt, im Bereich des Uterus **Parametrium**, der Vagina **Parakolpium**, und seitlich der Harnblase **Parazystium**.

- Beckenmaße
- Vollziehe zunächst die in der Geburtshilfe gebräuchlichen Maße für die Beurteilung der Durchmesser des Beckens und damit des knöchernen Geburtskanals am Präparat nach. Zeige (auch wenn es sich um eine männliche Leiche handelt):
- die **Conjugata vera** zwischen Hinterfläche der Symphyse und Promontorium;
- die **Conjugata diagonalis** zwischen Symphysenunterrand und Promontorium;
- die **Conjugata des Beckenausgangs** (Conjugata recta) zwischen Unterrand der Symphyse und der Spitze des Steißbeins;

- Die **Conjugata vera** (Conjugata obstetrica) ist die engste Stelle des Beckeneingangs für den Durchtritt des kindlichen Kopfes und beträgt ca. 11 cm, während der quere Durchmesser (Diameter transversa) ca. 13 cm beträgt. Die Conjugata vera kann bei der Untersuchung der Frau nicht direkt, aber z. B. mit Ultraschall ermittelt werden. Bei der vaginalen Untersuchung ist eventuell die Conjugata diagonalis auszumachen, die etwa 1,5 cm länger ist als die Conjugata vera. Bei normal großem Becken erreicht eine normal große Untersucherhand das Promontorium allerdings nicht (miss zum Vergleich an deinem eigenen Zeigefinger 12,5 cm ab!).
- Die **Conjugata des Beckenausgangs** (Conjugata recta) ist nur 9 cm lang. Allerdings ist das Steißbein beweglich und kann vom Kopf des Kindes um ca. 2 cm nach dorsal geschoben werden. Damit ist der Abstand der beiden Tubera ischiadica (ca. 11 cm) der kleinste Durchmesser der Beckenausgangsebene. Daher muss sich der kindliche Kopf zwischen Beckeneingang und Beckenausgang bei der Geburt um 90° drehen.

Excavatio rectouterina (Douglas-Raum)
Excavatio vesicouterina

- Zeige am Präparat die Einsenkungen des Peritonealraums zwischen die Beckenorgane:
- bei der Frau zwischen Harnblase und Uterus die **Excavatio vesicouterina**, zwischen Uterus und Rektum die **Excavatio rectouterina (Douglas-Raum)**. Beide werden durch das Ligamentum latum uteri getrennt!

Excavatio rectovesicalis

- beim Mann zwischen Harnblase und Rektum die **Excavatio rectovesicalis**.

- Während der **Entwicklung** gelangen die Beckenorgane in direkten Kontakt mit dem Peritoneum. Dieses legt sich den Konturen der Organe an, seine Einfaltungen reichen als Excavationes zwischen sie hinab. Auf diese Weise werden die Beckenorgane letztendlich entweder ganz (sekundär intraperitoneal) oder nur teilweise (sub- oder infraperitoneal) von Bauchfell bedeckt.
- Durch das Einschieben von Ovarien, Eileitern und Uterus in das Peritoneum entsteht eine frontal stehende Peritonealduplikatur, das **Ligamentum latum uteri**.
- Das Bindegewebe des **Subperitonealraums** ist zu bandartigen Faserzügen formiert, die die Beckenorgane im knöchernen Becken und auch untereinander fixieren. Zum Beispiel befestigt das Ligamentum cardinale uteri (s. u.) die Gebärmutter seitlich am Knochen.

- Wird z. B. im Rahmen entzündlicher Erkrankungen ein eitriges Exsudat abgesondert oder blutet es in die Bauchhöhle, so sammelt sich die Flüssigkeit aufgrund der Schwerkraft in den tiefsten Abschnitten des Peritonealraums an, also bei der Frau vor allem im Douglas-Raum.

Rektum
- Dorsal, unmittelbar vor der Vorderfläche von Kreuz- und Steißbein liegt der **Mastdarm** (Rektum).
  - Unterscheide in seinem Verlauf: Flexura sacralis, Flexura perinealis. Ampulla recti, Analkanal, Anus.

Kohlrausch-Falte
  - Suche die Kohlrausch-Falte auf (Plica transversa recti), die oberhalb der Ampulla recti in das Darmlumen vorspringt.

- BEACHTE: Die quer verlaufende Kohlrausch-Falte liegt bei der Frau etwa in der Höhe der tiefsten Stelle des Douglasschen Raums und in Hohe des hinteren Scheidengewolbes (s. u.), beim Mann in Höhe der Excavatio rectovesicalis.
- MERKE dir die **topographischen Beziehungen** des Rektums und zeige sie, soweit sie im unpräparierten Zustand sichtbar sind:
- Seitlich und hinter dem Rektum verborgen sind die Äste des **Plexus sacralis** sowie die durch das Foramen ischiadicum majus austretenden Nerven und Gefäße.
- Bei der Frau wird das Rektum nach vorn durch den Douglas-Raum vom **Uterus** getrennt. Die Ampulla recti liegt der **Scheidenhinterwand** an.
- Beim Mann bestehen im oberen Rektumabschnitt enge Beziehungen zur Hinterfläche der **Harnblase**, getrennt durch die Excavatio rectovesicalis. Unterhalb von ihr befinden sich die **Prostata** und die Samenblase vor dem Rektum.
- Das Rektum liegt in seinem Anfangsteil retroperitoneal, später extraperitoneal und hat dementsprechend kein „Meso". „Mesorektum" ist die unglückliche, aber in der Chirurgie übliche Bezeichnung für den Bindegewebsraum um das Rektum herum (s. S. 96).
- Die arterielle Versorgung des Rektums erfolgt über drei Arterien:
- die **A. rectalis superior** aus der A. mesenterica inferior,
- die **A. rectalis media** aus der A. iliaca interna,
- die **A. rectalis inferior** aus der A. pudenda interna (Ast der A. iliaca interna).
- Analog erfolgt der venose Abfluss aus dem Mastdarm. Aus einem gemeinsamen Plexus venosus rectalis ergeben sich:
- die V. rectalis superior, die über die V. mesenterica inferior Blut in das Pfortadersystem führt,
- die V. rectalis media zur V. iliaca interna, weiter zur V. iliaca communis und V. cava inferior,
- die V. rectalis inferior zur V. pudenda interna, die in die V. iliaca interna einmündet.
- Studiere die Wege der Lymphgefäße aus dem Rektum und die Lage der zugehörigen Lymphknoten:
- Aus dem oberen Abschnitt des Rektum erfolgt der Lymphabfluss analog den Venen direkt zu **Lymphknoten des Bauchraums** (über Nodi lymphatici colici sinistri und Nodi lymphatici mesenterici inferiores zu den lumbalen = para-aortalen Lymphknoten).

- Aus den kaudalen Rektumabschnitten bis oberhalb des Beckenbodens erreicht die Lymphe die **Nodi lymphatici iliaci interni** neben den gleichnamigen Gefäßen sowie Lymphknoten an der Innenseite des Kreuzbeins.
- Die Lymphe aus der Analregion gelangt größtenteils zu den oberflächlichen Leistenlymphknoten (**Nodi lymphatici inguinales superficiales**).
- Diese Lymphwege sind von großer Bedeutung für die Ausbreitung von Lymphknoten-Metastasen beim Rektumkarzinom, dem häufigsten bösartigen Darmtumor. Je tiefer der Tumor sitzt, desto eher werden alle drei Wege befallen, was eine entsprechend schlechtere Prognose zur Folge hat.

Vesica urinaria
- Bezeichne am Präparat die einzelnen Abschnitte der **Harnblase** (Vesica urinaria): Apex, Corpus, Fundus und Cervix vesicae.
- Beachte, dass die Oberseite der **Harnblase** vom Peritoneum bedeckt wird. Im stark gefüllten Zustand kann die Harnblase die Höhe des Nabels erreichen. Die entleerte Blase überragt den Hinterrand der Symphyse nur knapp.
- MERKE: Mit zunehmender Füllung der Harnblase wird auch die Peritonealbedeckung nabelwärts verschoben. Dabei wird die Vorderfläche der Blase, die nicht von Peritoneum überzogen ist, oberhalb der Symphyse zugänglich. Hier kann z. B. die Harnblase punktiert werden (suprapubische Blasenpunktion), ohne mit der Nadel die Peritonealhöhle zu verletzen!

Ureter
- Suche den **Harnleiter** (s. S. 114) auf, der hinten oben in die Blase eintritt, in ihrer Muskelwand abwärts läuft und in der unteren Hälfte der Blasenhinterwand mündet. Suche seine Öffnung in die Blase (Ostium ureteris) und das davon begrenzte Trigonum vesicae.
- Der dreieckige Bezirk zwischen den beiden Ureterostien und dem Abgang der Harnröhre (Urethra) heißt **Trigonum vesicae**.
- Dorsal von der Harnblase liegt beim Mann das Rektum; zwischen beide Organe senkt sich die Excavatio rectovesicalis hinab. Unterhalb deren Spitze stehen Fundus vesicae und Rektumvorderwand direkt in Berührung (Trigonum vesicorectale).
- Bei der Frau liegt die Blase vor dem oberen Anteil der Vorderwand der Vagina und vor dem Uterushals. Der Uteruskörper, der in der Regel nach vorn geneigt ist, liegt ihrer Oberseite von dorsal auf.
- Die arterielle Versorgung erfolgt hauptsächlich durch:
- die **Aa. vesicales superiores** aus dem nicht obliterierten Anfangsteil der A. umbilicalis zur Ober- und Seitenfläche;
- die **A. vesicalis inferior** aus der A. iliaca interna zum Fundus vesicae.
- Die Venen der Harnblase gehen aus dem Plexus venosus vesicalis hervor, der beim Mann enge Verbindungen mit dem Plexus venosus prostaticus hat.
- Der Lymphabfluss erreicht die inneren und äußeren Nodi lymphatici iliaci, z. T. die Nodi lymphatici sacrales.

3.4 Becken

Urethra
- Verfolge die **Harnröhre** in ihrem Verlauf:
  - bei der Frau zwischen Symphyse und Scheidenvorderwand abwärts durch das Diaphragma pelvis bis zu ihrer Mündung unterhalb der Klitoris. Hier liegt die engste Stelle der Harnröhre bei der Frau.
  - Unterscheide an der Urethra des Mannes vier Abschnitte: Pars intramuralis, Pars prostatica, Pars membranacea, Pars spongiosa.

- Einen „M. sphincter urethrae internus" am Blasenausgang, wie er noch in einigen Büchern steht, gibt es anatomisch zumindest bei der Frau nicht, und auch beim Mann ist seine Existenz umstritten. Beim Wasserlassen (Miktion) sinkt der Beckenboden ab, woraufhin sich der unterste Teil der Harnblase und der Anfangsteil der Harnröhre trichterförmig öffnen. Für den Blasenverschluss und die Harnkontinenz reicht es offenbar aus, dass der Beckenboden sich anspannt, die Muskulatur am Blasengrund einen gewissen Tonus hat, und die Schleimhaut sich unter Mithilfe von Venenpolstern aneinanderlegt. Dies erklärt, warum eine Beckenbodenschwäche zur Inkontinenz führt.

- Die **Pars prostatica** der Urethra nimmt die Ausführungsgänge der Prostata und beidseits den Ductus ejaculatorius, den Endabschnitt des Samenleiters (Ductus deferens) auf.

- Im Bereich der **Pars membranacea** (diaphragmatica) tritt die Harnröhre des Mannes durch das Diaphragma pelvis und ist hier am engsten. Abspaltungen des M. transversus perinei profundus bilden um die Pars membranacea den M. sphincter urethrae externus.

- Die **Pars spongiosa** verläuft im Corpus spongiosum urethrae des Penis.

- BEACHTE (Atlas!), dass die Harnröhre des Mannes S-förmig verläuft. Beim Katheterisieren muss zum Ausgleich der ersten Krümmung der Penis nach kranial gehalten werden. Die zweite Krümmung im Bereich des Beckenbodens ist durch Zug nach kaudal nur bedingt auszugleichen. Hier treten die meisten Probleme beim Katheterisieren auf, da die Krümmung vor der engsten Stelle liegt und sich die Urethra zudem davor zur „Ampulle" erweitert, also dem eingeführten Katheter nicht gut als Führungsschiene dient. Es kann daher vorteilhaft sein, gebogene Katheter zu verwenden.

Prostata
Glandula vesiculosa
- Bezeichne an der männlichen Leiche die Lage der **Prostata** sowie hinter ihr unter der Blasenhinterwand die Anschnitte der **Samenblase** (Glandula vesiculosa oder Vesicula seminalis).

- Die Hinterfläche der **Prostata** kann der Arzt bei der rektalen Untersuchung abtasten, um insbesondere nach der häufigen Prostatavergrößerung und nach Tumoren zu fahnden. Die normale Prostata ist kastaniengroß, fühlt sich prall-elastisch an – ähnlich wie ein angespannter Muskel – und hat dorsal einen tastbaren medianen Sulcus, der bei Vergrößerung des Organs verstreichen kann.

- Entsprechend der Lage der Prostata um die Harnröhre herum sind die ersten Symptome einer gutartigen Prostatavergrößerung meist die Folgen einer Einengung der Harnröhre: langsameres und erschwertes Wasserlassen, unvollständige Entleerung der Blase („Restharn"), nächtlicher Harndrang.

- Samenblase und Prostata werden von der A. vesicalis inferior versorgt.

Ovar
- Zeige an der weiblichen Leiche die Lage des **Eierstocks** (Ovar) und des **Eileiters** (Tuba uterina). Vergleiche mit dem

Tuba uterina Atlasbild und bezeichne den Verlauf der Haltebänder des Ovars: Ligamentum suspensorium ovarii, Ligamentum ovarii proprium.

- Das **Ovar** ist intraperitoneal gelegen. Es hat ein „Meso", das Mesovar, das nach unten mit dem Ligamentum latum uteri in Verbindung steht. Im Mesovar verläuft der R. ovaricus der A. uterina zum Ovar!
- Das **Ligamentum suspensorium ovarii** zieht beidseits aufwärts zur hinteren und seitlichen Beckenwand und führt die A. ovarica (aus der Aorta abdominalis) zum Ovar.
- Das **Ligamentum ovarii proprium** zieht vom Ovar nach medial zum Tubenwinkel des Uterus.
- Die A. ovarica und der R. ovaricus der A. uterina (aus der A. iliaca interna) anastomosieren miteinander.
- Der **Eileiter** (lateinisch Tuba uterina, griechisch Salpinx, englisch Fallopian tube) liegt ebenfalls intraperitoneal und hat dementsprechend ein „Meso", die Mesosalpinx. Die Mesosalpinx entspricht dem obersten Anteil des Ligamentum latum uteri (oberhalb des Mesovar). Der Eileiter teilt sich in Pars uterina, Isthmus (Enge), Ampulla und Infundibulum (Trichter). Der Eileiter wird vom R. tubarius der A. uterina und über die A. ovarica arteriell versorgt.
- Beim Eisprung (Ovulation) wird die Eizelle vom Infundibulum „aufgegriffen". Die eventuelle Befruchtung durch Spermien findet normalerweise in der Ampulle statt. Nach sechs Tagen Tubenwanderung kommt es zur Einnistung (Implantation) in die Gebärmutterschleimhaut, meist an der Hinterwand. Bei Störungen des Eileitertransports, z. B. nach früheren Entzündungen, kann es zur Einnistung im Eileiter kommen (Tubenschwangerschaft). Das ist gefährlich, weil die wachsende Frucht im Eileiter platzen und eine massive Blutung in die Bauchhöhle verursachen kann.

Uterus
- Unterscheide an der **Gebärmutter** ihre einzelnen Abschnitte: Fundus, Corpus (obere zwei Drittel) und Cervix uteri. Zeige den Tubenwinkel. Grenze die beiden Anteile der Cervix ab: Portio supravaginalis und Portio vaginalis, die sich in das Scheidengewölbe vorschiebt.

Vagina
- Unterscheide die einzelnen Abschnitte der **Scheide** (Vagina): Scheidenvorhof (Vestibulum), Scheidenöffnung (Ostium vaginae), vordere und hintere Scheidenwand sowie vor und hinter der Portio vaginalis das vordere und hintere Scheidengewölbe (Fornix vaginae).

- In der Regel ist der **Uterus** gegenüber der Vagina nach vorn geneigt (Anteversio), zusätzlich der Corpus gegenüber der Cervix nach vorn abgewinkelt (Anteflexio). Nicht selten ist der Corpus zum Gebärmutterhals nach dorsal geneigt (Retroflexio uteri). Der Corpus uteri liegt vollständig intraperitoneal (was im Grunde logisch ist, denn er wird ja in der Schwangerschaft zu einem intraabdominellen Organ). Die Zervix wird allerdings nur hinten von Peritoneum bedeckt. Der Uterus liegt mit Eileitern und Eierstöcken in der Peritonealduplikatur des Ligamentum latum uteri.
- Das Bindegewebe des **Parametrium**, das den Uterus seitlich umgibt, bildet insbesondere im Zervix-Bereich Haltebänder aus, die in der Klinik auch „Pfeiler" genannt werden. Am Boden des Ligamentum latum liegt das **Ligamentum cardinale** (Mackenrodt-Band, Zervix-Pfeiler), das zur seitlichen Beckenwand zieht. Außerdem ziehen Bänder nach vorn

(Ligamentum pubocervicale, Blasenpfeiler) und nach hinten (Ligamentum rectouterinum, uterosakrales Band, Rektumpfeiler). Eine Insuffizienz (Schwäche) dieser Haltebänder und des ebenfalls haltenden Beckenbodens kann zu einem Herabsinken des Uterus und im Extremfall zu einem Gebärmuttervorfall (**Uterusprolaps**) führen.

- Im Bereich des Tubenwinkels entspringt nach vorn und seitlich das **Ligamentum teres uteri** (= **Ligamentum rotundum**) zur Bauchwand und zieht durch den Leistenkanal zu den Labia majora. Es hat keine bedeutende Haltefunktion. Über dies Band können Metastasen eines Uteruskarzinoms (Gebärmutterkrebs) in die inguinalen Lymphknoten gelangen!

- Die arterielle Versorgung erfolgt über die **A. uterina** aus der A. iliaca interna. Sie entsendet den R. ovaricus zum Eierstock, den R. tubarius zum Eileiter und die A. vaginalis zur Scheide. Der venöse Abfluss aus dem Venenplexus von Uterus und Vagina erreicht die V. iliaca interna beider Seiten.

- Die **A. uterina** wird kurz vor der Uteruswand vom **Ureter** unterkreuzt. Wenn bei der operativen Entfernung des Uterus (Hysterektomie) die Arterie unterbunden werden muss, besteht daher die Gefahr, dass unbeabsichtigt der Harnleiter mit unterbunden wird.

Entfernung des Peritoneums	• Zu Beginn der Präparation im Beckensitus sollst du das **Peritoneum** zunächst stumpf von oben zu den Organen hin von der Unterlage ablösen und im Rahmen der Gefäßpräparation schrittweise entfernen.
A. V. iliaca communis	• Nimm die Gefäßdarstellung an den Hauptstämmen der **A. und V. iliaca communis** auf. Stelle ihre Gabelung in die A. und V. iliaca externa und interna dar.
A. V. iliaca externa	• Verfolge zunächst die **Vasa iliaca externa** abwärts bis zur Innenseite der Lacuna vasorum. BEACHTE (Atlas!!): Über die Vasa iliaca externa kreuzen der Ureter sowie der Ductus deferens!
A. epigastrica inferior *A. circumflexa ilium profunda*	• Präpariere die Äste der A. iliaca externa vor ihrem Durchtritt durch die Lacuna vasorum: – die **A. epigastrica inferior**; – die **A. circumflexa ilium profunda**. • Erinnere dich: die A. epigastrica inferior verläuft von ihrem Abgang in der Plica umbilicalis lateralis aufwärts, dringt in die Rektusscheide ein und anastomosiert mit der A. epigastrica superior aus der A. thoracica interna.
A. iliaca interna	• Stelle jetzt der Reihe nach die Äste der **A. iliaca interna** sauber dar. Zu ihrer ausreichenden Verfolgung musst du die Organe vorsichtig mobilisieren. • BEACHTE: Der Übersichtlichkeit halber kannst du die venösen Begleitgefäße entfernen. Von der Vena iliaca interna bleibt nur der kurze Hauptstamm stehen!
A. iliolumbalis *A. glutea superior* *N. gluteus superior*	• Präpariere folgende Gefäße:

	– nach dorsal die **A. iliolumbalis**, **Aa. sacrales laterales** und die **A. glutea superior**, die vom N. gluteus superior begleitet wird;
A. umbilicalis *Aa. vesicales superiores* *A. obturatoria* *N. obturatorius* *A. vesicalis inferior* *A. uterina* *A. rectalis media* *A. glutea inferior* *N. gluteus inferior*	– nach vorn abzweigend:
	– die **A. umbilicalis** bis zu den Aa. vesicales superiores. Achte auf den Übergang des obliterierten Endteils der Arterie in die Plica umbilicalis medialis an der vorderen Bauchwand.
	– die **A. obturatoria**, die vom N. obturatorius begleitet wird;
	– die **A. vesicalis inferior**;
	– bei der Frau die **A. uterina** – verfolge sie bis zur Unterkreuzung durch den Ureter (s. o.);
	– die **A. rectalis media**. Suche erneut die A. rectalis superior auf, die zum oberen Abschnitt des Rektums führt.
	– die **A. glutea inferior**, die am Oberrand des M. levator ani mit dem N. gluteus inferior durch das Foramen infrapiriforme hinauszieht.

- Die **A. obturatoria** entspringt häufig nicht aus der A. iliaca interna, sondern aus der A. epigastrica inferior und überquert auf dem Weg zum Canalis obturatorius den oberen Schambeinast. Da sie in dieser Situation bei Beckenfrakturen oder bestimmten Operationen verletzt werden und bluten kann, was früher öfter als heute zum Tod führen konnte, hat man diese Variante „Corona mortis" genannt.

Plexus sacralis *M. piriformis* *M. coccygeus*	• Löse das **Rektum** vorsichtig vom umgebenden Bindegewebe und lege es nach medial heraus, falls du es noch nicht getan hast. Vervollständige die Darstellung der Arterien. Säubere in der Tiefe die dicken Stränge des Plexus sacralis und die Muskeloberfläche des M. piriformis und des Diaphragma pelvis (M. coccygeus).

- Erinnere dich an die durch das Foramen suprapiriforme und infrapiriforme durchtretenden Strukturen (S. 244!).

  - Scheue dich nicht, das Präparat kurz zu wenden und die im Becken präparierten, zur Regio glutea austretenden Gefäße und Nerven dort noch einmal aufzusuchen!

Plexus hypogastricus *superior / inferior*	• Gehe den Faserzügen des **Plexus hypogastricus superior** des Sympathicus, der vor der Aortengabelung durchtrennt worden war, nach kaudal nach und versuche, den **Plexus hypogastricus inferior** mit seinen Verbindungen zum Plexus sacralis darzustellen.

- Der **Plexus hypogastricus inferior** (= Plexus pelvicus) erhält sympathische Fasern über den Plexus hypogastricus superior und über den Grenzstrang sowie parasympathische Fasern über die Nn. splanchnici pelvici. Vom Plexus hypogastricus inferior gehen die Fasern zu den Ganglien der verschiedenen Organe (Plexus rectalis, Plexus vesicalis, Plexus uterovaginalis etc.). Mache dir klar, dass von diesen Nervengeflechten Blasen- und Mastdarmfunkton sowie die erektile Potenz abhängen. Bei Operationen im kleinen Becken,

z. B. bei der Prostatektomie wegen Prostatakrebs, müssen sie daher möglichst geschont werden.

3.4.4 Seitlicher Zugang zum Beckensitus

Alternative *Wie oben (S. 117) erwähnt, wird im Folgenden ein alternativer Zugang zu den Beckenorganen beschrieben (Vorgehen nach BOGUSCH/VEH).*

- Der Assistent muss anhand des bisherigen Präparationsfortschritts, insbesondere in der Fossa ischioanalis und beim äußeren Genitale, entscheiden, welche Seite sich besser für das Absetzen des Beines eignet. Die folgenden Voraussetzungen für diesen Zugang sollten nach der Präparation von Bein und Rumpfwand erfüllt sein bzw. müssen gegebenenfalls noch geschaffen werden:
- Von dorsal:
  - Das oberflächliche Blatt der Fascia thoracolumbalis und die kaudalen Ursprünge des M. longissimus und des M. iliocostalis sollten abgesetzt sein.
  - Eröffnetes Spatium subgluteale. Dabei sollte der M. gluteus maximus möglichst dicht am Ursprung vom Knochen abgetrennt worden sein.
  - Fossa ischioanalis: Der Alcocksche Kanal sollte eröffnet und die Nerven und Gefäße (A. V. pudenda interna, N. pudendus) dargestellt sein. Das Diaphragma urogenitale muss abgrenzbar sein.
- Von ventral:
  - M. psoas major und minor, A. V. iliaca communis, A. V. iliaca externa und interna (letztere mit ersten parietalen Ästen) und die Nerven des Plexus lumbalis sollten freigelegt sein.
  - Präparation von Penis/Clitoris mit Lig. fundiforme und suspensorium. Samenstrang und Hoden sind aus dem Skrotum entnommen.
  - Ursprung des M. gracilis ist freigelegt.
- Die Nerven und Gefäße werden nun vom Assistenten grundsätzlich so durchtrennt, dass man sie auch nach dem Absetzen des Beines noch an beiden Teilpräparaten erkennen kann; besser etwas mehr distal als zu weit proximal.
- Schnittführung von dorsal:
  - Unter Erhaltung (!) der pudendalen Leitungsbahnen und des Plexus sacralis werden durchtrennt: der **M. piriformis** (im Spatium subgluteale), die **A.V. glutea superior** und der **N. glutea superior**, die **A.V. glutea inferior**, die **Nn. ischiadicus, glutea inferior** und **cutaneus femoris posterior**. (Die Vasa pudenda interna und der N. pudendus können hinterher wieder um das Lig. sacrospinale gelegt werden.)

3 Präparation der Körperhöhlen

- Abtrennen des Ursprungs des **M. quadratus lumborum**. Durchschneiden des **Lig. iliolumbale**, der **Ligg. sacroiliaca dorsalia** und, soweit erreichbar, auch der Ligg. sacroiliaca interossea sowie der **Lig. sacrotuberale** und **Lig. sacrospinale**.
- Schnittführung von ventral:
  - Absetzen der platten **Bauchwandmuskulatur** von der Crista iliaca, dem Lig. inguinale und der Symphyse. Abdrängen des Lig. umbilicale medianum zur Gegenseite (es bleibt in Verbindung mit der Blase erhalten).
  - Schnitt durch den **Ductus deferens** und die **Vasa testicularia** (NICHT jedoch die Vasa ovarica!). Ein Hoden bleibt am abgesetzten Bein befestigt.
  - Schnitt durch die ventrale Partie des **M. psoas major** und minor bis auf den Plexus lumbalis. Darstellung des Plexus lumbalis mit Bezug zum Plexus sacralis, Durchtrennung der **Nn. iliohypogastricus, ilioinguinalis, cutaneus femoris lateralis, femoralis, obturatorius** und **genitofemoralis** unter Erhaltung des Plexus.
  - Schnitt durch die **Aa. und Vv. iliaca externa, obturatoria, iliolumbalis** und **umbilicalis**.
  - Aufsuchen der **Articulatio sacroiliaca** und Durchtrennen des Lig. sacroiliacum ventrale. Eindringen mit breitem Meißel in den Gelenkspalt in sagittaler Richtung (zur besseren Orientierung ein Skelett oder Bänderbecken bereithalten). Wegen der topographischen Verhältnisse der Tuberositas sacralis und iliaca ist eine saubere Exartikulation nicht gut möglich. Meistens schlägt man mit dem Meißel die Tuberositas iliaca von der Ala ossis ilii ab. Das wirkt sich aber kaum störend aus.
  - Abdrängen der Harnblase von der Symphyse. Durchtrennen des Lig. pubicum superius und der **Symphyse** (möglichst median) mit breitem Meißel. Auf die V. dorsalis penis/clitoridis profunda achten. Man kann sie gut erhalten.
- Langsames Abklappen des Os coxae mit dem Bein zur Seite. Dabei werden das **Crus penis/clitoridis** mit dem zugehörigen Muskel und das **Diaphragma urogenitale** scharf vom Ramus inferior des Os pubis abgesetzt (eng am Knochen bleiben). Beim langsamen Aufklappen spannt sich dann das **Diaphragma pelvis**, das nun von oben mit dem Skalpell von der Faszie des M. obturatorius internus abgetrennt wird (Schnitt am Arcus tendineus).

Studium der beiden getrennten Teile

- Als erstes müsst ihr nun einige Zeit darauf verwenden, sowohl am Becken als am abgesetzten Bein die entstandenen „Schnittflächen" zu studieren, um die ungewöhnliche Ansicht zu verstehen. Sucht dabei zunächst folgende Strukturen auf:

- am abgesetzten Bein mit Beckenknochen: **A.V.N. obturatorius** (eventuell mit „Corona mortis", s. S. 130), **M. obturatorius internus** mit Ansatzstelle des Beckenbodens (der Teil oberhalb des Beckenbodens sollte noch mit Faszie bedeckt sein), die durchtrennten **Ligamenta sacrotuberale** und **sacrospinale**;

- am Becken: Symphyse, **Facies auricularis** des Iliosakralgelenkes (wahrscheinlich zerstört), die durchtrennten **Ligamenta sacrotuberale und sacrospinale**, dazwischen die pudendalen Leitungsbahnen (die in einem großen dorsalen Bogen unterhalb des Beckenbodens Richtung Symphyse laufen), Plexus sacralis (oberhalb des durchtrennten N. ischiadicus) und insbesondere verschiedene Äste der A. iliaca interna, die ebenfalls in einem langen Bogen von hinten in das Bindegewebe des kleinen Beckens ziehen und von sehr vielen Venen umgeben sind; versuche die einzelnen Anteile dieses Bindegewebes zu benennen: Paraproktium, Parazystium, bei der Frau Parametrium, Parakolpium.

Plexus venosus vesicalis
Plexus venosus rectalis
Plexus venosus prostaticus
Plexus venosus uterinus / vaginalis

- Präpariere nun zunächst die Äste der A. und V. iliaca interna, die zu den Organen ziehen und stelle die großen **Venengeflechte** um die Beckenorgane herum dar. Sie werden je nach anliegendem Organ benannt.

• Die mächtigen **Venengeflechte** im kleinen Becken scheinen als Polster für den Druck der Eingeweide, aber auch als Ausgleichsraum für die verschiedenen Füllungszustände der Beckenorgane zu dienen.

- Wenn alle in der Gruppe die **Venengeflechte** gesehen haben, kannst du sie vollständig entfernen. Die Arterien sollst du dabei aber erhalten und weiter darstellen. Arbeite dich dann weiter zu den Organen vor, indem du das umgebende Fett und Bindegewebe entfernst.

- Bei einer MÄNNLICHEN Leiche sollen folgende Strukturen von lateral dargestellt werden: **Rektum** und **Harnblase**, dazwischen der **Harnleiter**, die **Samenblase** (Glandula vesiculosa) und medial von ihr der Endabschnitt des **Samenleiters** (Ductus deferens) sowie unter der Harnblase die **Prostata**.

  - Unterhalb des Beckenbodens kannst du an der Stelle, wo der Ramus inferior ossis pubis entfernt wurde (unterhalb der Symphyse) die Präparation der Peniswurzel vervollständigen und die **Mm. ischiocavernosus** und **bulbospongiosus** darstellen.

- Bei einer WEIBLICHEN Leiche sollen folgende Strukturen von lateral dargestellt werden: **Rektum** und **Harnblase**, **Uterus** und **Vagina**. Insbesondere solltest du die **A. uterina** auffinden und bis zu der Stelle verfolgen, an der sie vom Ureter unterkreuzt wird.

  - Unterhalb des Beckenbodens kannst du wie beim Mann die **Mm. ischiocavernosus** und **bulbospongiosus** präparieren.

- Bei beiden Geschlechtern kann der Assistent schließlich die **Harnblase** an ihrer höchsten Stelle quer eröffnen, so dass du das Innenrelief studieren und das **Trigonum vesicae** mit den Öffnungen der Ureteren und der Urethra aufsuchen kannst.

4 Hals

4.1 Hals und Mundboden, oberflächliche Präparation

Hautpräparation

- Bevor du die Haut im Halsbereich abpräparierst, lies vorher den Abschnitt über das technische Vorgehen, insbesondere die Hinweise für dein Gebiet auf S. 21!
- Bevor du an die Präparation des Halses gehst, informiere dich unbedingt im Atlasbild über die topographischen Verhältnisse!

- Merke dir, dass es am Hals drei **Halsfaszien** gibt. Die oberflächliche Halsfaszie (**Lamina superficialis** fasciae cervicalis) liegt unmittelbar unter dem Platysma. Sie zieht vom Unterrand des Unterkiefers über das Zungenbein zum Vorderrand des Brustbeins und des Schlüsselbeins und bildet auch die Faszie des M. sternocleidomastoideus.
- Die mittlere Halsfaszie (**Lamina praetrachealis**) umhüllt die untere Zungenbeinmuskulatur und zieht vom Zungenbein zur Hinterfläche von Brust- und Schlüsselbein. Sie liegt damit wie ein dreieckiges Tuch vor Kehlkopf und Schilddrüse.
- Die tiefe Halsfaszie (**Lamina praevertebralis**) bedeckt die prävertebrale Muskulatur und die Mm. scaleni.
- In den Verschieberäumen zwischen den Halseingeweiden und der mittleren und tiefen Halsfaszie und entlang der Leitungsbahnen des Halses können sich Entzündungen oder Blutungen abwärts ausbreiten und bis in die Brusthöhle gelangen.
- Der **M. sternocleidomastoideus** entspringt mit zwei Köpfen vom Brust- und vom Schlüsselbein und zieht schräg aufwärts zum Processus mastoideus des Schläfenbeins. In seiner Mitte treten am Hinterrand die sensiblen Hautäste des Plexus cervicalis hervor: diese Stelle wird **Punctum nervosum** oder Erbscher Punkt genannt. Hier wirst du später auf folgende Nerven stoßen:

- Der **N. transversus colli** innerviert die Haut an der Vorderseite des Halses, zieht vom Hinterrand des M. sternocleidomastoideus nach vorn und durchbricht mit feinen Ästen das Platysma.
- Die **Nn. supraclaviculares** ziehen abwärts und versorgen die Haut an der Seite des Halses, auf der Schulter und einige cm über die Clavicula hinaus bis auf die Brust.
- Der **N. auricularis magnus** zieht mit zwei starken Ästen aufwärts zur Ohrmuschel.
- Der **N. occipitalis minor** verläuft schräg nach hinten oben am Hinterrand des M. sternocleidomastoideus zum Hinterkopf und innerviert dessen laterale Seite.

Platysma
N. transversus colli

- Präpariere zuerst das **Platysma** in seiner vollen Ausdehnung. Achte auf feinste Äste des **N. transversus colli**, die den Muskel durchbrechen, und auf die Nn. supraclaviculares, die zwischen seinen zackenförmigen Ausläufern hervortreten.

- Das **Platysma** ist ein dünner Hautmuskel, der die Vorderseite des Halses vom Unterkieferrand bis über das Schlüsselbein hinweg bedeckt. Wie die mimische Muskulatur des Gesichts stammt das Platysma aus dem zweiten Kiemenbogen und wird vom zugehörigen Kiemenbogennerven versorgt, dem N. facialis. Der Muskel ist ein entwicklungsgeschichtliches Rudiment (einige Tiere können durch Zucken solcher subkutaner Muskeln z. B. Insekten von ihrer Haut verscheuchen).

Nn. supraclaviculares
- Stelle die **Nn. supraclaviculares** möglichst vollständig dar. Sie sind in drei Portionen gebündelt (mediales, intermedii, laterales). Die lateralen Äste treten eventuell relativ weit hinten an die Schulter heran; du wirst sie in diesem Fall erst bei der späteren Präparation des lateralen Halsdreiecks auffinden.

Abklappen des Platysma
- Sobald der Assistent damit einverstanden ist, musst du das **Platysma** von kaudal nach kranial hochklappen. Präpariere von seinen zackenförmigen Ausläufern nach oben und trenne den Muskel scharf von seiner bindegewebigen Unterlage ab (Abb. 4-1).

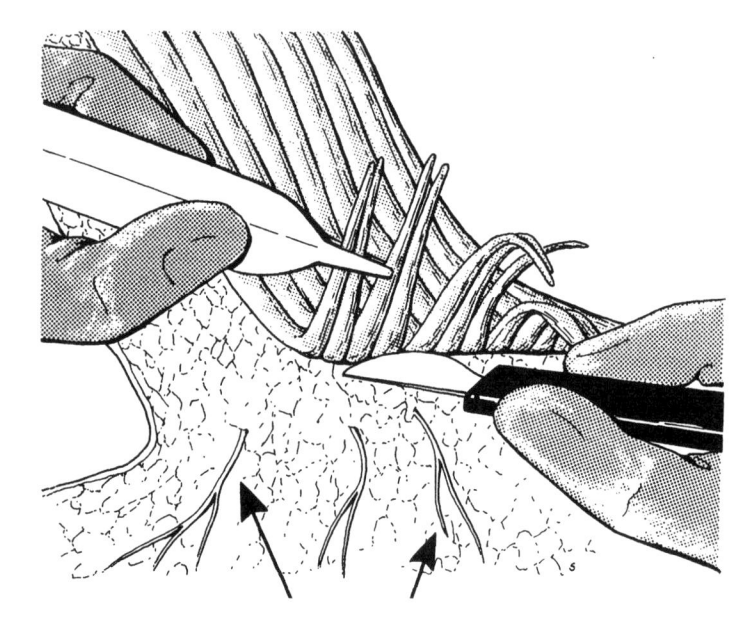

Abbildung 4-1:
Ablösung des Platysma vom subkutanen Fettgewebe unter Erhalt der Nn. supraclaviculares (Pfeile)

- Arbeite hart an der Unterfläche des Platysma, sonst zerstörst du bereits die Lamina superficialis der Halsfaszie und darunter gelegene Strukturen (Nerven, Venen)!
- In halber Höhe wirst du auf den quer zur Muskelfaserrichtung verlaufenden **N. transversus colli** stoßen, den du nicht zerstören solltest!

R. colli n. facialis
- ACHTE im obersten Anteil auf den **Ramus colli des N. facialis**, der das Platysma innerviert!
- Zerstöre im oberen, seitlichen Halsbereich nicht den unteren Abschnitt der **Ohrspeicheldrüse** (Atlas!).

4.1 Hals und Mundboden, oberflächliche Präparation

- Lege das Platysma nach oben, so dass es nur noch am Unterrand des Unterkiefers hängt. Später wird der Assistent bei Gelegenheit das Platysma auf die Hälfte seiner Länge kürzen.

Laterales Halsdreieck
Punctum nervosum

- Stelle die **sensiblen Nerven des Punctum nervosum** dar, bevor sie deinem Messer zum Opfer fallen. Mache dir klar, dass du dabei die Lamina superficialis der Halsfaszie spaltest!

N. transversus colli
N. auricularis magnus
N. occipitalis minor
Nn. supraclaviculares

- Wenn du ihn nicht bereits beim Hochklappen des Platysma gefunden hast, suche den **N. transversus colli** auf (Atlas!), der etwa in der Mitte des M. sternocleidomastoideus von seinem Hinterrand nach vorn zieht. Präpariere seine Äste! Verfolge seinen aufsteigenden Zweig, über den er mit dem R. colli des N. facialis anastomosiert (diese Verbindung wurde früher Ansa cervicalis *superficialis* genannt)

- Der **N. auricularis magnus** tritt am Hinterrand des M. sternocleidomastoideus etwas oberhalb vom N. transversus colli zu Tage. Er teilt sich früher oder später in zwei meist starke Äste auf und zieht aufwärts zum Ohr.

- Am schwierigsten zu finden ist der **N. occipitalis minor**, der als oberster der Nerven des Punctum nervosum dem Hinterrand des M. sternocleidomastoideus nach hinten oben folgt und auf diese Weise das Hinterhaupt erreicht. Dieser Nerv ist für die weitere Präparation deshalb wichtig, weil du später durch Zurückverfolgen des Nervs den N. accessorius am leichtesten auffinden kannst.

- Die **Nn. supraclaviculares**, die du bei der Darstellung des Platysma bereits gefunden haben dürftest, werden erst bei der Entfernung von Fett- und Bindegewebe aus dem seitlichen Halsdreieck (s. u.) zum Punctum nervosum zurückverfolgt.

- Die **Lamina superficialis** der Halsfaszie musst du jetzt vollständig entfernen. Achte dabei darauf, dass du die oberflächlichen Hautvenen (Vena jugularis externa, V. jugularis anterior) nicht zerstörst.

- Die oberflächlichen Venen können unterschiedlich stark ausgebildet sein. Eine ausgesprochen dünne **V. jugularis anterior** brauchst du nicht in mühevoller Kleinarbeit darzustellen. Andererseits sind die Venen stark erweitert, wenn es z. B. wegen einer Leistungsverminderung des Herzens zu einem Rückstau des Blutes im Venensystem gekommen ist.

- Die **V. jugularis externa** erhält Zuflüsse aus der V. jugularis anterior, der V. occipitalis, der V. auricularis posterior, den Vv. suprascapulares und Vv. transversae colli (Begleitvenen der gleichnamigen Arterien), sowie meist aus einer Abzweigung der V. retromandibularis. Sie fließt in den Venenwinkel (s. u.) oder in die V. subclavia.

M. sternocleidomastoideus

- Die Faszie des **M. sternocleidomastoideus** wird von der oberflächlichen Halsfaszie gebildet. Entferne die Muskelfaszie vollständig in der gesamten Länge des Muskels, aber zerstöre dabei keinesfalls die Nerven am Punctum nervosum!

- Der **M. sternocleidomastoideus** wird (wie der M. trapezius) doppelt innerviert, nämlich vom elften Hirnnerv, dem N. accessorius, und motorischen Ästen des Plexus cervicalis.
- Mache dir die Funktion des M. sternocleidomastoideus klar: einseitig innerviert dreht er den Kopf zur entgegengesetzten Seite, wobei er ihn gleichzeitig zur selben Seite neigt. Beidseitig innerviert wird der Kopf im Zusammenspiel mit den oberflächlichen und tiefen Muskeln des Nackens nach dorsal geneigt. Insbesondere beim Aufrichten des Kopfes aus der Rückenlage wird dabei gleichzeitig der ganze Hals nach vorn gezogen.
- Das **laterale Halsdreieck** wird durch folgende Strukturen begrenzt: nach vorn durch den Hinterrand des M. sternocleidomastoideus, nach hinten durch den Vorderrand des M. trapezius, nach unten durch das Schlüsselbein (Atlas!).

  - Entferne im **lateralen Halsdreieck** vorsichtig, aber zügig Fett- und Bindegewebe.

N. accessorius
  - WICHTIG ist, dass du bei der Ausräumung des Fetts den **N. accessorius** nicht zerstörst. Du findest ihn, indem du den N. occipitalis minor unter den Rand des M. sternocleidomastoideus in die Tiefe verfolgst. BEACHTE: N. occipitalis minor und N. accessorius kreuzen sich etwa rechtwinklig!
  - Verfolge den N. accessorius in seinem Verlauf durch das Fettgewebe des seitlichen Halsdreiecks bis zum Rand des **M. trapezius**.
  - Achte auf zusätzliche motorische Äste des Plexus cervicalis zum M. trapezius, die in Höhe oder etwas unterhalb des Punctum nervosum nach hinten ziehen und sich dem N. accessorius in seinem Verlauf anschließen.

- Der rein motorische **N. accessorius** ist der XI. Hirnnerv, der nur die Mm. sternocleidomastoideus und trapezius zu innervieren hat. Er verlässt die Schädelhöhle durch das Foramen jugulare. Wenn er, z. B. bei einer Lymphknotenbiopsie, im lateralen Halsdreieck geschädigt wird, resultiert „nur" eine Schwäche des M. trapezius (S. 52 f.), da die Muskeläste für den M. sternocleidomastoideus weiter kranial abgehen.

  - Verfolge jetzt die **Nn. supraclaviculares** von distal her zum Punctum nervosum zurück. Bei der Ausräumung des lateralen Halsdreiecks wirst du auf weitere Äste, besonders der lateralen Gruppe, stoßen. Lege sie frei!
  - VORSICHT! Knapp oberhalb vom Schlüsselbein verläuft leicht schräg zu ihm der **M. omohyoideus**, ein schmaler, dünner Muskel, den du nur zu leicht durch Unaufmerksamkeit zerstören könntest!
  - Bevor du weiter in die Tiefe des lateralen Halsdreiecks eingehst, wende dich den folgenden Präparationsschritten zu:

Regio sternocleidomastoidea
  - Unterminiere und mobilisiere mit deinen Fingern stumpf den Bauch des **M. sternocleidomastoideus**, gehe dabei aber gefühlvoll vor, um die Äste des Punctum nervosum nicht zu zerstören! So gewinnst du besseren Zugang zum großen

4.1 Hals und Mundboden, oberflächliche Präparation

- Gefäß-Nerven-Strang im **Trigonum caroticum** des Halses, den du im Anschluss präparieren sollst.

- BEACHTE: Der M. sternocleidomastoideus wird NICHT an seinen Ursprüngen abgetrennt. Wenn du jedoch einen kurzen, gedrungenen Hals zu bearbeiten hast, an dem der Muskel dich behindert, soll der ASSISTENT entscheiden, ob der Muskel von Sternum und Clavicula abgelöst werden soll.

- Wirf unbedingt einen Blick in den Atlas, ehe du von vorn an den Gefäß-Nerven-Strang herangehst.

- Merke dir, dass entlang der V. jugularis interna und V. jugularis externa **Lymphgefäße** abwärtsziehen, die sich zu einem Truncus jugularis vereinigen und links in den Ductus thoracicus, rechts in den Ductus lymphaticus dexter münden. Entlang der V. jugularis interna liegen die tiefen Halslymphknoten (Nodi lymphatici cervicales profundi), wobei eine obere, eine mittlere und eine untere Gruppe unterschieden werden. Sie erhalten Lymphzuflüsse aus dem gesamten Kopf-Hals-Bereich. Die unteren tiefen Halslymphknoten erhalten auch Lymphe aus dem Arm und der Brust!

- Bei Metastasen in diesen Lymphknoten, vor allem beim Kehlkopfkrebs und anderen Tumoren im HNO-Bereich, müssen diese operativ mit ausgeräumt werden (neck dissection).

V. jugularis interna
A. carotis communis
N. vagus

- Die oft dicke **V. jugularis interna** bedeckt die **A. carotis communis**, die medial von ihr in der Tiefe liegt. Zwischen und hinter diesen beiden Gefäßen wirst du den **N. vagus** finden.

- Informiere dich über die Technik zur Punktion der V. jugularis, z. B. zum Legen eines zentralen Venenkatheters, und versuche, sie am Präparat nachzuvollziehen.

Ansa cervicalis

- ACHTUNG! Auf der Wand der V. jugularis interna liegen die obere und die untere Wurzel der **Ansa cervicalis** (früher: Ansa cervicalis profunda). Diese musst du zuerst aufsuchen, sonst wirst du sie garantiert vernichten. VORSICHT, ihre Anteile sind sehr dünn!
  Die Radix superior liegt medial und vor der V. jugularis interna, die Radix inferior lateral und hinter ihr! Die schlingenförmige Verbindung beider Radices kann sehr weit kaudal der Venenwand anliegen.

- Die obere Wurzel (Radix superior) der **Ansa cervicalis** (wörtlich „Halsschlinge") stammt aus den Rückenmarkssegmenten C1 und C2. Sie verläuft oben ein kurzes Stück mit dem N. hypoglossus (XII. Hirnnerv), siehe Atlas! Zwischen beiden Nerven erfolgt aber kein Austausch von Fasern. Die Radix inferior führt Fasern aus den Segmenten C2 und C3, eventuell C4.

- Die Ansa cervicalis ist rein motorisch und innerviert die untere Zungenbeinmuskulatur (infrahyale Muskeln).

N. hypoglossus

- Verfolge die Radix superior der Ansa cervicalis nach kranial bis an den Stamm des **N. hypoglossus** (Atlas!).

- Achte über ihm auf den M. stylohyoideus und den hinteren Bauch des M. digastricus. Präpariere diese Muskeln aber noch nicht. Verfolge auch den N. hypoglossus nicht weiter in die Tiefe, dies geschieht bei der Präparation des Mundbodens (S. 145).

- Der **N. hypoglossus**, der XII. Hirnnerv, tritt durch den Canalis n. hypoglossi aus dem Schädel und liegt zunächst gemeinsam mit N. glossopharyngeus, N. vagus, N. accessorius und den großen Gefäßen im Spatium parapharyngeum (siehe S. 149). Er liegt kaudal vom Venter posterior m. digastrici, damit also im Trigonum caroticum, unterkreuzt dann aber diesen Muskelbauch und den M. stylohyoideus und gelangt in das Trigonum submandibulare (siehe S. 145).

- Der N. hypoglossus innerviert motorisch alle Zungenmuskeln – das sind die Binnenmuskeln der Zunge sowie alle Muskeln, die ein griechisches „gloss-" für Zunge im Namen tragen (genau genommen allerdings ohne den M. palatoglossus, der vom N. glossopharyngeus innerviert wird).

M. omohyoideus
M. sternohyoideus
M. sternothyroideus
M. thyrohyoideus

- Präpariere die Äste der Ansa cervicalis zu den infrahyalen Muskeln (Atlas!): oberflächlich und lateral der **M. omohyoideus**, oberflächlich medial der **M. sternohyoideus**, unter diesem der **M. sternothyroideus** und **M. thyrohyoideus**.

- Säubere die genannten Muskeln. Merke dir, dass du zu diesem Zweck das **mittlere Blatt der Halsfaszie** entfernst!

- Beachte bei der Präparation des **M. omohyoideus** seinen bogenförmigen Verlauf (Atlas!). Seinen unteren Bauch findest du erst beim Ausräumen von Fett und Bindegewebe etwa ein bis zwei Querfinger oberhalb der Clavicula!

- Die Bezeichnungen für die **infrahyalen Muskeln** sind trotz ihrer zungenbrecherischen Namen nicht erfunden worden, um dein Gehirn zu qualvollen Gedächtnisleistungen zu zwingen. Sie enthalten vielmehr die Bezeichnungen für ihren Ursprung und Ansatz: Sternum (Brustbein), Os hyoideum (Zungenbein), Cartilago thyroidea (Schildknorpel des Kehlkopfskeletts), Omoplata (griechischer Name für Schulterblatt)!

- Der **M. omohyoideus** hat zwei Bäuche; seine Zwischensehne ist gemeinsam mit der mittleren Halsfaszie an der Wand der **V. jugularis interna** befestigt. Bei Bewegungen des Halses kann der Muskel die Faszie „nachspannen" und so das Lumen der Vene offen halten und sie vor dem Kollabieren bewahren. Dies ist notwendig, weil in den großen herznahen Venen oberhalb des Herzens im Stehen und Sitzen ein Unterdruck entsteht (siehe Physiologie-Lehrbücher). Dies bedeutet aber auch, dass bei Kreislaufstillstand und resultierender Muskelerschlaffung die Vena jugularis interna kollabiert ist, also vom Notarzt schlecht punktiert werden kann (im Gegensatz zur V. subclavia, s. S. 143 f.).

- Wie der Name sagt (s. o.), entspringt der M. omohyoideus am Schulterblatt, medial von der Incisura scapulae am oberen Skapula-Rand.

V. jugularis interna

- Versuche, nach der vollständigen Entfernung der mittleren Halsfaszie und der Darstellung der unteren Zungenbeinmuskulatur, die **V. jugularis interna** stumpf mit den Fingern zu mobilisieren.
Achte bei der Arbeit an der Vene darauf, dass du die hoffentlich dargestellte **Ansa cervicalis** nicht zerstörst.

- Die **V. jugularis interna** nimmt das Blut aus dem Schädelinneren, aus dem Gesicht und aus den Halsorganen auf. Sie vereinigt sich auf jeder Körperseite im sogenannten Venenwinkel mit der V. subclavia zur V. brachiocephalica. In den linken Venenwinkel mündet auch der Hauptlymphgang, der Ductus thoracicus, in den rechten der Ductus lymphaticus dexter.

A. carotis communis

- Medial und etwas hinter der V. jugularis interna liegt die **A. carotis communis**. Auch diese musst du stumpf vom umgebenden Bindegewebe lösen, soweit sie dir nach kranial und kaudal zugänglich ist.

- Die **A. carotis communis** entspringt auf der rechten Seite zusammen mit der A. subclavia dextra aus dem Truncus brachiocephalicus, auf der linken Seite kommen A. carotis und A. subclavia separat aus dem Aortenbogen.

- Die A. carotis communis hat bis zu ihrer Teilungsstelle in die A. carotis interna und externa keine Äste. Diese Teilungsstelle, die **Karotisgabel** (mit einer Erweiterung, dem Sinus caroticus), liegt in Höhe des 4. Halswirbels (Näheres zur Karotisgabel und den abgehenden Gefäßen auf S. 149 f.).

Trigonum caroticum (1)

- Verfolge die V. jugularis interna und die A. carotis communis nach kranial in das **Trigonum caroticum** hinauf.

A. thyroidea superior
A. lingualis
A. facialis

- Präpariere die Teilungsstelle der A. carotis communis. Stelle die Ursprünge der **A. carotis externa und interna** dar sowie die Abgänge der ersten Äste der A. carotis externa:

  – **A. thyroidea superior** mit der A. laryngea superior,

  – **A. lingualis**,

  – **A. facialis**.
  Die vollständige Präparation dieses Gebietes wird erst später von dorsal her erfolgen (S. 149 f.).

- Das **Trigonum caroticum** wird begrenzt vom vorderen Bauch des M. digastricus (oben), dem Vorderrand des M. sternocleidomastoideus (hinten-unten) und dem oberen Bauch des M. omohyoideus (vorn).

- Als relativ herznahes Gefäß bietet die **A. carotis communis** am Hals (neben der A. subclavia) die Möglichkeit, den Puls zu tasten, besonders in den Notfällen, in denen an den peripheren Arterien (z. B. A. radialis) kein Puls zu fühlen ist. Die A. carotis communis ist im oberen Halsbereich seitlich am Vorderrand des M. sternocleidomastoideus zu ertasten.

N. vagus

- Zwischen und etwas hinter den großen Gefäßen dürftest du bereits einen recht dicken Nervenstrang entdeckt haben. Es ist der **N. vagus**, der X. Hirnnerv. Löse auch ihn stumpf mit den Fingern vom umgebenden Bindegewebe und entferne es.

- Der **N. vagus** tritt durch das Foramen jugulare der Schädelbasis an den Hals. Näheres über den N. vagus (Faserqualitäten, Ganglien) im Abschnitt „Hirnnerven" (S. 321).

- Im Halsbereich gibt der N. vagus zahlreiche Äste an die Halsorgane ab, insbesondere die **Nn. laryngei**. Er bildet gemeinsam mit entsprechenden Ästen aus dem Grenzstrang (s. u.) den Plexus cardiacus für das Herz und gibt Rami oesophageales an die Speiseröhre und Rami tracheales an die Luftröhre ab. Diese oft sehr feinen Äste ziehen teilweise mit dem

N. vagus abwärts; du wirst sie wahrscheinlich für Bindegewebe halten. Ihre Präparation ist nicht erforderlich.

Truncus sympathicus
- Suche hinter und etwas medial vom N. vagus den **Grenzstrang** (Truncus sympathicus) auf. Dazu musst du die Lamina praevertebralis der Halsfaszie in seiner Verlaufsrichtung (Atlas!) spalten, sonst durchtrennst du ihn.

- Der **Grenzstrang (Truncus sympathicus)** ist Teil des vegetativen Nervensystems, das die inneren Organe steuert und ihren Funktionszustand der äußeren Situation anpasst. Der Sympathicus ist dabei derjenige Anteil, der für Situationen von „fight, fright and flight" (Furcht, Flucht, Gefecht) die nötigen Anweisungen erteilt. Sein „Gegenspieler", der Parasympathicus, ist für Ruhe, Verdauung und Sexualfunktionen zuständig. Der wichtigste Vertreter des Parasympathicus ist der N. vagus.

– Die Bahnen des **Sympathicus** bestehen grundsätzlich aus zwei hintereinandergeschalteten Nervenzellen (Neuronen). Der Zellleib (Perikaryon) des 1. Neurons liegt im Rückenmark, genauer im Seitenhorn des Thorakalmarks. Dort hat der Sympathicus seinen Ursprung!

– In den Grenzstrang sind periodisch Nervenzellansammlungen (Ganglien) eingelassen. In diesen liegen die Perikaryen des 2. Neurons, und hier erfolgt die synaptische Umschaltung des ersten Neurons auf das zweite. Das Axon des 2. Neurons zieht zum Erfolgsorgan.

- Der Halsgrenzstrang liegt auf der prävertebralen Muskulatur und im kaudalen Bereich unterhalb, im kranialen Bereich oberhalb der tiefen Halsfaszie. Er hat meistens drei Ganglien, das Ganglion cervicale superius (siehe S. 150), medius und inferius (siehe Ganglion stellatum, S. 145).

Truncus thyrocervicalis
A. transversa colli
A. suprascapularis
A. thyroidea inferior
- Um A. carotis communis, N. vagus und V. jugularis interna weiter nach kaudal verfolgen zu können, wirst du von der Seite her hinter den M. sternocleidomastoideus eingehen müssen. Dabei wirst du auf die Äste des **Truncus thyrocervicalis** stoßen: als erstes auf die **A. transversa colli** und unterhalb von dieser auf die **A. suprascapularis**. Weiter in der Tiefe (Atlas!!) ziehen die **A. thyroidea inferior** und die **A. cervicalis ascendens** aufwärts. Die A. thyroidea inferior zieht dann aber in einem engen Bogen wieder abwärts zum unteren Anteil der Schilddrüse. Beachte, dass sie sehr nah am **Grenzstrang** liegt, der sie manchmal mit einigen Fasern umgreift.

- Der **Truncus thyrocervicalis** ist ein kurzer Arterienstamm, der aus der A. subclavia entspringt. Sein wichtigster Ast ist die **A. thyroidea inferior**, die zum unteren Pol der Schilddrüse zieht.

– Die Abgänge der Arterienäste aus dem Truncus thyrocervicalis können oft variieren. Meist teilt sich die A. transversa colli in einen R. superficialis und einen R. profundus. Entspringt der R. superficialis separat aus dem Truncus, heißt er A. cervicalis superficialis. Der R. superficialis verläuft gemeinsam mit dem N. accessorius zum M. trapezius, der R. profundus zieht mit dem N. dorsalis scapulae zu den Mm. rhomboidei und M. levator scapulae. Dieser Ast kann auch aus der A. subclavia entspringen. Versuche, die Herkunft der Arterienäste an deinem Präparat zu identifizieren.

– Die A. cervicalis ascendens gibt Rr. spinales an das Rückenmark ab.

4.1 Hals und Mundboden, oberflächliche Präparation

- Äste der A. thyroidea inferior ziehen zum Kehlkopf, zum oberen Anteil der Speiseröhre und zur Luftröhre.

- Die A. suprascapularis läuft abwärts zur Rückfläche des Schulterblatts, wobei sie an der Incisura scapulae über das Ligamentum transversum scapulae hinwegzieht. Sie anastomosiert mit der A. circumflexa scapulae.

Trigonum omoclaviculare	• Bei der Präparation der tiefen Äste des Truncus thyrocervicalis musst du das tiefe Blatt der Halsfaszie entfernen. Dabei vervollständige jetzt die Darstellung der sensiblen Äste des Plexus cervicalis, indem du sie weiter in die Tiefe verfolgst.
M. scalenus anterior *N. phrenicus*	• Entferne die Lamina praevertebralis vom **M. scalenus anterior** (Atlas!). ACHTUNG! Auf dem Muskel liegt der **N. phrenicus**, der ihn auf seinem Weg in den Brustraum als Leitmuskel benützt.
	• Achte auf das eventuelle Vorkommen eines Nebenphrenicus, eines zusätzlichen Asts des Plexus cervicalis für das Zwerchfell!

- Der **N. phrenicus** stammt aus dem Halsmarksegment C4 (C3-C5), er versorgt motorisch das Zwerchfell und sensibel Teile der serösen Umhüllungen der Brust- und Oberbauchorgane. Seine Schädigung an dieser Stelle führt zu einseitiger Zwerchfelllähmung, die sich im Röntgenbild als Zwerchfellhochstand darstellt.

- Die **Mm. scaleni** sind Muskeln, die von den Querfortsätzen der Halswirbel zur ersten bis zweiten Rippe ziehen. Sie werden von motorischen Ästen des Plexus cervicalis versorgt. Sie helfen bei der Seitneigung der Halswirbelsäule und auch bei der Einatmung (Inspiration), weil sie die obersten Rippen heben.

- Zwischen dem M. scalenus anterior und M. scalenus medius befindet sich ein Spalt, die **Skalenuslücke**. Durch sie treten die A. subclavia, der Plexus brachialis und oft die A. transversa colli! Beachte, dass die V. subclavia vor dem M. scalenus anterior vorbeizieht.

Plexus brachialis *A. V. subclavia*	• Präpariere die Skalenuslücke und die Nervenstämme des **Plexus brachialis**. Die **A. subclavia** liegt unterhalb von den Trunci des Plexus brachialis. Diese Präparation ergänzt die Arbeit deines Kollegen neben dir, der von der Achselhöhle aus den Plexus, die A. und V. subclavia nach oben verfolgt. Auch wenn dieses Gebiet schwer zugänglich ist, muss der Plexus brachialis unter dem Schlüsselbein durchgängig dargestellt und vom Fett- und Bindegewebe befreit sein. Falls später, als Vorbereitung zur Exartikulation des Armes, die Clavicula im Sternoklavikulargelenk gelöst wird, soll diese Präparation vervollständigt werden.

- Die **A. subclavia** entspringt links aus dem Aortenbogen, rechts kommt sie mit der A. carotis communis aus dem Truncus brachiocephalicus. Sie zieht als A. axillaris in die Achselhöhle.

- Äste der A. subclavia sind: die A. vertebralis; die A. thoracica interna; der Truncus costocervicalis, der u. a. die obersten Interkostalräume mit Blut versorgt; der Truncus thyrocervicalis.

- Der **Plexus brachialis** führt Nervenfasern aus C5 bis Th1 für die obere Extremität. Entsprechend seiner Lage zum Schlüsselbein wird eine Pars supraclavicularis von einer Pars infraclavicularis unterschieden.

- In der Pars supraclavicularis sind die Nervenfasern zu drei großen Strängen zusammengefasst (Trunci). Erst unterhalb der Clavicula entstehen die Fasciculi des Plexus brachialis, aus denen endgültig die einzelnen Armnerven hervorgehen. Alle von den Faszikeln ausgehenden Nerven werden zur Pars infraclavicularis gezählt (s. S. 35).

- Von der Pars supraclavicularis gehen bereits vier motorische Nerven ab:

    – der **N. dorsalis scapulae**, der den M. levator scapulae und die Mm. rhomboidei innerviert;

    – der **N. thoracicus longus** für den M. serratus anterior (beide Nerven durchbrechen den M. scalenus medius);

    – der **N. suprascapularis** zieht durch die Incisura scapulae (unter dem Ligamentum transversum scapulae) auf die Rückfläche des Schulterblatts und versorgt den M. supra- und infraspinatus;

    – der **N. subclavius** innerviert den gleichnamigen Muskel an der Unterfläche des Schlüsselbeins.

- MERKE dir, dass unmittelbar unter den Mm. scaleni, den Strängen des Plexus brachialis und den Vasa subclavia die **Pleurakuppel** liegt! Sie überragt das Schlüsselbein um mehrere Zentimeter!

    Diese topographische Beziehung hat große klinische Bedeutung. Beispielsweise kann bei der Punktion der V. subclavia oder bei einer Anästhesie des Plexus brachialis die Nadel zu tief geraten und die Pleurakuppel verletzen. Der physiologische Unterdruck zwischen dem äußeren und inneren Pleurablatt, der eine Voraussetzung für die Entfaltung der Lungenflügel ist, wird durch die dann einströmende Luft ausgeglichen. Der betreffende Lungenflügel fällt in sich zusammen, und es entsteht das Bild des sogenannten Pneumothorax (S. 64).

    - Die noch verbliebenen Anteile des tiefen Blatts der Fascia cervicalis sollst du entfernen. Falls noch nicht geschehen, suche den Stamm des **Truncus thyrocervicalis** auf und verfolge ihn bis zu seinem Abgang aus der A. subclavia, medial vom M. scalenus anterior.

A. vertebralis
    - Knapp medial vom Abgang des Truncus thyrocervicalis entspringt die **A. vertebralis** aus der A. subclavia. Diese musst du unbedingt finden, auch wenn dir ihre Darstellung Schwierigkeiten bereitet. Hole notfalls den Assistenten!

- Die **A. vertebralis** durchbricht die prävertebrale Muskulatur (s. u.) und zieht durch die Foramina transversaria des 6. bis 1. Halswirbels (Skelett!) aufwärts. Sie biegt S-förmig über den Atlasbogen hinweg und wird an dieser Stelle bei der Präparation an der Dorsalseite dargestellt. Sie gelangt durch das Foramen magnum in die Schädelhöhle und vereinigt sich mit der A. vertebralis der Gegenseite zur A. basilaris, die das Gehirn mit versorgt.

- Beim Verlauf durch die Foramina transversaria der Halswirbel gibt die A. vertebralis Äste an das Rückenmark ab.

4.1 Hals und Mundboden, oberflächliche Präparation

Ganglion stellatum

- Vervollständige die Präparation der abwärts ziehenden Leitungsbahnen: A. carotis communis, V. jugularis interna, N. vagus, N. phrenicus und Grenzstrang. Suche nach, ob der Truncus sympathicus ein **Ganglion stellatum** aufweist. Das Ganglion liegt dorsal von der A. subclavia, medial vom Abgang der A. vertebralis. An dieser Stelle bildet der Grenzstrang um die Arterie eine kleine Nervenschlinge, die Ansa subclavia.

- Von einem **Ganglion stellatum** wird gesprochen, wenn das unterste Halsganglion mit dem obersten Brustganglion des Grenzstrangs (Truncus sympathicus) verschmolzen ist.

- Beachte die Nähe zur Pleurakuppel. **Lungenspitzentumoren** (Pancoast-Tumoren) können an dieser Stelle auch das Ganglion stellatum schädigen. Da der Halsgrenzstrang seine Impulse aus dem thorakalen Rückenmark erhält und im gesamten Kopf-Hals-Bereich verteilt, kann durch Störungen an dieser Stelle die gesamte sympathische Innervation von Kopf und Hals einseitig ausfallen. Folgen sind am Auge das Horner-Syndrom (s. S. 197), außerdem u. a. trockene Haut wegen der fehlenden Innervation der Schweißdrüsen.

Mundboden
Glandula submandibularis
Ductus submandibularis

- Lege die **Unterkieferdrüse** (Glandula submandibularis) frei, die in das oberflächliche Blatt der Halsfaszie eingehüllt ist. Mobilisiere die Speicheldrüse und klappe sie hoch, so dass du ihren Ausführungsgang (Ductus submandibularis) bis an den Hinterrand des M. mylohyoideus verfolgen kannst. ACHTE auf benachbarte Lymphknoten (Nodi lymphatici submentales und submandibulares)!

- Beachte zunächst die Begrenzungen des **Trigonum submandibulare**: kranial der Unterkiefer, kaudal der vordere und der hintere Bauch des M. digastricus, deren Zwischensehne am Zungenbein befestigt ist.

- Der **Ductus submandibularis** mündet (gemeinsam mit dem **Ductus sublingualis major**) am Mundboden hinter den unteren Schneidezähnen an der Caruncula sublingualis, die man bei sich selbst sehr gut mit der Zunge fühlen kann.

- Die Innervation der Glandula submandibularis wird in Kapitel 5.6 besprochen.

- Einflussgebiet der **Nodi lymphatici submentales und submandibulares** sind die Mundhöhle mit Zunge, Zähnen und Gaumenmandel sowie Teile der Nasenhöhle und der Gesichtshaut. Der Abfluss erfolgt in die Nodi lymphatici cervicales profundi am oberen Abschnitt der V. jugularis interna.

M. digastricus: Venter anterior
N. mylohyoideus
A. submentalis

- Präpariere den **Venter anterior des M. digastricus**. ACHTE auf den N. mylohyoideus, der von lateral an ihn herantritt und ihn innerviert. Entferne dabei vorsichtig Fett- und Bindegewebe im Trigonum submandibulare. Stelle die den Nerv begleitende A. submentalis dar und entferne die Begleitvene.

- Der **N. mylohyoideus** ist ein motorischer Ast des N. mandibularis, des dritten Trigeminusastes. Er innerviert den M. mylohyoideus und den Venter anterior des M. digastricus.

- Die **A. submentalis** entspringt aus der A. facialis und zieht zur Glandula submandibularis und den suprahyalen Muskeln.

M. mylohyoideus
M. hyoglossus
N. hypoglossus

- Den Mundboden, und damit auch den Boden des Trigonum submandibulare, bildet der **M. mylohyoideus**. Stelle ihn sauber dar. Dazu musst du die Glandula submandibularis hochklappen! An seinem lateralen Rand wird der **M. hyoglossus** sichtbar. Um den Rand des M. mylohyoideus biegt der Ductus submandibularis.

- Verfolge den **N. hypoglossus**, der hier auf dem M. hyoglossus liegt, bis er den Hinterrand des M. mylohyoideus erreicht und den M. hyoglossus durchbohrt.

M. digastricus: Venter posterior
M. stylohyoideus

- Überarbeite den **hinteren Bauch des M. digastricus** und den **M. stylohyoideus**.
BEACHTE: Die Zwischensehne des M. digastricus zieht durch den Muskelbauch des M. stylohyoideus und ist am Zungenbein befestigt!

- Der **M. digastricus** ist ein zweibäuchiger Muskel mit einer am Zungenbein fixierten Zwischensehne. Der vordere Bauch (Venter anterior) gehört zum Mundboden und wird vom N. mylohyoideus innerviert, der hintere Bauch (Venter posterior) wie sein Nachbar, der M. stylohyoideus, vom N. facialis.

Processus styloideus

- Verfolge den hinteren Digastricus-Bauch bis an den Processus mastoideus heran. Taste den Processus styloideus!

- Um den Processus styloideus gruppieren sich drei Muskeln: M. stylohyoideus, M. styloglossus und M. stylopharyngeus („Bouquet de Riolan").

4.2 Halseingeweide, tiefe Präparation

Um die Halseingeweide und das Spatium parapharyngeum besser zu verstehen, ist es sehr hilfreich, sie von dorsal zu präparieren. Dazu muss der Kopf zusammen mit den Halsweichteilen von der Wirbelsäule abgesetzt werden, was verständlicherweise von vielen Studierenden als belastend empfunden wird. Das Abtrennen des Kopfes vom Rumpf ist offensichtlich ein größerer Eingriff in die körperliche Integrität einer Leiche als z. B. das Freilegen der Oberschenkelmuskulatur. Menschliche Leichen sind eben insofern etwas Besonderes, als sie „zweideutig" sind: einerseits betrachten wir sie im Präparierkurs mit naturwissenschaftlicher Distanz als rein physischen Körper, andererseits sehen wir sie als Menschen, denen wir mit bestimmten Präparationsschritten etwas „antun".

Diese Zweideutigkeit lässt sich nicht einfach in eine Richtung auflösen. Versuche, sie nicht einfach zu verdrängen, denn sie hat durchaus Ähnlichkeit mit der Ambivalenz von Distanziertheit und Anteilnahme, die von dir als Ärztin oder Arzt erwartet werden wird.

Alternative Wenn der Kopf in deinem Kurs nicht abgesetzt wird, können trotzdem viele der im Folgenden besprochenen Präparationsschritte, insbesondere am Kehlkopf, auch von vorn durchgeführt werden. Die Präparationsschritte, die nur von dorsal durchgeführt werden können, solltest du anhand von Atlasbildern und/oder entsprechenden Präparaten nachvollziehen.

Absetzen des Kopfes (Assistent)

- Vor der Präparation von Kehlkopf (Larynx) und Rachen (Pharynx) muss der Assistent den Kopf im Atlantookzipitalgelenk absetzen. Dies wird von dir durch folgende Schritte vorbereitet:

- Überprüfe, ob die Präparation der tiefen Halsregion abgeschlossen worden ist: den Truncus sympathicus sollst du aufgesucht und bis hinab auf die Höhe der Skalenuslücken verfolgt haben.
  Der Truncus thyrocervicalis soll deutlich sichtbar sein, speziell die A. thyroidea inferior.

- Äste des Plexus cervicalis, die zum Kopf, zu den Halseingeweiden oder zu den Halsmuskeln ziehen, musst du durchtrennen. Dazu zählen: N. occipitalis minor, N. auricularis magnus, N. transversus colli. Durchtrenne die Wurzeln der Ansa cervicalis sowie die motorischen Äste des Plexus cervicalis für den M. sternocleidomastoideus.

- Durchtrenne den Ast des N. accessorius zum M. trapezius im seitlichen Halsdreieck und die A. thyroidea inferior vor dem Abgang der A. laryngea inferior.

• VORGEHEN: Der Assistent durchtrennt zuerst ventral die Weichteile des Halses auf folgende Weise:

- Der sternale Kopf des M. sternocleidomastoideus wird vom Manubrium sterni gelöst.

- Der Assistent geht von beiden Seiten mit den Fingern zwischen Gefäß-Nerven-Strang und dem Austritt des Plexus cervicalis ein und drängt stumpf von der Schädelbasis bis zur oberen Thoraxapertur das hinter Pharynx und Oesophagus gelegene Bindegewebe auseinander.

- Der Grenzstrang soll beidseits vollständig mobilisiert und aus dem hinteren Blatt der Halsfaszie herauspräpariert worden sein.

• Jetzt werden die folgenden Strukturen an der angegebenen Stelle durchtrennt:

- Die V. jugularis interna kurz vor ihrer Einmündung in den linken und rechten Venenwinkel;

- die A. carotis communis dextra kurz nach ihrem Abgang aus dem Truncus brachiocephalicus;

- die A. carotis communis sinistra in Höhe des linken Venenwinkels;

- die Nn. vagi und die Trunci sympathici auf gleicher Höhe;

- schließlich in Höhe der oberen Thoraxapertur, unterhalb vom kaudalen Pol der Schilddrüse, die untere Zungenbeinmuskulatur, die Trachea, der Oesophagus und die Nn. recurrentes.

• Nach der Durchtrennung der Halseingeweide kann man jetzt stumpf im Spatium retropharyngeum bis zur Schädelbasis vordringen (ausprobieren!). Nun wird die Leiche gewendet, und der Assistent geht von dorsal folgendermaßen weiter vor:

- Die bei der Präparation des Nackens dargestellten Muskeln werden sortiert. Ausgehend vom zuvor geschaffenen Spaltraum zwischen Halseingeweiden und prävertebraler Muskulatur wird entlang dem Hinterrand des M. sternocleidomastoideus das Bindegewebe nach okzipital weiter auseinandergedrängt. Der M. splenius capitis wird von seinem zervikalen Anteil separiert, am Processus mastoideus hängen gelassen und zur Seite gelegt. Der M. longissimus capitis wird kurz vor seinem Ansatz durchtrennt.

- Mit dem Skalpell werden Binde- und Muskelgewebe zwischen M. sternocleidomastoideus und Nackenmuskeln bis über den Querfortsatz des Atlas durchschnitten.
  ACHTUNG! Der Gefäß-Nerven-Strang inklusive Truncus sympathicus darf dabei und im folgenden auf keinen Fall zerstört werden!! Es darf also nie zu weit nach ventral geschnitten werden.

- In der Regel ist im Kursprogramm der Situs cavi cranii bereits eröffnet und präpariert worden (sonst müssen jetzt zunächst Membrana atlantooccipitalis posterior, Rückenmarkshäute und Rückenmark durchtrennt werden). Der Assistent wird nun von oben her mit dem Skalpell die Dura und die Membrana tectoria am Vorderrand des Foramen magnum durchtrennen, die Gelenklinien zwischen Os occipitale und Atlas aufsuchen und in sie mit der Klinge eingehen. Die Membrana atlantooccipitalis anterior zwischen Vorderwand des Foramen magnum und vorderem Atlasbogen muss durchschnitten werden, ebenso wie das Ligamentum apicis dentis zwischen Vorderrand des Foramen magnum und der Spitze des Dens axis sowie von dorsal die Membrana atlantooccipitalis posterior zwischen Hinterrand des Foramen magnum und hinterem Atlasbogen.

- Die Kunst besteht nun darin, im Atlantookzipitalgelenk wechselweise von dorsal und von lateral (OHNE dabei die knorpeligen Gelenkflächen übel zuzurichten!!) mit der Schneide einzugehen und die Knochenelemente voneinander zu trennen. Der letzte bindegewebige Zusammenhalt kann durch Beuge- und Seitwärtsbewegungen im Atlantookzipitalgelenk überwunden werden, wobei einer der Präparanten die Halswirbelsäule festhält. Dabei aber VORSICHT, damit die Trennung nicht versehentlich im Bereich der Halswirbelsäule erfolgt!

- NOCHMALIGE WARNUNG AN DEN ASSISTENTEN: Er soll stets darauf achten, dass beim Arbeiten mit dem Messer am Atlantookzipitalgelenk die Klinge nicht nach vorn in die Tiefe abrutscht und die Gefäße und Nerven von der Schädelbasis versehentlich durchtrennt! Das Messer sollte daher wenn immer möglich mit der Klinge in Richtung Nacken geführt werden.

4.2 Halseingeweide, tiefe Präparation

Prävertebrale Muskulatur
M. rectus capitis anterior
M. longus capitis
M. longus colli

- Studiere kurz im Vergleich mit dem Atlasbild die am Rumpf verbliebenen Strukturen der tiefen Halsregion. Säubere die **prävertebrale Muskulatur** (M. longus colli, M. longus capitis, M. rectus capitis anterior), die Mm. scaleni anterior, medius und posterior. Entferne die letzten Reste der Lamina praevertebralis der Halsfaszie. Überarbeite die Äste der A. subclavia: A. vertebralis, Truncus costocervicalis!

- Informiere dich zunächst im Atlas über die Topographie der **Halseingeweide**. Suche und identifiziere die früher präparierten, beim Absetzen des Kopfes durchtrennten Strukturen: A. carotis communis, V. jugularis interna, den Truncus sympathicus (erkennbar an der Auftreibung durch das Ganglion cervicale superius), den N. vagus und den N. accessorius.

- Die weitere Präparation umfasst folgende Schritte: die Entfernung des Bindegewebes im Spatium retro- und parapharyngeum, die Vervollständigung der früher von ventral begonnenen Darstellung des Trigonum caroticum, und die Präparation der Schilddrüse.

- Der Bindegewebsraum zwischen dem tiefen Blatt der Halsfaszie und der dem Pharynx aufliegenden Fascia buccopharyngea wird in das **Spatium retropharyngeum** und in das linke und rechte **Spatium parapharyngeum** (= lateropharyngeum) aufgeteilt, die sich nach kaudal in die Bindegewebsräume des Mediastinums fortsetzen. Von hier können sich Blutungen, Abszesse und Entzündungen bis in den Brustraum ausbreiten! Betrachte im Atlas die Begrenzungen des Spatium parapharyngeum.

- Das **Spatium parapharyngeum** enthält die großen Gefäße (A. carotis interna, V. jugularis interna) und die Hirnnerven IX bis XII, außerdem kranial den Griffelfortsatz (Processus styloideus) und die drei um ihn gruppierten Muskeln (M. stylohyoideus, M. stylopharyngeus, M. styloglossus). Das Spatium retropharyngeum enthält nur kleinere Venen.

Trigonum caroticum (II)
Karotisgabel

- Präpariere zunächst die Venen und Arterien des neuen Präparationsgebietes. Stelle die Gabelung der **A. carotis communis** in die **A. carotis externa** und die **A. carotis interna** dar.

- Die **Karotisgabel** (Sinus caroticus) liegt in Höhe des vierten Halswirbelkörpers.

- An der Teilungsstelle der Karotiden liegt das **Glomus caroticum**, in dem Chemorezeptoren den Sauerstoffpartialdruck im Blut kontrollieren. In der Wand des Sinus caroticus befinden sich zudem Pressorezeptoren zur Registrierung von Blutdruckänderungen. Die Informationen aus beiden Rezeptorfeldern verlaufen über den N. glossopharyngeus zum Gehirn.

- Druck von außen auf den **Karotissinus** führt auch zu einer Aktivierung dieser Druckrezeptoren. Da der Organismus dadurch „denkt", der Blutdruck sei zu hoch, steuert der Hirnstamm entgegen und senkt Herzfrequenz und Gefäßwiderstand. So kann ein Schlag auf den Hals im Extremfall zum (meist kurzfristigen) Herzstillstand führen. Andererseits können bestimmte Anfälle von Herzrasen (Tachykardie) durch eine einseitige Karotissinus-Massage behandelt werden.

A. carotis interna

- Verfolge die **A. carotis interna**. Beachte, dass sie vor ihrem Eintritt in den Canalis caroticus keine Äste am Hals abgibt.

A. carotis externa	• Stelle die Ursprünge der Äste der **A. carotis externa** dar:
	• Nach vorn gibt sie drei Äste ab:
A. thyroidea superior	– die **A. thyroidea superior**, die als erster Ast abwärts zum oberen Pol der Schilddrüse zieht und die A. laryngea superior entsendet.

- Die A. laryngea superior schließt sich dem R. internus des N. laryngeus superior an und durchbricht mit ihm die Membrana thyrohyoidea.

A. lingualis	– Die **A. lingualis** für die Versorgung der Zunge durchbohrt den M. hyoglossus.
A. facialis	– Die **A. facialis** zieht unter dem M. stylohyoideus und dem hinteren Bauch des M. digastricus nach ventral, kommt hinter der Glandula submandibularis zum Vorschein und überquert den Unterrand des Unterkiefers.
	• Nach hinten verlassen die A. carotis externa:
A. pharyngea ascendens	– an der Karotisgabel die **A. pharyngea ascendens**, ein dünner Ast parallel zur A. carotis interna mit Ästen zum Pharynx, zum Mittelohr (A. tympanica inferior) und als Endast durch das Foramen jugulare zur Dura der hinteren Schädelgrube die A. meningea posterior.
A. occipitalis	– die **A. occipitalis**, die unter dem hinteren Bauch des M. digastricus und dem M. sternocleidomastoideus zur Dorsalseite an den Hinterkopf zieht;
A. auricularis posterior	– die **A. auricularis posterior** mit Ästen zur Ohrmuschel und zum Mittelohr (A. tympanica posterior).

- Endäste der A. carotis externa für das Gesicht sind die **A. temporalis superficialis** und die **A. maxillaris**.
- Für die Äste der **A. carotis externa** gibt es einen einprägsamen Merkspruch. Die Anfangsbuchstaben der Worte stehen für die Arterien in der besprochenen Reihenfolge: „Theo Lingen fabriziert phantastische Ochsenschwanzsuppe aus toten Mäusen."

V. jugularis interna *V. retromandibularis* *V. facialis* *V. thyroidea superior*	• Stelle die den Arterien entsprechenden Venenäste dar, die in die **V. jugularis interna** münden: **V. retromandibularis, V. facialis, V. thyroidea superior**.
Truncus sympathicus *Ganglion cervicale superius*	• Verfolge **Truncus sympathicus** und N. vagus bis an die Schädelbasis. Stelle das **Ganglion cervicale superius** des Grenzstrangs dar.
N. vagus *N. laryngeus superior*	• Befreie den **N. vagus** vom Bindegewebe. Achte auf den Abgang des **N. laryngeus superior** und die Vagusganglien (Atlas!). Suche an der Schädelbasis die mit dem Vagus durch das Foramen jugulare austretenden N. accessorius und N. glossopharyngeus auf.

4.2 Halseingeweide, tiefe Präparation

N. accessorius
- Verfolge den **N. accessorius** bis zum Eintritt in den M. sternocleidomastoideus knapp unterhalb des Processus mastoideus.

N. glossopharyngeus
Plexus pharyngeus
- Gehe dem **N. glossopharyngeus** nach. Er verläuft seitlich auf dem **M. stylopharyngeus** (Leitmuskel!). Stelle seine Äste zum oberen und mittleren Schlundschnürer dar, die den Plexus pharyngeus bilden.

N. hypoglossus
- Suche den **N. hypoglossus** auf und verfolge seinen bogenartigen Verlauf lateral der Karotis-Äste bis in das Trigonum submandibulare. Hast du dieses Gebiet noch nicht präpariert, hole es jetzt nach (S. 145 f.)!

N. laryngeus superior
- Verfolge jetzt den **N. laryngeus superior** des N. vagus weiter, der einen ähnlichen Bogen beschreibt wie der N. hypoglossus, nur medial der Karotis-Äste. Er zieht medial an der Karotisgabel vorbei und teilt sich in zwei Äste: der dünnere R. externus gibt an den unteren Schlundschnürer (M. constrictor pharyngis inferior) Äste ab und zieht letztlich zum M. cricothyroideus. Der stärkere R. internus durchbohrt gemeinsam mit der A. laryngea superior seitlich die Membrana thyrohyoidea.

- Der **R. externus des N. laryngeus superior** ist motorisch für den unteren Schlundschnürer und für einen einzigen Kehlkopfmuskel, den M. cricothyroideus zuständig (alle anderen werden vom N. laryngeus inferior [recurrens] innerviert).

- Der **R. internus des N. laryngeus superior** ist rein sensibel und innerviert den oberhalb der Stimmritze gelegenen Anteil der Kehlkopfschleimhaut. Seine Anastomose mit dem N. laryngeus inferior wird später präpariert.

- Die **Membrana thyrohyoidea** spannt sich aus zwischen dem Unterrand des Zungenbeinkörpers und der großen Zungenbeinhörner einerseits und dem Oberrand des Schildknorpels (Cartilago thyroidea) andererseits. Beidseits ziehen durch eine seitliche Öffnung die Vasa laryngea superiora und der R. internus des N. laryngeus superior.

M. constrictor pharyngis
superior
medius
inferior
- Entferne die Faszie von der **Pharynxrückwand**. Erhalte bei der Säuberung der Muskulatur den Plexus pharyngeus der Nn. glossopharyngeus und vagus. Die Venae pharyngeae kannst du entfernen! Unterscheide: oberer, mittlerer und unterer **Schlundschnürer** (M. constrictor pharyngis superior, medius, inferior). Taste das große Zungenbeinhorn (Cornu majus ossis hyoidei).

- Der **Plexus pharyngeus** ist ein Nervengeflecht aus Fasern des N. glossopharyngeus und N. vagus sowie aus Fasern vom Ganglion cervicale superius des Truncus sympathicus. Er innerviert den mittleren Schlundschnürer, den M. uvulae und den M. levator veli palatini.

- Der obere Schlundschnürer wird vom N. glossopharyngeus innerviert, der untere vom N. vagus, der mittlere von beiden Hirnnerven.

Glandula thyroidea
- Zur Präparation der **Schilddrüse** (Glandula thyroidea) musst du zunächst die infrahyalen Muskeln (M. sternohyoideus, M. omohyoideus, M. sternothyroideus) stumpf mobilisieren und hochklappen. Entferne die störende V. jugularis anterior.

- - Betrachte die Form der Schilddrüse: Lobus dexter, Lobus sinister, Isthmus. Ist ein Lobus pyramidalis vorhanden? Suche einen länglichen Fortsatz des Drüsengewebes, der vom Isthmus bis zum Zungenbein zieht und etwas seitlich der Mittellinie liegt.
- Die **Schilddrüse** entsteht an der V-förmigen Spitze des Sulcus terminalis an der Grenze zwischen Zungenkörper und Zungengrund, an der Stelle des späteren Foramen caecum (Atlas!), als Aussprossung aus dem Kiemendarm (embryonaler Mundboden). Die nach kaudal gewanderte Schilddrüse steht zunächst mit dem Foramen caecum der Zunge über den Ductus thyroglossus in Verbindung, der jedoch obliteriert.
- Ein Lobus pyramidalis wird gefunden, wenn der Ductus thyroglossus nicht vollständig zurückgebildet worden ist. Das ist bei etwa einem Drittel der Menschen der Fall.
- Die Schilddrüse liegt in einer zweiblättrigen Bindegewebskapsel, die von der Lamina praetrachealis der Fascia cervicalis getrennt ist. Zwischen den beiden Blättern verteilen sich die Schilddrüsengefäße. Das innere Blatt ist untrennbar mit dem Drüsengewebe verbunden.

Vasa thyroidea superiora / inferiora
Vv. thyroideae mediae
Plexus thyroideus impar

- Spalte das äußere Blatt der **Schilddrüsenkapsel** und lege die Drüse frei.
- Verfolge endgültig die **A. thyroidea superior** und die **A. thyroidea inferior** bis zur Schilddrüse. Achte beim Verfolgen der unteren Arterie auf den N. laryngeus recurrens (s. u.)! Präpariere die venösen Abflüsse: **V. thyroidea superior**, **Vv. thyroideae mediae**, Plexus thyroideus impar und **V. thyroidea inferior**.

- Die **A. thyroidea superior** kommt aus der A. carotis externa, die **A. thyroidea inferior** aus dem Truncus thyrocervicalis. Etwa 10 % der Menschen haben außerdem eine A. thyroidea ima („die Unterste"), die aus dem Truncus brachiocephalicus oder dem Aortenbogen zur Schilddrüse aufsteigt (parallel zu den Vv. thyroidea inferiores).
- Die **V. thyroidea superior** und die **Vv. thyroideae mediae** münden beidseits in die V. jugularis interna. Das Blut des Plexus thyroideus impar sammelt sich in der unpaaren **V. thyroidea inferior** und gelangt in die V. brachiocephalica sinistra.

Glandulae parathyroideae

- Löse die Rückfläche der Schilddrüse von der rechten Seite aus stumpf von der Trachea ab und klappe sie zur linken Seite um. Betrachte ihre Dorsalseite und versuche, die **Epithelkörperchen** (Glandulae parathyroideae) zu erspähen.

- Die vier **Epithelkörperchen** liegen normalerweise hinter dem oberen und unteren Pol des linken und rechten Schilddrüsenlappens zwischen den Blättern der Schilddrüsenkapsel, eventuell jedoch auch im Drüsengewebe, oberhalb oder unterhalb der Schilddrüse oder gar (selten) im Mediastinum!
- Informiere dich wenigstens grob über die Funktionen von Schilddrüse und Glandulae parathyroideae sowie ihre Hormone.

N. laryngeus recurrens
N. laryngeus inferior

- Suche seitlich zwischen Oesophagus und Trachea beidseits den **N. laryngeus recurrens** auf und verfolge ihn, bis er als N. laryngeus inferior den M. constrictor pharyngis inferior durchbohrt.

- MERKE: Bei **Schilddrüsenoperationen** muss der Chirurg den **N. laryngeus recurrens** aufsuchen und im Auge behalten, denn er darf ihn niemals versehentlich durchtrennen! Die Folge wäre eine einseitige Stimmbandlähmung mit Heiserkeit. Außerdem müssen die Epithelkörperchen geschont werden, weil ihre unbeabsichtigte Entfernung zur Folge hätte, dass durch das plötzliche Absinken des Parathormon-Spiegels die Konzentration der Kalziumionen im Blut absinken (Hypokalzämie) und es zu Muskelkrämpfen (Tetanie) kommen würde.

  - Suche vor Eröffnung der Pharynxrückwand noch die zwei muskelschwachen Dreiecke am Übergang von Pharynx und Oesophagus auf:
    - oben, noch in der Hypopharynx-Wand, das **Killiansche Dreieck** zwischen der Pars obliqua und der Pars transversa der untersten Rachenmuskulatur (Pars cricopharyngea des M. constrictor pharyngis inferior);
    - unten, schon in der Oesphagus-Wand, das **Laimersche Dreieck** zwischen der Pars transversa und der Oesophagusmuskulatur.

- Durch das muskelschwache **Killiansche Dreieck** kann eine Schleimhautausstülpung aus dem Hypopharynx heraustreten, das sogenannte **Zenker-Divertikel**.

Eröffnung der Pharynxrückwand
- Wenn die Rückfläche von **Pharynx** und **Oesophagus** von dir sauber dargestellt worden ist, kannst du nach Genehmigung durch den Assistenten die Muskelwand eigenhändig mit einer Schere durch einen T-förmigen Schnitt aufschneiden (Abb. 4-2):
  - in der Medianebene vom Oesophagus empor bis zur Schädelbasis und
  - senkrecht dazu, parallel zur Schädelbasis, durch zwei Schnitte zur linken und rechten Seite.
- Schlage die beiden Anteile der Pharynxwand türflügelartig zur Seite. Säubere das Innere des Rachens und spüle es eventuell mit Wasser aus. Bring zum Kurs Stecknadeln mit, mit denen du die Muskulatur auf jeder Seite feststecken kannst, um unbehindert arbeiten zu können.

- Vergleiche die Binnenstruktur des **Pharynx** mit dem Atlas. Suche folgende Gebilde und Orientierungspunkte auf:

- Weicher Gaumen (Palatum molle) mit Gaumensegel (Velum palatinum), Arcus palatopharyngeus mit M. palatopharyngeus. Zäpfchen (Uvula palatina) mit M. uvulae. Plica salpingopharyngea mit M. salpingopharyngeus. Torus levatorius und Torus tubarius an der Vorwölbung des Tubenknorpels (Tuba auditiva). Taste den Tubenknorpel und den Recessus pharyngeus! Ganz oben ist die Öffnung der Choanen zur Nasenhöhle sichtbar.

- Zungengrund (Radix linguae), Vestibulum oris, Gaumenmandel (Tonsilla palatina).

- Kehldeckel (Epiglottis). Vestibulum laryngis, Plica pharyngoepiglottica mit M. stylopharyngeus, Plica aryepiglottica. Tuberculum cuneiforme, Tuberculum corniculatum, Incisura interarytenoidea, Recessus piriformis mit Plica n. laryngei superioris zwischen Pharynxwand und Plica aryepiglottica. Taste das Cornu majus des Zungenbeins und das Cornu superius des Schildknorpels. Beachte die Einteilung des Pharynx in Epipharynx (= Pars nasalis), Mesopharynx (= Pars oralis) und Hypopharynx (= Pars laryngea).

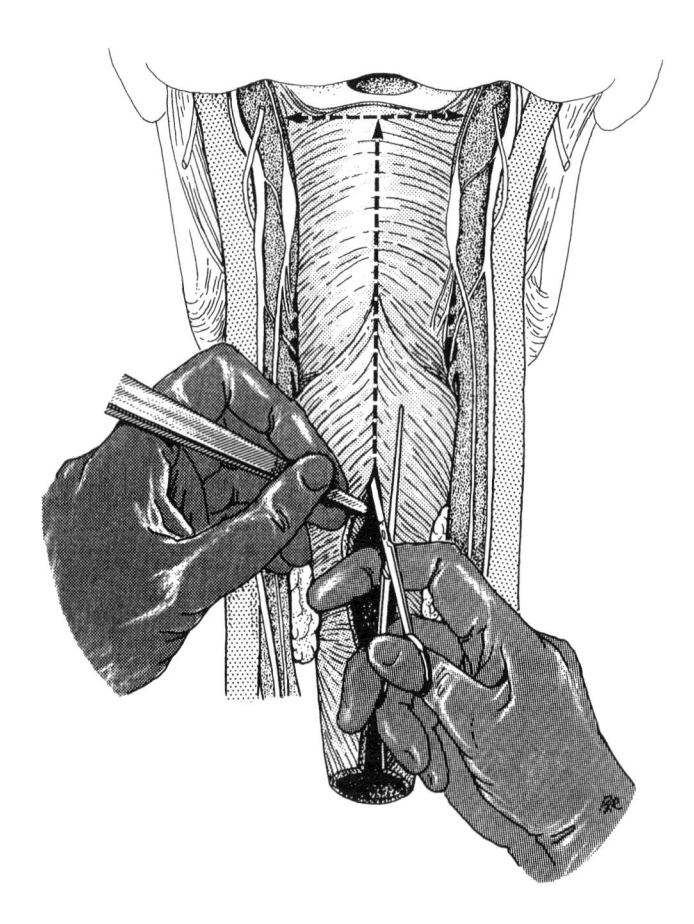

Abbildung 4-2:
Eröffnung der Pharynxrückwand

- Lass dich von der komplizierten Zusammensetzung des Kehlkopfskeletts mit seinen zungenbrecherischen Namen nicht abschrecken! Mach dich anhand der Atlasbilder mit ihnen vertraut. Die Namen der Bandstrukturen und Muskeln setzen sich zusammen aus den Bezeichnungen für ihren Ursprung und Ansatz. Das Verständnis des Verlaufs und der Funktion der einzelnen Muskeln setzt freilich voraus, dass du die einzelnen Knorpelelemente und ihre Lage kennst!
- Präge dir den Aufbau des **Kehlkopfskeletts** ein. Gehe die folgenden Stichpunkte durch, vergleiche mit dem Atlasbild und suche sie später am Präparat auf, sofern sie sichtbar sind.
- **Schildknorpel** (Cartilago thyroidea) mit Lamina dextra und sinistra, Incisura thyroidea superior, Prominentia laryngea, Incisura thyroidea inferior, Cornua superiora und Cornua inferiora. Die Gelenkfläche für die Verbindung mit dem Ringknorpel liegt beidseits am Ende des Cornu inferius (Facies articularis cricoidea).

- **Ringknorpel** (Cartilago cricoidea) mit Lamina und Arcus cartilaginis cricoideae. Die Gelenkfläche für die Verbindung mit dem Cornu inferius des Schildknorpels befindet sich seitlich an der Lamina cartilaginis cricoideae (Facies articularis thyroidea). Der Oberrand der Lamina artikuliert mit dem Unterrand des Stellknorpels (Facies articularis arytenoidea).
- **Stellknorpel** (Cartilago arytenoidea, „Ary-Knorpel"), ein kleiner paariger Knorpel, mit Processus muscularis (an dem der M. cricoarytenoideus lateralis und der M. cricoarytenoideus posterior ansetzen) und Processus vocalis (Ansatz für das Stimmband, Ligamentum vocale). Der Spitze des Stellknorpels sitzt der kleine Spitzenknorpel (Cartilago corniculata, **Santorini-Knorpel**) auf.
- Der **Kehldeckel** (Cartilago epiglottica) ist an seinem kaudalen, langgezogenen Ende (Petiolus epiglottidis) über das Ligamentum thyroepiglotticum mit der Innenfläche des Schildknorpels verbunden.
- Belese dich über den Bandapparat des Kehlkopfs. Beachte:
- Durch die **Membrana thyrohyoidea** ist das Kehlkopfskelett am Zungenbein aufgehängt. Sie besitzt seitlich eine Öffnung für die A. u. V. laryngea superior und den R. internus des N. laryngeus superior.
- Das **Taschenband** (Ligamentum vestibulare) liegt in der Plica vestibularis oberhalb der Plica vocalis.
- Die Kehlkopfschleimhaut ist in ihrer Tela submucosa durch elastische Fasernetze verstärkt und wird Membrana fibroelastica laryngis genannt. Diese zieht vom Ringknorpel aufwärts bis zur Plica vocalis als Conus elasticus.
- Der untere Teil des **Conus elasticus** spannt sich als Ligamentum cricothyroideum zwischen dem Unterrand des Schildknorpels und dem Ringknorpel aus.
- Den oberen Rand des Conus elasticus bilden die **Stimmbänder** (Ligamenta vocalia). Sie ziehen auf jeder Seite vom Processus vocalis des Stellknorpels zur Innenseite des Schildknorpels.
- Studiere in den Lehrbüchern und/oder am Modell die Wirkungen der Kehlkopfmuskeln und ihre Bedeutung für die Stellung der Stimmritze.
- MERKE: Einziger Öffner der Stimmritze ist der **M. cricoarytenoideus posterior** (Name in der Klinik: „Postikus")!
- MERKE: Der **M. cricothyroideus** wird als einziger Kehlkopfmuskel nicht vom N. laryngeus inferior innerviert, sondern vom R. externus des N. laryngeus superior!

R. internus des N. laryngeus superior
N. laryngeus inferior

- Suche zuerst auf jeder Seite die Anastomose zwischen dem **R. internus des N. laryngeus superior** und dem **N. laryngeus inferior** auf (Atlas!!):
  - Spalte im **Recessus piriformis** die Rachenschleimhaut über der Plica n. laryngei superioris und verfolge den Nerv erst nach kranial bis in Höhe seines Durchtritts durch die Membrana thyrohyoidea, dann nach kaudal. Achte auf seine Verbindung mit dem N. laryngeus inferior.
  - Zum Auffinden des N. laryngeus inferior orientiere dich an seiner Eintrittsstelle in die Rachenmuskulatur und suche seinen Stamm innen wieder auf.

- Der **R. internus des N. laryngeus superior** versorgt sensibel den Anteil der Kehlkopfschleimhaut oberhalb der Stimmritze.
- Der N. laryngeus inferior, Endast des **N. laryngeus recurrens**, innerviert alle Kehlkopfmuskeln außer dem M. cricothyroideus und versorgt sensibel die Schleimhaut unterhalb der Stimmritze. Seine einseitige Schädigung, zum Beispiel bei einer Schilddrüsen-Operation, führt zu einseitiger Stimmbandlähmung mit Heiserkeit. Bei einer beidseitigen Schädigung käme es zur Unfähigkeit, die Stimmritze zu öffnen, da der einzige Stimmritzenöffner (der „Postikus") beidseits gelähmt wäre. Akut könnte dies nur durch eine Intubation überlebt werden, auf Dauer durch eine offenhaltende operative Verlagerung des Stimmbandes (mit entsprechendem Stimmverlust).

Entfernung der Rachenschleimhaut

- Auf beiden Seiten sollt ihr jetzt die gesamte Schleimhaut des Pharynx mit einer Pinzette vorsichtig entfernen und die verschiedenen Muskeln darstellen.
- BEACHTE: Beim Abziehen der Schleimhaut läufst du Gefahr, gleichzeitig bereits Muskelfasern zu entfernen, präpariere daher nicht forsch drauflos! Leider sind Schleimhaut und Muskulatur oft nur schwer voneinander zu unterscheiden. Arbeite daher konsequent mit dem Atlasbild in deiner Sichtweite!

M. uvulae
M. palatopharyngeus
M. salpingopharyngeus
M. stylopharyngeus
M. aryepiglotticus

- Fördere in der angegebenen Reihenfolge folgende Muskeln an das Tageslicht:
  - den unpaaren **M. uvulae** am Zäpfchen;
  - den **M. palatopharyngeus** beidseits neben dem M. uvulae. Er zieht vom Unterrand der Choane durch das Gaumensegel abwärts und strahlt breit in die Pharynxwand ein.
  - Als muskuläre Grundlage für die gleichnamige Plica den **M. salpingopharyngeus**, einen dünnen Muskel (Vorsicht!!), der vom Tubenknorpel entspringt und sich kaudal dem **M. palatopharyngeus** anschließt.
  - In der Plica pharyngoepiglottica läuft der **M. stylopharyngeus**, entlang der Plica aryepiglottica der **M. aryepiglotticus**.

- Die Mm. palatopharyngeus, salpingopharyngeus und stylopharyngeus werden vom N. glossopharyngeus innerviert.

M. arytenoideus transversus
Mm. arytenoidei obliqui
M. cricoarytenoideus posterior

- Versuche, an der Rückfläche der Stellknorpel den **M. arytenoideus transversus** und die diesen überkreuzenden **Mm. arytenoidei obliqui** herauszuarbeiten.
- Präpariere an der Rückfläche des Ringknorpels den **M. cricoarytenoideus posterior**.

- Alle Kehlkopfmuskeln (außer M. cricothyroideus!) werden vom N. laryngeus inferior, dem Endast des N. recurrens, versorgt.

Aufschneiden des Kehlkopfs

- Sobald die Präparation an der Rückfläche des Pharynx abgeschlossen ist, kannst du in Absprache mit dem Assistenten selber mit der Schere den Kehlkopf eröffnen, indem du seine

4.2 Halseingeweide, tiefe Präparation

Rückwand vom Schnittrand durch die Trachea empor bis zur Incisura interarytenoidea in der Medianebene aufschneidest.

- Identifiziere an deinem Präparat die **Plica vestibularis** (in ihr liegt das Taschenband, Ligamentum vestibulare), die **Plica vocalis** (in der das Stimmband, Ligamentum vocale, liegt) und zwischen beiden den **Ventriculus laryngis**.

- Der Ventriculus laryngis (Morgagni-Tasche) hat beim Menschen keine funktionelle Bedeutung. Bei Brüllaffen ist er zu einem großen Resonanzraum erweitert.

Conus elasticus
Ligamentum vocale
M. vocalis

- Entferne auf der rechten Seite unterhalb der Plica vocalis die Schleimhaut und lege den **Conus elasticus** bis zum Stimmband empor frei. Lass das Ligamentum vocale stehen, entferne aber den Conus elasticus bis zum Oberrand des Ringknorpels und lege den M. vocalis frei.

Mobilisierung der rechten Schildknorpelplatte (Assistent!)

- Auf der RECHTEN Seite wird jetzt der ASSISTENT die Schildknorpelplatte durchtrennen (Abb. 4-3).
- VORGEHEN:
- Der M. thyrohyoideus wird zunächst von der rechten Schildknorpelplatte abgelöst und nach kranial geschlagen.
- Der M. cricothyroideus wird vom Schildknorpel abgetrennt und nach unten geklappt, so dass er nur noch am Ringknorpel befestigt ist.
- Mit einem Messer wird am Oberrand der rechten Schildknorpelplatte, entlang dem Ansatz der Membrana thyrohyoidea, das Perichondrium gespalten. Es wird vollständig von der Innenfläche der Knorpelplatte stumpf abgelöst. VORSICHT: das Perichondrium soll nicht zerreißen! Die Membrana thyrohyoidea soll am Perichondrium hängen und intakt bleiben.
- Mit der spitzen Branche einer Schere geht der Assistent dann zwischen dem Knorpel und dem abgelösten Perichondrium ein und durchschneidet die Schildknorpelplatte der Länge nach etwa zwischen ihrem inneren und mittleren Drittel. Dabei VORSICHT: Der Oberrand der Lamina cartilaginis thyroideae kann durch Verknöcherung so hart sein, dass bei ungestümen Durchtrennungsversuchen der Knorpel versehentlich durchgebrochen wird, selten an der beabsichtigten Stelle!
- Der laterale Anteil der durchtrennten Knorpelplatte wird nach lateral geklappt und bleibt nur noch am unteren Schlundschnürer und an der Membrana thyrohyoidea hängen.

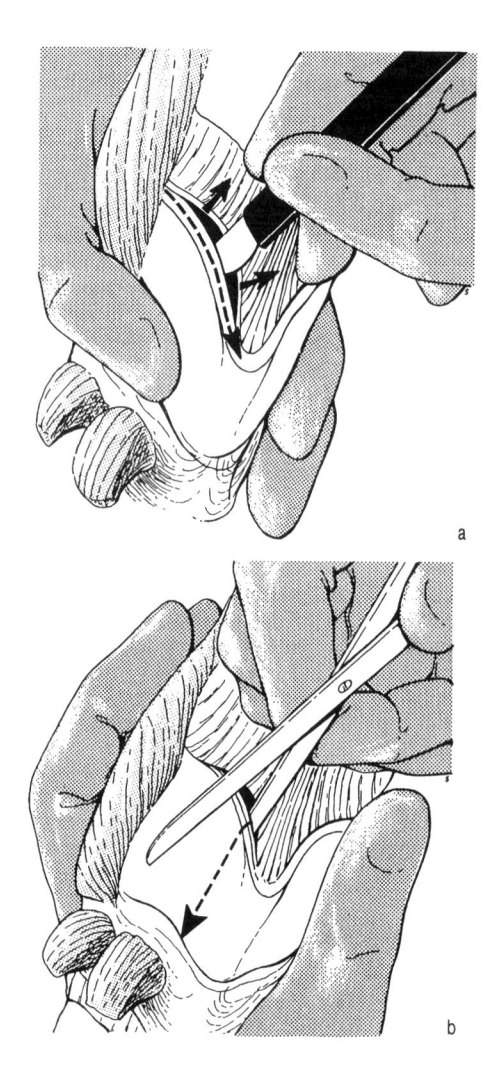

Abbildung 4-3:
Schnitt durch die Lamina dextra des Schildknorpels
a) Spalten des Perichondriums
b) Durchschneiden der Schildknorpelplatte

M. thyroarytenoideus M. cricoarytenoideus lateralis	• Entferne anschließend vorsichtig das abgelöste Perichondrium und präpariere den **M. thyroarytenoideus** und kaudal von ihm den **M. cricoarytenoideus lateralis**.
Ostium pharyngeum tubae auditivae	• Kehre zuletzt in deiner Präparation in die Region des weichen Gaumens zurück. Hier sollst du den **M. uvulae**, den **M. palatopharyngeus** und den **M. salpingopharyngeus** bereits dargestellt haben. Taste noch einmal das knorpelige Ende der Ohrtrompete (Tuba auditiva), das den **Torus tubarius** hervorruft. Medial von diesem wölbt sich als **Torus levatorius** der M. levator veli palatini vor.

- Durch die Ohrtrompete (**Tuba auditiva**) stehen Pharynx und Mittelohr (Paukenhöhle, Cavum tympani) miteinander in Verbindung. Ihr paukenhöhlennaher Abschnitt ist knöchern, die unteren, zum Pharynx führenden zwei Drittel sind hinten und oben knorpelig abgeschlossen, seitlich und unten durch Bindegewebe (Pars membranacea). Hier entspringen die Mm. tensor und levator veli palatini, die durch ihre Kontraktion beim Schlucken einen entstandenen Unterdruck in der Paukenhöhle durch Öffnen des Lumens der Tuba auditiva ausgleichen können (z. B. bei der Fahrt durch einen Tunnel).

Durchtrennung des Tubenknorpels
- Mit einem Skalpell wirst du das Ende der **Tuba auditiva** bogenförmig so durchschneiden, dass das abgetrennte Knorpelstück am M. salpingopharyngeus hängen bleibt!

Ablösen des M. salpingopharyngeus
- Löse dann den **M. salpingopharyngeus** aus der Pharynxwand heraus. Trenne aber seinen kaudalen, in den M. palatopharyngeus einstrahlenden Abschnitt nicht ab, denn er soll hier hängen bleiben! Schlage den Muskel mit dem zuvor abgetrennten Teil der Tuba auditiva herunter.

Spaltung des M. palatopharyngeus
M. levator veli palatini
- Spalte VORSICHTIG den M. palatopharyngeus in seinem obersten, neben dem M. uvulae gelegenen Anteil quer zu seinem Faserverlauf, lege den von oben seitlich in das Zäpfchen herabziehenden M. levator veli palatini frei und verfolge ihn, soweit es dir möglich ist, nach kranial.

- Der M. levator veli palatini wird innerviert vom Plexus pharyngeus aus N. glossopharyngeus und N. vagus.

M. tensor veli palatini
- Die Präparation des vor dem M. levator veli palatini gelegenen **M. tensor veli palatini** sollte zu einem späteren Zeitpunkt erfolgen, nämlich dann, wenn der Kopf halbiert worden und der Muskel von innen und vorn für dich besser zugänglich ist. Bei der Darstellung von dorsal her muss der Levator meist zerstört werden! Mache dir aber in jedem Fall den Verlauf des M. tensor veli palatini klar!

- Der M. tensor veli palatini entspringt von der Schädelbasis in der Fossa scaphoidea des Keilbeins und von der Pars membranacea der Tuba auditiva. Er zieht nahezu parallel zur Ohrtrompete vor dem M. levator veli palatini herab. Er biegt dann aber um den Hamulus pterygoideus des Flügelfortsatzes (Processus pterygoideus) des Keilbeins herum und strahlt horizontal in den weichen Gaumen ein. Der Hamulus pterygoideus dient dem Tensor somit als Hypomochlion.

- Die Innervation des M. tensor veli palatini erfolgt durch einen kleinen Ast des N. mandibularis aus dem N. trigeminus.

  - Im Anschluss an die Präparation der Halseingeweide erfolgt entweder die Präparation der oberflächlichen und tiefen Gesichtsregion (S. 162 f.) oder die Weiterpräparation am in der Medianebene durchtrennten Kopf (S. 174).

4.3 Hals-Entwicklung

Kenntnisse über Details der Entwicklung der verschiedenen Halsstrukturen aus den „Kiemenbögen" sind von geringer Relevanz für eine ärztliche Tätigkeit. Da sie aber immer noch häufig abgeprüft werden, sollen sie hier kurz zusammengefasst werden.

- Beim menschlichen Embryo werden im obersten Bereich des endodermalen Vorderdarms sechs **Schlundbögen** (auch Kiemen-, Pharyngeal-, Viszeral- oder Branchialbögen) angelegt (die Zählung des fünften ist allerdings umstritten). Diese Schlundbögen enthalten jeweils eine Knorpelspange, Muskeln, einen Nerven und eine Arterie. Im Inneren senken sich zwischen den Schlundbögen die Schlundtaschen ein, die mit Endoderm ausgekleidet sind und verschiedene Strukturen bilden. Außen, gegenüber den Schlundtaschen, entstehen ektodermale Schlundfurchen. Bei Fischen entsteht hier ein Durchbruch für die spätere Tätigkeit der Kiemen. Beim Menschen nehmen die „Kiemenbögen" auch in der Entwicklung nie eine solche Funktion auf.
- Aus den **Knorpelspangen** der Kiemenbögen entsteht:
- 1. Schlundbogen: Hammer und Amboss („primäres Kiefergelenk"), Meckel-Knorpel (der wieder verschwindet), Maxilla und Mandibula;
- 2. Schlundbogen: Steigbügel, Processus styloideus, Lig. stylohyoideum, Cornu minus des Os hyoideum;
- 3. Schlundbogen: Cornu majus und Corpus des Os hyoideum;
- 4. (und 5.?) Schlundbogen: Schildknorpel;
- 6. Schlundbogen: Ringknorpel.
- Die **Kiemenbogennerven** sind: 1. N. mandibularis (V3); 2. N. facialis (VII); 3. N. glossopharyngeus (IX); 4. N. laryngeus superior des N. vagus (X); 6. N. laryngeus recurrens des N. vagus (X) und wohl auch der N. accessorius (XI).
- Die **Muskulatur** des jeweiligen Schlundbogens („branchiale Muskulatur") lässt sich aus den Nerven herleiten. Die wichtigsten sind: 1. Kaumuskulatur; 2. mimische Muskulatur; 3. und 4. Rachenmuskulatur; 6. innere Kehlkopfmuskeln; außerdem die Mm. trapezius und sternocleidomastoideus, die am N. accessorius hängen.
- Die **Kiemenbogenarterien**, die in der Entwicklung die ventrale mit der dorsalen Aorta verbinden, werden z. T. zurückgebildet. Bestehen bleiben: 3. Anfangsteil der A. carotis interna; 4. Arcus aortae (links) und Anfangsteil der A. subclavia (rechts); 6. Aa. pulmonales und Ductus arteriosus.
- Daraus erklärt sich, warum der **N. laryngeus recurrens**, der 6. Kiemenbogennerv, links an Aortenbogen und Ductus arteriosus und rechts an der A. subclavia „hängenbleibt" (s. S. 68).
- Aus den **Schlundfurchen** (außen, ektodermal) entstehen:
- 1. Schlundfurche: äußerer Gehörgang;
- 2.-4. Schlundfurche: Sinus cervicalis, eine Höhle, die normalerweise vollständig verschwindet. Bleibt sie (selten) bestehen, entsteht eine laterale Halsfistel oder -zyste, ein Hohlraum am Vorderrand des M. sternocleidomastoideus, der Verbindung zu den früheren Schlundtaschen haben kann (s. u.).
- Aus den **Schlundtaschen** (innen, endodermal) entstehen:
- 1. Schlundtasche: Tuba auditiva, Paukenhöhle und Trommelfell;
- 2. Schlundtasche: Tonsilla palatina;
- 3. Schlundtasche: Glandula parathyroidea inferior, Thymus;
- 4. Schlundtasche: Glandula parathyroidea superior;

- 4./5. Schlundtasche: Ultimobranchialkörper, aus dem die C-Zellen der Schilddrüse hervorgehen.
- Eine einzige (seltene) Erkrankung lässt sich sinnvoll aus einer Störung der Schlundbogenderivate herleiten: Das DiGeorge-Syndrom ist eine angeborene Fehlbildung des 3. und 4. Schlundbogens mit Thymusaplasie (daher Störung des Immunsystems), Hypoparathyroidismus und unterbrochenem Aortenbogen.
- Schließlich kannst du dir noch merken, dass aus dem embryonalen Mundboden die Schilddrüse entsteht (s. S. 152) und aus dem embryonalen Rachendach die Rathkesche Tasche, die den Hypophysenvorderlappen bildet.

5 Präparation am Kopf

5.1 Oberflächliche Gesichtsregion

- Informiere dich über die Zusammensetzung des Gesichtsschädels und über die tastbaren Knochenpunkte.

Entfernen der Haut
- Hole deinen Assistenten und lass dir von ihm an deinem Präparat die Hautschnitte an der Gesichtsregion legen. Lidspalten, Nasenöffnungen und Lippen werden umschnitten! ACHTE darauf, dass die drei Hautlappen an der Ohrmuschel hängen bleiben, damit du das Gesicht immer wieder damit abdecken kannst, wenn du gerade nicht präparierst.

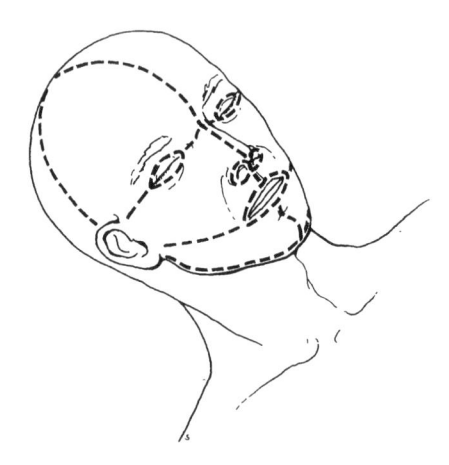

Abbildung 5-1:
Hautschnitte für die Präparation im Gesicht

Fascia parotidea
Glandula parotidea
- Beginne mit der Darstellung der **Fascia parotidea**. Spalte das Fett- und Bindegewebe etwa ein bis zwei Zentimeter vor der unteren Hälfte der Ohrmuschel. Gehe bis auf die Faszie hinab und entferne das Fettgewebe. Nimm dann die Fascia parotidea fort und stelle den Ober- und Vorderrand der **Ohrspeicheldrüse** (Glandula parotidea, kurz „Parotis") dar. VORSICHT! An den Rändern der Parotis treten die Äste des N. facialis für die mimische Muskulatur an die Oberfläche!
- Die **Fascia parotidea** geht ventral in die Fascia masseterica über. Sie entspricht am Hals der Lamina superficialis fasciae cervicalis und spannt sich zwischen Arcus zygomaticus und Mandibula aus.
- Zur parasympathischen Innervation der Parotis siehe Kapitel 5.6, S. 196.
- **Mumps** („Ziegenpeter") ist eine virale Entzündung mit Anschwellung der Ohrspeicheldrüse (Parotitis epidemica).

Ductus parotideus
A. transversa faciei

- Suche im Fettgewebe vor der Ohrspeicheldrüse ihren Ausführungsgang auf, den **Ductus parotideus**. Du findest ihn etwa in der Mitte der Verbindungslinie zwischen Mundwinkel und Gehörgang im Fettgewebe. Du wirst hier auch einen **R. buccalis** des N. facialis finden (s. u.) und die ebenfalls parallel verlaufende **A. transversa faciei**.
  BEACHTE: Der Ductus parotideus sieht aus wie eine Vene! Achte darauf, dass der Ductus von Drüsengewebe begleitet werden kann (Glandula parotidea accessoria).
  WICHTIG! Verfolge den Ductus parotideus nur bis zu der Stelle, wo er um den Vorderrand des M. masseter herumbiegt, nicht weiter!!

- Der **Ductus parotideus** zieht vor dem Vorderrand des M. masseter durch den Bichatschen Fettpfropf (Corpus adiposum buccae), durchbohrt den M. buccinator und mündet in das Vestibulum oris, den Raum zwischen Lippen und Zähnen, in Höhe des zweiten oberen Molaren.

- Die **A. transversa faciei** entspringt aus der A. temporalis superficialis, einem Ast der A. carotis externa.

N. facialis (1)
Rr. temporales
Rr. zygomatici
Rr. buccales
R. marginalis mandibulae
R. colli

- Stelle nun alle Fazialisäste dar. Unterscheide drei Gruppen:
  – **Rr. temporales** zur Schläfe;
  – **Rr. zygomatici** zu Muskeln im Bereich der Augenöffnung und der Nase;
  – **Rr. buccales** für die mimischen Muskeln an Mundwinkel, Kinn und Lippen.
- Kaudal von den Rr. buccales zieht der **R. marginalis mandibulae** in Höhe des Unterkieferrandes nach vorn zum Kinn.
- Bei der Präparation des Halses hast du bereits den **R. colli** dargestellt. Suche ihn erneut auf!

- Der **N. facialis** tritt durch das Foramen stylomastoideum aus dem Schädel aus und in das Gewebe der Ohrspeicheldrüse ein. In ihr verzweigt er sich und bildet den Plexus parotideus, aus dem seine motorischen Äste für die mimische Muskulatur hervorgehen. Tumoren oder Operationen an der Parotis gefährden daher den Nerv (siehe Fazialislähmung, S. 320). Die Parotitis (s. o.) greift den Nerv hingegen nicht an.

A. V. temporalis superficialis
N. auriculotemporalis

- Stelle an der Schläfe die meist stark geschlängelte **A. temporalis superficialis** mit der sie begleitenden Vene dar.
  ACHTE auf den meist sehr feinen **N. auriculotemporalis**, der hinter der Arterie aufsteigt.

- Der Puls der **A. temporalis superficialis** kann im Bereich der Schläfe leicht getastet werden.

- Der **N. auriculotemporalis** ist ein Ast des N. mandibularis des N. trigeminus. Er versorgt sensibel die Haut im Bereich der Schläfe und der Ohrmuschel und die Glandula parotidea und gibt Äste zum äußeren Gehörgang und zum Trommelfell ab.

- Das Blut in der V. temporalis superficialis fließt über die V. retromandibularis in die V. jugularis externa.

5 Präparation am Kopf

N. facialis (2)
- Verfolge die Zweige des **N. facialis** bis zu ihrem Eintritt in die mimische Muskulatur.
  ACHTUNG! Studiere im Atlas die Lage und Verläufe der mimischen Muskeln. Sie sind nicht von einer Faszie eingehüllt, sondern verlaufen frei durch das subkutane Fettgewebe! Vor allem der **M. zygomaticus major** ist besonders gefährdet, wenn du nicht auf ihn achtest!

Präparation der mimischen Muskulatur
- Die Darstellung der mimischen Muskeln sollst du entweder jetzt vornehmen oder aber an die weitere Präparation der Parotis anschließen (s. u.). Da diese faszienlosen Muskeln entsprechend ihrer Funktion mit der Haut verwachsen sind, musst du sie mit einem scharfen Messer vorsichtig vom darüber liegenden Gewebe befreien. Präpariere im besonderen:
  - Venter frontalis des M. occipitofrontalis; M. orbicularis oculi; M. levator labii superioris alaeque nasi.
    ACHTUNG! Zerstöre nicht die A. und V. angularis (Atlas!!)!
  - M. zygomaticus minor; M. zygomaticus major; M. levator labii superioris.
    VORSICHT! Unter den genannten Muskeln ziehen die A. und V. facialis hindurch!!
  - M. orbicularis oris, M. risorius, M. depressor anguli oris, M. depressor labii inferioris; M. mentalis. Achte auf den Übergang der mimischen Muskulatur des Gesichts in das Platysma.

- Die Feinheiten der einzelnen **mimischen Muskeln** muss der kosmetische Chirurg kennen. Merke dir insbesondere die funktionell wichtigen „Schließmuskeln": M. orbicularis oculi und M. orbicularis oris. Wenn das Auge nicht geschlossen werden kann, trocknet die Hornhaut aus, ein fehlender Mundschluss beeinträchtigt das Sprechen und Kauen.

A. V. facialis
A. V. angularis
- Löse das Platysma vom Unterkieferrand zum Kinn hin ab, bis die **A. und V. facialis** zum Vorschein kommen. Verfolge die A. und V. facialis bis zum inneren Augenwinkel:
  - Beachte, dass beide Gefäße die Mm. zygomatici und den M. levator labii superioris unterkreuzen.
  - Am inneren Augenwinkel heißen die Gefäße **A. und V. angularis**.

- Die **A. angularis** ist Endast der A. facialis und anastomosiert mit der A. dorsalis nasi aus der A. ophthalmica, einem Ast der A. carotis interna. Der Puls der A. facialis kann dort, wo sie den Unterrand der Mandibula überquert, getastet werden.

- Die V. facialis anastomosiert über die V. angularis mit der V. ophthalmica superior, die in den Sinus cavernosus des Gehirns mündet. Bei einer thrombosierenden Venenentzündung der V. facialis kann es zu einem Rückstau und Abfluss des Blutes über die genannte Anastomose in den Sinus cavernosus kommen. Verschleppte Erreger können dort eine Sinusthrombose verursachen.

  - WICHTIG! Entferne zwischen dem Vorderrand des M. masseter und dem M. zygomaticus major noch nicht das Fettgewebe des Corpus adiposum buccae!!

5.1 Oberflächliche Gesichtsregion

Wegnahme der Glandula parotis
Fossa retromandibularis

- Im folgenden sollst du das Drüsengewebe der Parotis auf folgende Weise wegnehmen:
– Verfolge den Ductus parotideus ein kurzes Stück in die Parotis hinein, schneide dann aus dem Drüsengewebe ein kleines (!), würfelförmiges Stück heraus, das am Ductus parotideus hängt (Abb. 5-1), und klappe den Ausführungsgang mit dem Drüsenstück nach vorne weg (daran kannst du später noch den Ductus identifizieren).

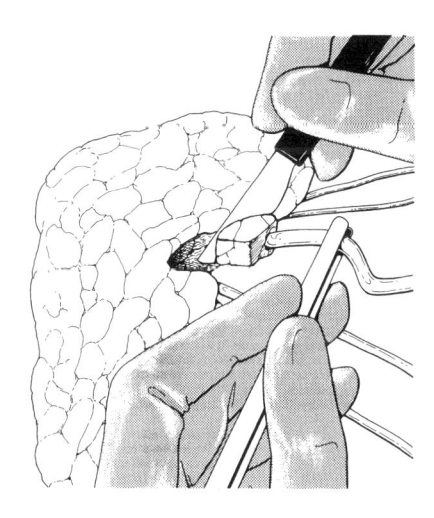

Abbildung 5-2:
Präparation eines am Ductus parotideus hängenden, würfelförmigen Drüsenstücks vor der Entfernung der Glandula parotis

– Verfolge alle Äste des **N. facialis** in die **Parotis** hinein, nimm zwischen ihnen liegendes Drüsengewebe fort und stelle den Hauptstamm des N. facialis bis in die Tiefe der Fossa retromandibularis dar. Entferne die Parotis dabei vollständig. Du solltest dabei bis zur **V. retromandibularis**, **A. carotis externa** und zu den **Mm. stylohyoideus** und **digastricus** (venter posterior) vordringen.

– Verfolge dabei auch die A. temporalis superficialis und den ihr eng anliegenden N. auriculotemporalis nach kaudal. Versuche, die Rr. communicantes zwischen N. auriculotemporalis und N. facialis aufzuspüren. MERKE dir für die Präparation im Bereich der Parotis: KEINE HEMMUNGEN bei der Entfernung des Drüsengewebes! Achte aber auf die Nerven und Gefäße!

A. carotis externa
A. temporalis superficialis
A. maxillaris

- Suche die **A. carotis externa** auf sowie ihre Aufzweigung in die A. maxillaris und die A. temporalis superficialis.
- Falls die Präparation von Larynx und Pharynx bereits erfolgt ist, überarbeite die nach dorsal ziehenden Äste der A. carotis externa, die **A. occipitalis** und die **A. auricularis posterior**.

	• Verfolge die **V. temporalis superficialis** bis zu ihrer Einmündung in die V. retromandibularis und diese bis zu ihrem Übergang in die V. jugularis externa.
Durchtrennen der Fazialisäste	• Schneide die Äste des N. facialis an ihren Eintrittsstellen in die mimische Muskulatur ab und lege das gesamte Nervenbündel des N. facialis nach dorsal zurück.
Corpus adiposum buccae *M. buccinator*	• Entferne jetzt vorsichtig das **Corpus adiposum buccae** (Bichatscher Fettpfropf), verfolge dabei den Ductus parotideus bis zu seinem Eintritt in den M. buccinator. ACHTE auf die A. und V. facialis!
N. buccalis *A. buccalis*	• Stelle auf dem **M. buccinator** den **N. buccalis** und die gleichnamige Arterie dar.

- MERKE: **M. buccinator** und **N. buccalis** haben, abgesehen von ihrer nachbarschaftlichen Beziehung, nichts miteinander zu tun! Der M. buccinator gehört zur mimischen Muskulatur und wird daher vom N. facialis (einem der Rr. buccales!) innerviert. Der N. buccalis ist ein rein sensibler Ast aus dem N. mandibularis. Er versorgt an der Wange die Haut und innen die Schleimhaut, außerdem das zur Wange gerichtete (= bukkale) Zahnfleisch im Bereich der Prämolaren und des 1. Molaren des Unterkiefers. Die A. buccalis entspringt aus der A. maxillaris.

	• Suche nun die Knochenaustrittsstellen der drei wichtigen sensiblen Endäste des **N. trigeminus** auf („NAP" = Nervenaustrittspunkte).
N. supraorbitalis *A. supraorbitalis* *Foramen supraorbitale* *Foramen frontale*	• Spalte im medialen Drittel des Orbitaoberrands den Venter frontalis des M. occipitofrontalis in der Verlaufsrichtung der Rr. medialis und lateralis des **N. supraorbitalis** (Atlas). Schiebe Muskel- und Bindegewebe beiseite, suche die Nervenäste auf und verfolge sie bis zum Foramen supraorbitale und frontale.

- Der **N. frontalis** des N. ophthalmicus (V1) entsendet den **N. supratrochlearis** zum inneren Augenwinkel und zieht als **N. supraorbitalis** über die Incisura oder durch das Foramen supraorbitale zur Haut an der Stirn.
- Der N. nasociliaris aus dem N. ophthalmicus gibt den **N. infratrochlearis** an die Haut des medialen Augenwinkels ab.
- Die **A. supraorbitalis** ist ein Ast der A. ophthalmica.

N. infraorbitalis *A. infraorbitalis* *Foramen infraorbitale*	• Trenne den **M. levator labii superioris** in Höhe des Unterrandes des M. orbicularis oculi durch, lege ihn nach kaudal und dränge Periost und Bindegewebe vom Oberkiefer ab, bis du die Austrittsstelle des **N. infraorbitalis** aus dem Knochen erreichst (Foramen infraorbitale). Das Foramen liegt 0,8 cm unterhalb des Orbitarandes.

- Der **N. infraorbitalis** ist Endast des N. maxillaris (V2). Er versorgt die Haut der Oberlippe und die Schneide- und Eckzähne sowie die Prämolaren des Oberkiefers.
- Die **A. infraorbitalis** stammt aus der A. maxillaris und entsendet Aa. alveolares superiores für Vorderzähne und Zahnfleisch des Oberkiefers.

N. mentalis *Foramen mentale* *A. mentalis*	• Löse vom Unterkieferrand her Muskulatur und Bindegewebe mitsamt dem Periost von der Mandibula. Das **Foramen mentale** liegt etwa in gleicher Linie mit dem Foramen infraorbitale im oberen Bereich der Außenseite der Mandibula.

- Das **Foramen mentale** liegt in der Regel in Höhe der Wurzelspitzen zwischen dem 1. und 2. Prämolaren. Bei zahnlosem Unterkiefer öffnet sich das Foramen wegen des Knochenschwundes mehr nach kranial als nach ventral, weshalb Zahnprothesen hier den N. mentalis reizen können.
- Der **N. mentalis** ist Endast des N. alveolaris inferior aus dem N. mandibularis (V3) und versorgt die Haut an Kinn und Unterlippe.

Fascia temporalis	• Entferne an der Schläfenregion die **Fascia temporalis**. Wenn du dabei die **A. und V. temporalis superficialis** und den N. auriculotemporalis nicht erhalten kannst, durchtrenne sie distal und schlage sie nach unten.
	• Achte darauf, dass sich die Fascia temporalis in zwei Blätter teilt, deren oberflächliches Blatt sich am Außenrand, das tiefe Blatt am Innenrand des Jochbogens anheftet. Zwischen beiden Blättern liegt Fettgewebe.
M. temporalis	• Stelle den **M. temporalis** dar, verfolge ihn unter den Jochbogen hindurch bis zu seinem Ansatz am Processus coronoideus des Unterkiefers. Fett- und Bindegewebe unter dem Arcus zygomaticus sollst du vollständig entfernen, weil erst dann der Assistent die Sägeschnitte am Jochbogen durchführen kann (s. u.)!

- Der **M. temporalis** gehört zur Kaumuskulatur und wird von den Nn. temporales profundi des N. mandibularis innerviert. Er hebt den Unterkiefer und kontrahiert sich somit beim Zubeißen. Beachte, dass seine hinteren Fasern fast horizontal liegen. Sie können den Unterkiefer nach dorsal ziehen.

Fascia masseterica	• Entferne vom M. masseter die **Fascia masseterica**. Suche seinen Hinterrand auf und entferne dorsal davon Binde- und Fettgewebe über der **Kiefergelenkskapsel** und dem davor liegenden **Lig. laterale** des Kiefergelenks (siehe Atlas!).

5.2 Tiefe Gesichtsregion

Abklappen des *M. masseter*	• Der M. masseter wird nach seiner Darstellung am Unterkieferrand abgelöst (Abb. 5-2) und nach kranial bis zu seinem Ursprung am Jochbogen hochpräpariert.

Alternative Der M. masseter kann auch am Jochbogen abgetrennt und nach unten geklappt werden, so dass er an der Mandibula hängen bleibt (dies geht auch nach den unten aufgeführten Sägeschnitten gemeinsam mit dem daran hängenden Jochbogen). Bei dieser Art der Präparation bleibt der M. masseter erhalten, allerdings muss der N. massetericus durchtrennt werden.

Wenn der Masseter dick genug ist, kann man sogar versuchen, beide Präparationen zu kombinieren, indem man den Muskel nach unten klappt, aber aus seiner Innenseite ein würfelförmiges Muskelstück ausschneidet und am Nerv hängen lässt.

5 Präparation am Kopf

N. massetericus
Vasa masseterica

- ACHTUNG! Du musst unbedingt den **N. massetericus** auffinden, um den nächsten Präparierschritt durchführen zu können. Er tritt durch die **Incisura mandibulae** hervor und sehr hoch in den M. masseter ein. Halte sorgfältig nach einem dünnen, weißen Nervenstrang Ausschau, verwechsle ihn aber nicht mit einem der weißlichen Sehnenzüge im M. masseter oder mit der A. oder V. masseterica!

Entfernung des
M. masseter

- Ähnlich wie bei der Präparation der Parotis sollst du zwar den M. masseter entfernen, aber ein würfelförmiges Stück am N. massetericus hängen lassen, damit du ihn jederzeit als solchen identifizieren kannst (Abb. 5-3). Schneide an der Eintrittsstelle des Nervs in den Muskel ein entsprechendes Stück heraus, das mit dem Nerv in Zusammenhang bleibt, und trenne den Rest des M. masseter ganz vom Arcus zygomaticus ab.

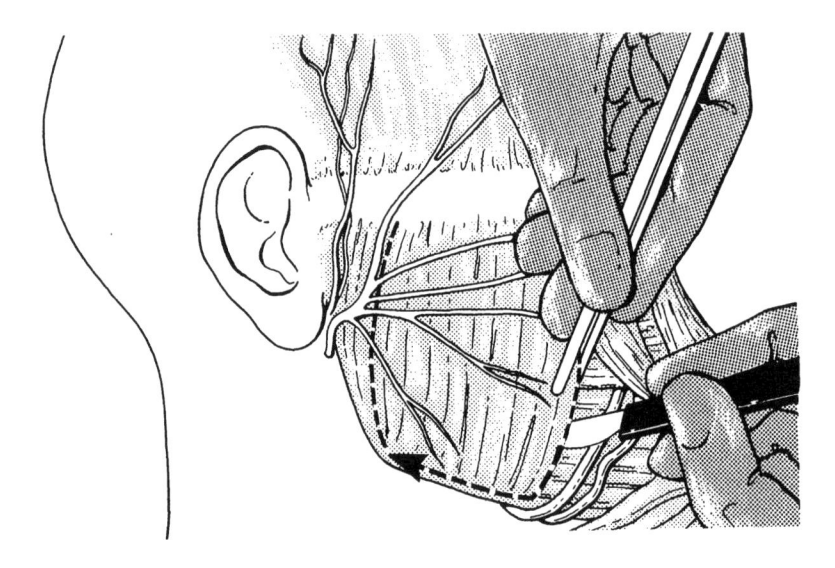

Abbildung 5-3:
Abtrennen des M. masseter

- Die **Incisura mandibulae** senkt sich zwischen Processus coronoideus und Processus condylaris des Unterkiefers ein. Der M. masseter wird als Kaumuskel vom N. mandibularis über den N. massetericus innerviert. Die A. masseterica ist ein Ast der A. maxillaris.

- Der **M. masseter** bildet mit dem M. pterygoideus medialis eine Muskelschlinge um den Unterkiefer: Der Masseter setzt an der Außenfläche der Mandibula an; ihm gegenüber an ihrer Innenfläche inseriert der M. pterygoideus medialis, der von der Fossa pterygoidea herabzieht. Mach dir diese Verhältnisse im Atlas klar, möglichst auf einem Frontalschnitt! Gemeinsam mit dem M. temporalis bewirken diese beiden Muskeln den sehr kräftigen Kieferschluss, der auf die Mahlzähne eine Kraft von etwa 700 N überträgt (was also der Last von mehr als einem Zentner entspricht).

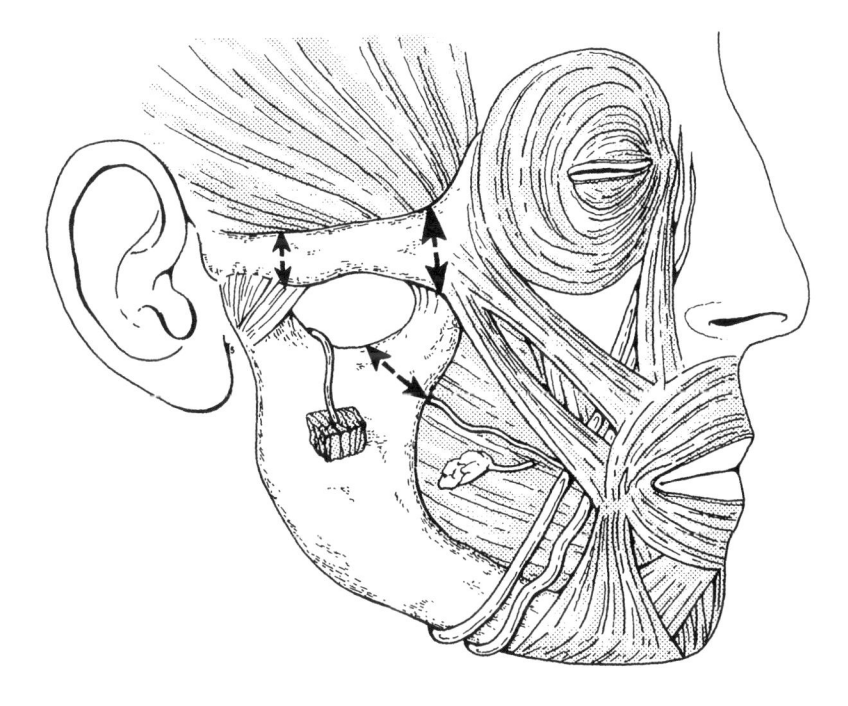

Abbildung 5-4:
Situation nach Entfernung des M. masseter. Die Pfeile zeigen die Sägeschnitte durch Jochbogen und Processus coronoideus.

Sägeschnitte (1):
Arcus zygomaticus
Processus coronoideus
(Assistent)

- Der ASSISTENT wird mit einer kleinen Handkreissäge die folgenden Sägeschnitte durchführen (Abb. 5-4).
  - Der **Jochbogen** wird durch zwei Schnitte durch seine Ursprünge möglichst breit entfernt. Der Assistent soll nicht zu wenig herausnehmen, sonst muss er später nachsägen!
  - Der **Processus coronoideus** der Mandibula wird quer durchtrennt.

Alternative   Mit etwas Übung kann dieser Sägeschnitt mit dem nächsten (s. u.) kombiniert werden, d.h. es wird nur ein – möglichst tiefer – Schnitt gelegt, um den Processus coronoideus abzutrennen und am Muskel hochklappen zu können.

Hochklappen des Processus coronoideus am M. temporalis
Nn. temporales profundi

- Mobilisiere den durchtrennten **Processus coronoideus** und versuche, ihn nach oben zu ziehen. Da Fasern des M. temporalis häufig medial vom Processus coronoideus sehr weit nach unten ziehen, müssen diese eventuell noch durchtrennt werden. Löse dann den M. temporalis nach oben stumpf von seiner knöchernen Unterlage ab, aber nicht zu weit, damit der Muskel am Schädel hängen bleibt.
- ACHTE auf die von innen in den Muskel ziehenden Nn. temporales profundi!

5 Präparation am Kopf

Sägeschnitt (2):
Ramus mandibulae
(Assistent!)

- Der ASSISTENT legt von der Incisura mandibulae abwärts bis in die Höhe des Oberrands des Corpus mandibulae einen Sägeschnitt, der durch den **Ramus mandibulae** parallel zu seinem Vorderrand verläuft (Abb. 5-5).

- VORSICHT! Auf keinen Fall darf das Sägeblatt die medial vom Knochen liegenden Strukturen zerstören: **N. lingualis**, **N. alveolaris inferior** und Gefäße müssen unversehrt bleiben!!

Fossa infratemporalis
M. pterygoideus medialis

- Nach Wegnahme des Mandibulastücks ist der Blick frei auf die **Fossa infratemporalis** (mache dir an einem knöchernen Schädel klar, wo sie liegt). Präpariere nun den M. pterygoideus medialis und die auf ihm verlaufenden Leitungsbahnen.

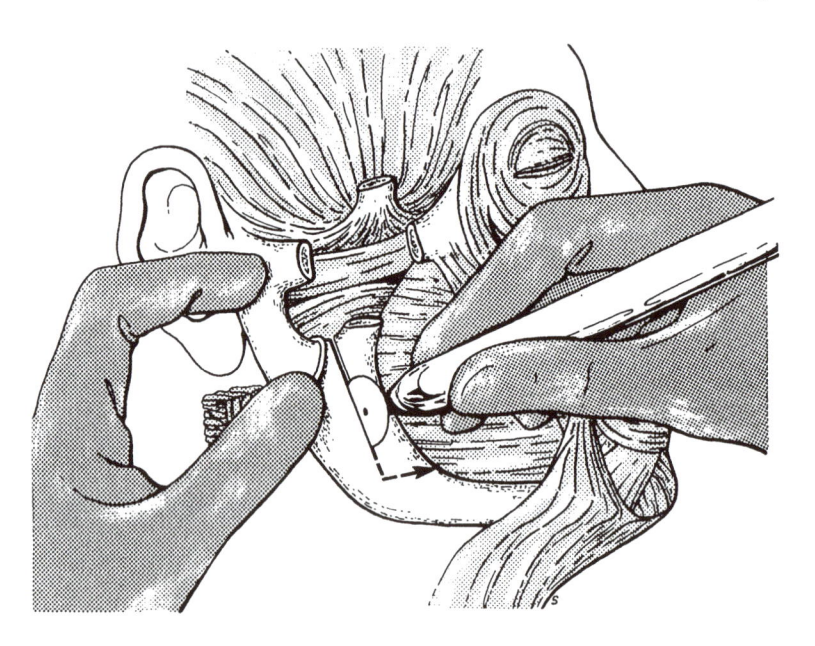

Abbildung 5-5:
Sägeschnitt durch den Ramus mandibulae

N. alveolaris inferior
N. lingualis
A. alveolaris inferior
Plexus pterygoideus

– Achte auf die zahlreichen feinen Äste des venösen **Plexus pterygoideus**, entferne sie aber, damit das Präparat übersichtlich bleibt.

– Identifiziere den **N. lingualis** und den **N. alveolaris inferior** medial vom Ramus mandibulae und verfolge sie nach oben bis zum Unterrand des M. pterygoideus lateralis.

– Verfolge die **A. alveolaris inferior** so weit wie möglich bis zu ihrem Austritt aus der A. maxillaris zurück.

- Der **N. alveolaris inferior** versorgt sensibel alle Zähne und den Hauptteil des Zahnfleischs des Unterkiefers (Rr. dentales inferiores und Rr. gingivales inferiores). Er tritt an der Innenseite des Unterkiefers in den Canalis mandibulae ein. Sein Endast, der N. mentalis, verlässt ihn wieder durch das Foramen mentale und gelangt zum Kinn und zur Unterlippe.

- Der **N. lingualis** versorgt sensibel die vorderen zwei Drittel der Zunge, über Rr. palatini den weichen Gaumen und über den N. sublingualis den Mundboden. Gleichzeitig ziehen Geschmacksfasern aus den vorderen zwei Dritteln der Zunge über den N. lingualis und die **Chorda tympani** zum Rautenhirn. Ihre Perikaryen liegen im Ganglion geniculi des N. facialis.
- Der N. lingualis erhält über die **Chorda tympani** außerdem parasympathische Nervenfasern für die Glandulae submandibularis und sublingualis (s. Kap. 5.6).
- Die **A. alveolaris inferior** ist ein Ast der A. maxillaris.
- Der **M. pterygoideus medialis** zieht von der Fossa pterygoidea abwärts zur Innenfläche am Angulus mandibulae. Er wird durch gleichnamige Äste des N. mandibularis innerviert. Gemeinsam mit dem an der Außenseite liegenden M. masseter wirkt er beim Schließen des Kiefers (s. o.). Bei alleiniger einseitiger Kontraktion zieht der M. pterygoideus medialis den Unterkiefer für Mahlbewegungen zur Gegenseite.

M. pterygoideus lateralis
- Verfolge die Nn. temporales profundi und den N. massetericus bis zu ihrem Austritt oberhalb des M. pterygoideus lateralis.
- Unterscheide am **M. pterygoideus lateralis** das Caput superius und das Caput inferius.
BEACHTE: Zwischen beiden Muskelköpfen tritt der N. buccalis hervor!

- Der **M. pterygoideus lateralis** wird vom gleichnamigen Nerv aus dem N. mandibularis versorgt. Das Caput superius zieht zur Gelenkkapsel und zum Discus articularis des Kiefergelenks, das Caput inferius zum Processus condylaris des Unterkiefers. Das Caput inferius zieht den Unterkiefer bei einseitiger Kontraktion zur Gegenseite, bei beidseitiger Kontraktion nach vorn. Der Muskel hilft initial bei der Öffnung des Kiefers, die ansonsten durch die infrahyale Muskulatur und die Schwerkraft erfolgt (letzteres kann man an im Sitzen eingeschlafenen Menschen beobachten).
- Die Namengebung der **Mm. pterygoidei** ist aus dieser Blickrichtung nicht einleuchtend, da der mediale unten liegt und der laterale oben. Der mediale heißt so, weil er am Processus pterygoideus weiter medial entspringt als der M. pterygoideus lateralis. Die beiden Muskeln überkreuzen sich also in ihrem Verlauf.

  - Die **A. maxillaris** verläuft meist unter dem M. pterygoideus lateralis, kann selten aber auf diesem liegen. In diesem Fall präpariere jetzt bereits die Arterie und ihre Äste (S. 173).

Kiefergelenk
- Nach der Darstellung der Mm. pterygoidei und der Mandibularisäste wird der Bereich des **Kiefergelenks** präpariert. Vervollständige die Präparation seiner Gelenkkapsel und des Ligamentum laterale.

- Informiere dich über den Aufbau, den Bandapparat und die Mechanik des Kiefergelenks.

– Das **Kiefergelenk** (Articulatio temporomandibularis) hat durch die starre Verbindung der beiden Gelenke über die Mandibula und durch die gelenkführende Wirkung der Zahnreihen eine sehr komplizierte Mechanik, deren Details dem Humanmediziner im Allgemeinen verschlossen bleiben werden. Die möglichen Bewegungen sind Öffnen und Schließen (Abduktion/Adduktion), Vor- und Zurückschieben (Protrusion/Retrotrusion) und Seitwärts- oder Mahlbewegungen (Laterotrusion).

- Zwischen den beiden Gelenkflächen, der **Fossa mandibularis** des Os temporale und dem **Caput mandibulae**, befindet sich eine Knorpelscheibe, der **Discus articularis**, der das Gelenk vollständig in eine obere und eine untere Kammer trennt.

- Öffnen und Schließen des Kiefers erfolgt durch eine Scharnierbewegung in der unteren Gelenkkammer, die mit einer Gleitbewegung in der oberen Gelenkkammer verbunden ist. Das Vorschieben der Mandibula ist stets an ein gleichzeitiges Senken des Kiefers gebunden.

- Seitwärts-(Mahl-)Bewegungen des Unterkiefers gehen so vonstatten, dass auf der Seite, zu der der Kiefer hin bewegt wird, das Kieferköpfchen sich in der Fossa mandibularis um seine vertikale Achse dreht, während auf der anderen Seite das Caput mandibulae vorgeschoben wird.

- Bei der **Kieferklemme** rutscht das Gelenkköpfchen vor das **Tuberculum articulare**. Auch noch so starke Anspannung der Kaumuskeln kann den Mund dann nicht mehr schließen, wie du dir gut an einem Schädel klarmachen kannst. Auch gewaltsames Zudrücken am Kinn hilft dann nicht, sondern nur das Hinunterdrücken der Mandibula vom Mund aus (mit zwei Daumen auf den Backenzähnen, wobei sich die Helferin durch einen Mundkeil vor dem kräftigen Zuschnappen des Kiefers schützen sollte).

Sägeschnitt (3): Processus condylaris Exartikulation des Kieferköpfchens (Assistent!)

- Der ASSISTENT trennt das Kieferköpfchen durch einen Sägeschnitt durch das **Collum mandibulae** ab.

- Mit einem Skalpell eröffnet der Assistent die Gelenkkapsel und löst das Caput mandibulae heraus. Der Discus articularis und das Kieferköpfchen werden mit dem **M. pterygoideus lateralis** nach vorn geklappt (Abb. 5-6).
VORSICHT! Verläuft die A. maxillaris über den M. pterygoideus lateralis, muss der Muskel mit dem Kieferköpfchen unter ihr hindurchgezogen werden. Die Arterie und ihre Äste sollten dabei nicht abreißen! Ist der M. pterygoideus lateralis zu dick und zu hart, um ihn problemlos durchzumanövrieren, kann der Assistent Teile des Muskels entfernen und ihn erst im „schlanken" Zustand unter der Arterie durchziehen.

Alternative *Der Assistent kann auch, zum Beispiel nur auf einer Seite, mit der kleinen elektrischen Säge von vorn einen sagittalen Schnitt durch das ganze Kiefergelenk bis kurz vor das Ohr legen (die abgesägte Scheibe wird ganz entfernt). Mit etwas Glück sieht man dann, wenn man am Ramus mandibulae nach unten zieht, sehr schön den Discus articularis und die beiden Gelenkkammern, vielleicht sogar die dorsale Aufspaltung des Discus in zwei „Bänder" (bilaminäre Zone).*

Der M. pterygoideus lateralis kann zur besseren Übersicht über die Fossa infratemporalis dann auch vollständig entfernt werden.

5.2 Tiefe Gesichtsregion

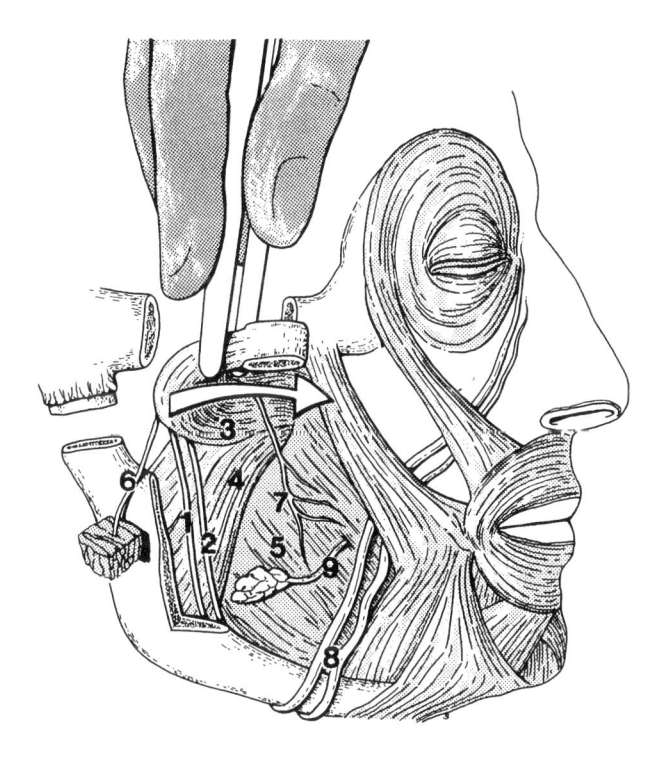

Abbildung 5-6:
Herauslösen des Kieferköpfchens. Topographische Verhältnisse nach den Sägeschnitten
1 N. alveolaris inferior; 2 N. lingualis; 3 M. pterygoideus lateralis; 4 M. pterygoideus medialis; 5 M. buccinator; 6 N. massetericus; 7 N. buccalis; 8 A. V. facialis; 9 Ductus parotideus

A. maxillaris
A. auricularis profunda
A. tympanica anterior
A. alveolaris inferior
A. meningea media
A. temporalis profunda
A. buccalis

- Präpariere die **A. maxillaris**, überarbeite die bereits dargestellten Äste (A. alveolaris inferior, A. buccalis) und suche die **A. meningea media** (!) und die **A. temporalis profunda** auf, wenn möglich auch die kleine A. auricularis profunda und die A. tympanica anterior sowie die A. alveolaris superior posterior am Tuber maxillae. Verfolge schließlich die A. maxillaris so weit wie möglich in Richtung **Fossa pterygopalatina**.

- Verfolge die A. meningea media bis zum Foramen spinosum empor, gemeinsam mit der Darstellung der Äste des N. mandibularis (s. u.)! Beachte, dass die Arterie meist den N. auriculotemporalis durchbohrt.

- Die A. auricularis profunda und die A. tympanica anterior geben Äste an das Kiefergelenk ab.

- Die A. tympanica anterior ist eine der vier Arterien für das Mittelohr (Paukenhöhle). Sie zieht dorthin gemeinsam mit der Chorda tympani durch die Fissura petrotympanica. Die A. meningea media durchzieht das Foramen spinosum und versorgt Dura und Knochen der mittleren, zum Teil auch der vorderen Schädelgrube. Sie gibt die A. tympanica superior zur Paukenhöhle ab.

- Die Endaufzweigungen der **A. maxillaris** in der Fossa pterygopalatina versorgen Nasenhöhle und Gaumen (s. S. 174) sowie weitere Teile des Oberkiefers (A. infraorbitalis, S. 166).

N. mandibularis
N. alveolaris inferior
N. lingualis
Chorda tympani

- Verfolge in der Tiefe der Fossa infratemporalis die Äste des **N. mandibularis** bis zu ihrem Hauptstamm zurück (Atlas!!):
  – Gehe dem **N. alveolaris inferior** und dem **N. lingualis** weiter nach. ACHTUNG! Suche unbedingt die **Chorda tympani** auf, einen feinen Nerv, der sich von dorsal her spitzwinklig dem N. lingualis anschließt!!

N. massetericus
N. buccalis
Nn. temporales profundi
Nn. pterygoidei
Foramen ovale

- Vervollständige die Darstellung des N. massetericus, der Nn. temporales profundi und des N. buccalis. Beachte die Nn. pterygoidei medialis und lateralis.
- Präpariere den Stamm des N. mandibularis bis zum Foramen ovale hinauf. Suche den Abgang des N. auriculotemporalis. Beachte seine Schlinge um die A. meningea media.

- Die Chorda tympani, ein Ast des N. facialis im Felsenbein, führt:
  – parasympathische Fasern für die Speicheldrüsen (s. Kap. 5.6);
  – sensorische (Geschmacks-)Fasern aus den vorderen zwei Dritteln der Zunge zum Hirnstamm.

- Der Assistent kann nun noch von außen den Beginn des **Canalis mandibulae** mit einem kleinen Meißel aufmeißeln. Um den Beginn des Kanals, das Foramen mandibulae, von außen zu lokalisieren, geht man vom 3. Molaren (fiktiv oder noch vorhanden) 2 cm nach dorsal und 1 cm nach kranial. Eine sehr brüchige Mandibula läuft dabei allerdings Gefahr, ganz zerstört zu werden.

5.3 Nasenhöhle, Fossa pterygopalatina und Mundhöhle

Bestimmte anatomische Räume sind am Kopf-Präparat am besten durch einen Mediansagittalschnitt zugänglich. Dazu gehören die Nasenhöhle mit den Zugängen zu den Nasennebenhöhlen, die Mundhöhle und auch die Fossa pterygopalatina. Gerade Nase und Nasennebenhöhlen sind von so großer Bedeutung auch für die Allgemeinmedizin, dass du von ihrem Aufbau eine gute Vorstellung haben solltest. Wird in deinem Kurs der Kopf nicht median halbiert, musst du dir die Verhältnisse unbedingt an einem entsprechenden Präparat und/oder Modell klarmachen.

Von der Fossa pterygopalatina kann man zwar mit einigem Recht behaupten, dass die meisten Mediziner und Medizinerinnen in ihrem Berufsleben wenig mit ihr zu tun haben werden (ausgenommen natürlich in der Zahnmedizin, Mund-Kiefer-Gesichtschirurgie und Hals-Nasen-Ohren-Heilkunde). Trotzdem ist eine räumliche Vorstellung von dieser „Verteilerstation" sehr hilfreich für das Verständnis der Nerven und Gefäße im Gesichtsschädel-Bereich. Du solltest die Fossa pterygopalatina daher unbedingt an einem echten Schädel studieren (an Plastik-Schädeln ist sie nicht zu sehen!).

Medianisierung des Kopfes (Assistent)

- Sobald die Präparation an Larynx und Pharynx abgeschlossen ist, kann der Kopf vom Assistenten oder vom Institutspersonal halbiert werden. Dazu werden als Vorbereitung die Weichteile des Halses in der Medianebene längs durchschnitten.

5.3.1 Nasenhöhle

Entfernung des Nasenseptums
- Entferne zunächst an deinem Präparat das **Nasenseptum** bzw. seine Reste.

- Über die arterielle und nervöse Versorgung des Nasenseptums s. u.!
- Von der Fossa pterygopalatina her zieht der **N. nasopalatinus** auf dem Nasenseptum nach vorn und dann durch den Canalis incisivus der Maxilla zu den oberen Schneidezähnen und dem benachbarten Zahnfleisch, die er sensibel innerviert.

Inspektion
- Vergleiche die Verhältnisse am Präparat mit dem Atlasbild. Unterscheide: Vestibulum oris, Cavitas oris, Isthmus faucium, Vestibulum laryngis, Ventriculus laryngis und die drei Rachenabschnitte: Nasopharynx = Epipharynx, Oropharynx = Mesopharynx, Laryngopharynx = Hypopharynx.
- Zeige in der Nasenhöhle Vestibulum nasi, Cavitas nasi, die drei Nasenmuscheln (Concha nasalis superior, media, inferior) und die Nasengänge (Meatus nasi superior, medius, inferior).

- Die **arterielle Versorgung** der vorderen Anteile der Nasenhöhle erfolgt über die **A. ethmoidalis anterior** aus der A. ophthalmica, die der hinteren Partien durch die **A. sphenopalatina** aus der A. maxillaris. Über beide Zugänge wird sowohl die laterale Nasenwand als auch das Septum versorgt. Es gibt also Aa. nasales anteriores mediales und laterales sowie Aa. nasales posteriores mediales und laterales.
- Die Nasenschleimhaut enthält starke **Venengeflechte**, die zum Teil Schwellkörper-artig gebaut sind. Im vorderen unteren Abschnitt des Nasenseptums, über dem knorpeligen Anteil, sind diese Geflechte besonders ausgeprägt, während die Schleimhaut darüber sehr dünn ist. Nasenbluten geht in über 80 % der Fälle von diesem Ort (dem „**Locus Kiesselbachii**") aus.
- Die **sensiblen Nerven** für die Schleimhaut der Nasenhöhle stammen aus dem N. ophthalmicus und dem N. maxillaris:
- Der **N. ethmoidalis anterior** stammt aus dem N. nasociliaris, einem Ast des N. ophthalmicus. Er gelangt gemeinsam mit der A. ethmoidalis anterior durch das gleichnamige Foramen in die vordere Schädelgrube und zieht durch die Lamina cribrosa des Siebbeins in die Nasenhöhle. Seine Äste versorgen die vorderen oberen Anteile der Nasenhöhle.
- Die **Rr. nasales posteriores** des N. maxillaris ziehen am Ganglion pterygopalatinum vorbei durch das Foramen sphenopalatinum in die Nasenhöhle; sie versorgen die hinteren Nasenhöhlenbezirke.
- Die **Regio olfactoria**, ein kleiner Schleimhautbezirk im Dach der Nasenhöhle erhält die sensorischen Nerven für den Riechsinn, die Nn. olfactorii (I. Hirnnerv). Sie ziehen durch die Lamina cribrosa des Siebbeins in Richtung Gehirn.

Tonsilla pharyngealis
Tuba auditiva
- Zeige: am Boden des Keilbeinkörpers die **Rachenmandel** (Tonsilla pharyngealis). Taste im Nasenrachen außerdem den knorpeligen Wulst der **Tuba auditiva**. Erinnere dich: Ihr mediales Ende hast du im Verlauf der Darstellung der Rachenmuskulatur abgetrennt und mit dem M. salpingopharyngeus

nach unten geklappt, um den M. levator veli palatini präparieren zu können.

Nebenhöhlen
Sinus frontalis
Sinus sphenoidalis
Sinus maxillaris
Cellulae ethmoidales

- Beachte an der Schnittfläche des durchgesägten Schädels die Öffnungen der **Stirnhöhle** (Sinus frontalis) und der **Keilbeinhöhle** (Sinus sphenoidalis). Zeige die Lage der **Siebbeinzellen** (Cellulae ethmoidales) und der **Kieferhöhle** (Sinus maxillaris).

- Beachte die topographischen Beziehungen der **Nebenhöhlen** zu ihrer Nachbarschaft, insbesondere:

- **Kieferhöhle**:
  - Das Dach der Kieferhöhle ist gleichzeitig der Boden der Orbita! In dieser Trennwand liegt der N. infraorbitalis.
  - Die Hinterwand trennt den Sinus maxillaris von der Fossa pterygopalatina und ihrem Inhalt (s. u.).
  - In der Vorderwand tritt durch das Foramen infraorbitale der N. infraorbitalis hindurch.
  - Der Boden des Recessus alveolaris der Kieferhöhle steht in engstem Zusammenhang mit den Zahnwurzeln des 2. Prämolaren und des 1. Molaren! Insbesondere in hohem Alter, wenn der Recessus alveolaris noch größer wird, können diese Wurzeln nur von einer dünnen Knochenlamelle oder sogar nur von Schleimhaut bedeckt in die Kieferhöhle ragen. Beim Ziehen von Prämolaren oder Molaren besteht daher immer das Risiko, die Kieferhöhle zu eröffnen.

- Die Hinterwand des **Sinus frontalis** trennt diesen von der vorderen Schädelgrube.

- **Sinus sphenoidalis**:
  - Das Dach des Sinus sphenoidalis bildet seine Grenze zur mittleren Schädelgrube und befindet sich in unmittelbarer Nachbarschaft zu Chiasma opticum, Sella turcica und Hypophyse.
  - Die Seitenwand der Keilbeinhöhle trennt ihn vom Sinus cavernosus mit den in seiner Wand bzw. durch ihn verlaufenden Strukturen (S. 338 f.!).

- **Cellulae ethmoidales**:
  - Das Dach der Cellulae ethmoidales grenzt an die vordere Schädelgrube.
  - Lateral von ihnen liegt die Orbita.
  - Dorsal schließt sich der Sinus sphenoidalis an.
  - Der N. opticus steht in enger Nachbarschaft zu den hinteren Siebbeinzellen.

- Die Siebbeinzellen sind als einziger Nebenhöhlenbezirk bereits bei der Geburt ausgebildet. Hingegen entsteht der Sinus sphenoidalis erst ca. im 6. Lebensjahr.

  - MERKE dir die Lage der **Öffnungen der Nasennebenhöhlen**. Versuche sie zu sondieren!

Recessus sphenoethmoidalis

  - Oberhalb der Concha nasalis superior, vor der Wand des Sinus sphenoidalis, liegt der **Recessus sphenoethmoidalis** mit der Öffnung zur Keilbeinhöhle.

	– Mit dem **Meatus nasi superior** unter der Concha nasalis superior stehen die hinteren Siebbeinzellen in Verbindung.
Hiatus semilunaris	– Sondiere unter der Concha nasalis media im Meatus nasi medius den **Hiatus semilunaris** mit der Öffnung des Sinus frontalis und des Sinus maxillaris. Im hinteren Abschnitt des Hiatus semilunaris liegt die Öffnung der vorderen Siebbeinzellen.
	– Zur besseren Sicht auf den Hiatus semilunaris kannst du in der Mitte der mittleren Muschel einen senkrechten Schnitt bis kurz vor die Anheftung der Muschel machen. Dann kannst du die vordere Hälfte der Muschel nach oben klappen
Ductus nasolacrimalis	– Vorn unter der unteren Nasenmuschel mündet im Meatus nasi inferior der **Tränen-Nasen-Gang** (Ductus nasolacrimalis). Er ist ebenfalls besser zu sehen, wenn du das vordere Drittel der unteren Nasenmuschel nach oben klappst (oder in Absprache mit dem Assistenten entfernst).

- BEACHTE: Die Öffnung der Kieferhöhle liegt an ihrem Oberrand, wodurch der spontane Abfluss entzündlichen Inhalts behindert wird!

5.3.2 Fossa pterygopalatina

Ganglion pterygopalatinum *N. palatinus major* *A. palatina descendens*	• Mit einem kleinen Meißel, den du vom Assistenten erhältst, sollst du jetzt den **N. palatinus major** freilegen. Entferne dazu zunächst die Schleimhaut der lateralen Nasenwand dorsal von den Muscheln. Durch den dünnen Knochen solltest du jetzt den in der Nasenwand absteigenden Canalis palatinus major durchschimmern sehen. Eröffne ihn, verfolge den Nerv aufwärts und stelle das **Ganglion pterygopalatinum** dar. Achte auf die den N. palatinus major begleitende A. palatina descendens und die vom Ganglion abzweigenden Rr. nasales zur Nasenschleimhaut.
N. canalis pterygoidei	• Vom Ganglion pterygopalatinum nach dorsal sollst du den **N. canalis pterygoidei** von seiner knöchernen Bedeckung befreien. Orientiere dich am Atlasbild!!

- Das **Ganglion pterygopalatinum** ist den Nerven angelagert, die vom N. maxillaris abzweigen, am Ganglion vorbeiziehen und sich in Nn. palatini minores und den N. palatinus major aufzweigen (s. u.). Es ist ein parasympathisches Ganglion. Zu seinen Verschaltungen siehe Kap. 5.6.

Foramen palatinum majus *N. palatinus major* *A. palatina major*	• Verfolge den **N. palatinus major** bis zu seiner Durchtrittsstelle durch den harten Gaumen. Suche das Foramen palatinum majus auf und stelle es und die durch es hindurchtretenden N. palatinus major und A. palatina major auch auf der oralen Seite des Gaumens dar: Löse dazu die Gaumenschleimhaut stumpf vom harten Gaumen ab! Verfolge die Äste des N. palatinus major vom Foramen palatinum majus in die abgehobene Schleimhaut hinein.

- Der **N. palatinus major** versorgt die Schleimhaut des harten Gaumens sensibel.

- Die **Nn. palatini minores** ziehen dorsal vom Foramen palatinum majus durch die Foramina palatina minora zur Schleimhaut des weichen Gaumens.

Abtrennen des M. levator veli palatini
- Überarbeite die Muskulatur des weichen Gaumens: den **M. levator veli palatini** hast du bereits früher dargestellt. Trenne den Muskel von seinem Ursprung an der Tuba auditiva und an der Schädelbasis ab und klappe ihn nach unten.

M. tensor veli palatini
- Lateral vom Levator ist jetzt der **M. tensor veli palatini** zugänglich. Präpariere ihn abwärts bis zum Hamulus pterygoideus. Stelle seinen oberen (dorsalen) Rand sauber dar.

- Der **M. levator veli palatini** zieht von der Tuba auditiva schräg nach medial abwärts und verflechtet sich mit dem Levator der Gegenseite. Der Muskel hebt den weichen Gaumen und öffnet die Tuba auditiva. Er wird vom Plexus pharyngeus der Nn. glossopharyngeus und vagus innerviert.

- Der **M. tensor veli palatini** zieht vom Tubenknorpel und von der Fossa scaphoidea des großen Keilbeinflügels abwärts, wird um den Hamulus pterygoideus des Processus pterygoideus umgelenkt und strahlt jetzt horizontal von beiden Seiten in den weichen Gaumen ein. Der Hamulus pterygoideus dient dem Tensor somit als Hypomochlion. Der Muskel spannt den weichen Gaumen an und öffnet den Tubenknorpel. Er wird innerviert von einem Ast des N. mandibularis.

Ganglion oticum
- Seitlich vom M. tensor veli palatini verlaufen der N. mandibularis und seine Äste. Hier sollst du das Ganglion oticum aufsuchen, das knapp unterhalb des Foramen ovale dem Stamm des N. mandibularis an seiner medialen Seite eng anliegt. ACHTUNG: Behutsamkeit und Fingerspitzengefühl sind Trumpf!!

- Das Ganglion oticum enthält die Perikaryen der postganglionären parasympathischen Fasern für die Glandula parotis (siehe S. 196!).

5.3.3 Mundhöhle

Inspektion der Mundhöhle
- Untersuche im Vergleich mit dem Atlasbild die Mundhöhle und beachte die folgenden Hinweise.

- Grenze als Dach der Mundhöhle den harten (Palatum durum) vom weichen Gaumen (Palatum molle) ab.

- Der knöcherne **harte Gaumen** wird beidseits vom Processus palatinus des Oberkiefers und von der Pars horizontalis des Gaumenbeins (Os palatinum) gebildet.

- Der **weiche Gaumen** hängt als Gaumensegel (Velum palatinum) vom harten Gaumen herab. Die in ihm enthaltenen Muskeln sind bereits präpariert worden: M. levator veli palatini und M. tensor veli palatini, M. uvulae.

Gaumenbögen
- Zeige am Übergang der Mundhöhle zum Pharynx den hinteren Gaumenbogen (**Arcus palatopharyngeus**) und den vorderen Gaumenbogen (**Arcus palatoglossus**).

- Unter dem hinteren Gaumenbogen verbirgt sich der M. palatopharyngeus, der M. palatoglossus liegt dem vorderen Gaumenbogen zugrunde. Beide Muskeln werden vom N. glossopharyngeus innerviert.

5.3 Nasenhöhle, Fossa pterygopalatina und Mundhöhle

- Der M. palatoglossus kann das Gaumensegel senken, der M. palatopharyngeus als Schlundheber wirken. Beide Muskeln verengen den Isthmus faucium.

Tonsilla palatina
- Suche in der Einsenkung zwischen Arcus palatoglossus und Arcus palatopharyngeus die **Gaumenmandel** (Tonsilla palatina) in der Fossa palatina auf. Stammt dein Präparat von einem Menschen, an dem sie operativ entfernt wurde (Tonsillektomie)?

- Die Gaumenmandel (Tonsilla palatina) liegt zwischen den Gaumenbögen auf dem oberen Schlundschnürer, von dem sie durch eine dünne bindegewebige Kapsel abgegrenzt ist.

- Bei der Tonsillektomie wird die Mandel aus dieser Kapsel „ausgeschält". Dabei muss die variable und reiche arterielle Versorgung beachtet werden. Der Hauptast stammt meist direkt aus der A. facialis oder aus der A. palatina ascendens. Zusätzliche Äste werden von der A. lingualis und von der A. pharyngea ascendens abgegeben.

- Die Tonsilla palatina ist Teil einer Ansammlung lymphatischen Gewebes im Bereich der Mundhöhle und des Rachens, die als **Waldeyerscher Rachenring** zusammengefasst wird. Zu ihm gehören neben der paarigen Gaumenmandel die unpaare Tonsilla pharyngea, die Tonsillae linguales am Zungengrund sowie Lymphfollikelansammlungen in der Nachbarschaft der Tuba auditiva (Tonsilla tubaria) und entlang der Plica salpingopharyngea („Seitenstrang").

  - Inspiziere im Vestibulum oris (dem Raum zwischen Lippen und Zahnreihe) in Höhe des zweiten oberen Molaren die Mündungsstelle des Ductus parotideus.

Zunge
- Betrachte eingehend die **Zunge** und ihre Oberflächenstruktur. Grenze den Zungenkörper von der Zungenwurzel (Zungengrund) ab. Suche den Sulcus terminalis und die vor ihm liegenden Wallpapillen (Papillae vallatae) auf. Beachte an der Spitze des V-förmigen Sulcus terminalis das Foramen caecum.

- Die **Binnenmuskulatur** der **Zunge** besteht aus dem M. longitudinalis superior und inferior, dem M. transversus und dem M. verticalis linguae.

- Beidseits ziehen von außen drei Muskeln zur Zunge:

– der **M. styloglossus** von hinten oben vom Processus styloideus;

– der **M. hyoglossus** von unten vom Cornu majus des Zungenbeins;

– der **M. genioglossus** von vorn von der Innenseite der Mandibula (Spina mentalis). Dieser Muskel ist lebenswichtig, da er in Rückenlage verhindert, dass die Zunge zurückfällt und der Zungengrund den Atemweg verlegt. Bei Tonusminderung des Muskels (z. B. nach Alkoholkonsum) kann dies zum Schnarchen führen, bei vollständigem Tonusverlust (z. B. bei Bewusstlosen) zu Erstickung. Bei Bewusstlosen hilft entweder das Überstrecken des Kopfes oder das Vorziehen der Mandibula (Esmarch-Handgriff), weil damit über den Muskel der Zungengrund nach vorn gezogen wird.

- Alle genannten **Muskeln** der Zunge werden vom **N. hypoglossus** innerviert.

– Eine einseitige Hypoglossuslähmung kann überprüft werden, indem der Arzt dem Patienten erlaubt, ihm die Zunge zu zeigen: Die Zunge wird zur gelähmten Seite hin abweichen!

- Die **sensible Innervation** der Zunge erfolgt in den vorderen zwei Dritteln der Schleimhaut durch den N. lingualis, dorsal vom Sulcus terminalis durch den N. glossopharyngeus und im hintersten Anteil des Zungengrunds durch den N. vagus.
- Die **Geschmacksfasern** aus den vorderen zwei Dritteln der Zunge ziehen über die **Chorda tympani** zentralwärts zum Nucleus solitarius in der Medulla oblongata. Die Perikaryen dieser Fasern liegen im Ganglion geniculi des N. facialis; es handelt sich um pseudounipolare Ganglienzellen. Die sensorischen Fasern aus den Papillae vallatae und dem hinteren Zungendrittel verlaufen im N. glossopharyngeus, einige wenige Geschmacksfasern aus dem Gebiet des Pharynx auch im N. vagus.
  - Die Geschmacksqualitäten „bitter", „salzig", „süß", „sauer" und „umami" (für Glutamat-Geschmack) können entgegen früheren Ansichten in allen Zungenbereichen wahrgenommen werden!
- An der Stelle des **Foramen caecum** ist embryonal die Schilddrüse entstanden.

Glandula sublingualis *Caruncula sublingualis*	• Lege die Zunge nach medial und betrachte das Gebiet der Zungenunterfläche und des Mundbodens.
	– Beachte die Vorwölbungen der **Glandula sublingualis** (Plica sublingualis).
	– Zeige in Höhe der unteren Schneidezähne die **Caruncula sublingualis**.

- Die **Caruncula sublingualis** ist die gemeinsame Mündungsstelle der Ausführungsgänge der Unterkieferdrüse (Ductus submandibularis) und der Unterzungendrüse (Ductus sublingualis major). Du kannst sie bei dir selbst gut tasten und im Spiegel betrachten.
- Neben dem Ductus sublingualis major münden mehrere Ductus sublinguales minores selbständig im Bereich der Plica sublingualis.

Ductus submandibularis *Ganglion submandibulare* *N. lingualis* *N. hypoglossus* *A. u. V. lingualis* *A. sublingualis*	• Spalte die Schleimhaut längs der Plica sublingualis und dränge das lockere Bindegewebe auseinander. Suche darin (Atlas!):
	– den **Ductus submandibularis**, der medial an der Glandula sublingualis vorbeizieht;
	– den **N. lingualis**, der den Ductus submandibularis unterkreuzt;
	das kleine **Ganglion submandibulare**; du findest es unterhalb vom N. lingualis, dorsal von seiner Überkreuzungsstelle mit dem Ductus submandibularis;
	– den **N. hypoglossus**, den du unterhalb und medial vom Ductus submandibularis findest und der von der V. lingualis begleitet wird;
	– die **A. sublingualis** an der Unterseite der Glandula sublingualis, die du zurückverfolgst bis zu ihrem Austritt aus der A. lingualis;
	– den Stamm der **A. lingualis**, der medial vom N. hypoglossus am Rand des M. hyoglossus hervortritt.

- Die **A. lingualis**, ein Ast der A. carotis externa, versorgt über die A. sublingualis die Unterzungendrüse sowie Muskulatur und Zahnfleisch der Nachbarschaft, über Rr. dorsales linguae Zungengrund und -rücken und zieht als A. profunda linguae bis zur Zungenspitze.
- Der **N. lingualis** gibt vor seinem Eintritt in die Zunge Äste zum hinteren lingualen Zahnfleisch ab, im vorderen Bereich den N. sublingualis.
- Das venöse Blut aus der Zunge fließt über die V. lingualis meist in die V. retromandibularis oder aber in die V. facialis oder V. jugularis interna ab. Der Lymphabfluss aus der Zunge erfolgt in die Nodi lymphatici submentales und submandibulares, von hier zu den Nodi lymphatici cervicales profundi.

Zähne und Zahnfleisch
- Begutachte am Präparat **Zahnfleisch** und **Zähne** (soweit diese noch vorhanden sind). Informiere dich über die Zusammensetzung des menschlichen Gebisses, über Zahnentwicklung und Zeitpunkte des Zahndurchbruchs! MERKE dir die Einzelheiten über die sensible Versorgung des Ober- und Unterkiefers und beachte die klinischen Hinweise!

- Die sensible Versorgung des **Oberkiefers** übernimmt der **N. maxillaris**, dessen Rr. alveolares einen Plexus dentalis superior oberhalb der Zahnwurzeln bilden. Man unterscheidet:
- die **Rr. alveolares superiores posteriores**, die schon vor Eintritt des N. maxillaris in die Fissura orbitalis abgehen und die Molaren versorgen;
- den **R. alveolaris superior medius**, der vom N. infraorbitalis abgehend in der Wand der Kieferhöhle zu den Prämolaren läuft, und
- die **Rr. alveolares superiores anteriores** für Eck- und Schneidezähne.
- Das Zahnfleisch (Gingiva) des Oberkiefers wird bukkal (also der Wange zugewandt) von den selben Nerven innerviert wie die entsprechenden Zähne. Palatinal (also auf der Gaumenseite) innervieren die Nn. palatini majores und minores sowie hinter den Schneidezähnen der N. nasopalatinus.
- Da die Oberkieferzähne nicht wie die Unterkieferzähne von einem einzigen, gut zugänglichen Nerv innerviert werden, wird für die Zahnbehandlung jeweils ein einzelner Zahn anästhesiert. Das knochengängige Lokalanästhetikum wird in Höhe der Wurzeln des/r betreffenden Zahns/Zähne zwischen Gingiva und Knochen injiziert und kann relativ leicht in das Knocheninnere diffundieren.
- Alle Zähne des **Unterkiefers** werden vom **N. alveolaris inferior** aus dem N. mandibularis versorgt. Dieser tritt am Foramen mandibulae in den Canalis mandibulae ein und bildet unter den Zahnwurzeln den Plexus dentalis inferior.
- Die bukkale Gingiva wird ebenfalls vom N. alveolaris inferior innerviert, im hinteren Bereich zusätzlich vom N. buccalis, die linguale (zungenseitige) Gingiva vom N. lingualis.
- Der Endast des N. alveolaris inferior, der **N. mentalis**, tritt aus dem Foramen mentale aus und versorgt die Haut von Kinn und Unterlippe sensibel.
- Zur Schmerzausschaltung im Bereich der Unterkieferzähne wird eine Leitungsanästhesie des N. alveolaris inferior durchgeführt. Dazu wird die Punktionsnadel aus der Richtung der Prämolaren der gegenüberliegenden Seite in die Schleimhaut medial am Ende der Zahnreihe eingestochen und bis zur Innenfläche der Mandibula vorgeschoben. Die Ein-

trittsstelle des N. alveolaris inferior liegt etwa 1 cm oberhalb der Okklusionsebene der Molaren und 2-3 cm hinter dem 3. Molaren. Weil an dieser Stelle der N. lingualis dem N. alveolaris inferior sehr nahe liegt, wird dieser immer mit anästhesiert. Es werden daher alle Unterkieferzähne gefühllos sowie auch die halbe Zunge und die linguale Gingiva (N. lingualis) und die Haut von Kinn und Unterlippe (N. mentalis). Nur die bukkale Gingiva der Molaren (N. buccalis!) wird davon nicht betroffen.

5.4 Orbita

Vorbereitung zur Präparation der Orbita

- HINWEIS: Bevor der Assistent mit der Kreissäge die Augenhöhle deines Präparats eröffnet, musst du die folgenden vorbereitenden Arbeiten durchführen.

Abklappen von M. orbicularis oculi und Augenlidern

- An der Außenseite der Augenöffnung musst du den M. orbicularis oculi vorsichtig von lateral her unterminieren und mit den Augenlidern nach medial klappen. Dazu musst du unter dem Muskel das Bindegewebe, das Septum orbitale und die Sehne des von oben in das obere Augenlid einstrahlenden M. levator palpebrae superioris durchtrennen. Die Bindehautauskleidung an der Innenfläche der Lider musst du an ihrer Umschlagfalte in die Konjunktiva des Augapfels entlang des knöchernen Rands der Orbitaöffnung durchschneiden.

- Die **Augenlider** (Palpebrae) sind durch Faserplatten, den **Tarsus superior** und den **Tarsus inferior**, verstärkt. Die Tarsi sind durch das Ligamentum palpebrae laterale und das Ligamentum palpebrae mediale innen wie außen mit dem Rand der Orbitaöffnung verbunden.
- Drei Muskeln sind für Lidbewegungen verantwortlich:
- Der **M. orbicularis oculi** gehört zur mimischen Muskulatur und wird vom N. facialis innerviert. Durch ihn erfolgt das Schließen der Augenlider.
- Der **M. levator palpebrae** superioris hebt das obere Augenlid. Er wird vom N. oculomotorius innerviert.
- Der **M. tarsalis** (superior und inferior) besteht histologisch aus glatter Muskulatur und wird vom Truncus sympathicus, aus dem Ganglion cervicale superius, innerviert. Er hilft beim Offenhalten des Lidspalts.

MERKE. Eine Schädigung des N. oculomotorius führt u. a. zur Lähmung des M. levator palpebrae superioris: Das Augenlid fällt herab und kann nicht mehr gehoben werden (Ptosis). Siehe auch S. 188! Ein Ausfall des Halssympathicus führt zum Horner-Syndrom (siehe S. 197), zu dem auch eine Ptosis gehört: Durch den Tonusverlust des M. tarsalis sinkt das Oberlid herab.

- Beginne noch vor dem Aufsägen der Orbita mit der Präparation von vorn. Entferne vorsichtig das den Augapfel umgebende Fettgewebe und stelle die nachfolgend genannten Strukturen dar.

Glandula lacrimalis

- Suche oberhalb des äußeren Augenwinkels auf dem Bulbus oculi die **Tränendrüse** (Glandula lacrimalis) auf.

BEACHTE: Die Sehne des M. levator palpebrae zieht durch die medialen Anteile der Tränendrüse hindurch und teilt sie in eine Pars orbitalis und eine Pars palpebralis.

- Zur parasympathischen Innervation der Tränendrüse s. S. 196.
  (Wer sich klar macht, dass Traurigkeit oder Ergriffenheit zu verstärkter Sekretproduktion in dieser Drüse führen, kann sich vielleicht vorstellen, dass auch andere Gewebe auf „psychische" Stimuli „somatisch" reagieren.)

Saccus lacrimalis
- Stelle am medialen Augenwinkel den **Tränensack** (Saccus lacrimalis) dar, der dorsal vom Ligamentum palpebrale mediale liegt.

- Das Sekret der **Tränendrüse** sammelt sich am medialen Augenwinkel im sogenannten Tränensee und fließt an der Tränenpapille des Ober- und Unterlids in den oberen und unteren Canaliculus lacrimalis, die in den Tränensack münden. Der Tränensack ist der Beginn des **Tränen-Nasen-Gangs** (Ductus nasolacrimalis), der in der Nasenhöhle unterhalb der Concha nasalis inferior in den unteren Nasengang mündet.

- Der knöcherne Canalis nasolacrimalis leitet den Tränen-Nasen-Gang aus der Orbita und wird lateral vom Oberkieferknochen, medial vom Tränenbein (Os lacrimale) begrenzt.

M. obliquus inferior
- Präpariere unterhalb des Bulbus oculi den **M. obliquus inferior**, der von der medialen Orbitawand schräg nach dorsal und lateral zur Unterseite der hinteren Augapfelhälfte zieht. ACHTUNG! Gehe nicht zu weit in die Tiefe! Erst, wenn die Orbita aufgesägt und ihre Präparation von oben fortgeschritten ist, beende die Arbeit am M. obliquus inferior.

- Der **M. obliquus inferior** wird vom N. oculomotorius innerviert. Hinweise zur Funktion siehe unten!

Freilegung des Knochens
- Die Dura in der vorderen Schädelgrube sollst du, wenn du es nicht schon früher getan hast, entfernen, ebenso die Anteile der mimischen Muskulatur im Bereich der Stirn (Venter frontalis m. occipitofrontalis), so dass der Knochen des Orbitadachs und des Orbitarands freiliegt.

Aufsägen des Orbitadachs (Assistent)
- Jetzt wird der ASSISTENT das Dach der Orbita entfernen. Die Sägeschnitte verlaufen wie in Abb. 5-7a und b wiedergegeben:

  – In der Höhe des medialen und lateralen Rands der Orbitaöffnung vom Schnittrand des Os frontale abwärts bis zu den Seitenrändern der Orbita. Vom medialen Schnitt aus wird der Knochen der vorderen Schädelgrube parallel zum medianen Sägerand der Schädelbasishälfte so durchgesägt, dass eine mindestens einen halben Zentimeter breite Knochenleiste erhalten bleibt und der Sägeschnitt in ungefähr dem gleichen Abstand vor dem Innenrand des Canalis opticus endet.

  – Der am lateralen Rand der Orbitaöffnung gelegte Schnitt wird in Richtung auf den Außenrand des Canalis opticus zu nach hinten verlängert, wobei dieser schräg nach medial verlaufende Schnitt in Höhe des vorigen endet.

– Beide Sägeschnitte durch den Knochen der vorderen Schädelgrube werden vor dem Canalis opticus verbunden und das Orbitadach vorsichtig abgenommen.

Alternative Das Orbitadach kann, da es recht dünn ist, auch von der vorderen Schädelgrube aus mit einem kleinen Meißel in den angegebenen Ausmaßen eröffnet werden, wenn der obere Orbitarand zunächst stehengelassen wird. Dieser kann ggf. später aufgesägt werden.

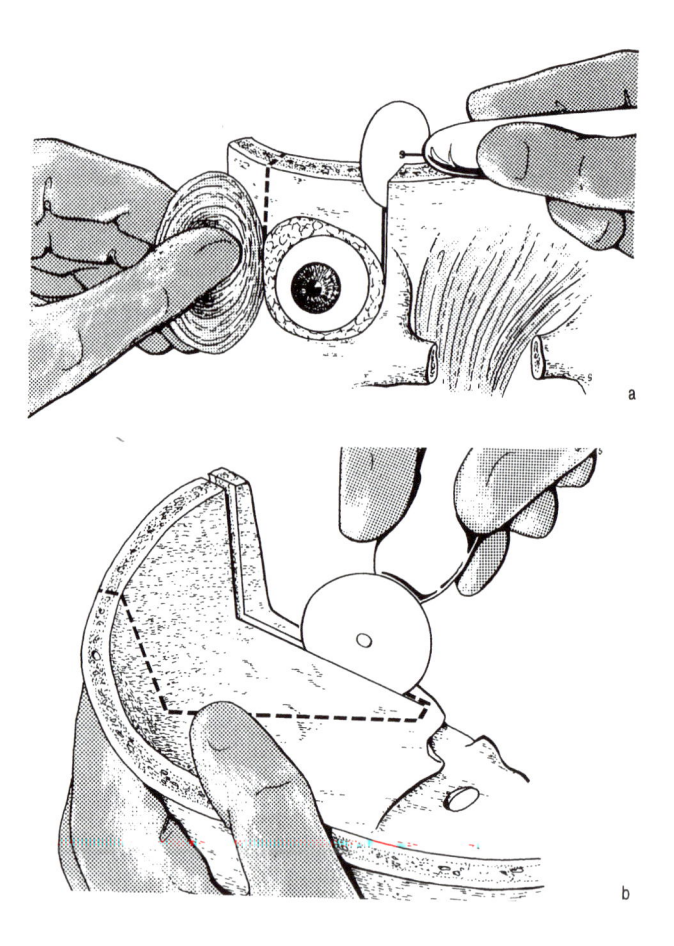

Abbildung 5-7:
Schnittführung zum Aufsägen des Orbitadachs
a) Sägeschnitte vom Schnittrand des Os frontale abwärts bis zu den Seitenrändern der Orbita;
b) Sägeschnitte durch den Knochen der vorderen Schädelgrube

- Die ersten Präparationsschritte in der Orbita erfolgen von oben her. Kontrolliere deine Arbeit laufend mit dem Atlasbild!!
- Präpariere zunächst die Äste des N. ophthalmicus und medial von diesem den N. trochlearis.

N. ophthalmicus *N. frontalis*	• Suche die direkt unter dem Orbitadach entlangziehenden (sensiblen) Äste des **N. ophthalmicus** auf:
	– die direkte Fortsetzung des N. ophthalmicus als **N. frontalis** und dessen zwei Äste: N. supratrochlearis (medial) und N. supraorbitalis (lateral);
N. nasociliaris	– den früh an der Unterseite des N. ophthalmicus abzweigenden, dünnen **N. nasociliaris**, den du aber noch nicht in die Tiefe verfolgen sollst (!)
N. lacrimalis	– sowie den entlang dem lateralen Orbitarand ziehenden **N. lacrimalis** bis zu seinem Eintritt in die Tränendrüse. Beachte die ihn begleitende A. und V. lacrimalis.

- Der **N. supraorbitalis** teilt sich in einen lateralen und einen medialen Ast, die an der Margo supraorbitalis durch die Incisura supraorbitalis und frontalis zur Stirn ziehen und dort bereits präpariert worden sind.
- Der **N. supratrochlearis** zieht zum inneren Augenwinkel. Der **N. lacrimalis** gebraucht als Leitmuskel den unter ihm liegenden M. rectus lateralis (Atlas!). Er zieht zur Tränendrüse und zum äußeren Augenwinkel. Die **A. lacrimalis** ist ein Ast der A. ophthalmica.

N. trochlearis *M. obliquus superior*	• Suche medial vom N. ophthalmicus den dünnen **N. trochlearis** auf. Verfolge ihn auf der Oberfläche des M. obliquus superior bis zu seinem Eintritt in diesen Muskel.

- Der **N. trochlearis**, der IV. Hirnnerv, ist rein motorisch und versorgt als einzigen Muskel den M. obliquus superior.
- Der **M. obliquus superior** zieht zunächst an der Innenwand der Orbita entlang bis zu ihrem Vorderrand. Dort wird seine Sehne über eine Bindegewebsschlinge, die **Trochlea**, schräg nach dorsal und lateral umgelenkt, so dass sie jetzt von vorne innen kommend auf der Oberfläche der hinteren Bulbushälfte ansetzt.
- MERKE: Die schrägen Augenmuskeln, M. obliquus superior und inferior, setzen hinter dem vertikalen Äquator des Augapfels, also an der hinteren Bulbushälfte, an, im Gegensatz zu den vier Mm. recti, die zur vorderen Bulbushälfte ziehen.
- Weil seine Sehne von vorn medial nach hinten lateral zum Bulbus zieht, kann er den Augapfel einwärts rotieren (in Zusammenarbeit mit dem M. rectus superior).
- Der M. obliquus superior kann außerdem, da er nach seiner Umlenkung um sein Hypomochlion von vorn her zur Oberseite der hinteren Augapfelhälfte zieht, den Bulbus senken (in Zusammenarbeit mit dem M. rectus inferior). In Adduktionsstellung des Auges ist der M. obliquus superior stärker an der Senkung beteiligt, da er in dieser Stellung besser vorgespannt ist als der M. rectus inferior.
- Bei einem einseitigen Ausfall des N. trochlearis steht der Augapfel auf der betroffenen Seite nach oben und außen. Die stärksten Doppelbilder (Doppelsehen aufgrund der Abweichung der beiden Blickachsen) entstehen, wenn der Patient den Kopf zur kranken Seite neigt. Für diese Kopfhaltung ist nämlich (zum relativen Geradehalten der Augen) die Innenrotation des Bulbus erforderlich. Um Doppelbilder zu vermeiden, wird der Patient daher den Kopf spontan auf die Gegenseite neigen (okulärer Schiefhals).

M. levator palpebrae *superioris*	• Säubere den **M. levator palpebrae superioris**, dessen Endsehne du beim Ablösen der Augenlider durchtrennt hast. Mo-

bilisiere den Muskel, ziehe ihn unter den Ophthalmicus-Ästen hindurch und klappe ihn nach dorsal zurück. Achte an seiner Unterseite auf seinen Nervenast aus dem N. oculomotorius.

M. rectus superior
- Unter dem M. levator palpebrae erblickst du jetzt den **M. rectus superior**.

- Der **M. rectus superior** wird vom R. superior des N. oculomotorius innerviert. Zu seiner Funktion siehe S. 187!

  - Ziehe den Muskel vorsichtig beiseite und suche unter ihm die folgenden, im Fettgewebe verborgenen Strukturen auf:

N. nasociliaris
A. ophthalmica
V. ophthalmica superior
R. superior n. oculomotorii

  – den **N. nasociliaris**, dessen Abgang aus dem N. ophthalmicus du bereits gefunden haben solltest;

  – neben ihm die **A. ophthalmica**, die zur medialen Seite hinüber und unterhalb vom M. obliquus superior entlang zieht;

  – lateral von der A. ophthalmica den **R. superior** des **N. oculomotorius** mit seinen beiden Ästen zum M. levator palpebrae superioris und zum M. rectus superior;

  – unter dem oberen Oculomotorius-Ast die **V. ophthalmica superior**.

N. opticus
Ganglion ciliare
Nn. ciliares breves

- Unter den genannten Leitungsbahnen liegt der dicke Strang des **N. opticus**.
  ACHTUNG! Halte frühzeitig Ausschau nach dem **Ganglion ciliare**, das lateral und etwas oberhalb dem N. opticus anliegt! Es steht über feine Nerven mit dem N. oculomotorius (Radix oculomotoria) und mit dem N. nasociliaris (Radix nasociliaris) in Verbindung und entsendet die dünnen Nn. ciliares breves, die den N. opticus umspinnen und zum Augapfel ziehen.

- Das **Ganglion ciliare** ist ein parasympathisches Ganglion, das seine Fasern vom N. oculomotorius erhält (Details auf S. 195). Der Parasympathicus innerviert am Auge den M. sphincter pupillae und den M. ciliaris, ist also für Pupillenverengung (Miosis) und Nahakkommodation zuständig.

- **Sympathische** Nervenfasern gelangen mit der A. ophthalmica in die Orbita und ebenfalls über die Nn. ciliares breves und Nn. ciliares longi zum Augapfel, wo sie den dritten inneren Augenmuskel, den M. dilatator pupillae, innervieren. Der Sympathicus bewirkt also am Auge Pupillenerweiterung (Mydriasis).

- Der Ausfall des parasympathischen N. oculomotorius führt daher zur weiten Pupille, die Schädigung des Sympathicus zu enger Pupille (siehe Horner-Syndrom, S. 197).

- **Sensible** Fasern aus dem Augapfel werden über die Nn. ciliares breves und die Nn. ciliares longi dem N. nasociliaris zugeführt.

- MERKE:

– Der **N. opticus** stellt das dritte Neuron der Sehbahn dar. Die ersten beiden Neurone und die Perikaryen des dritten liegen in der Netzhaut (Retina). Die Umschaltung auf das vierte Neuron erfolgt im Corpus geniculatum laterale des Zwischenhirns (ausführliche Besprechung siehe „Sehbahn" S. 311 f.).

- Da das Auge entwicklungsgeschichtlich eine „Ausstülpung" des Gehirns ist, ist der Sehnerv kein peripherer Nerv, sondern eine zentrale Nervenbahn. Er ist darum auch von Hirnhäuten umgeben. Erhöhung des intrakraniellen Drucks (Hirndruck) pflanzt sich daher entlang des N. opticus fort und kann bei der Augenspiegelung als Vorwölbung der Papilla n. optici gesehen werden.

N. ethmoidalis anterior/ posterior
N. infratrochlearis

- Verfolge den **N. nasociliaris** weiter. Achte auf seine Äste: N. ethmoidalis posterior und anterior, N. infratrochlearis.

- Mit dem N. nasociliaris verläuft die **A. ophthalmica** neben dem M. obliquus superior nach vorn. Stelle ihre Äste dar: A. ethmoidalis posterior und anterior, A. supraorbitalis, A. dorsalis nasi, A. supratrochlearis.

N. abducens
M. rectus lateralis

- Mobilisiere den an der lateralen Orbitawand verlaufenden **M. rectus lateralis** und suche an seiner Unterfläche, nahe am Ursprung des Muskels, den dünnen **N. abducens** auf.

- Der **N. abducens** innerviert als einzigen Muskel den M. rectus lateralis.
- Der M. rectus lateralis dreht den Augapfel nach lateral, d. h. er abduziert ihn.
- MERKE: Bei einem Ausfall des N. abducens überwiegen die Funktionen der übrigen Augenmuskeln. Der Bulbus ist daher adduziert, das Auge schielt nach innen. Der betroffene Patient sieht wegen der nicht koordinierten Sehachsen der beiden Augen Doppelbilder, insbesondere, wenn er den Kopf zur gesunden Seite dreht (weil er in dieser Kopfstellung auf der kranken Seite eigentlich das Auge abduzieren müsste, um geradeaus zu schauen).

M. rectus medialis

- Stelle unter dem M. obliquus superior den **M. rectus medialis** dar und achte auf den Nervenast aus dem R. inferior des N. oculomotorius, der in ihn eintritt.

M. rectus inferior
R. inferior n. oculomotorii

- Suche in der Tiefe der Orbita, unter dem N. opticus, den **M. rectus inferior** auf. Achte zwischen beiden Strukturen auf den **R. inferior n. oculomotorii**!

M. obliquus inferior

- Vervollständige die von außen begonnene Präparation des **M. obliquus inferior**. Achte auch hier auf seine Innervation durch den unteren Oculomotorius-Ast.

- Der **M. obliquus inferior** zieht von der medialen Orbitawand schräg nach lateral zur Unterfläche der hinteren Bulbushälfte, setzt also hinter dem Äquator des Augapfels an. Daher ist er in der Lage, die Unterseite des Bulbus nach vorn zu bringen, d. h. er hebt den Blick (gemeinsam mit dem M. rectus superior). Gleichzeitig dreht er die Unterseite des Augapfels nach medial, d. h. er rotiert den Bulbus nach außen (gemeinsam mit dem M. rectus inferior).
- BEACHTE: Alle geraden Augenmuskeln (Mm. recti) setzen vor dem Äquator des Augapfels an, also an der vorderen Bulbushälfte (im Gegensatz zu den Mm. obliqui).
- Der **M. rectus superior** vermag den Augapfel und damit den Blick zu heben (in Zusammenarbeit mit dem M. obliquus inferior). Da er nicht parallel zur Längsachse des Bulbus liegt, sondern von hinten medial auf den Augapfel zuläuft, kann er dessen Oberseite zusätzlich nach medial ziehen: Der Augapfel rotiert also nach innen (in Zusammenarbeit mit dem M. obliquus superior).

- Entsprechende Konsequenzen ergeben sich aus dem Verlauf des **M. rectus inferior**. Er senkt den Blick, gemeinsam mit dem M. obliquus superior, und weil er ebenfalls schräg zur Längsachse des Bulbus oculi steht, dreht er dessen Unterseite nach medial, d. h. er rotiert nach außen (ebenso wie der M. obliquus inferior).
- Der **M. rectus medialis** adduziert den Augapfel. (Da die beiden Mm. recti superior und inferior leicht schräg von medial zum Bulbus ziehen, können sie aus der Mittelstellung bei der Adduktion helfen. Ab einer Abduktionsstellung von 25° ist der M. rectus medialis aber der einzige Adduktor)
- Der R. inferior des **N. oculomotorius** versorgt die Mm. recti superior, medialis und inferior und den M. obliquus inferior.
  MERKE: Ein Ausfall aller Funktionen des N. oculomotorius hat zur Folge, dass

- der Augapfel abduziert, gesenkt und einwärtsrotiert ist, die Blickrichtung geht also nach unten außen, da nur mehr der M. obliquus superior und der M. rectus lateralis intakt sind;
- das Oberlid nicht mehr gehoben werden kann (Ptosis);
- auch die parasympathischen Fasern unterbrochen sind und die Mm. sphincter pupillae und ciliaris ausfallen: die Pupille ist weitgestellt (Mydriasis).
- Alle äußeren Augenmuskeln, ausgenommen der M. obliquus inferior, entspringen am **Anulus tendineus communis**, einem Bindegewebsring um die innere Öffnung des Canalis opticus.

N. infraorbitalis

- Suche abschließend am Boden der Orbita den **N. infraorbitalis** auf, der zwischen Knochen und Periost des Orbitabodens nach vorn zieht und über den Sulcus und den Canalis infraorbitalis wieder austritt (Atlas!!).

- Der **N. infraorbitalis** betritt die Orbita an der Fissura orbitalis inferior und gelangt über den Canalis infraorbitalis am Foramen infraorbitale zur Gesichtshaut. An dieser Stelle hast du ihn bereits präpariert!
- Wiederhole die Öffnungen der **Orbita** und die durch sie hindurchtretenden Strukturen:

- Durch die **Fissura orbitalis superior** gelangen N. ophthalmicus, N. oculomotorius, N. trochlearis und N. abducens in die Orbita, die V. ophthalmica superior tritt aus der Augenhöhle aus.
- Durch den **Canalis opticus** zieht der N. opticus in die vordere Schädelgrube, die A. ophthalmica tritt in die Orbita ein.
- Durch die **Fissura orbitalis inferior** ziehen der N. zygomaticus und der N. infraorbitalis von der Fossa pterygopalatina herein und die V. ophthalmica inferior hinaus zum Plexus pterygoideus.
- Durch das **Foramen ethmoidale anterius** ziehen A., V. und N. ethmoidalis anterior in die vordere Schädelgrube und dann weiter zur Nasenhöhle.
- Durch das **Foramen ethmoidale posterius** gelangen die A., V. und N. ethmoidalis posterior zu den hinteren Cellulae ethmoidales.
- Durch den **Sulcus** und **Canalis infraorbitalis** ziehen A., V. und N. infraorbitalis.
- Durch die **Incisura frontalis** (Foramen frontale) verlaufen der mediale Ast des N. supraorbitalis und die A. und V. supratrochlearis.

- Durch die **Incisura supraorbitalis** (Foramen supraorbitale) ziehen der laterale Ast des N. supraorbitalis sowie die A. und V. supraorbitalis.
- Durch das **Foramen zygomaticoorbitale** verlässt der N. zygomaticus die Orbita.
- Durch den **Canalis nasolacrimalis** führt der Ductus nasolacrimalis in die Nasenhöhle.

5.5 Mittel- und Innenohr

- Die Präparation am Mittel- und Innenohr besteht im Aufmeißeln des Felsenbeins durch den Assistenten.
  VOR diesem Ereignis solltest du die nachstehenden theoretischen Hinweise beachten und am Atlasbild und am Ohrmodell nachvollziehen, damit du eine Vorstellung davon hast, worüber der Assistent spricht und was er jeweils freilegt.
- Das Hör- und Gleichgewichtsorgan wird unterteilt in:
- **Äußeres Ohr**: Ohrmuschel, äußerer Gehörgang, Trommelfell;
- **Mittelohr**: Paukenhöhle mit Gehörknöchelchen, Ohrtrompete (Tuba auditiva);
- **Innenohr**: Knöchernes Labyrinth, das das häutige Labyrinth enthält.
- Schallwellen gelangen über den äußeren Gehörgang (Meatus acusticus externus) an das Trommelfell (Membrana tympani) und bringen dieses zum Schwingen. Diese Schwingungen werden vom Trommelfell auf die Gehörknöchelchen übertragen, die im Mittelohr aneinandergereiht sind: Hammer (Malleus), Amboss (Incus) und Steigbügel (Stapes). Der Steigbügel verschließt in der Trennwand zwischen dem Mittelohr und dem Innenohr mit seiner runden Basalplatte eine kleine Öffnung und steht dadurch in direktem Kontakt mit der Perilymphe, jener Flüssigkeit, die das häutige Labyrinth umgibt.
  Die Schwingungen der Steigbügelplatte erzeugen Druckwellen in der Perilymphe, die auf die Sinneszellen im Hörorgan, der Schnecke (Cochlea), übertragen werden und die Erregungsbildung auslösen.
  Das Innenohr enthält daneben die Rezeptorfelder des Gleichgewichtsorgans (Sacculus, Utriculus und Bogengänge).
- Der **äußere Gehörgang** wird zunächst knorpelig, dann knöchern begrenzt.
  MERKE: Der äußere, knorpelige Abschnitt verläuft nicht gerade, sondern ist nach vorn abgewinkelt. Um bei der ärztlichen Untersuchung mit dem Otoskop das Trommelfell sehen und begutachten zu können, muss daher die Ohrmuschel nach hinten und oben gezogen werden. Dadurch wird die Krümmung des äußeren Gehörgangs ausgeglichen, und erst jetzt kann der Ohrtrichter regelrecht eingeführt werden.
- Die sensible Versorgung des äußeren Gehörgangs erfolgt weitgehend durch den N. auriculotemporalis des N. mandibularis. Zusätzlich werden Teile des Gehörgangs sowie die Außenfläche des Trommelfells von sensiblen Ästen des N. vagus innerviert. Deshalb kann Stimulation der Haut im Gehörgang mit einem Wattestäbchen vegetative Reaktionen (z. B. Übelkeit) auslösen.
- An der Grenze des äußeren Gehörgangs zum Mittelohr liegt das **Trommelfell** (Membrana tympani). Sein größter Anteil ist straff gespannt und dadurch schwingungsfähig (Pars tensa), abgesehen von der kleinen, oben gelegenen, schlaffen Pars flaccida. Die Pars tensa ist mit dem Hammergriff (Manubrium mallei) verwachsen, der schräg nach hinten

unten weist. Der Hammergriff ist bei der Ohrenspiegelung (Otoskopie) durch das Trommelfell hindurchschimmernd zu erkennen (Abb. 5-8).

– Das Trommelfell steht nicht senkrecht, sondern schräg: Sein Oberrand und Hinterrand sind nach lateral geneigt. Zudem ist es nach innen trichterförmig eingezogen. Der „tiefste" Punkt dieses Trichters, der Nabel (Umbo) des Trommelfells, fällt mit der Spitze des Hammergriffs zusammen.
In der Hals-Nasen-Ohren-Heilkunde wird die bei der Otoskopie sichtbare Trommelfellfläche in vier Quadranten unterteilt (Abb. 5-8), die der Untersucher erhält, wenn er die Längsachse des Hammergriffs nach unten verlängert und senkrecht zu dieser Linie eine zweite Gerade durch den Umbo zieht.

- Das **Mittelohr** liegt zwischen dem äußeren Gehörgang und dem Innenohr. Es setzt sich aus der Paukenhöhle (Cavum tympani) und der Ohrtrompete (Tuba auditiva) zusammen, über die die Paukenhöhle belüftet wird.

- Die **Paukenhöhle** wird lateral vom Trommelfell abgeschlossen. Von diesem hinüber zur medialen Wand (der Trennwand zum Innenohr) sind die Gehörknöchelchen aneinandergereiht:

– der **Hammer** (Malleus), dessen Griff mit der Pars tensa des Trommelfells verwachsen ist,

– der **Amboss** (Incus), und

– der **Steigbügel** (Stapes), dessen Basalplatte (Basis stapedis) in der medialen Wand der Paukenhöhle das ovale Fenster (Fenestra ovalis, Fenestra vestibuli) verschließt, hinter dem der Vorhof (Vestibulum) des knöchernen Labyrinths liegt. Die Basalplatte wird durch das Ligamentum anulare stapedis in der Fenestra vestibuli gehalten.

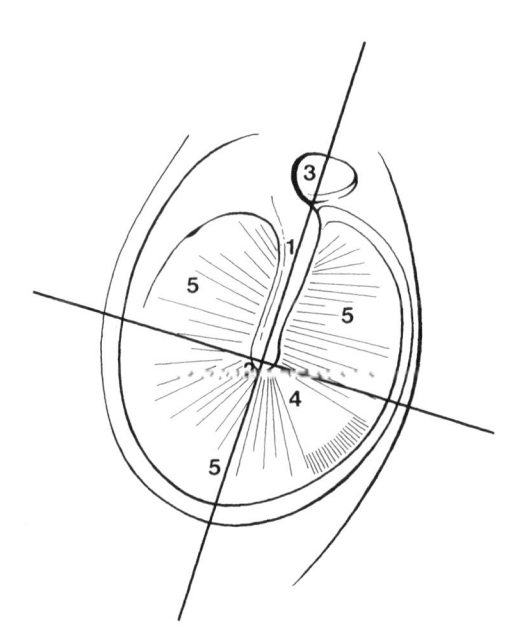

Abbildung 5-8:
Rechtes Trommelfell von lateral (nach ROHEN)
1 Manubrium mallei; 2 Umbo; 3 Pars flaccida; 4 Lichtreflex; 5 Pars tensa

5.5 Mittel- und Innenohr

- Topographisch wird die Paukenhöhle in drei Ebenen gegliedert:
- in den **Recessus epitympanicus**, der unter dem Paukenhöhlendach (Tegmen tympani) liegt und den Kopf und den Hals des Hammers sowie den Amboss aufnimmt;
- in das **Mesotympanon**, den relativ engen mittleren Raum auf Höhe des Trommelfells, und
- in den **Recessus hypotympanicus**, der unterhalb des Trommelfells liegt.
- Die Paukenhöhle wird durch **sechs Wände** begrenzt. MERKE dir ihre topographischen Beziehungen! Mittelohrentzündungen können durch die oft nur dünnen Knochenwände auf die benachbarten Strukturen übergreifen und entsprechende Komplikationen verursachen.
- Das Tegmen tympani, das Dach der Paukenhöhle, ist eine oft nur hauchdünne Platte des Felsenbeinknochens und trennt das Innenohr von der mittleren Schädelgrube.
- Das Trommelfell als laterale Begrenzung wurde bereits genannt.
- Hinter der medialen Wand liegt das Innenohr:
  die unterste Windung der Schnecke wölbt den Knochen der medialen Wand in das Mittelohr vor (Promontorium). Der perilymphatische Raum des Labyrinths besitzt zwei Öffnungen zur Paukenhöhle:
  die ovale Fenestra vestibuli, die durch die Basalplatte des Steigbügels verschlossen wird;
  die runde Fenestra cochleae, die durch die Membrana tympani secundaria verschlossen wird.
  BEACHTE: Oberhalb der Fenestra vestibuli verläuft der Canalis nervi facialis!
- Der Boden der Paukenhöhle trennt das Mittelohr von der V. jugularis interna (!).
- Die Vorderwand bildet die Abgrenzung zum Canalis caroticus und damit zur A. carotis interna (!).
- Hinter der dorsalen Paukenhöhlenwand liegt der Processus mastoideus des Schläfenbeins mit seinen mehr oder weniger ausgebildeten pneumatisierten Räumen, den Cellulae mastoideae. Mit diesen steht der Recessus epitympanicus der Paukenhöhle über das Antrum mastoideum in Verbindung. Die Ausbreitung einer Entzündung auf diesem Weg in die Cellulae mastoideae erklärt, warum man bei Mittelohrentzündung oft einen Klopfschmerz am Processus mastoideus auslösen kann.
- Die Paukenhöhle enthält zwei Muskeln, die zu den Gehörknöchelchen ziehen.
- Der **M. tensor tympani** setzt am Hals des Hammers an und wird von einem Ast des N. mandibularis innerviert. Er entspringt von der knorpeligen und knöchernen Wand der Tuba auditiva.
- Der **M. stapedius** zieht aus einem eigenen Knochenkanal zum Kopf des Steigbügels und erhält Nervenfasern vom N. facialis. Beide Muskeln beeinflussen die Empfindlichkeit der Erregungsübertragung.
- BEACHTE:
  Quer durch die Paukenhöhle, an der Innenfläche des Trommelfells, zieht die **Chorda tympani**, die über die Fissura petrotympanica das Mittelohr verlässt. Sie hat allerdings mit der Funktion des Ohrs nichts zu tun (s. S. 196).
- Die Paukenhöhle wird sensibel vom **N. tympanicus** aus dem N. glossopharyngeus innerviert.

- Für die arterielle Versorgung sind vier Gefäße zuständig, die alle der A. maxillaris entstammen:
- Die A. tympanica anterior aus der A. maxillaris zieht gemeinsam mit der Chorda tympani durch die Fissura petrotympanica.
- Die A. tympanica superior aus der A. meningea media begleitet den N. petrosus minor durch den nach ihm benannten Kanal.
- Die A. tympanica posterior aus der A. auricularis posterior begleitet den N. facialis durch das Foramen stylomastoideum.
- Die A. tympanica inferior aus der A. pharyngea ascendens ist Begleitarterie des N. tympanicus durch den Canaliculus tympanicus.
- Die **Ohrtrompete** (Tuba auditiva = auditoria, Eustachische Röhre) verbindet die Paukenhöhle mit dem Pharynx und besteht aus einem knöchernen Abschnitt (Canalis musculotubarius) und einem knorpeligen Teil, der an seiner Seiten- und Unterfläche bindegewebig ausgestaltet ist. Hier setzen der M. tensor und M. levator veli palatini (außen) an, die das Lumen der Tuba auditiva öffnen können. Dadurch kannst du einen entstandenen Unterdruck in der Paukenhöhle, beispielsweise bei der Fahrt durch einen Tunnel, durch Schlucken ausgleichen. Die sensible Innervation der Tuba auditiva erfolgt wie die der Paukenhöhle durch den N. tympanicus des N. glossopharyngeus.
- Das **Innenohr** enthält die Sinneszellen des Hörorgans und des Gleichgewichtsorgans. Das häutige Labyrinth ist ein geschlossenes „Röhrensystem" aus bindegewebigen Membranen, das im etwas größeren knöchernen Labyrinth des Felsenbeins eingehängt ist. Das häutige Labyrinth wird von Perilymphe umspült, die sich also zwischen häutigem und knöchernem Labyrinth befindet. Die Teile des häutigen Labyrinths für das Gleichgewichtsorgans (Bogengänge, Utriculus, Sacculus) und für das Hörorgans (Ductus cochlearis der Schnecke) sind mit Endolymphe gefüllt und kommunizieren miteinander über einen Verbindungsgang (Ductus reuniens).
- Das **Hörorgan** besteht aus der **Schnecke** (Cochlea), die sich in zweieinhalb Windungen um ihre Mitte, den Modiolus, dreht. Sie besteht zunächst aus dem Schneckengang (Ductus cochlearis = Scala media), der mit **Endolymphe** gefüllt ist. Im Ductus cochlearis liegen spezifische Sinneszellen (Cortisches Organ).
  Der **Perilymphraum** um den Ductus cochlearis ist in zwei eigene Gänge organisiert, die sich dem Ductus cochlearis anlegen: unterhalb die **Scala vestibuli**, oberhalb die **Scala tympani**. Sie sind an der Schneckenspitze (Helicotrema) miteinander verbunden, bilden also eine geschlossene Flüssigkeitssäule. Dieser perilymphatische Raum besitzt zwei Öffnungen zur medialen Wand der Paukenhöhle: die Fenestra vestibuli (Beginn der Scala vestibuli) und die Fenestra cochleae (Beginn der Scala tympani).
- Das **Gleichgewichtsorgan** setzt sich aus mehreren Sinneszellfeldern im häutigen Labyrinth zusammen. Diese befinden sich im **Sacculus** und im **Utriculus**, Erweiterungen des endolymphatischen Raums, und in den drei **Bogengängen** (Ductus semicirculares), die vom Utriculus abgehen und rechtwinklig zu einander in den drei Ebenen des Raumes stehen.
  Die Sinneszellen in den Bogengängen (Cristae ampullares) sprechen auf Drehbeschleunigung des Kopfes an, die Sinneszellen von Utriculus und Sacculus (Maculae ampullares) registrieren lineare Beschleunigung.
  MERKE: Der laterale Bogengang steht fast horizontal, ist aber um 30° nach hinten geneigt. Um ihn maximal stimulieren zu können, wird der Kopf des Patienten bei der Untersuchung auf dem Drehstuhl um 30° nach vorn geneigt. Der laterale Bogengang ist auch

derjenige, der dem Trommelfell am nächsten kommt. Deshalb kann er durch Einbringen von warmer oder kalter Flüssigkeit in den Gehörgang stimuliert werden (kalorische Prüfung).

- Die arterielle Versorgung des Innenohrs erfolgt über die **A. labyrinthi** aus der A. basilaris. Sie zieht durch den Porus acusticus internus in das Felsenbein.
- Das 1. Neuron des Nervus cochlearis (Hörbahn) und des Nervus vestibularis verlassen das Innenohr über den Meatus acusticus internus und ziehen gemeinsam als N. vestibulocochlearis (VIII. Hirnnerv) zum Hirnstamm. Siehe dazu die Abschnitte „Vestibuläres System" (S. 309) und „Hörbahn" (S. 313)!

Aufmeißelung von Mittel- und Innenohr (Assistent!)	• Der ASSISTENT wird mit einem kleinen Meißel die folgenden Anteile der Paukenhöhle und des Innenohrs freilegen. WICHTIG: Der Assistent soll stets vorsichtig und gefühlvoll arbeiten!! Wenn man den Meißel flach ansetzt, kann man auch sehr dünne Schichten nach und nach vom Knochen abtragen, bis man auf die gesuchten Strukturen stößt.
Bogengänge	• Der Assistent legt zuerst den **oberen** und den **seitlichen Bogengang** frei, indem er über ihnen den Knochen tangential abträgt, bis er auf das Lumen eines Bogengangs trifft.
	– Die Bogengänge liegen ziemlich genau in der Mitte des Felsenbeins, etwa in Höhe der **Eminentia arcuata**, die sich an der hinteren Fläche vorwölbt. Die Bogengänge sind recht gut als Verdichtung im ansonsten spongiösen Knochen auffindbar. Unter der Eminentia arcuata wird zuerst der vordere Bogengang getroffen. Der hintere Bogengang liegt rechtwinklig dazu und etwas tiefer. Er ist parallel zur Längsachse des Felsenbeins ausgerichtet.
Meatus acusticus internus Canalis n. facialis Ganglion geniculi N. petrosus major	• Zur Orientierung für den nächsten Schritt soll der Assistent auf der Felsenbeinvorderseite den **N. petrosus major** aufsuchen. An der Schnittstelle seines Verlaufs mit der Verlängerung des **N. facialis** ist das äußere Knie des Nervs mit dem **Ganglion geniculi** zu vermuten.
	• Nun wird mit dem Meißel und/oder einer kleinen Knochenzange das Dach des **Meatus acusticus internus** abgetragen und der N. facialis bis zu seinem äußeren Knie freigelegt. Das Knie macht typischerweise eine kleine Kurve nach ventral (Atlas!), bevor der N. facialis im rechten Winkel nach dorsokaudal abbiegt und im Canalis n. facialis in Richtung medialer Paukenhöhlenwand zieht. Der N. petrosus major wird vom Ganglion geniculi aus nach vorn verfolgt.

- Der **N. facialis** bildet in seinem Verlauf durch den inneren Gehörgang das äußere Fazialisknie, an dem er rechtwinklig umbiegt. Hier liegt sein **Ganglion geniculi**, das die Perikaryen des ersten Neurons der Geschmacksbahn aus den vorderen zwei Dritteln der Zunge (Chorda tympani!) enthält. Es handelt sich um pseudounipolare Ganglienzellen.
- Zu den parasympathischen Fasern des N. facialis in Chorda tympani und N. petrosus major siehe S. 195 f.

Cochlea	• Im Winkel zwischen N. facialis und N. petrosus major liegt unter der Vorderfläche des Felsenbeins vor dem Meatus acusticus internus die **Schnecke** (Cochlea). Der Assistent entfernt an dieser Stelle behutsam die bedeckenden Knochenanteile. Mit etwas Glück kann er eine Lamina spiralis ossea der basalen Schneckenwindung demonstrieren, mit noch mehr Glück die ganze Cochlea.
Tegmen tympani *Recessus epitympanicus*	• Die **Paukenhöhle** (Cavum tympani) liegt in der Verlängerung des freigelegten Meatus acusticus internus unter der Vorderfläche der Felsenbeinpyramide, vor dem Bogengangssystem und lateral von der Schnecke. Das Dach der Paukenhöhle (Tegmen tympani) kann sehr dünn sein und wird jetzt vorsichtig abgemeißelt. Dadurch wird der **Recessus epitympanicus** der Paukenhöhle eröffnet.
Malleus *Incus* *Stapes* *M. tensor tympani* *Chorda tympani* *Antrum mastoideum*	• Die in der Paukenhöhle sichtbaren Strukturen werden vom Assistenten gezeigt: – der **Hammerkopf** (Caput mallei), der deutlich nach oben vorsteht und hier mit dem **Ambosskörper** (Corpus incudis) gelenkig verbunden ist; – in der Tiefe das Crus longum des Amboss (Incus) und der damit verbundene **Steigbügel** (Stapes) sowie der mit dem Trommelfell verwachsene **Hammergriff** (Manubrium mallei); – die Sehne des **M. tensor tympani**, die von medial zum Hals des Hammers zieht; – der Verlauf der **Chorda tympani**, die zwischen Hammer und Amboss hindurch an der Innenfläche des Trommelfells abwärts zieht; – das **Antrum mastoideum** und der Eingang in die Cellulae mastoideae werden sondiert.
Eröffnung des Karotiskanals (Assistent) *A. carotis interna* *Karotissiphon*	• Als abschließende Präparation am medianisierten Kopf wird vom ASSISTENTEN der **Karotiskanal** eröffnet, um die A. carotis interna in ihrem Verlauf sichtbar zu machen. Dorsal von der Öffnung des Sinus sphenoidalis wird die Arterie aus dem Knochen des Keilbeins und des Schläfenbeins freigelegt und abwärtsverfolgt. Der Sinus cavernosus wird eröffnet und der Karotissiphon studiert.

- Die **A. carotis interna** verläuft bogenförmig durch den Canalis caroticus, begleitet von den sympathischen Fasern des Plexus caroticus internus. Sie gelangt in den Sulcus caroticus am Keilbeinkörper, tritt hier in das Innere des Sinus cavernosus ein und bildet in ihm den S-förmigen Karotissiphon.

5.6 Vegetative Innervation im Kopf-Bereich

Die Verzweigung und Verschaltung der vegetativen Bahnen im Kopfbereich, insbesondere der parasympathischen Fasern, ist recht kompliziert, weshalb man damit sehr leicht viele viele Prüfungsfragen erstellen kann. Die Häufigkeit solcher Fragen steht leider in keinem guten

Verhältnis zur klinischen Relevanz dieser Nervenverknüpfungen. Solltest du aber damit konfrontiert werden, findest du hier alle nötigen Angaben.

5.6.1 Parasympathicus

- Präganglionäre parasympathische Bahnen verlassen mit vier **Hirnnerven** (III, VII, IX, X) das Gehirn, wobei der N. vagus (X) mit der Kopf-Innervation nichts zu tun hat. Die Bahnen landen auf verschlungenen Wegen bei den vier **parasympathischen Kopfganglien**: Ggl. ciliare, Ggl. oticum, Ggl. pterygopalatinum, Ggl. submandibulare. Von dort laufen die postganglionären Fasern zu den Zielorganen: zwei inneren Augenmuskeln, der Tränendrüse, den Speicheldrüsen und den kleineren Drüsen der Schleimhäute.

- Die meisten Fragen (zumindest im deutschen schriftlichen Physikum) kannst du schon beantworten, wenn du dir die folgenden Zuordnungen merkst (Unterstreichungen als Merkhilfen):

– III N. oculomotorius - Ggl. ciliare - Auge (M. sphincter pupillae, M. ciliaris)

– VII N. facialis / N. petrosus major - Ggl. pterygopalatinum - Tränendrüse und Drüsen der Nasen/Gaumenschleimhaut

– VII N. facialis / Chorda tympani - Ggl. submandibulare - Glandulae submandibularis und sublingualis

– IX N. glossopharyngeus - Ggl. oticum - Glandula parotis

- Die genauen Verbindungen im Einzelnen:

- Der parasympathische Kern des **N. oculomotorius** (III. Hirnnerv) ist der Nucleus accessorius (Edinger-Westphal). Die präganglionären Fasern laufen mit dem N. oculomotorius in die Orbita hinein und gelangen dort zum Ganglion ciliare, das lateral vom N. opticus liegt.

– (Die Verbindung des N. oculomotorius zum Ganglion ciliare heißt Radix parasympathica oder Radix oculomotoria. Zur allgemeinen Verwirrung hat das Ganglion auch eine Radix sympathica und eine Radix sensoria, obwohl es ein rein parasympathisches Ganglion ist. Sympathische und sensible Fasern ziehen ohne Umschaltung durch das Ganglion hindurch.)

– Die postganglionären Fasern ziehen in den Nn. ciliares breves in den Augapfel und innervieren dort den M. ciliaris und den M. sphincter pupillae, sind also für Nahakkomodation und Pupillenverengung zuständig.

- Die parasympathischen Fasern des **N. facialis** (VII. Hirnnerv) stammen aus dem Nucleus salivatorius superior. Sie werden über zwei Äste, den N. petrosus major und die Chorda tympani, auf sehr verschiedene Wege geschickt:

- Der **N. petrosus major** verlässt den N. facialis am äußeren Fazialisknie, das heißt am Ende des Meatus acusticus internus, und läuft auf der Vorderkante des Felsenbeines nach vorn. Er läuft dann quer durch das Foramen lacerum und tritt durch den Canalis pterygoideus in die Fossa pterygopalatina, wo die präganglionären Fasern im Ganglion pterygopalatinum enden.

– (Auch das Ganglion pterygopalatinum hat weitere Verbindungen, und zwar Rr. ganglionares des N. maxillaris und sympathische Fasern aus dem N. petrosus profundus, der gemeinsam mit dem N. petrosus major durch den Canalis pterygoideus läuft.)

- Postganglionäre Fasern verlaufen dann mit dem N. zygomaticus in die Orbita und dort über eine Anastomose mit dem N. lacrimalis zur Tränendrüse. Mit den übrigen Ästen des N. maxillaris gelangen weitere Fasern vom Ganglion pterygopalatinum zu kleineren Drüsen in den Schleimhäuten von Nase, Gaumen und Rachen.

- Der zweite Ast des N. facialis mit parasympathischen Fasern ist die **Chorda tympani** („Paukensaite"), die außerdem Geschmacksfasern führt. Sie verlässt den Nerv im Canalis n. facialis und zieht quer durch die Paukenhöhle, wo sie zwischen Hammer und Amboss am oberen Rand des Trommelfells liegt. Sie verlässt die Paukenhöhle durch die Fissura petrotympanica, die medial oben hinter dem Kiefergelenk liegt, und befindet sich damit in der Fossa infratemporalis. Dort schließt sie sich von hinten dem N. lingualis an, einem Ast des N. mandibularis. Auf Höhe der Zungenwurzel verlassen diese Fasern wieder den N. lingualis und ziehen in das benachbarte Ganglion submandibulare.

- Kurze postganglionäre Fasern ziehen dann vom Ganglion zur Glandula submandibularis und Glandula sublingualis.

- Bei einer Verletzung des N. facialis kann es je nach Ort der Läsion zu einseitig verminderter Tränenproduktion kommen (Läsion vor Abgang des N. petrosus major) oder zu gestörter Geschmacksempfindung und verminderter Speichelsekretion (Läsion vor Abgang der Chorda tympani).

- Außerdem kann es (sehr selten!) nach einer traumatischen Schädigung des N. facialis zu fehlerhaften Verbindungen der Speicheldrüsenfasern mit dem N. petrosus major, also zur Tränendrüse, kommen. Dann wird durch Essen die Tränenproduktion angeregt. Dies Symptom nennt man „Krokodilstränen" (weil Krokodile angeblich weinen, wenn sie ihre Opfer verspeisen).

- Die parasympathischen Fasern des **N. glossopharyngeus** (IX. Hirnnerv) stammen aus dem Nucleus salivatorius inferior und ziehen entgegen dem Namen des Hirnnervs weder zur Zunge noch zum Rachen, sondern zur Ohrspeicheldrüse. Sie verlassen im N. tympanicus den Hirnnerv direkt unter der Schädelbasis und treten dann durch den Canaliculus tympanicus (zwischen Foramen jugulare und Canalis caroticus) von unten in die Paukenhöhle ein, wo sie sich am Plexus tympanicus beteiligen. Sie verlassen die Paukenhöhle vorn als N. petrosus minor, der dort parallel zum N. petrosus major am vorderen Felsenbein herunterläuft. Der N. petrosus minor gelangt dann durch das Foramen lacerum auf die Unterseite der Schädelbasis, in die Fossa infratemporalis, wo er im Ganglion oticum endet, das medial vom N. mandibularis direkt unterhalb des Foramen ovale liegt.

- Dort wird auf postganglionäre Fasern umgeschaltet, die gemeinsam mit dem N. auriculotemporalis zur Glandula parotis ziehen und sich dort zum Teil noch den Fasern des N. facialis anschließen, um sich in der Drüse zu verteilen.

- Trotz dieses wunderbar komplizierten Weges, der auch Jacobson-Anastomose genannt wird, sind Innervationsstörungen der Ohrspeicheldrüse praktisch unbekannt.

5.6.2 Sympathicus

- Da präganglionäre sympathische Fasern das ZNS nur thorakolumbal verlassen, also nicht mit den Hirnnerven, müssen all diese Fasern für den Kopf im Halsgrenzstrang aufsteigen. Eine Schädigung des Halsgrenzstrangs führt daher zu einem kompletten Ausfall der sympathischen Innervation des Kopfes (und eventuell des Armes) auf der gleichen Seite (s. u.).

- Die meisten sympathischen Fasern für den Kopf werden im sehr großen Ganglion cervicale superius, dem kranialen Ende des Grenzstrangs, umgeschaltet.
- Von dort verteilen sich die postganglionären Fasern, indem sie primär den Gefäßen folgen (Plexus caroticus internus mit der A. carotis interna und ihren Ästen). Zum Teil benutzen sie in der Peripherie aber auch Äste der Hirnnerven, um zu ihrem Ziel zu kommen. Das Ziel sind insbesondere die Gefäße und Schweißdrüsen der Haut sowie am Auge der M. dilatator pupillae und der M. tarsalis, der im Oberlid mit seinem Tonus hilft, das Auge tagsüber ohne willkürliche Anstrengung offenzuhalten.
- Alle parasympathischen Kopfganglien (s. o.) erhalten auch sympathische Zuflüsse, die aber in diesen Ganglien nicht umgeschaltet werden, sondern nur die gleichen Wege nutzen wie ihre parasympathischen Kollegen. Einen eigenen Namen haben nur die sympathischen Fasern erhalten, die durch den Canalis pterygoideus in die Fossa pterygopalatina laufen: N. petrosus profundus.
- Ein Ausfall des Halsgrenzstrangs führt (wegen der fehlenden Innervation der Schweißdrüsen und der vasokonstriktorischen Gefäßmuskulatur) zu trockener warmer Haut in der betroffenen Gesichtshälfte. Besonders auffällig ist aber der Ausfall der sympathischen Innervation am Auge (**Horner-Syndrom**), der zur Pupillenverengung (Miosis) und zum hängenden Lid (Ptosis) führt, weil der M. dilatator pupillae und der M. tarsalis nicht mehr innerviert werden. Das stets genannte dritte Symptom des Horner-Syndroms, der Enophthalmus (eingesunkenes Auge), ist umstritten.

6 Obere Extremität, Leitungsbahnen und Muskulatur

6.1 Allgemeine Hinweise

Für das Verständnis von Muskelwirkungen brauchst du detaillierte Kenntnisse über die Gelenke. Insbesondere musst du die Namen aller Bewegungsmöglichkeiten kennen und den Verlauf ihrer Achsen. Wenn du dieses Wissen hast, kannst du meist ohne viel Auswendiglernen die Funktion eines Muskels aus seiner Lage zu den Gelenkachsen herleiten. Lies also vor der Beschäftigung mit den Muskeln der oberen Extremität die theoretischen Hinweise in Kapitel 7 oder ein entsprechendes Kapitel in einem Lehrbuch.

Hinweise zur Herstellung eines Muskelpräparats

Soll ein reines Muskelpräparat angefertigt werden, dann halte dich an die Präparationsfolge, wie sie in den nachstehenden Abschnitten für die Darstellung von Muskulatur, Gefäßen und Nerven des Arms beschrieben ist, entferne jedoch die genannten Leitungsbahnen.

Die Muskelschnitte gemäß den Abb. 6-2 und 6-3 brauchen nicht durchgeführt zu werden, da sie nur der Verfolgung und vollständigen Darstellung der betreffenden Nerven und Arterien dienen.

Präpariere grundsätzlich von proximal nach distal und überarbeite zunächst die Muskulatur des Schultergürtels. Die bereits präparierten Leitungsbahnen sollst du fortnehmen. Stelle an Oberarm sowie Unterarm und Hand die oberflächliche Faszie zunächst geschlossen dar, bevor du dich den verschiedenen Muskelgruppen und dann den einzelnen Muskelindividuen zuwendest.

Absetzen der oberen Extremität

Alternative Hier wird zunächst das Absetzen der oberen Extremität vom Rumpf erklärt. Die Präparation, die in diesem Kapitel beschrieben wird, kann aber auch genauso gut an einem Arm durchgeführt werden, der am Rumpf belassen wurde. An den wenigen Stellen, wo dies ein unterschiedliches Vorgehen erfordert, wird darauf hingewiesen.

Welche Herangehensweise besser ist, hängt vom Gesamt-Präparierplan ab, insbesondere vom Fortschritt der Hals- und Rückenpräparation. Voraussetzung ist, dass die Leitungsbahnen hinter der Clavicula präpariert und die Mm. rhomboidei von der Wirbelsäule gelöst sind.

Vorteile des Absetzens: Der Arm kann während der Präparation frei gedreht werden; M. subscapularis und M. serratus anterior werden besser zugänglich.

Nachteile des Absetzens: Die Orientierung am Arm wird durch das ständige Drehen schwieriger; der Zusammenhang mit dem Plexus brachialis und den Vasa subclavia geht verloren.

Exartikulation des Armes (Assistent!)

- Um die obere Extremität vom Rumpf abzusetzen, muss der Assistent folgende Schritte vornehmen:
  - Die Clavicula muss im Sternoklavikulargelenk exartikuliert werden. Dazu werden die Kapsel mit ihren Verstärkungsbändern durchtrennt sowie die Ligamenta costoclaviculare und interclaviculare und der M. subclavius vom Schlüsselbein abgelöst. Mit einem Knorpelmesser geht der Assistent in den Gelenkspalt ein und hebelt das Schlüsselbein aus seiner Verankerung heraus (beachte: das Gelenk ist durch einen Discus articularis in zwei Teile gekammert). VORSICHT: Die Schneide

6.1 Allgemeine Hinweise

des Messers darf bei der Exartikulation nicht über die Hinterwand der Gelenkkapsel hinaus in die Tiefe geraten!!

– An der seitlichen Brustwand trennt der Assistent den M. serratus anterior ab. Zuvor soll er diesen Muskel stumpf mit der Hand unterminieren. Die Ursprungszacken werden dann vollständig von allen Rippen gelöst, ohne die Rr. cutanei laterales der Nn. intercostales zu zerstören. Zurückbleibende Muskelreste müssen entfernt werden.

– Der M. pectoralis minor wird vom Brustkorb gelöst und nach lateral geschlagen. Die Nn. pectorales werden von den Mm. pectorales abgetrennt.

– Knapp oberhalb des Schlüsselbeins durchtrennt der Assistent den Plexus brachialis, die Vasa subclavia, den N. suprascapularis, die A. und V. suprascapularis, die A. transversa colli bzw. die A. cervicalis superficialis mit ihren Begleitvenen und den N. dorsalis scapulae. Auch der N. intercostobrachialis muss geopfert werden.

– Zuletzt wird dorsal der M. levator scapulae quer durchtrennt. Restliches Bindegewebe wird scharf durchschnitten.

Hautpräparation

- Lass dir vom Assistenten die Hautschnitte legen (Abb. 6-1) und beachte die Hinweise in Kapitel A-2 (S. 20 f.). Insbesondere am Unterarm und an der Hand ist die Haut zum Teil sehr dünn. Pass auf, dass du die direkt darunter liegenden Nerven und Venen nicht zerstörst.

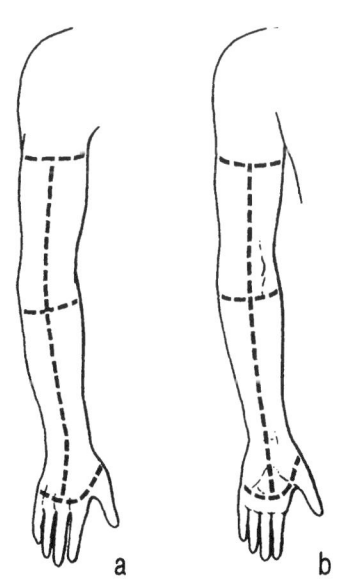

Abbildung 6-1:
Hautschnitte an der oberen Extremität
a) Dorsalseite
b) Ventralseite

6.2 Schulter und Oberarm - Vorderseite

Axilla
Oberarminnenseite
Oberflächliche Schulter-
region

- Die Präparation der oberen Extremität wird bereits bei der Bearbeitung der Brustwand begonnen. Die Darstellung der Achselhöhle, der Innenseite des Oberarms (inklusive der Freilegung des Plexus brachialis) und der Vorderseite der Schulter ist daher bereits auf S. 34-36 besprochen.

V. cephalica
V. mediana cubiti
V. basilica

- Verfolge nach der Präparation der Haut die **V. cephalica** an der Vorderseite des Oberarms nach distal, stelle in der Ellenbeuge ihre wesentlichen Zuflüsse dar, so die **V. mediana cubiti**, die sie mit der **V. basilica** verbindet.
BEACHTE dabei die unter den Venen auf der Faszie verlaufenden Hautnerven (siehe Atlas):

N. cutaneus brachii medialis
N. cutaneus antebrachii medialis

- Verfolge an der Innenseite des Oberarms den **N. cutaneus brachii medialis** sowie die Äste des **N. cutaneus antebrachii medialis** abwärts. Sie verlaufen zu beiden Seiten der V. basilica zur Beugeseite des Unterarms.

N. cutaneus antebrachii lateralis

- Suche knapp oberhalb der Fossa cubiti unter der V. cephalica die Austrittsstelle des **N. cutaneus antebrachii lateralis** des N. musculocutaneus und verfolge ihn an den Unterarm hinab.

- Die sensible Innervation der Vorderseite des Oberarms erfolgt über den **N. cutaneus brachii medialis**, einen selbstständigen Ast des Fasciculus medialis, der mit dem N. intercostobrachialis anastomosiert und die Innenseite des Oberarms versorgt. Die seitlichen Anteile von Schulter und Oberarm werden von dorsal innerviert (s. u.).

- Der **N. cutaneus antebrachii medialis** ist ebenfalls ein selbstständiger sensibler Ast aus dem Fasciculus medialis des Plexus brachialis. Er versorgt die ulnare (= mediale) Hälfte der Beugeseite des Unterarms.

- Der **N. cutaneus antebrachii lateralis** ist der sensible Endast des N. musculocutaneus. Er innerviert die Haut an der radialen (= lateralen) Beugeseite des Unterarms.

M. biceps brachii
Caput longum
Caput breve
M. brachialis

- Entferne unter Erhaltung der Hautnerven und -venen die **Faszie** von der Muskulatur des Oberarms:
  – wenn noch nicht vollständig geschehen, vom **M. deltoideus**;
  – vom **M. biceps brachii** mit seinem Caput longum und Caput breve (Vorsicht, das Caput longum sieht auf den ersten Blick kürzer aus!);
  – vom unter ihm seitlich hervorsehenden **M. brachialis**. ACHTUNG! Erhalte bei der Präparation des M. biceps brachii die dünne Aponeurose, die von der Bizepssehne in die Unterarmfaszie auf der medialen Seite einstrahlt („Lacertus fibrosus").

Septa intermuscularia

- Erhalte dabei das **Septum intermusculare brachii** mediale und laterale, das die Muskeln der Beugerseite von denen der Streckerseite trennt.

- Der **M. biceps brachii** (Innervation: N. musculocutaneus) entspringt mit seinem Caput longum vom Tuberculum supraglenoidale, mit dem Caput breve vom Processus coracoideus des Schulterblatts und setzt an der Tuberositas radii an. Die Sehne des langen Bizepskopfes verläuft durch die Kapsel des Schultergelenks! Sie ist dort relativ schlecht mit Blut versorgt und kann daher eher als andere Sehnen degenerieren und reißen.

- Der M. biceps brachii beugt im Ellbogengelenk und ist bei gebeugtem (!) Arm auch der stärkste Supinator (weshalb Schraubeneindrehen für Rechtshänder leichter ist als Schraubenausdrehen). Im Schultergelenk hilft der Biceps bei der Anteversion und kann durch das Caput longum mit abduzieren.
- Der **M. brachialis** wird vom N. musculocutaneus versorgt und beugt im Ellbogengelenk.

Plexus brachialis
- Ordne die einzelnen Faszikel des **Plexus brachialis** erneut (siehe S. 35!), überarbeite sie und verfolge die einzelnen Nervenäste abwärts:

N. musculocutaneus
M. coracobrachialis
- Suche die **Medianusgabel** auf, gehe zum Fasciculus lateralis hoch und verfolge den **N. musculocutaneus**, der den **M. coracobrachialis** durchbohrt. Suche ihn zwischen M. biceps brachii und M. brachialis erneut auf, präpariere seine Muskeläste und stelle den Anschluss zum N. cutaneus antebrachii lateralis her.
BEACHTE: Gelegentlich kann der N. musculocutaneus fehlen. In diesem Fall übernehmen Äste des N. medianus seine Aufgaben!

- Der **M. coracobrachialis** wird vom N. musculocutaneus durchbohrt und innerviert. Er entspringt, wie der Name sagt, vom Processus coracoideus. Seine Funktionen sind Anteversion, Adduktion und Innenrotation im Schultergelenk.
- Der **N. musculocutaneus** versorgt die Beugemuskeln des Oberarms (Mm. coracobrachialis, biceps brachii und brachialis) und sensibel die Haut auf der lateralen (= radialen) Beugerseite des Unterarms.
- MERKE: Beim Ausfall des N. musculocutaneus kann der Arm im Ellbogengelenk immer noch, wenn auch deutlich schwächer, gebeugt werden, weil der M. brachioradialis (ein Beuger des Ellbogengelenks!) vom N. radialis innerviert wird!

N. medianus
A. brachialis
Vv. brachiales
- Verfolge von der Medianusgabel abwärts den **N. medianus** und die ihn begleitenden **A. brachialis** und (meist zwei) Vv. brachiales, bis sie unter der Aponeurose des M. biceps brachii in der Tiefe der Fossa cubiti verschwinden.

- Der **N. medianus** innerviert am Unterarm alle Beuger und Pronatoren außer dem M. flexor carpi ulnaris und dem ulnaren Teil der tiefen Fingerbeuger (N. ulnaris!) sowie außerdem Muskeln der Hand (siehe S. 216). Er innerviert sensibel die Handfläche (Palma manus) gemeinsam mit dem N. ulnaris. An der Palmarseite der Hand versorgt er die radialen dreieinhalb Finger, an der Dorsalseite deren Endglieder.
- Zur Schädigung des N. medianus siehe S. 218!

A. profunda brachii (1)
A. collateralis ulnaris
superior / inferior
- Stelle die Äste der A. brachialis dar: **A. profunda brachii** (s. u.), **A. collateralis ulnaris superior** und **inferior**.

- Mehrere Arterien speisen das **Rete articulare cubiti** des Ellbogenbereichs und/oder kommunizieren miteinander über das Ellbogengelenk hinweg. Die von proximal kommenden heißen Aa. collaterales, die von distal „zurücklaufenden" Aa. recurrentes. Dazu gehören:
  - die **A. collateralis media** der A. profunda brachii verzweigt sich zwischen den Trizeps-Köpfen;
  - die **A. collateralis radialis** aus der A. profunda brachii verläuft mit dem N. radialis und anastomosiert mit der A. recurrens radialis;
  - die **A. collateralis ulnaris superior** aus der A. brachialis; sie läuft mit dem N. ulnaris hinter dem Epicondylus medialis und anastomosiert mit dem R. posterior der A. recurrens ulnaris;
  - die **A. collateralis ulnaris inferior** aus der A. brachialis, die auf dem M. brachialis mit dem R. anterior der A. recurrens ulnaris kommuniziert;
  - neben den erwähnten **Aa. recurrens radialis** und **recurrens ulnaris** (mit vorderem und hinterem Ast) gibt es noch eine **A. interossea recurrens** aus der A. interossea posterior, die zum Rete articulare beiträgt.
- Wenn die A. brachialis unterhalb des Abgangs der A. profunda brachii unterbunden werden muss, kann über die Anastomosen im Rete articulare cubiti ein ausreichender Kollateralkreislauf entstehen.

N. ulnaris
- Suche den **N. ulnaris** am medialen Faszikel auf und verfolge seinen Verlauf hinter dem Septum intermusculare, bis er hinter dem Epicondylus medialis humeri in den M. flexor carpi ulnaris eintritt.
- Der **N. ulnaris** versorgt motorisch am Unterarm nur den M. flexor carpi ulnaris und den ulnaren Teil des M. flexor digitorum profundus; bezüglich der von ihm innervierten Handmuskeln siehe S. 216 f.! Sensibel innerviert er an der Hand palmar die ulnaren eineinhalb Finger, dorsal die ulnaren zweieinhalb Finger, wobei das Endglied des Mittelfingers auf der Dorsalseite vom N. medianus versorgt wird (s. o.).
- Die Lähmung des N. ulnaris, der besonders am Epicondylus medialis gefährdet ist, weil er dort unmittelbar unter der Haut liegt, führt zum Bild der „Krallenhand" (S. 218 f.). Zusätzlich ist die Neigung der Hand zur ulnaren Seite (Ulnarabduktion) abgeschwächt.

N. radialis (1)
A. profunda brachii (2)
- Suche den Fasciculus posterior auf und verfolge den **N. radialis** bis zu seinem Eintritt in den M. triceps.
ACHTE auf die **A. profunda brachii**, die sich ihm anschließt. Nerv und Arterie wirst du später dorsal weiterverfolgen.
- Der **N. radialis** versorgt mit mehreren Ästen sensibel die Seit- und Rückfläche des Oberarms, die Dorsalseite des Unterarms außer dessen medialen Rand (N. cutaneus antebrachii medialis!), die radiale Seite des Handrückens sowie die Grund- und Mittelglieder der radialen zweieinhalb Finger auf ihrer Dorsalseite. Motorisch innerviert er alle Strecker des Ober- und Unterarms, auch den M. brachioradialis (obwohl funktionell ein Beuger).
- Die Verletzung des N. radialis (z. B. bei Oberarmschaftbrüchen!) führt zum Bild der „Fallhand" (S. 213 f.). Bei einer hohen Schädigung mit Ausfall des M. triceps brachii kann im Ellbogengelenk nicht mehr aktiv gestreckt werden. Durch Ausfall des M. supinator ist die Supination nur mehr bei gebeugtem Arm möglich (M. biceps!).

N. axillaris	• Verfolge den Fasciculus posterior weiter nach kranial hinauf und suche den kurzen, zur Seite ziehenden Stamm des **N. axillaris** auf, der hier um das Collum chirurgicum des Oberarmknochens herumläuft und in die laterale Achsellücke eintritt.

- Der **N. axillaris** innerviert M. deltoideus und M. teres minor und Schulterhaut (s. u. bei der Präparation der Rückseite).

	• Säubere die proximalen Anteile des Plexus brachialis und der großen Gefäße, falls erforderlich.
M. serratus anterior *M. subscapularis* *Nn. subscapulares*	• Bei abgesetztem Arm kannst du nun die Muskulatur an der Ventralfläche des Schulterblatts überarbeiten. An seinem medialen Rand entspringt der **M. serratus anterior**, der bei der Exartikulation des Arms vom Brustkorb gelöst worden war. Säubere unter ihm den breiten **M. subscapularis** und die in ihm endenden **Nn. subscapulares**.

- Der **M. subscapularis** setzt am Tuberculum minus humeri an. Er ist ein Innenrotator im Schultergelenk und gehört zur Rotatorenmanschette (s. S. 206).

A. subscapularis *A. circumflexa scapulae* *A. thoracodorsalis*	• Suche an der A. axillaris den Abgang der **A. subscapularis** und verfolge ihre Äste: die **A. circumflexa scapulae** (s. S. 205 f.) und die **A. thoracodorsalis**.
	• Die Seitenäste der Vv. axillares und brachiales kannst du entfernen!
A. circumflexa humeri posterior / anterior	• Präpariere unterhalb des Abgangs der A. subscapularis die Ursprünge der **A. circumflexa humeri posterior** und der dünneren **A. circumflexa humeri anterior** (gegenüber).

- Die **A. circumflexa humeri anterior** zieht vorne um das Collum chirurgicum des Humerus.

6.3 Schulter und Oberarm - Rückseite

	• Entferne nach der Hautpräparation das Subkutanfett vom Bereich der Schulter und an der Rückseite des Oberarms. Achte auf die hier austretenden **Hautnerven** (Atlas!), deren individuelle Größe allerdings stark variieren kann:
N. cutaneus brachii lateralis superior / lateralis inferior / posterior	– den **N. cutaneus brachii lateralis superior** des N. axillaris, der in Höhe der Achselhöhle am Hinterrand des M. deltoideus heraustritt;
	– den **N. cutaneus brachii lateralis inferior** des N. radialis, der unterhalb und lateral vom ersten Nerven ebenfalls am Unterrand des M. deltoideus erscheint;
	– medial davon der meist kleine **N. cutaneus brachii posterior** des N. radialis, der aus der Axilla kommt;

| *N. cutaneus antebrachii posterior* | distal von ihm der stärkere **N. cutaneus antebrachii posterior**, ebenfalls ein Ast des N. radialis. Verfolge den Nerven zur Streckerseite des Unterarms. |

- Die sensible Innervation der Rückseite des Oberarms und seiner lateralen Anteile erfolgt über:
  - den **N. cutaneus brachii lateralis superior** aus dem N. axillaris für die Hinter- und Seitenfläche der Schulter;
  - den **N. cutaneus brachii lateralis inferior** aus dem N. radialis für den oberen Teil der Hinterfläche und Seite des Oberarms;
  - der **N. cutaneus brachii posterior** aus dem N. radialis zur Hinterfläche des Oberarms;
- Der **N. cutaneus antebrachii posterior** aus dem N. radialis versorgt die Haut an der Streckseite des Unterarms.

| *M. deltoideus*
M. infraspinatus
M. teres major
Caput longum m. tricipitis | • Entferne die Faszie im Bereich des Schultergürtels. Lege nacheinander folgende Muskeln frei:
– die Hinterfläche des **M. deltoideus**;
– die an seinem Unterrand hervorsehenden Anteile des **M. infraspinatus** und des **M. teres minor**;
– den **M. teres major** und die Sehne des M. latissimus dorsi bis zum Muskelwulst des **langen Trizepskopfes** (Caput longum m. tricipitis brachii). |

- Der **M. infraspinatus** und der **M. teres minor** sind Außenrotatoren des Oberarms im Schultergelenk. Sie sind Teil der **Rotatorenmanschette** (s. S. 206). Der M. infraspinatus setzt an der mittleren Facette des Tuberculum majus am Oberarmknochen an und wird vom N. suprascapularis innerviert. Der M. teres minor („kleiner runder Muskel") zieht zur unteren Facette und wird vom N. axillaris versorgt.
- Der **M. teres major** setzt wie der M. latissimus dorsi an der Crista tuberculi minoris an, hat dieselben Funktionen und wird ebenfalls vom N. thoracodorsalis (oder vom N. subscapularis) innerviert.
- Der **M. triceps brachii** ist der Strecker des Armes im Ellbogengelenk (s. u.). Sein Caput longum entspringt jedoch am Tuberculum infraglenoidale der Scapula und begrenzt daher auch die beiden Achsellücken (s. u.).

| *Ablösen des M. deltoideus von der Spina scapulae* | • Trenne den Ursprung des hinteren Anteils des **M. deltoideus** von der **Spina scapulae** ab und schlage diesen Muskelteil nach lateral hoch. Vervollständige die Freilegung der eben besprochenen Muskeln des Schultergürtels. |

| *Mediale Achsellücke*
A. circumflexa scapulae | • Orientiere dich zunächst im Atlas und gehe dann zwischen M. teres minor, M. teres major und Caput longum des M. triceps in die dreieckige **mediale Achsellücke** hinein. Entferne vorsichtig das Fett- und Bindegewebe und stelle in ihr die kleine **A. circumflexa scapulae** dar. Entferne die Begleitvenen.
• Präpariere zwischen M. teres major, M. teres minor, Caput longum m. tricipitis und dem Humerusschaft in der vier- |

Laterale Achsellücke *A. circumflexa humeri* *posterior* *N. axillaris*	eckigen **lateralen Achsellücke** die **A. circumflexa humeri posterior** und den **N. axillaris**. Verfolge seine Muskeläste zum M. deltoideus sowie die bereits anfangs dargestellten Hautäste nach innen bis zu seinem Hauptstamm (dessen Abgang vom Fasciculus posterior von vorn dargestellt wird, s. S. 202).

- Die beiden **Achsellücken** sind Verbindungswege für Leitungsbahnen, die aus der Achselhöhle zur dorsalen Schulter- und Oberarmregion ziehen.
- Die **A. circumflexa scapulae** ist ein Ast der A. subscapularis aus der A. axillaris. Sie anastomosiert mit der A. suprascapularis auf der Rückfläche des Schulterblatts (s. u.).
- Die **A. circumflexa humeri posterior** ist ein Ast der A. axillaris.
- Der **N. axillaris** kommt aus dem Fasciculus posterior des Plexus brachialis, innerviert motorisch den M. deltoideus und den M. teres minor sowie sensibel die Haut an der Seiten- und Hinterfläche der Schulter.
- Bei einer Lähmung des N. axillaris ist abgesehen vom Sensibilitätsausfall vor allem die Abduktion des Oberarms erschwert.

M. triceps brachii *Caput mediale /* *Caput laterale /* *Caput longum* *M. anconeus*	• Entferne nun unter Erhaltung der Hautnerven und -venen die **Faszie** von der Muskulatur der Oberarmrückseite: – wenn noch nicht vollständig geschehen, vom **M. deltoideus**; – vom **M. triceps brachii** und seinem Caput mediale, laterale und longum, sowie vom M. anconeus, der das Caput mediale nach distal fortsetzt, indem er vom Epicondylus lateralis des Humerus zur Ulna zieht; • Wenn der M. triceps freigelegt ist, gehe zwischen seinem Caput longum und seinem Caput laterale in die Tiefe, bis du auf den **N. radialis** und die **A. profunda brachii** stößt. Sie werden später weiterverfolgt (s. S. 207).

- Der **M. triceps brachii** setzt am Olecranon der Elle (Ulna) an, wird wie alle Strecker vom N. radialis innerviert und streckt den Unterarm im Ellbogengelenk. Das Caput longum entspringt vom Tuberculum infraglenoidale und hat eine geringfügige adduzierende Wirkung auf das Schultergelenk.
- Die Orientierung an den **drei Köpfen** des Muskels kann verwirrend sein, da sowohl der mediale als auch der laterale Kopf lateral vom Caput longum liegen. Caput mediale und laterale haben dieselbe Verlaufsrichtung und werden nur dadurch getrennt, dass der N. radialis zwischen ihnen hindurchläuft (s. u.). Das Caput laterale liegt daher proximal und oberflächlich, das Caput mediale distal und tief.

N. suprascapularis *A. suprascapularis*	• Wenn der Arm exartikuliert wurde, suche die dabei durchtrennten **N. suprascapularis** und **A. suprascapularis** auf, die zur Oberseite des Schulterblatts ziehen. Entferne die Begleitvene. (Bei nicht exartikuliertem Arm findest du sie besser nach dem Muskelschnitt durch den M. supraspinatus, s. u..)
Ligamentum transversum scapulae *Incisura scapulae*	• Taste dort das harte und scharfkantige **Ligamentum transversum scapulae** und beachte, dass der N. suprascapularis unter dem Ligament durch die Incisura scapulae zieht, die

6 Obere Extremität, Leitungsbahnen und Muskulatur

Arterie über das Band hinweg! Beide treten auf die Rückfläche des Schulterblatts unter den M. supraspinatus.

- Der **N. suprascapularis** kommt aus der Pars supraclavicularis des Plexus brachialis. Er innerviert motorisch den M. supraspinatus und den M. infraspinatus.
- Die **A. suprascapularis** entspringt in der Regel aus dem Truncus thyrocervicalis. Sie anastomosiert auf der Rückfläche der Scapula mit der A. circumflexa scapulae (s. u.).

	• Löse den M. trapezius von der Spina scapulae ab, so dass er am Akromion hängen bleibt.
M. supraspinatus	• Befreie den **M. supraspinatus** und, wenn noch nicht vollständig geschehen, die **Mm. infraspinatus** und **teres minor** von Fettgewebe und Faszie.

- Der **M. supraspinatus** (Innervation: N. suprascapularis) setzt an der oberen Facette des Tuberculum majus humeri an. Er abduziert den Oberarm im Schultergelenk. Da seine Sehne zwischen Akromion und Humeruskopf „eingeklemmt" wird, degeneriert sie öfter als andere Sehnen und kann Schmerzen verursachen oder reißen. Bei einem **Sehnenriss** des Supraspinatus kann der M. deltoideus allein den Arm nicht abduzieren, weil er zumindest für den Anfangsteil der Bewegung die Mithilfe des M. supraspinatus braucht!
- Die Mm. supraspinatus, infraspinatus und subscapularis umgreifen gemeinsam eng anliegend den Humeruskopf und werden deshalb „**Rotatorenmanschette**" genannt (auch wenn der M. supraspinatus natürlich gar nicht rotiert). Manchmal wird auch der M. teres minor noch hinzugezählt. Im primär muskelgeführten Schultergelenk sind diese Muskeln sehr wichtig für den Gelenkzusammenhalt.

Muskelschnitt M. supraspinatus (Assistent!)	• Der ASSISTENT wird den Muskelbauch des **M. supraspinatus** jetzt quer durchtrennen (Abb. 6-2). VORSICHT wegen der unter ihn ziehenden Äste von A. und N. suprascapularis!
Muskelschnitt M. infraspinatus (Assistent!)	• Gleich im Anschluss soll der ASSISTENT den **M. infraspinatus** (in Verlängerung des vorigen Muskelschnitts) durchschneiden (Abb. 6-1), allerdings ohne den M. teres minor zu verletzen, weil dessen Durchtrennung für die nachfolgende Präparation nicht erforderlich ist.

Alternative Die beiden Muskeln können auch an ihrem Ursprung komplett scharf vom Schulterblatt gelöst und nach medial herübergeklappt werden. **Vorteil**: die Muskeln zerfasern nicht so schnell. **Nachteil**: der Zusammenhang mit ihrem Ursprung geht verloren.

N. suprascapularis Anastomose A. suprascapularis - A. circumflexa scapulae	• Schiebe die durchtrennten Anteile des M. supraspinatus stumpf nach medial und lateral zur Seite und verfolge **A. und N. suprascapularis** bis zum Fuß des Akromions, um den sie nach kaudal herumbiegen. Klappe vorsichtig den M. infraspinatus zu beiden Seiten, suche unterhalb des Akromion Gefäß und Nerv wieder auf und versuche, die manchmal nur mühsam darstellbare Anastomose der A. suprascapularis mit der **A. circumflexa scapulae** aufzusuchen. Verfolge dazu die A. circumflexa scapulae auch von der medialen Achsellücke heraus aufwärts!

6.3 Schulter und Oberarm - Rückseite

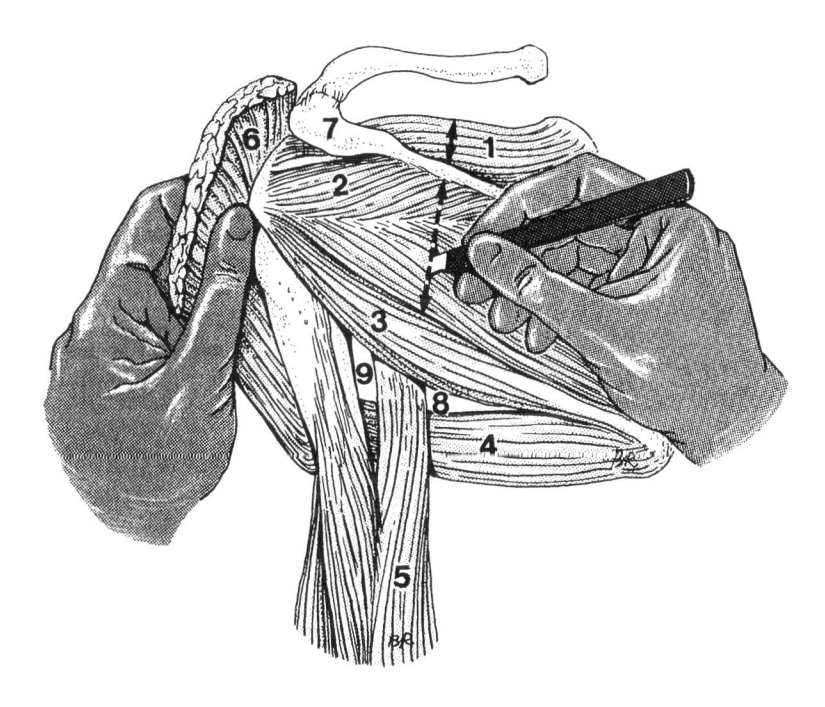

Abbildung 6-2:
Muskelschnitte: M. supra- und infraspinatus
1 M. supraspinatus; 2 M. infraspinatus; 3 M. teres minor; 4 M. teres major; 5 Caput longum m. tricipitis; 6 M. deltoideus; 7 Spina scapulae; 8 Mediale Achsellücke; 9 Laterale Achsellücke

- Wenn die A. axillaris unterbunden werden muss, darf der Chirurg die Arterie nur oberhalb des Abgangs der A. subscapularis ligieren. Nur dann besteht ein ausreichender Kollateralkreislauf über die Anastomose der A. suprascapularis mit der A. circumflexa scapulae, die aus der A. subscapularis stammt.

N. radialis (2)
A. profunda brachii (3)

- Als abschließenden Präparationsschritt am Oberarm verfolge den **N. radialis** in seinem Verlauf zum Unterarm. Dazu durchtrennt der Assistent den lateralen Trizepskopf.

Muskelschnitt Caput laterale m. tricipitis (Assistent)

- Der ASSISTENT versucht zunächst, den **lateralen Kopf des M. triceps brachii** von der Eintrittsstelle des Nerven her etwas zu mobilisieren. Dann durchtrennt er den Muskelkopf schräg in der Verlaufsrichtung des N. radialis (Abb. 6-3), aber mit Vorsicht! Er sollte dabei versuchen, lateral einen Teil des Septum intermusculare, das hier vom N. radialis durchbrochen wird, zu erhalten. Sobald die Gefäße (Venen entfernen!) und der Nerv zutage liegen, wirst du sie nach distal weiterverfolgen.
BEACHTE: Der N. radialis liegt hier dem Humerusschaft unmittelbar an.

- Der **N. radialis** ist wegen dieser Nachbarschaft sowohl bei Humerusschaft-Frakturen gefährdet als auch dann, wenn jemand zum Beispiel alkoholisiert auf einer Parkbank einschläft und den Arm dabei über die Kante der Bank herunterhängen lässt (ohne den

Alkohol würde er wegen der entstehenden Schmerzen aufwachen oder sich im Schlaf umdrehen, bevor der Nerv dauerhaft geschädigt werden kann).

A. collateralis radialis media
- Stelle die Aufzweigung der A. profunda brachii in die **A. collateralis radialis** und **media** dar. Beachte die zahlreichen Äste für die Muskulatur.

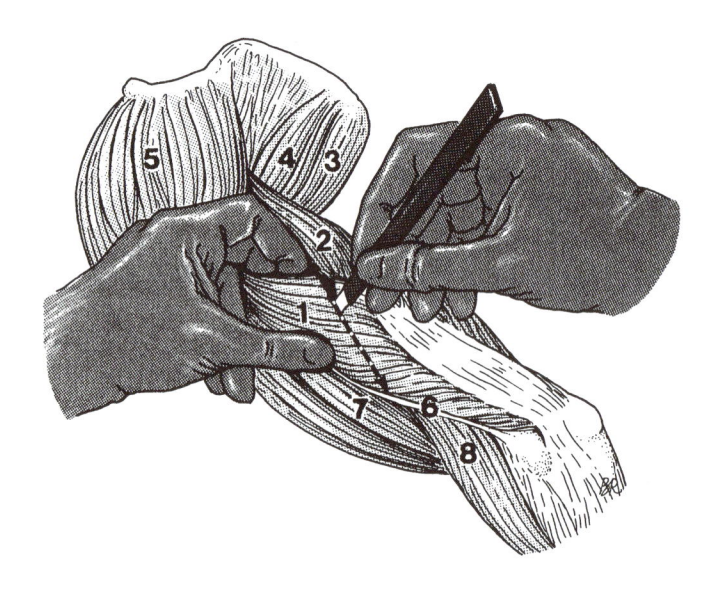

Abbildung 6-3:
Muskelschnitt: Caput laterale des M. triceps brachii
1 Caput laterale m. tricipitis; 2 Caput longum m. tricipitis; 3 M. teres major; 4 M. teres minor; 5 M. deltoideus; 6 Septum intermusculare; 7 M. brachialis; 8 M. brachioradialis

6.4 Ellenbeuge und Unterarm-Beugeseite

- Beachte, dass bei den meisten Leichen der Unterarm in Supinationsstellung fixiert ist, also nicht in der anatomischen Grundhaltung. Deshalb kann es leicht zur Verwechslung von medialer und lateraler Seite des Unterarmes kommen. Am besten orientierst du dich immer an der Hand und redest bei der Kleinfingerseite immer von „**ulnar**" und bei der Daumenseite von „**radial**". Denk an die Elle, mit der man misst!

Hautpräparation
- VORSICHT: Der zirkuläre Hautschnitt um das Handgelenk darf nicht gedankenlos gelegt werden: Die Haut ist hier sehr dünn, so dass leicht Nerven, Gefäße und Sehnen durch das Skalpell verletzt werden können! Die Hautschnitte am Unterarm soll daher unbedingt der Assistent legen.

V. cephalica
V. basilica
- Vervollständige die Darstellung der größeren **Hautvenen**, indem du sie nach distal zum Handgelenk verfolgst.

N. cutaneus antebrachii medialis / lateralis
- Verfolge die vermutlich bereits am Oberarm aufgefundenen Hautnerven für die Beugeseite des Unterarms:

6.4 Ellenbeuge und Unterarm-Beugeseite

- **N. cutaneus antebrachii lateralis** (N. musculocutaneus),
- **N. cutaneus antebrachii medialis** (Fasciculus medialis).

- Entferne nun unter Erhaltung der dargestellten Strukturen die **Faszie** an der Beugeseite des Unterarms bis zum Handgelenk.

M. flexor carpi ulnaris
M. flexor digitorum superficialis
M. palmaris longus
M. flexor carpi radialis
M. pronator teres (1)

- Lege an der Beugeseite des Unterarms die oberflächlichen Muskeln frei, von ulnar nach radial (Atlas!!):
  - den **M. flexor carpi ulnaris**,
  - den **M. flexor digitorum superficialis** mit mehreren Sehnen, zwischen ihnen oberflächlich den nicht immer ausgebildeten **M. palmaris longus**,
  - den **M. flexor carpi radialis** sowie
  - proximal, zum größten Teil noch vom M. brachioradialis verdeckt, den **M. pronator teres**.

M. brachioradialis

- Ganz radial liegt der **M. brachioradialis**. Verfolge ihn bis zu seinem Ursprung oberhalb des Epicondylus lateralis humeri zurück, alle anderen Muskeln bis zu ihrem Ursprung am Epicondylus medialis.

- Der **M. brachioradialis** ist seiner Herkunft nach ein Strecker (Innervation durch den N. radialis!), ist aber nach seiner Verlegung auf die Flexorenseite ein starker Beuger im Ellbogengelenk.

- Die folgenden Muskeln bilden gemeinsam mit dem M. pronator teres (s. u.) die **oberflächliche Flexorengruppe des Unterarms**:

- Der **M. flexor carpi ulnaris** zieht mit seiner Sehne zum Erbsenbein (Os pisiforme) an der Handwurzel. Das Os pisiforme ist als Sesambein in die Sehne eingefügt, die über Bänder zum Hakenbein (Os hamatum) und zum 5. Mittelhandknochen (Os metacarpale V) weiterführt. Der Muskel beugt im Handgelenk (gemeinsam mit M. flexor carpi radialis und den oberflächlichen Fingerbeugern) und zieht die Hand zur Kleinfingerseite (Ulnarabduktion), gemeinsam mit dem M. extensor carpi ulnaris!

- Der **M. flexor carpi radialis** beugt gemeinsam mit dem M. flexor carpi ulnaris in den Handgelenken, unterstützt die Pronation und kann die Hand zur Daumenseite ziehen (Radialabduktion gemeinsam mit dem M. extensor carpi radialis longus).

- Der **M. flexor digitorum superficialis** setzt an den Mittelgliedern der Finger an und beugt die Handgelenke sowie den 2. bis 5. Finger NUR in den Mittelgelenken (PIP, s. S. 232).

- Der **M. palmaris longus** setzt, sofern er ausgebildet ist, an der Palmaraponeurose an und kann sie anspannen. Er hilft bei der Palmarflexion der Hand.

- MERKE: Von den Beugemuskeln am Unterarm werden nur der M. flexor carpi ulnaris und der ulnare Teil des tiefen Fingerbeugers (s. u.) vom N. ulnaris innerviert, alle anderen vom N. medianus.

Fossa cubiti

- Überarbeite jetzt die Strukturen in der **Ellenbeuge** (Fossa cubiti). Zerstöre dabei nicht die oberflächlich dargestellten Leitungsbahnen und Muskeln! Löse, wenn du es noch nicht

N. medianus A. brachialis A. ulnaris A. radialis	getan hast, die Bizepsaponeurose von den Beugern des Unterarms ab und schlage sie zurück. • Verfolge die **A. brachialis** (und Begleitvenen) und den **N. medianus**. Stelle die Teilung der A. brachialis in die **A. ulnaris** und **A. radialis** dar. BEACHTE: Als Variation kann die Teilung der A. brachialis bereits am Oberarm aufzufinden sein! Der radiale Teil liegt dann in der Ellenbeuge oberflächlicher, was beim Blutabnehmen in diesem Bereich zur Arterienpunktion führen kann.
M. pronator teres (2) A. interossea communis	• Gehe dem **N. medianus** nach, der den **M. pronator teres** durchbohrt, sowie der A. ulnaris, die die A. interossea communis abgibt, bevor sie unter dem radialen Ursprung des M. flexor digitorum superficialis verschwindet.

- Der **M. pronator teres** wird vom N. medianus „durchbohrt" und innerviert. Er zieht mit einem Caput humerale vom Epicondylus medialis humeri und einem Caput ulnare vom Processus coronoideus der Elle zum Radiusschaft. Während die A. ulnaris unterhalb, die A. radialis oberhalb des Muskels verläuft, zieht der N. medianus in der Regel zwischen den beiden Muskelköpfen hindurch. Der M. pronator teres bewirkt in erster Linie Pronation.

A. recurrens radialis R. superficialis n. radialis A. ulnaris N. ulnaris	• Dränge den **M. flexor carpi radialis** und den **M. brachioradialis** auseinander und verfolge die **A. radialis** abwärts. Suche die dünne A. recurrens radialis auf. BEACHTE: Die A. radialis wird vom R. superficialis n. radialis begleitet! • Gehe stumpf zwischen die Sehnen des M. flexor carpi ulnaris und des M. flexor digitorum superficialis ein, präpariere hier erneut die A. ulnaris sowie neben ihr den N. ulnaris. • BEVOR du weiter in die Tiefe des Unterarms vordringst, ist es ratsam, die oberflächliche Präparation an der Hand voranzutreiben (s. u.).
N. medianus M. flexor digitorum profundus	• Suche nun den **N. medianus** kurz vor den Handgelenken zwischen den langen Beugersehnen (er kommt hier normalerweise neben der Sehne des M. flexor carpi radialis näher an die Oberfläche). Du kannst ihn dort leicht mit einer Sehne verwechseln. • Dränge die Sehnen der Fingerbeuger auseinander und verfolge den N. medianus nach proximal. Versuche, den M. flexor digitorum profundus und den M. flexor pollicis longus unter den oberflächlichen Beugemuskeln zu identifizieren. Eventuell musst du warten, bis der Karpaltunnel eröffnet worden ist.

- Zu den **tiefen Beugemuskeln am Unterarm** zählen der M. flexor digitorum profundus, der M. flexor pollicis longus und der M. pronator quadratus (s. u.).
- Der **M. flexor digitorum profundus** setzt an den Endgliedern der Finger an und kann die Finger daher allein nur im distalen Interphalangealgelenk (DIP) beugen. Er wird zu gleichen Teilen vom N. medianus und vom N. ulnaris innerviert.

- Der **M. flexor pollicis longus** wird vom N. interosseus anterior des N. medianus innerviert. Er beugt in den Handgelenken, beugt den Daumen im Grund- und Endgelenk und opponiert ihn im Sattelgelenk.

A. interossea anterior
N. interosseus anterior
M. pronator quadratus

- Gehe an der Beugeseite des Unterarms weiter in die Tiefe. Dränge auch die tiefen Fingerbeuger zur Seite und blicke auf die **A. interossea anterior** und den **N. interosseus anterior** hinab. Entferne die Begleitvene. Verfolge Arterie und Nerv nach distal bis zum Rand des kleinen **M. pronator quadratus**, der Elle und Speiche quer verbindet. Lege diesen frei.

- Die **A. interossea anterior** kommt wie die A. interossea posterior auf der anderen Seite der Membrana interossea aus der A. interossea communis, einem Ast der A. ulnaris. Beide Arterien speisen das Rete carpi palmare und dorsale am Handgelenk.

- Der **N. interosseus anterior** aus dem N. medianus entsendet Äste zum M. flexor pollicis longus, M. flexor digitorum profundus und zuletzt zum M. pronator quadratus.

- Der **M. pronator quadratus** proniert in den Radioulnargelenken.

6.5 Ellenbogen und Unterarm-Streckseite

N. cutaneus antebrachii posterior

- Verfolge nach der Hautpräparation den vermutlich bereits am Oberarm aufgefundenen **N. cutaneus antebrachii posterior** (N. radialis) für den dorsalen Unterarm:

- Suche kurz oberhalb des Handgelenks, bevor sie deinem Messer zum Opfer fallen (Atlas!):

R. superficialis n. radialis
R. dorsalis n. ulnaris

  – den **R. superficialis des N. radialis**, der dort an der radialen Seite des Unterarms aus der Faszie tritt und mit einem Ast zur Dorsalseite der Hand wandert;

  – den **R. dorsalis des N. ulnaris**, der etwas weiter distal einen ähnlichen Verlauf auf der ulnaren Seite hat.

Retinaculum extensorum

- BEVOR du die **Faszie** am Unterarm entfernst, informiere dich im Atlas über die Lage des **Retinaculum extensorum**, eines Verstärkungszuges der Fascia antebrachii in Höhe des durch die Haut tastbaren Griffelfortsatzes der Speiche (Processus styloideus radii). Das Retinaculum soll von dir, soweit es sichtbar ist, begrenzt und stehengelassen werden. Der gesamte proximale Anteil der Unterarmfaszie wird dann von dir entfernt.
VORSICHT! Im Ursprungsbereich der Strecker des Unterarms am Epicondylus lateralis ist die Faszie mit der Muskulatur so fest verwachsen, dass du sie nicht mehr ohne Zerstörungen ablösen kannst. Lass daher einen proximalen Teil dieser Faszie stehen!

M. extensor carpi ulnaris
M. extensor digiti minimi

- Nach der Entfernung der Faszie säubere die folgenden Muskeln und ihre Sehnen:

M. extensor digitorum *M. extensor carpi radialis longus / brevis* *M. extensor pollicis brevis* *M. abductor pollicis longus*	– ulnar den **M. extensor carpi ulnaris**, den **M. extensor digiti minimi** für den kleinen Finger und den **M. extensor digitorum** für den 2.- 4. Finger; – radial die **Mm. extensor carpi radialis brevis** und **longus**; – und distal zwischen diesen beiden langen Muskelsträngen die **Mm. extensor pollicis brevis** und **abductor pollicis longus**, die auf ihrem Weg zum Daumen die Sehnen der Mm. extensor carpi longus und brevis schräg überkreuzen;
M. extensor pollicis longus *M. extensor indicis*	• Versuche, durch stumpfes Abdrängen unter dem M. extensor digitorum zwei weitere schräg ziehende Muskeln aufzufinden: den **M. extensor pollicis longus** und den **M. extensor indicis**.

- Alle soeben präparierten und im folgenden besprochenen Muskeln werden als Streckmuskeln vom R. profundus des N. radialis innerviert. Man unterteilt die Muskeln der Streckseite in drei Gruppen.

• Die **oberflächlichen Strecker**:

– Der **M. extensor carpi ulnaris** entspringt (wie alle oberflächlichen Strecker des Unterarms) vom Epicondylus lateralis des Oberarmknochens. Der Ansatz des Muskels liegt an der Basis des 5. Mittelhandknochens (Os metacarpale V). Er streckt die Hand und abduziert zusammen mit dem M. flexor carpi ulnaris nach ulnar.

– Der **M. extensor digitorum** und der **M. extensor digiti minimi** strecken in den Handgelenken und Fingergelenken des 2.-5. Fingers.

• Die **radialen „Strecker"**:

– Der **M. extensor carpi radialis longus** zieht zum Os metacarpale II. Er beugt im Ellbogengelenk, streckt in den Handgelenken und abduziert die Hand gemeinsam mit dem M. flexor carpi radialis nach radial.

– Der **M. extensor carpi radialis brevis** setzt am Os metacarpale III an. Er streckt in den Handgelenken. Seine Ursprungssehne am Epicondylus ist im Vergleich zu den anderen beiden Muskeln sehr schmal, weshalb sie eine größere Belastung aushalten muss. Der „Tennisellbogen" (Epicondylitis humeri radialis) ist eine Reizerscheinung an diesem Sehnenansatz.

– Der **M. brachioradialis** gehört ebenfalls in diese Gruppe, hat aber keine Wirkung auf die Hand und nur beugende auf das Ellbogengelenk (s. o.).

• Die **tiefen Strecker**:

– Der **M. abductor pollicis longus** abduziert das Os metacarpale I im Sattelgelenk.

– Der **M. extensor pollicis brevis** streckt den Daumen im Grundgelenk.

– Der **M. extensor pollicis longus** streckt den Daumen im Grund- und Endgelenk.

– Der **M. extensor indicis** ist ein zweiter Strecker für den Zeigefinger (der erhobene Zeigefinger scheint eine biologisch wichtige Funktion zu haben). Seine Sehne liegt am Knöchel des Zeigefingers ulnar von der Sehne des oberflächlichen Fingerstreckers. Du kannst sie bei geschlossener Faust recht gut an deiner eigenen Hand tasten oder sogar sehen.

– Schließlich gehört auch der **M. supinator** zu den tiefen Streckern (s. u.).

6.5 Ellenbogen und Unterarm-Streckseite

R. superficialis / R. profundus n. radialis

- Bevor du distal weiterpräparierst, solltest du nun die Aufzweigung des Hauptstamms des **N. radialis** aufsuchen. Gehe dazu in der Ellbogengegend zwischen M. brachialis und M. brachioradialis in die Tiefe. Stelle dort die Aufzweigung des Nerven in R. superficialis und R. profundus dar. Verfolge den R. profundus, bis er im M. supinator verschwindet.
- Der sensible **R. superficialis** des N. radialis gesellt sich zur A. radialis und läuft unter dem M. brachioradialis abwärts auf die radiale und dorsale Seite des Handgelenks zu.
- Der überwiegend motorische **R. profundus** durchbohrt den M. supinator. Seine Muskeläste verlaufen mit der A. interossea posterior auf der Rückfläche der Membrana interossea nach distal und versorgen alle Streckmuskeln am Unterarm.

R. profundus n. radialis
N. interosseus posterior
A. interossea posterior
M. supinator

- Dränge jetzt den **M. extensor carpi radialis brevis** und den **M. extensor digitorum** stumpf von distal nach proximal auseinander. Gehe mit dem Finger unter die Muskeln, um sie etwas vom M. supinator abzuheben und trenne die beiden Muskeln dann mit dem Skalpell bis knapp unterhalb des Epicondylus.
  - Du solltest jetzt den Unterrand des **M. supinator** und seine schräg verlaufenden Fasern erkennen. Lege an seinem Unterrand den **R. profundus des N. radialis** frei, der hier aus seiner Supinatorloge austritt und sich in den Muskeln verteilt. Suche etwas tiefer die **A. interossea posterior**, die sich dem Nerv anschließt. Suche (Atlas!!) seinen Endast, den N. interosseus posterior auf, der Richtung Handgelenk zieht.
- Der **M. supinator** wird vom R. profundus des N. radialis durchbohrt und innerviert. Seine Fasern entspringen von Ulna und Epicondylus lateralis und schlingen sich von hinten um den Radius. Die Kontraktion dieser Fasern kann den Radius drehen und bewirkt daher, wie der Name sagt, die Supination des Unterarms.
- Der **R. profundus n. radialis** versorgt motorisch die Strecker des Unterarms. Sein Endast, der N. interosseus posterior, innerviert sensibel die Handgelenke.
- Die **A. interossea posterior** zieht nach ihrem Austritt aus der A. interossea communis nach dorsal zwischen Radius und Ulna durch den Spalt oberhalb der Membrana interossea. Diese spannt sich zwischen beiden Unterarmknochen aus und dient in erster Linie als Ursprungsfläche für Unterarmmuskeln.
- Das klinische Bild einer **Lähmung des N. radialis** hängt von der Höhe der Schädigung ab:
- Ist nur der **R. profundus** betroffen (vorzugsweise in Höhe seines Durchtritts durch den M. supinator), liegt ein rein motorischer Ausfall vor. Die Streckung in den Hand- und Fingergelenken ist nicht mehr möglich („Fallhand").
- Bei höheren Läsionen liegt zusätzlich eine Sensibilitätsstörung im Versorgungsgebiet des **R. superficialis** vor.
- Bei Schäden dort, wo der N. radialis um den Humerusschaft herumbiegt (Frakturen!), liegen meist auch Sensibilitätsstörungen an der Seit- und Rückfläche des Ober- und Unterarms vor sowie Lähmungen der Mm. brachioradialis und extensor carpi radialis longus.

- Die Äste für den **M. triceps brachii** gehen sehr hoch ab und werden erst bei einer Läsion in der Axilla (z. B. bei Druckschäden durch „Krücken") betroffen.

6.6 Handfläche

Entfernung der Haut
- Lass dir vom Assistenten die Hautschnitte legen. Beachte die Hinweise auf S. 22!
- VORSICHT! Unmittelbar unter der Haut der Handfläche liegt als Verstärkung der Handfaszie die Palmaraponeurose. Gerate daher beim Abpräparieren der Haut nicht zu tief!
  ACHTE auf den subkutanen M. palmaris brevis, der im Fettgewebe des Kleinfingerballens liegt.
  - An den Fingern liegen die Gefäße und Nerven an deren Seitenflächen!

Palma manus
Palmaraponeurose
M. palmaris longus
- Säubere an der Handfläche die **Palmaraponeurose**, ohne die distal heraustretenden Nerven und Gefäße zu verletzen (Atlas!). Achte darauf, ob am Unterarm ein **M. palmaris longus** vorhanden ist, dessen Sehne in die Aponeurose einstrahlt.

- Die **Palmaraponeurose** muss mit der Haut eng verwachsen sein, um das Greifen von Gegenständen zu ermöglichen (vergleiche an deiner eigenen Hand die Verschieblichkeit der Haut an der Handfläche und am Handrücken!).

Nn. digitales palmares
proprii
Aa. digitales palmares
communes / propriae
- Präpariere zwischen den vier zipfligen Ausläufern der Palmaraponeurose die je zwei **Nn. digitales palmares proprii** (die sich früher aufteilen als die Arterien), die **Aa. digitales palmares communes** und deren Teilung in je zwei **Aa. digitales palmares propriae**. Verfolge die Arterien- und Nervenäste seitlich von den Sehnenscheiden bis zu den Endgliedern der Finger hinab. Säubere die Sehnenscheiden, OHNE sie jedoch zu eröffnen.

- An jeder Seite eines **Fingers** verlaufen ein palmares und ein dorsales **Arterien-Nerven-Paar** (mit Begleitvene), insgesamt also vier. Die dorsalen Äste reichen bis zur Mittelphalanx, die palmaren Zweige versorgen die gesamte Palmarseite der Finger und zusätzlich die Dorsalseite der Endphalanx. Für die Anästhetisierung eines Fingers (Oberst-Leitungsanästhesie) muss man daher an vier Stellen Lokalanästhetikum injizieren.

- Erinnere dich: An der Palmarseite übernimmt der N. medianus die sensible Versorgung der radialen dreieinhalb Finger, der N. ulnaris die ulnaren eineinhalb Finger, jeweils einschließlich der Dorsalseite des Fingerendglieds.
  An der Dorsalseite innervieren der N. radialis und der N. ulnaris jeweils zweieinhalb Finger bis zu den Mittelphalangen.

Abklappen der Palmar-
aponeurose
- Trenne die **Palmaraponeurose** von ihrer Unterlage ab. Beginne an ihren Endausläufern, trenne sie an den Rändern scharf von der Handfaszie und löse sie möglichst stumpf von den darunterliegenden Strukturen. VORSICHT! Gehe keinen Millimeter zu tief, weil unter der Aponeurose wichtige Gefäße und Nerven liegen (Atlas)! WICHTIG: Die Sehne

des M. palmaris longus (sofern sie vorhanden ist) sollst du gemeinsam mit der Aponeurose ablösen (Abb. 6-4). Beide werden entweder völlig von der Handfläche gelöst und auf den Unterarm zurückgeschlagen, oder die Aponeurose wird, wenn der M. palmaris longus fehlt, am M. palmaris brevis hängengelassen.

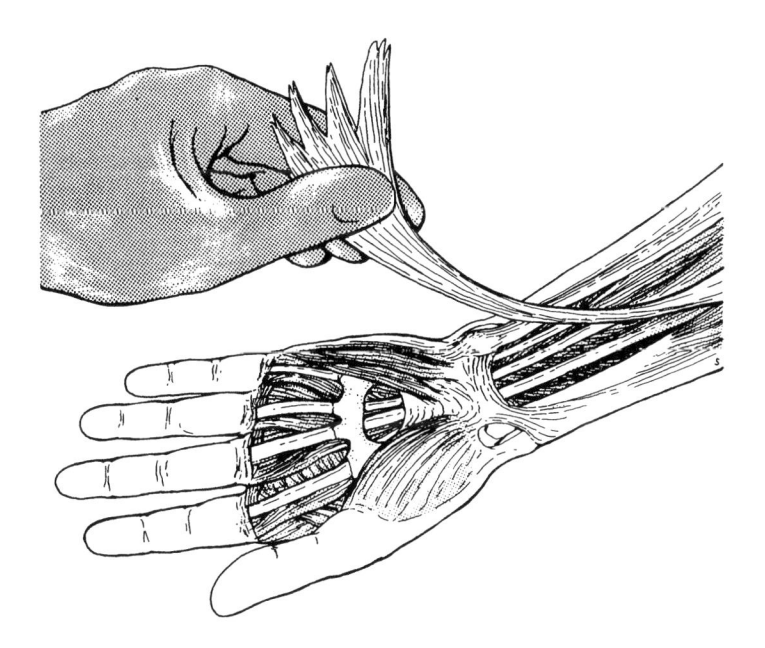

Abbildung 6-4:
Abklappen der Palmaraponeurose

Arcus palmaris superficialis
A. ulnaris
R. profundus

- Unter der Palmaraponeurose stößt du auf den **oberflächlichen Hohlhandbogen** (Arcus palmaris superficialis). Verfolge vom Unterarm aus die **A. ulnaris**, ihre Lage in der Guyon-Loge (s. u.) und ihren Übergang in den Arcus superficialis und dessen Äste zu den ulnaren dreieinhalb Fingern (Aa. digitales palmares communes), die du zuvor schon in den Fingerzwischenräumen dargestellt hast. Versuche die Anastomose des Bogens mit dem R. palmaris superficialis der A. radialis darzustellen!

- ACHTE auf den **R. profundus der A. ulnaris**, den sie distal vom Os pisiforme in die Tiefe zum Arcus palmaris profundus entsendet!

- BEACHTE: Die Arterien des Daumens und der ihm zugewandten Seite des Zeigefingers werden vom tiefen Hohlhandbogen gespeist (Atlas!!).

N. ulnaris
R. profundus
R. superficialis

- Verfolge parallel zur A. ulnaris den **N. ulnaris**, der nahe am Os pisiforme einen **R. profundus** in die Tiefe entsendet und sich mit seinem **R. superficialis** in die Äste für die ulnaren

	eineinhalb Finger aufspaltet (Nn. digitales palmares communes bzw. proprii).
Guyon-Loge	• A. und N. ulnaris laufen oberhalb des Retinaculum flexorum, also außerhalb des Karpaltunnels. Sie werden direkt neben dem Os pisiforme von dem kleinen Ligamentum carpi palmare bedeckt, das den **Canalis ulnaris** (Guyon-Loge) bildet.

- In der **Guyon-Loge** liegt der N. ulnaris sehr oberflächlich und ist durch Druck gefährdet, zum Beispiel beim Fahrradfahren durch den Druck des Körpergewichts auf den Lenker. Die Folgen werden unten beschrieben (S. 218 f.).

N. medianus *Retinaculum flexorum*	• UNTER dem Arcus palmaris superficialis verlaufen die Äste des **N. medianus** für die radialen dreieinhalb Finger (Nn. digitales palmares communes bzw. proprii). Verfolge sie nach proximal, wo sie in Höhe der Handwurzel unter dem **Retinaculum flexorum** hervortreten. BEACHTE: N. ulnaris, A. ulnaris sowie die Sehne des M. palmaris longus sind oberhalb des Retinaculum flexorum gelegen!
Thenar *M. abductor pollicis brevis* *M. flexor pollicis brevis* *M. opponens pollicis*	• Entferne die Faszie vom **Daumenballen** (Thenar) und stelle die kleinen Daumenmuskeln dar (Atlas!): – den **M. abductor pollicis brevis**, – unterhalb und ulnar von diesem der oberflächliche Kopf des **M. flexor pollicis brevis**. – Löse den M. abductor pollicis brevis mit dem Finger stumpf vom M. flexor pollicis brevis (BEACHTE: Sie können miteinander verwachsen sein) und vom **M. opponens pollicis** ab, dessen Fasern distal eine schrägere Verlaufsrichtung haben.

- Der **M. abductor pollicis brevis** wird vom N. medianus innerviert.
- Das **Caput superficiale** des **M. flexor pollicis brevis** (Innervation: N. medianus) abduziert den Daumen in erster Linie. Das **Caput profundum** (Innervation: N. ulnaris) beugt und adduziert den Daumen und opponiert ihn, d. h. führt den Daumen nach vorn. Beide Muskelköpfe werden von der Sehne des M. flexor pollicis longus getrennt.
- Der **M. opponens pollicis** (Innervation: N. medianus) opponiert den Daumen im Sattelgelenk.

M. adductor pollicis *M. lumbricalis I*	• Präpariere unter den Medianusästen für den Daumen den tiefgelegenen **M. adductor pollicis**, der vom M. lumbricalis I und den Sehnenscheiden der Fingerbeuger größtenteils überdeckt wird.

- Der **M. adductor pollicis** (Innervation: N. ulnaris) adduziert und opponiert den Daumen. Er hat zwei Köpfe: ein Caput transversum vom Os metacarpale III und ein Caput obliquum vom Os metacarpale II, vom Kopfbein (Os capitatum) und vom Hakenbein (Os hamatum).
- MERKE: Von den **kurzen Handmuskeln** innerviert der **N. medianus** nur den M. abductor pollicis brevis und den M. opponens (und einen Teil des Flexor brevis), alle anderen werden vom **N. ulnaris** innerviert. Der N. radialis hat mit den kurzen Handmuskeln nichts zu tun.

- An den Daumenbewegungen sind trotzdem alle drei motorischen Unterarmnerven beteiligt, weil ja auch vom Unterarm aus Muskeln am Daumen angreifen. Deshalb kann allein durch Untersuchung der Daumenbewegungen eine Schädigung der drei Unterarmnerven differenziert werden. Ihre wichtigsten Wirkungen auf den Daumen sind:
- **N. radialis**: Abduktion und Reposition im Sattelgelenk, Extension im Daumengrund- und endgelenk – über die tiefen Streckmuskeln des Unterarms (M. extensor pollicis longus und brevis, M. abductor pollicis longus);
- **N. medianus**: Opposition (und Abduktion) im Sattelgelenk – über M. opponens und M. abductor pollicis brevis –, außerdem Flexion im Endgelenk – über den M. flexor pollicis longus vom Unterarm;
- **N. ulnaris**: Adduktion im Sattelgelenk – über den M. adductor pollicis.

Hypothenar	• Präpariere, wenn dazu genug Zeit ist, die Muskeln des **Kleinfingerballens** (Hypothenar):
	– außen der M. abductor digiti minimi,
	– darunter und innen der M. flexor digiti minimi brevis. Gliedere die Muskeln mit den Fingern auf.
	– Versuche, den in der Tiefe verborgenen M. opponens digiti minimi von der ulnaren Seite her unter dem M. abductor digiti minimi sichtbar zu machen.

- Die Muskeln des Hypothenars werden vom R. profundus des N. ulnaris innerviert.

Palma manus (II) *Spaltung der Sehnenscheiden*	• Präpariere an der Palmarseite der Hand weiter.
	• Spalte die **Sehnenscheiden** des 2.-5. Fingers der Länge nach. BEACHTE: Während die Sehnen des M. flexor digitorum profundus bis zum Endglied des Fingers durchziehen, spalten sich die Sehnen des oberflächlichen Fingerbeugers und inserieren an der Mittelphalanx: Durch diesen Schlitz in der Superficialis-Sehne zieht die Sehne des M. flexor digitorum profundus hindurch.
Durchtrennung des Retinaculum flexorum	• Schiebe eine stumpfe Pinzette unter dem **Retinaculum flexorum** hindurch und durchtrenne dann oberhalb der Pinzette das Retinaculum von proximal nach distal.
Canalis carpi *M. flexor digitorum superficialis / profundus* *M. flexor pollicis longus* *N. medianus*	• Damit ist der **Karpaltunnel** (Canalis carpi) eröffnet. Beuge nun die Hand in den Handgelenken und mobilisiere stumpf die Sehnen der oberflächlichen und tiefen Fingerbeuger sowie des M. flexor pollicis longus. VORSICHT! Zwischen ihnen befindet sich der **N. medianus**! Reiße seine Äste bei der Mobilisierung der Sehnen nicht versehentlich ab! Beachte die Sehnenscheiden, in die die Muskelsehnen gehüllt sind. Löse die Sehnen heraus und voneinander, trenne die des Flexor superficialis von denen des Flexor profundus und säubere sie.
	• Verfolge den **N. medianus** jetzt in seinem ganzen Verlauf in der Tiefe des Unterarms bis zur Handfläche.

- Durch den **Canalis carpi** verlaufen die je vier Sehnen der Mm. flexor digitorum superficialis und profundus, die Sehne des M. flexor pollicis longus und der N. medianus.
- MERKE: Die **gemeinsamen Sehnenscheiden** der Fingerbeuger im Karpaltunnel für den 2.-4., meist auch 5. Finger, kommunizieren miteinander. Die 2.-4. Finger haben zusätzlich distal lange Sehnenscheiden, die mit denen im Karpaltunnel nicht in Verbindung stehen. Nur die Sehnenscheide des 5. Fingers ist in der Regel durchgehend. Die Sehne des M. flexor pollicis longus hat eine eigene, durchgehende Sehnenscheide, die mit denen der Fingerbeuger nicht kommuniziert.
- Kommt es zu Entzündungen in den Sehnenscheiden, können sie sich ausbreiten und von einem Finger auf den anderen übergreifen. Im Extremfall kann durch eine Verbindung der Finger- mit der Daumensehnenscheide eine sogenannte V-Phlegmone entstehen (Befall von Daumen und kleinem Finger).
- Eine „hohe" Schädigung des **N. medianus**, z. B. in der Ellenbeuge durch eine Fehlinjektion oder durch eine suprakondyläre Humerusfraktur, ist relativ selten. Dabei entsteht das Bild der „Schwurhand": Versucht der Patient die Finger zu beugen, gelingt ihm dies nur durch die Innervation der Beuger des 4. und 5. Fingers, abgeschwächt auch des 3., durch den N. ulnaris.
— Am häufigsten ist eine Schädigung des N. medianus durch das **Karpaltunnelsyndrom**, ein Engpass-Syndrom, für das man meist keine Ursache finden kann. Die Schädigung beginnt mit sensiblen Symptomen (Kribbeln, „Ameisenlaufen") in den ersten dreieinhalb Fingern. Dann kommen motorische Störungen hinzu, die aber nur die Handmuskeln betreffen, also insbesondere M. opponens und M. abductor pollicis brevis. Schwäche in diesen Muskeln führt dazu, dass das Greifen von runden Gegenständen erschwert ist, weil der Daumen nicht mehr gut abgespreizt werden kann. Wegen der fehlenden Opposition kann der Daumen nicht mehr den kleinen Finger berühren („Affenhand"). Es kommt aber NICHT zur Schwurhand, weil die Muskeln des Unterarms ja noch innerviert werden.
— Eine ähnliche Medianus-Schädigung entsteht durch Schnittverletzungen am Handgelenk (z. B. bei Suizidversuch).

Mm. lumbricales
Mm. interossei palmares
M. adductor pollicis

- Stelle die vier **Mm. lumbricales** dar. Auf den M. lumbricalis I bist du bereits bei der Darstellung des M. adductor pollicis gestoßen. Gehe ihren Sehnen nach, die in die Dorsalaponeurose kurz hinter der Grundphalanx einstrahlen, gemeinsam mit den Sehnen der **Mm. interossei palmares**. Stelle auch diese dar. Ergänze die Präparation des **M. adductor pollicis**!
- Die **Mm. interossei palmares** werden vom N. ulnaris innerviert. Sie beugen in den Fingergrundgelenken und strecken in den Mittel- und Endgelenken des 2.-5. Fingers. Außerdem adduzieren sie zum Mittelfinger hin.
- Die **Mm. lumbricales** beugen ebenfalls die 2.-5. Finger in den Grundgelenken und strecken sie in den Mittel- und Endgelenken. Die einköpfigen Mm. lumbricales I und II werden vom N. medianus innerviert, die zweiköpfigen Mm. lumbricales III und IV vom N. ulnaris.
- Die Schädigung des **N. ulnaris** ist am häufigsten am **Epicondylus medialis** (Sulcus n. ulnaris). Sie führt zu Sensibilitätsstörungen im kleinen Finger und macht sich klinisch vor allem durch den Funktionsausfall der Mm. interossei als „Krallenhand" bemerkbar. Die 2.-5. Finger sind in den Grundgelenken überstreckt, in den Mittel- und Endgelenken leicht gebeugt. Die langen Fingerbeuger, die vom N. medianus innerviert werden, können nicht in den Grundgelenken beugen!! Die Mm. interossei atrophieren dann, so dass

die Haut zwischen den Ossa metacarpalia einsinkt. Weil auch der M. adductor pollicis gelähmt ist, kann beispielsweise ein Blatt Papier zwischen Daumen und Zeigefinger nur festgehalten werden, wenn die Endphalanx des Daumens durch den M. flexor pollicis longus stark gebeugt wird (Fromentsches Zeichen).

– Bei einer Schädigung in der **Guyon-Loge** (Canalis ulnaris) am Handgelenk kommt es meist zu den gleichen motorischen und sensiblen Ausfällen.

Arcus palmaris profundus
- Abschließend wende dich noch einmal der Tiefe der Hohlhand zu.
- Beuge die Hand, hole die Sehnen der Fingerbeuger und den N. medianus aus dem Karpaltunnel heraus. Halte mit deiner linken Hand das Präparat fest und gehe mit einer Pinzette in deiner Rechten auf die Suche nach dem **tiefen Hohlhandbogen** (Arcus palmaris profundus) (Atlas!!).

• Der **Arcus palmaris profundus** wird in erster Linie von der A. radialis gespeist. Er kommuniziert mit dem R. profundus der A. ulnaris.

6.7 Handrücken

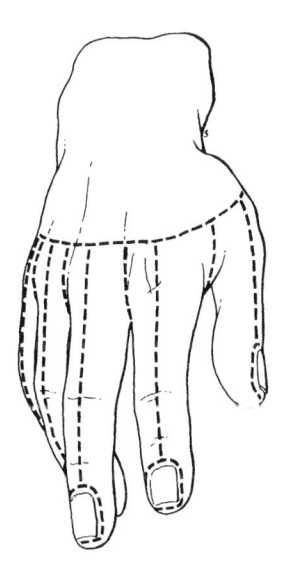

Abbildung 6-5:
Hautschnitte am Handrücken

Dorsum manus
V. cephalica
V. basilica

- Am Handrücken liegen die Hautvenen, Nerven und Sehnen im spärlichen Subkutanfett direkt unter der Haut!
- Präpariere am Handrücken in Fortsetzung der Arbeit am Unterarm die **V. cephalica** und **V. basilica**, ohne dich hier jedoch mit ihren Nebengefäßen aufzuhalten.

R. superficialis n. radialis *R. dorsalis n. ulnaris*	• Verfolge die bereits aufgesuchten Hautnerven für den Handrücken und die Dorsalseiten der Finger: **R. superficialis n. radialis** und **R. dorsalis n. ulnaris**, der seitlich an der Innenseite des Handgelenks aus der Faszie heraus- und nach dorsal zieht. Präpariere deren Nn. digitales dorsales an den Seitenflächen der Finger bis zu den Mittelgliedern hinab.
Retinaculum extensorum	• Begrenze in Höhe des Handgelenks vollständig das **Retinaculum extensorum** (Atlas!!). Lass es stehen, entferne den übrigen Teil der Faszie.
	• Stelle die unter dem Retinaculum extensorum in **sechs Sehnenfächern** verlaufenden Muskelsehnen dar und befreie sie von ihren Sehnenscheiden.
Sehnenfächer	• Säubere von radial nach ulnar die Sehnen folgender Muskeln (Sehnenfächer 1-6):
	– **1.** M. abductor pollicis longus und M. extensor pollicis brevis. Verfolge die Sehnen bis zur Basis des Os metacarpale I (Abductor) bzw. zur Daumengrundphalanx (Extensor).
	– **2.** M. extensor carpi radialis longus und brevis, deren Sehnenscheiden von der Sehne des
	– **3.** M. extensor pollicis longus überkreuzt werden. Diese zieht dorsal zur Endphalanx des Daumens.
	– **4.** M. extensor digitorum und M. extensor indicis für Zeigefinger bis Ringfinger. Die Strecksehnen sind am Handrücken durch variable Connexus intertendinei verbunden, die die individuelle Beweglichkeit der Finger einschränken.
	– **5.** M. extensor digiti minimi zur Dorsalaponeurose des kleinen Fingers.
	– **6.** M. extensor carpi ulnaris bis zur Basis des 5. Mittelhandknochens.
	• Lass an den Fingern die **Dorsalaponeurosen**, in die die Sehnen einstrahlen, intakt! Stelle distal des Grundgelenks den Zügel dar, über den die Mm. interossei und lumbricales von palmar in die Dorsalaponeurose einstrahlen.
A. radialis *Tabatière*	– Beachte, dass die **A. radialis** die Sehnen der Mm. abductor pollicis longus und extensor pollicis brevis unterkreuzt. Suche sie in der sogenannten **Tabatière** auf, die sich zwischen den Sehnen der Mm. extensor pollicis brevis und longus einsenkt. Taste die Tabatière und den dort fühlbaren Puls an deiner eigenen Hand!
	– Gehe unter der Sehne des M. extensor pollicis longus der A. radialis weiter nach, die dann den M. interosseus dorsalis I durchbohrt und in die Tiefe der Hohlhand zieht.

• Auf ihrem Weg gibt die **A. radialis** in der Tabatière den R. carpeus dorsalis ab. Von ihm gehen die Aa. metacarpeae dorsales für den 2. - 5. Finger aus. Unter dem M. interosseus entsendet die A. radialis noch die **A. princeps pollicis** mit den Arterien für die einander zugewandten Seiten von Daumen und Zeigefinger.

- In der **Tabatière**, die ihren Namen von dem dort angeblich deponierbaren Schnupftabak hat, findest du beim Tasten von oberflächlich nach tief meist den Beginn der **V. cephalica**, dann den Puls der **A. radialis** und in der Tiefe das **Os scaphoideum**. Für die Kahnbeinfraktur ist daher Druckschmerz in der Tabatière ein typisches Symptom.

Mm. interossei dorsales
- Lege am Handrücken die vier **Mm. interossei dorsales** frei. Befreie zwischen ihnen die Flächen der Mittelhandknochen von Bindegewebe und Periost.
- Jeder der vier **Mm. interossei dorsales** entspringt zweiköpfig von den Innenflächen der einander zugekehrten Seiten der Ossa metacarpalia. Sie werden vom **N. ulnaris**, also von der Beugeseite aus, innerviert. Sie beugen in den Fingergrundgelenken und strecken in den Mittel- und Endgelenken und können außerdem die Finger abspreizen (vom Mittelfinger weg).

7 Obere Extremität, Gelenke und Bänder

Um die Gelenke der oberen Extremität darstellen zu können, wirst du die Muskulatur von proximal nach distal entfernen. Nimm jeden Muskel dabei einzeln fort, wobei du wiederholst, um welchen Muskel es sich handelt, wo Ursprung und Ansatz liegen, welche Funktionen er hat und wie er innerviert wird. Nur so hat die Präparation für dich den größten Nutzen!! WICHTIG: Zunächst lässt du prinzipiell am Ursprung und Ansatz jedes Muskels etwa drei Zentimeter seiner Sehne stehen. Erst dann werden auch diese entfernt, ausgenommen jene Sehnen, auf die im Anschluss ausdrücklich hingewiesen wird. Einzig vom Schulterblatt wird die Muskulatur von Anfang an vollständig gelöst.

Informiere dich, welche Muskelsehnen du bei der Präparation erhalten musst. In der Regel wird die Sehne des langen Bizepskopfes erhalten bleiben, ebenso die Ansatzsehne des Bizeps am Radius in einer Länge von wenigstens 3 cm! Der M. triceps brachii wird zunächst 3 cm oberhalb der Humeruskondylen durchtrennt, damit das Ellbogengelenk nicht verletzt wird.

Bei der Entfernung der Muskulatur am Unterarm präpariere sie sorgfältig von der Membrana interossea ab. Du wirst sie vollständig freilegen und erhalten!

Informiere dich über die Grundlagen der Gelenklehre!!

Alternative *Die folgenden Anweisungen gelten für den exartikulierten Arm (s. S. 198 f.). Wird der Arm nicht abgesetzt, kann durch Abtrennen des M. deltoideus von seinem Ursprung an Clavicula und Spina scapulae ein großer Teil der beschriebenen Strukturen des Schultergelenks ebenfalls dargestellt werden.*

7.1 Gelenke des Schultergürtels

Wird das Sternoklavikulargelenk nicht exartikuliert, kann durch einen Frontalschnitt durch die vorstehenden vorderen Anteile des Gelenks der Discus articularis und die beiden getrennten Kammern des Gelenks auch dargestellt werden, ohne die Umgebung zu zerstören (meist reicht dazu ein kräftiges Messer, eventuell braucht man eine Säge).

	• Entferne am Schulterblatt und am Schlüsselbein alle entspringenden und ansetzenden Muskeln. Schabe mit einem Raspatorium das Periost von den Knochen. BEACHTE jedoch (Atlas!!!) den Verlauf der wichtigen **Bänder** sowie der Ursprungslinie der **Gelenkkapsel** des Schultergelenks. Diese entspringt am Schulterblatthals unter den Sehnen vom M. subscapularis (ventral) und M. supraspinatus (kranial), infraspinatus und teres minor (dorsal) und ist ausgesprochen dünn und leicht verletzlich.
Ligamentum transversum scapulae	• Erhalte das **Ligamentum transversum scapulae**, das die Incisura scapulae überbrückt (siehe S. 205!).
Articulatio acromioclavicularis	• Bewege das Schlüsselbein im **Akromioklavikulargelenk**, so dass du seine exakte Lage lokalisieren kannst.
Ligamentum acromioclaviculare	• Präpariere das **Ligamentum acromioclaviculare**, das die Gelenkkapsel an ihrer Oberseite verstärkt.
Ligamentum coracoclaviculare	• Stelle das Ligamentum **coracoclaviculare** mit seinen beiden Anteilen dar:

Ligamentum conoideum — das dreieckige Ligamentum conoideum (medial) und

Ligamentum trapezoideum — das viereckige Ligamentum trapezoideum (lateral).

- Das **Akromioklavikulargelenk** („AC-Gelenk") ist ein echtes Gelenk (Diarthrose). Oft besitzt es einen Discus articularis, eine Faserknorpelplatte, die das Gelenk aber nicht vollständig in zwei getrennte Gelenkspalten teilt. Bei Sturz auf die Schulter kann das Gelenk ausgerenkt (luxiert) werden. Wegen des Zugs durch die Mm. trapezius und sternocleidomastoideus steht das laterale Klavikula-Ende dann hoch und springt auch nach Druck nach unten immer wieder aus dem Gelenk heraus („Klaviertastenphänomen"). Bei gerissenem Ligamentum coracoclaviculare steht die Klavikula noch höher.

- Das **Sternoklavikulargelenk**, in dem bei der Exartikulation des Armes das Schlüsselbein vom Brustbein getrennt worden ist, ist ebenfalls eine Diarthrose, deren Bewegungsumfang durch Bänder begrenzt wird. Den größten Bewegungsausschlag erlaubt das Gelenk beim Schulterheben. Im Sternoklavikulargelenk existieren regelmäßig zwei Gelenkhöhlen, die durch einen Discus articularis getrennt werden.

7.2 Schultergelenk

- Studiere zunächst den Aufbau des Schultergelenks (Articulatio humeri). Beachte die folgenden Hinweise.

- Das Schultergelenk ist ein **Kugelgelenk**, hat also drei Freiheitsgrade der Bewegung. Diese drei Bewegungsachsen erlauben: 1. Anteversion und Retroversion um die transversale Achse, 2. Abduktion und Adduktion um die sagittale Achse und 3. Innen- und Außenrotation um die Längsachse des Humerus.

- Die Schultergelenkspfanne (**Cavitas glenoidalis**) ist wesentlich kleiner als der Gelenkkopf des Humerus. Ihre Fläche wird durch die faserknorpelige Gelenklippe (**Labrum glenoidale**) vergrößert.

- Das Schultergelenk besitzt eine dünne, nur durch wenige Bandzüge verstärkte Gelenkkapsel. Am stärksten ist noch das **Lig. coracohumerale**, das beim Tragen schwerer Lasten angespannt wird. Die Sicherung des Gelenks erfolgt aber hauptsächlich durch **Muskelführung**, d.h. durch den Muskelmantel, der das Schultergelenk umgibt und den Humeruskopf in der Gelenkpfanne festhält. Es sind dies kranial der M. supraspinatus, auf der Dorsalseite M. infraspinatus und M. teres minor, auf der Ventralseite der M. subscapularis sowie außen die Hülle des M. deltoideus. Die kurzen Muskeln von der Skapula zum Humerus werden als „**Rotatorenmanschette**" zusammengefasst (s. S. 206).

- Die Gelenkkapsel entspringt am Skapulahals hinter dem Rand des Labrum glenoidale. Am Humerus setzt sie am Collum anatomicum an. Die Tubercula major und minor liegen weitgehend außerhalb der Gelenkkapsel.

- Beachte: die Mm. supraspinatus, infraspinatus, teres minor sowie subscapularis werden bis auf ihre Ansatzpartien entfernt. Die Durchtrennung erfolgt in Höhe des Skapulahalses.

- Die Sehne des langen Bizepskopfs ist von dir etwa drei Querfinger unterhalb ihres Austritts aus der Gelenkkapsel durchtrennt und stehengelassen worden.

7 Obere Extremität, Gelenke und Bänder

Ligamentum coracoacromiale
- Suche das **Ligamentum coracoacromiale** auf, das das Schultergelenk überdacht.

Bursa subdeltoidea
Bursa subacromialis
- Lateral vor dem Ligamentum liegt unter dem M. deltoideus die **Bursa subdeltoidea**. Eröffne sie mit einem horizontalen Schnitt (falls sie noch nicht versehentlich bei der Entfernung des M. deltoideus eröffnet worden ist) und ertaste mit einer Sonde ihre Ausdehnung. Versuche, mit der Sonde in die unter dem Akromion liegende **Bursa subacromialis** vorzudringen.

- Im Bereich des Schultergelenks existieren zahlreiche **Schleimbeutel** (Bursae), u. a.:
  - die **Bursa subacromialis**, die unter dem Akromion und dem Ligamentum coracoacromiale auf der Sehne des M. supraspinatus liegt;
  - die **Bursa subdeltoidea** zwischen Muskel und Kapsel des Schultergelenks, die nur selten von der Bursa subacromialis vollständig getrennt ist;
  - die **Bursa subtendinea des M. subscapularis**, die unter dessen Sehne auf der Gelenkkapsel liegt und meist mit der Gelenkhöhle kommuniziert.

- Die Gleitschicht zwischen Schulterdach und Humeruskopf, insbesondere die Bursa subacromialis, wird auch „**subakromiales Nebengelenk**" oder „Akromiohumeralgelenk" genannt, weil sie eine wichtige Rolle für die Schultermechanik spielt. Schulterschmerzen haben ihre Ursache oft nicht im Schultergelenk selbst, sondern in diesem Nebengelenk.

M. subscapularis
M. supraspinatus
M. infraspinatus
M. teres minor
- Löse vorn die Sehne des **M. subscapularis**, hinten die drei Sehnen der **Mm. supraspinatus**, **infraspinatus** und **teres minor** behutsam von der Gelenkkapsel ab. Schiebe die Sehnen vorsichtig weit nach lateral zurück, z. T. unter das Ligamentum coracoacromiale hindurch, bis ihre Fasern in die Gelenkkapsel einstrahlen.

Ligamenta glenohumeralia
Ligamentum coracohumerale
- Säubere die Vorder- und Rückseite der Gelenkkapsel. Achte auf die Verstärkungszüge der **Ligamenta glenohumeralia** in der vorderen Kapselwand sowie im oberen Anteil auf das festere **Ligamentum coracohumerale**, das von der Wurzel des Processus coracoideus zum Tuberculum majus zieht.

Eröffnung des Schultergelenks (Assistent!)
- Die Eröffnung des Schultergelenks sollte erst kurz vor dem Testat durch den ASSISTENTEN erfolgen, damit die Gelenkflächen nicht frühzeitig austrocknen und beschädigt werden.
  - VORGEHEN: Das **Ligamentum coracohumerale** soll als einziger Anteil der Gelenkkapsel erhalten bleiben (Abb. 7-1). Das Band wird so begrenzt, dass die Austrittsstelle der langen Bizepssehne innerhalb des abgegrenzten Abschnitts liegt.
  - Die Kapselpartien unterhalb des Ligamentum coracohumerale werden vom Labrum glenoidale und vom Collum anatomicum humeri abgetrennt und entfernt.

Inspektion
- Klappe das eröffnete Schultergelenk auf und betrachte sein Inneres. Achte auf die Sehne des Caput longum m. bicipitis, die unter dem Ligamentum coracohumerale bogenförmig vom Tuberculum supraglenoidale herabzieht.

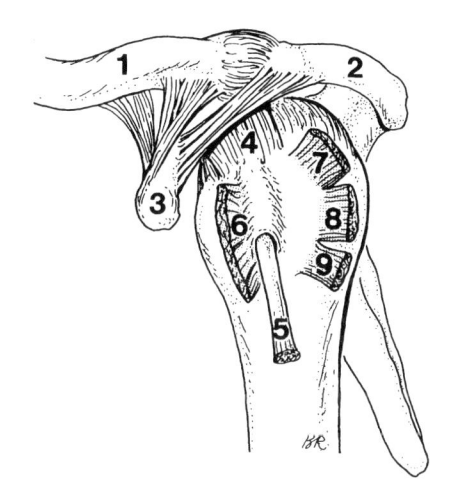

Abbildung 7-1:
Linkes Schultergelenk; Ansicht von lateral nach Eröffnung des Gelenks
1 Clavicula; 2 Acromion; 3 Processus coracoideus; 4 Ligamentum coracohumerale; 5 Sehne des Caput longum m. bicipitis brachii; 6 Sehne des M. subscapularis; 7 Sehne des M. supraspinatus; 8 Sehne des M. infraspinatus; 9 Sehne des M. teres minor

- Der große Bewegungsumfang des Schultergelenks geht auf Kosten der Stabilität. Wegen der relativ kleinen Gelenkpfanne und den wenigen Bändern ist das Schultergelenk das Gelenk, das am häufigsten ausgerenkt wird (**Luxation**). Wegen des geringeren Muskelmantels luxiert der Humeruskopf meist nach vorn unten, selten nach hinten, praktisch nie nach oben.

7.3 Ellbogengelenk

Entfernung der Muskeln

- Im Bereich des Ellbogengelenks wird die Ansatzsehne des M. biceps brachii mindestens 3 cm lang stehengelassen.
- Der M. brachialis wird vorsichtig von der Vorderfläche der Gelenkkapsel entfernt, OHNE sie zu verletzen.
- Um den M. triceps brachii abzulösen, musst du das Präparat im Ellbogengelenk beugen, damit die hintere Kapselwand angespannt wird. Erst jetzt präpariere den Muskel nach distal von der Gelenkkapsel ab und trenne ihn vollständig vom Olekranon.
  ACHTE dabei auf die Fasern des Caput mediale, die an der Kapselwand inserieren und gesondert als M. articularis cubiti bezeichnet werden.
- Alle Muskelzüge, die vom Epicondylus medialis, Epicondylus lateralis, von den gelenknahen Bereichen der Ulna, des Radius und der Membrana interossea entspringen, werden vollständig entfernt.

Ligamentum collaterale ulnare / radiale Ligamentum anulare radii

- Unter den Muskelfasern, die vom Epicondylus medialis und lateralis des Humerus entspringen, stößt du in der Gelenkkapsel auf seitliche Verstärkungsbänder,
  - das **Ligamentum collaterale ulnare** zwischen Epicondylus medialis und Ulna,
  - das **Ligamentum collaterale radiale**, das vom Epicondylus lateralis in das Ligamentum anulare radii einstrahlt, und
  - das **Ligamentum anulare radii**, das den Radiuskopf ringförmig umgibt (am besten als Band erkennbar ist sein vorderer Zug zur Ulna).
- BEACHTE: Die Schicht der Kollateralbänder hast du erst vor dir, wenn du auch wirklich die sie bedeckende Muskulatur vollständig entfernt hast. Verwechsle sie nicht mit den weißlichen Sehnenfasern, die in die Ursprünge der Unterarmmuskulatur eingelassen sind. Die Bänder sind weiß, glänzend und derb!

- Die im Ellbogengelenk in drei Teilgelenken kommunizierenden Knochenelemente (Oberarmknochen, Elle und Speiche) sind in eine **gemeinsame Gelenkkapsel** eingehüllt. Diese entspringt am Humerus vorn oberhalb der Fossa radialis und Fossa coronoidea, dorsal am Oberrand der Fossa olecrani. Sie reicht abwärts zum knöchernen Rand der Gelenkfläche an der Ulna, am Radius unterhalb des Ligamentum anulare, wo sie den Recessus sacciformis bildet.
- Das **Ligamentum collaterale ulnare** ist dreieckig und strahlt vom Epicondylus medialis fächerförmig nach vorn, abwärts und hinten zur Ulna. In jeder Gelenkstellung ist ein Anteil des medialen Kollateralbands angespannt.
- Das **Ligamentum collaterale radiale** zieht zum Ligamentum anulare radii und darüber zur Ulna. Es verhindert damit Aufklappbewegungen, ohne die Drehbewegung des Radiusköpfchens einzuschränken.

Eröffnung des Ellbogengelenks (Assistent)

- Sobald du alle Bänder und Gelenkkapseln an der oberen Extremität sauber dargestellt hast, wird der ASSISTENT das Ellbogengelenk eröffnen. Nur die Kollateralbänder und das Ligamentum anulare radii bleiben erhalten, alle übrigen Abschnitte der Gelenkkapsel werden entfernt:
  - Zuerst werden die drei zu erhaltenden Bänder scharf begrenzt.
  - Die Gelenkkapsel wird entlang ihren Anheftungen vom Humerus und vom Rand der Incisura trochlearis abgetrennt.
  - Unterhalb des Ligamentum anulare radii wird der **Recessus sacciformis** eröffnet.
- Studiere jetzt das eröffnete Gelenk und seine Mechanik (vgl. Abb. 7-2 und 7-3).

- Das Ellbogengelenk (Articulatio cubiti) ist ein zusammengesetztes Gelenk. Es setzt sich aus drei Einzelgelenken zusammen:

7.3 Ellbogengelenk

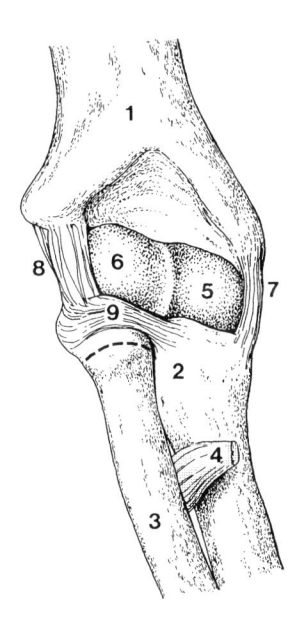

Abbildung 7-2:
Ventralansicht eines rechten Ellenbogengelenks nach der Eröffnung
1 Humerus; 2 Ulna; 3 Radius; 4 Sehne des M. biceps brachii; 5 Trochlea humeri; 6 Capitulum humeri; 7 Ligamentum collaterale ulnare; 8 Ligamentum collaterale radiale; 9 Ligamentum anulare radii

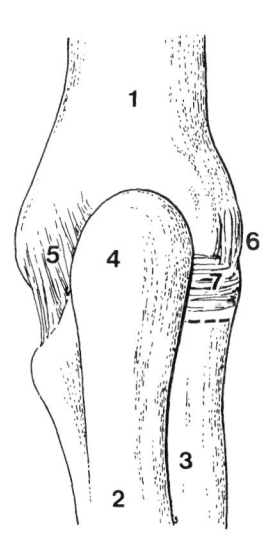

Abbildung 7-3:
Dorsalansicht eines rechten Ellenbogengelenks nach der Eröffnung
1 Humerus; 2 Ulna; 3 Radius; 4 Olecranon; 5 Ligamentum collaterale ulnare; 6 Ligamentum collaterale radiale; 7 Ligamentum anulare radii

- Die **Articulatio humeroulnaris** zwischen Trochlea humeri und Incisura trochlearis der Elle ist für sich genommen ein reines Scharniergelenk. Sie hat einen Freiheitsgrad der Bewegung (Flexion und Extension).

- In der **Articulatio humeroradialis** stellt das Capitulum humeri den Gelenkkopf dar, die Fovea capitis radii die Gelenkpfanne. An und für sich handelt es sich um ein Kugelgelenk, jedoch besitzt dieses Teilgelenk dadurch, dass die Speiche an die Elle gebunden ist, nur mehr zwei Freiheitsgrade, die Supination und Pronation sowie Beugung und Streckung erlauben.
  MERKE: Flexion und Extension im Ellbogengelenk erfolgen in den Humeroulnar- und Humeroradialgelenken!

- Das **proximale Radioulnargelenk** ist ein Radgelenk. Der Radiuskopf dreht sich in der Schlaufe des Ligamentum anulare radii, in das er eingehängt ist. Das Gelenk hat einen Freiheitsgrad der Bewegung. In ihm und im distalen Radioulnargelenk finden Supination und Pronation der Hand statt (s. u.).

- Wenn ein Kind an der Hand eines Erwachsenen läuft und plötzlich fällt, entsteht dadurch ein Längszug am Radius des gehaltenen Arms. Dabei kann es passieren, dass das Ligamentum anulare radii zwischen Radiusköpfchen und Humerus rutscht und das Zurückspringen des Radius verhindert, was zu Schmerzen und Bewegungseinschränkung führt („Pronation douloureuse" oder „Chassaignac-Lähmung"). Meist kann der Radiuskopf durch forcierte Supination und Druck von außen wieder in das Ligamentum anulare „eingerenkt" werden.

7.4 Handgelenke

- Um das distale Radioulnargelenk und die Handgelenke präparieren zu können, sollen:
  - die Unterarmmuskeln an der Beuge- und Streckseite von Ulna, Radius und Membrana interossea entfernt sein, auch der M. pronator quadratus. Stelle die Membrana interossea sauber dar!
  - das Retinaculum extensorum mit den Sehnenfächern fortgenommen und die Sehnen der betreffenden Muskeln bis auf etwa drei Querfinger vor ihrem Ansatz gekürzt worden sein.

Distales Radioulnargelenk
- Säubere beidseits die Gelenkkapselanteile zwischen Radius und Ulna. Vollziehe die Pronations- und Supinationsbewegungen am Präparat nach. Studiere durch Zug an seiner Sehne die supinatorische Wirkung des M. biceps brachii!

- In der **Articulatio radioulnaris distalis** ist das distale Ende des Radius mit dem der Ulna und einem **Discus articularis** gelenkig verbunden. Dieser Discus articularis trennt das Caput ulnae von der Handwurzel.

- Die Bewegung im distalen Radioulnargelenk besteht darin, dass der Radius um das Ulna-Ende kreist und dabei die Hand mit sich führt und umwendet (Pronation/Supination). Sie ist stets an die gleichzeitige Rotation des Speichenkopfes im proximalen Radioulnargelenk gebunden. Die Bewegungsachse für die Umwendbewegungen der Hand muss durch die Rotationszentren sowohl des proximalen als auch des distalen Radioulnargelenks ziehen und verläuft schräg von der Mitte des Radiuskopfes zur Spitze des Griffelfortsatzes der Elle (Processus styloideus ulnae).

- In Supinationsstellung sind Ulna und Radius parallel gerichtet, die Handfläche zeigt bei herabhängendem Arm nach vorn, der Daumen nach außen. Während der Pronation überkreuzt der Radius die Ulna, die Handfläche und der Daumen werden einwärtsgedreht.

Handgelenke

- Für die Darstellung der gelenkigen Verbindungen der Handwurzelknochen mit dem Unterarmskelett, mit den Mittelhandknochen und untereinander wirst du zunächst die Handmuskeln am Thenar und Hypothenar sowie die Mm. lumbricales und interossei entfernen und die langen Fingersehnen kürzen.
- Mach dich unbedingt mit dem Skelett der Hand vertraut, auch wenn dich die Vielzahl der Einzelknochen eher davon abhält. Aber mit einem gewissen System wird auch das wie so manches übersichtlicher.

- Die **Handwurzelknochen** sind in zwei Reihen angeordnet, deren Einzelelemente von radial (Daumenseite!) nach ulnar (Kleinfingerseite!) folgende Namen tragen:
- Proximale Reihe: **Kahnbein** (Os scaphoideum, früher auch: Os naviculare), **Mondbein** (Os lunatum), **Dreiecksbein** (Os triquetrum), **Erbsenbein** (Os pisiforme).
- Distale Reihe: **Großes Vieleckbein** (Os trapezium), **Kleines Vieleckbein** (Os trapezoideum), **Kopfbein** (Os capitatum), **Hakenbein** (Os hamatum).
- Eselsbrücke: Für die Handwurzelknochen gibt es einen ausgesprochen sinnlosen, aber gerade deshalb gut einprägsamen Merkspruch, der die Namen der Knochen enthält (proximale Reihe, distale Reihe, jeweils von radial nach ulnar):
- „Ein Schifflein fuhr im Mondenschein dreieckig ums Erbsenbein. Vieleck groß und Vieleck klein, ein Kopf, der muss beim Haken sein."
- Das **proximale Handgelenk** (Articulatio radiocarpea) wird vom distalen Ende der Speiche und dem Discus articularis, der dem Caput ulnae aufliegt, einerseits und der proximalen Reihe der Handwurzelknochen (außer Os pisiforme) andererseits gebildet. Radius und Discus stellen die Gelenkpfanne dar, Scaphoid, Lunatum und Triquetrum den eiförmigen Gelenkkopf.
- Der Radius hat in **Mittelstellung** direkten Kontakt mit dem Scaphoid und der radialen Hälfte des Os lunatum, der Discus articularis mit dem Os triquetrum und der ulnaren Hälfte des Lunatum.
- Das proximale Handgelenk ist ein **Ellipsoidgelenk** (Eigelenk) und hat zwei Freiheitsgrade:
- um die quergestellte, lange Achse des Ellipsoids erfolgen Beugung (Palmarflexion) und Streckung (Dorsalextension) der Hand,
- um die längsgerichtete, kurze Achse Radial- und Ulnarabduktion;
- eine Rotation ist NICHT möglich („Drehen" der Hand ist Pronation oder Supination und erfolgt in den Radioulnargelenken)! Das „Kreiseln" der Hand bei fixiertem Unterarm (**Zirkumduktion**) ist keine Rotation, sondern eine Kombination aus Flexion/Extension und Radial-/Ulnar-Abduktion. (Beachte, dass der Begriff „Kreiseln" allerdings oft verwirrenderweise auch für Rotation verwendet wird.)

- Das **Erbsenbein**, das als Sesambein in die Sehne des M. flexor carpi ulnaris eingelassen ist, ist mit dem Os triquetrum über ein kleines, meist separates Gelenk beweglich verbunden.
- Das **distale Handgelenk** (Articulatio mediocarpea) verläuft wellenförmig zwischen der proximalen und der distalen Reihe der Handwurzelknochen. Es ist ein Scharniergelenk und gestattet um eine quere Achse Palmarflexion und Dorsalextension.
- Die Palmarflexion der Hand erfolgt vorwiegend im proximalen Handgelenk, die Dorsalextension hauptsächlich im distalen Handgelenk, stets aber als Kombinationsbewegung in beiden Teilgelenken.
- Die distale Reihe der Handwurzelknochen ist mit dem 2.-5. Mittelhandknochen (Os metacarpale II-V) über Amphiarthrosen verbunden (Articulationes carpometacarpeae II-V).
- Anders verhält es sich mit dem 1. Mittelhandknochen: Die **Articulatio carpometacarpea I** zwischen Os trapezoideum und Os metacarpale I ist ein **Sattelgelenk**! Es hat zwei Freiheitsgrade der Bewegung und ermöglicht Abduktion und Adduktion sowie Opposition und Reposition des Daumens. Die Ebene für Ab- und Adduktion liegt leicht schräg zur Handebene. Wenn du den Daumen in lockerer Haltung hältst (also nicht streng parallel zu den Langfingern) und ihn dann zur Mittelhand hin und von der Mittelhand in derselben Ebene wegbewegst, hast du die richtige Ebene gefunden. Opposition und Reposition liegen dann genau senkrecht zu dieser Ebene.
- MERKE: Auch wenn das Os metacarpale I beweglicher ist als die anderen Ossa metacarpalia, beginnt der eigentliche Daumen erst distal davon. Das Sattelgelenk des Daumens, das erste Karpometakarpalgelenk, ist daher nicht das Daumengrundgelenk. Das **Daumengrundgelenk** ist das **erste Metakarpophalangealgelenk**, ein reines Scharniergelenk! Hier (und im Interphalangealgelenk) finden Flexion und Extension des Daumens statt.

Bänderpräparation	• An der Dorsalseite wie an der Palmarseite der Handwurzel stellst du jetzt die wichtigsten Bänder dar, die die Gelenkkapseln der Hand- und Karpometakarpalgelenke verstärken. Informiere dich über Lage und Verlauf jedes Bandes im Atlas! HINWEIS: An der Palmarseite, an der die Gelenkkapseln und Bänder straff sind, arbeitest du am schnellsten und effektivsten, indem du mit der Schneide des Skalpells die Bänder freischabst; Anteile von Knochenelementen, die nicht von Bändern bedeckt sind, sollst du vom Periost befreien. Sei aber vorsichtig auf der Dorsalseite bei der Bearbeitung der Kollateralbänder und der Kapselwände des Sattelgelenks!
Ligamentum radiocarpeum dorsale *Ligamentum collaterale carpi radiale / ulnare* *Ligamenta intercarpea dorsalia*	• An der Dorsalseite liegen: – vom Radius hauptsächlich zum Os triquetrum das Ligamentum radiocarpeum dorsale; – das Ligamentum collaterale radiale zwischen Griffelfortsatz des Radius und Scaphoid; – das Ligamentum collaterale ulnare vom Griffelfortsatz der Ulna zum Os triquetrum und Os pisiforme; – der Bogen der Ligamenta intercarpea dorsalia (Bogenband) vom Os triquetrum zum Os scaphoideum;

7.4 Handgelenke

Ligamenta carpometacarpea dorsalia	— die Ligamenta carpometacarpea dorsalia zwischen distaler Handwurzelknochenreihe und den Basen der Mittelhandknochen;
Ligamenta metacarpea dorsalia	— die Ligamenta metacarpea dorsalia, die die Basen zweier benachbarter Ossa metacarpalia verbinden.

- Säubere daneben die Gelenkkapsel des Daumensattelgelenks!
- Die Rückflächen vom Triquetrum, Hamatum, Capitatum, Trapezium, Trapezoideum und der Basen der Ossa metacarpalia sollst du freischaben.

Ligamentum carpi radiatum
Ligamenta carpometacarpea palmaria
Ligamenta metacarpea palmaria
Ligamentum radiocarpeum palmare / ulnocarpeum palmare

- Wende dich der Palmarseite zu:
- Schabe das Os capitatum frei und gestalte von ihm ausgehend das sternförmige Ligamentum carpi radiatum;
- präpariere die Ligamenta carpometacarpea palmaria und die Ligamenta metacarpea palmaria sowie
- das Ligamentum radiocarpeum palmare und das Ligamentum ulnocarpeum palmare.

Eröffnung der Handgelenke von dorsal (Assistent)

- Der ASSISTENT wird nach der Präparation der Gelenkkapseln und Bänder der Hand, einschließlich der abgeschlossenen Bearbeitung der Fingergelenke, Teile der Gelenkkapseln der Handgelenke entfernen. Die Eröffnung erfolgt von DORSAL!

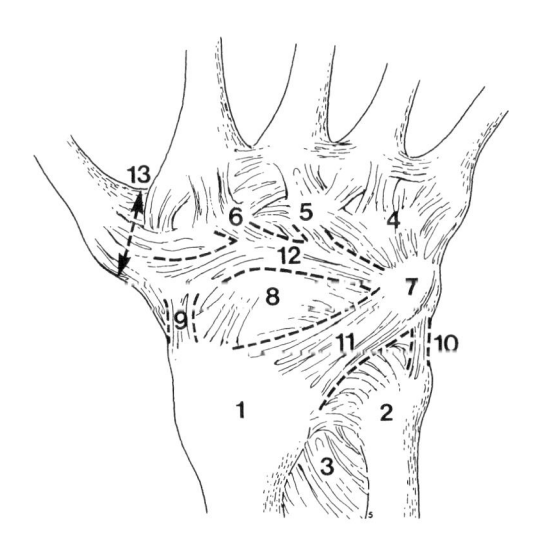

Abbildung 7-4:
Rechtes Handgelenk von dorsal, Schnittführung zur Begrenzung der zu erhaltenden Bänder und zur Eröffnung des Daumensattelgelenks (in Anlehnung an eine Abbildung von FRICK et al.)
1 Radius; 2 Ulna; 3 Membrana interossea; 4 Os hamatum; 5 Os capitatum; 6 Os trapezoideum; 7 Os triquetrum; 8 Os scaphoideum; 9 Ligamentum collaterale carpi radiale; 10 Ligamentum collaterale carpi ulnare; 11 Ligamentum radiocarpeum dorsale; 12 Ligamentum intercarpeum dorsale; 13 Schnittführung zur Eröffnung des Daumensattelgelenks

- Das **Ligamentum radiocarpeum dorsale**, der Bogen der **Ligamenta intercarpea dorsalia** sowie das **radiale** und **ulnare Kollateralband** werden begrenzt. Sie bleiben stehen, während die zwischen ihnen gelegenen Kapselanteile der Dorsalseite weggenommen werden.
- Proximal vom Lig. radiocarpeum dorsale soll der Assistent außerdem den **Discus articularis** aufsuchen, um dann proximal von ihm auch die Gelenkkapsel des distalen Radioulnargelenks zu eröffnen.

Eröffnung des Daumensattelgelenks (Assistent)
- Anschließend trennt der Assistent die dorsale Kapselwand der **Articulatio carpometacarpea pollicis** auf.
- Studiere die eröffneten Gelenke (vgl. Abb. 7-4)!

7.5 Fingergelenke

- Entferne die **Sehnen** und **Dorsalaponeurosen** nicht an allen Fingern, sondern erhalte sie wenigstens an einem Finger. Stelle an diesem die von vorn in die Dorsalaponeurose einstrahlenden Sehnen der **Mm. lumbricales** und der **Mm. interossei** dar.

Articulationes metacarpophalangeae
Articulationes interphalangeae
- Präpariere an den übrigen Fingern von palmar und von dorsal die Gelenkkapseln der Grund-, Mittel- und Endgelenke. Stelle die **Ligamenta collateralia** dar, entferne dann die Gelenkkapsel des Grundgelenks an der Dorsalseite, die des Mittel- und Endgelenks dorsal und palmar, wobei du die Kollateralbänder freilich erhalten musst!

- Die **Grundgelenke** (MCP = Metacarpophalangealgelenke) des 2.-5. Fingers sind Kugelgelenke mit eingeschränkter Rotation, das **Daumengrundgelenk** ist ein Scharniergelenk.
- Die **Mittel- und Endgelenke** der Finger (PIP = Proximales Interphalangealgelenk, DIP = Distales Interphalangealgelenk) sind Scharniergelenke.

8 Untere Extremität, Leitungsbahnen und Muskulatur

Für das Verständnis von Muskelwirkungen brauchst du detaillierte Kenntnisse über die Gelenke. Insbesondere musst du die Namen aller Bewegungsmöglichkeiten kennen und den Verlauf ihrer Achsen. Wenn du dieses Wissen hast, kannst du meist ohne viel Auswendiglernen die Funktion eines Muskels aus seiner Lage zu den Gelenkachsen herleiten. Lies also vor der Beschäftigung mit den Muskeln der unteren Extremität die theoretischen Hinweise in Kapitel 9 oder ein entsprechendes Kapitel in einem Lehrbuch.

Alternative Soll ein reines Muskelpräparat hergestellt werden, dann halte dich an die Präparationsfolge, die in den nachstehenden Abschnitten für die Darstellung von Muskulatur, Gefäßen und Nerven des Beins beschrieben ist, entferne jedoch die genannten Leitungsbahnen.

Die Muskelschnitte durch den medialen Kopf des M. gastrocnemius und durch den M. soleus (Abb. 8-6) brauchen in diesem Fall nicht durchgeführt zu werden, da sie der Verfolgung von Gefäßen und Nerven dienen. Präpariere grundsätzlich von proximal nach distal und überarbeite zunächst die Muskulatur in der Regio glutea. Die bereits präparierten Leitungsbahnen sollst du fortnehmen.

Stelle an Oberschenkel sowie Unterschenkel und Fuß die oberflächliche Faszie zunächst geschlossen dar, bevor du dich den verschiedenen Muskelgruppen und dann den einzelnen Muskelindividuen zuwendest.

8.1 Oberschenkel-Vorderseite

Hautpräparation
- Nach der Hautpräparation erfolgt zunächst die Präparation der subkutanen Leitungsbahnen. Informiere dich VOR der Entfernung des subkutanen Fettgewebes über die Verläufe der Hautvenen und die Austrittsstellen der Hautnerven.

Venenstern:
V. epigastrica superficialis
V. circumflexa ilium superficialis
V. pudenda externa
V. saphena magna

- Beginne die Präparation des Trigonum femorale mit der Darstellung der Äste des **Venensterns**.
  - Suche gemeinsam mit deinem Partner am Bauchgebiet die **V. epigastrica superficialis** auf, die von der vorderen Bauchwand abwärts zieht;
  - von lateral, entlang der Leistenbeuge, kommt die **V. circumflexa ilium superficialis**;
  - von medial treten die Äste der **V. pudenda externa** vom äußeren Genitale auf den Oberschenkel;
  - schließlich präpariere die starke **V. saphena magna**, die an der Innenseite des Oberschenkels emporsteigt; meist liegt ventral davon noch eine zusätzliche **V. saphena accessoria**.
- In Absprache mit dem Assistenten kannst du zum Abschluss der Venenpräparation eine der Nebenvenen am Oberschenkel mit dem Skalpell oder einer kleinen Schere der Länge nach aufschneiden, um nach Venenklappen zu suchen.

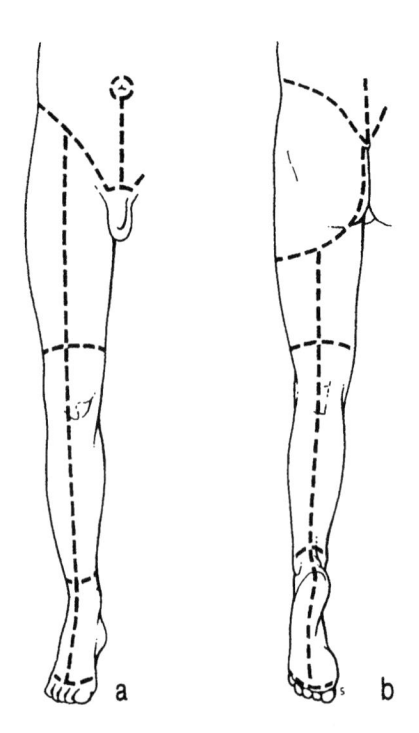

Abbildung 8-1:
Hautschnitte an der unteren Extremität
a) Ventralseite
b) Dorsalseite

- Die **V. saphena magna**, **V. saphena accessoria**, **V. circumflexa ilium superficialis**, **V. pudenda externa** und die **V. epigastrica superficialis** treten durch eine Öffnung in der Oberschenkelfaszie, den Hiatus saphenus, in die Tiefe und münden gemeinsam in die V. femoralis. Die V. saphena magna beschreibt dabei einen Bogen, den die Kliniker **Crosse** nennen (frz. „Bischofsstab").

- Merke dir bereits jetzt, dass die **V. saphena magna** am Fußrücken ihren Ursprung hat, an seinem medialen Rand und an der Innenseite des Unterschenkels aufwärts zieht und schließlich zur Innenseite des Oberschenkels gelangt.

- Sie ist häufig Sitz von **Varizen** (Krampfadern), Erweiterungen der oberflächlichen Venen. Wenn die V. saphena magna deshalb als Ganzes entfernt werden soll („Strippen"), werden alle Venen des Venensterns und die Crosse unterbunden („Crossektomie"), bevor mit einer langen Sonde die ganze Vene aufgefädelt wird.

Nodi lymphatici inguinales superficiales
A. epigastrica superficialis
A. circumflexa ilium superficialis
Aa. pudendae externae

- BEACHTE bei der Freilegung der Venenäste die epifaszial gelegenen, in zahlreiche Lymphgefäße eingeschalteten **Nodi lymphatici inguinales superficiales**. Stelle diese zunächst dar. Später werden sie bei der Entfernung der Oberschenkelfaszie mit fortgenommen.
Achte neben den Ästen des Venensterns auf die **A. epigastrica superficialis**, **A. circumflexa ilium superficialis** und die **Aa. pudendae externae**.

8.1 Oberschenkel-Vorderseite

- Suche die auf den Oberschenkel tretenden **Hautnerven** und stelle ihren Verlauf von ihrer Durchtrittsstelle aus der Faszie nach kaudal dar.

Rr. cutanei anteriores n. femoralis
– Parallel zur V. saphena magna verlaufen die **Rr. cutanei anteriores** des N. femoralis. Sie treten unterhalb des Hiatus saphenus aus der Faszie.

R. femoralis n. genitofemoralis
– Seitlich vom Hiatus saphenus tritt der kurze **R. femoralis** des **N. genitofemoralis** an die Oberfläche.

N. cutaneus femoris lateralis
– Suche im lateralen Abschnitt der Vorderfläche des Oberschenkels die langen Äste des **N. cutaneus femoris lateralis**. Er gelangt in Höhe der Leistenbeuge etwas unterhalb und medial der Spina iliaca anterior superior durch die Faszie (siehe auch die alternative Methode zum Aufsuchen dieses Nerven, S. 24).

Rr. cutanei n. obturatorii
– An der Innenfläche, medial von der V. saphena magna, verlaufen die **Rr. cutanei** des **N. obturatorius** unter Umständen bis zur Innenseite des Knies hinab. Sie kommen in Höhe der Oberschenkelmitte aus der Faszie.

Hiatus saphenus
- NACH der vollständigen Darstellung der epifaszial verlaufenden Strukturen kannst du zügig das Fettgewebe von der Oberschenkelfaszie (Fascia lata) entfernen. Präpariere sauber die Öffnung der Fascia lata für die als Venenstern durchtretenden Hautgefäße (**Hiatus saphenus**). Beachte den scharfkantigen lateralen Rand, die **Margo falciformis**, an der sich Schenkelhernien einklemmen können.

M. sartorius
- Lokalisiere jetzt am Präparat den Verlauf des **M. sartorius**. Eröffne seine Faszienloge durch einen langen Schnitt (beachte aber die darüber ziehenden oberflächlichen Nerven und Venen!), klappe das vordere Blatt türflügelartig auf und lege den Muskel möglichst in ganzer Länge frei. Zerstöre nicht die in den Muskel eintretenden Äste des N. femoralis!

- Der **M. sartorius** („Schneidermuskel") entspringt an der Spina iliaca anterior superior und setzt am Unterschenkel an der Innenseite der Tibia gemeinsam mit dem M. gracilis und dem M. semitendinosus an. Der Ansatz der Sehnen dieser drei Muskeln wird Pes anserinus („Gänsefuß") genannt.

- Die Funktionen des M. sartorius betreffen sowohl Hüft- als auch Kniegelenk, da er über beide Gelenke hinwegzieht. Im Hüftgelenk wirkt er bei der Beugung, Abduktion und Außenrotation mit, im Kniegelenk unterstützt er die Beugung und Innenrotation. Er bringt also das Bein in Schneidersitz-Stellung!

- Der M. sartorius wird vom N. femoralis innerviert.

Begrenzung des Tractus iliotibialis (Assistent)
- Nun sollst du vor der weiteren Präparation des Trigonum femorale und der Oberschenkelmuskulatur die **Fascia lata** entfernen.
ACHTUNG: Vorher muss der Assistent unbedingt den Vorderrand des **Tractus iliotibialis** begrenzen, damit dieser von dir nicht versehentlich zerstört wird.

8 Untere Extremität, Leitungsbahnen und Muskulatur

VORGEHEN (Abb. 8-2): Mit einer Schere wird die Oberschenkelfaszie in Höhe des Vorderrands des M. tensor fasciae latae in Verlängerung des Muskelvorderrands längs durchtrennt. Die Schnittrichtung sollte auf einen Punkt etwas lateral der Patella zielen. Wenn zu diesem Zeitpunkt bereits die Präparation der Knieregion erfolgt ist, wird der Schnitt bis zum lateralen Kondylus der Tibia verlängert.

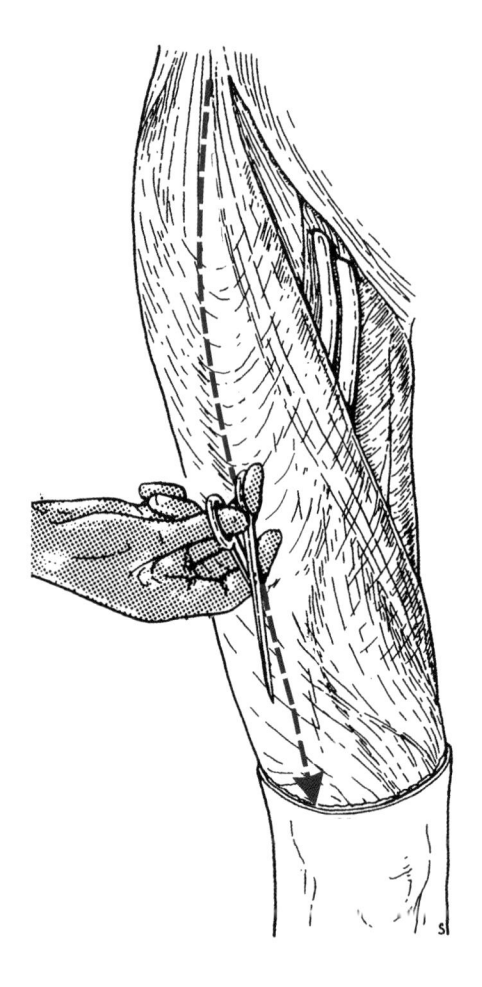

Abbildung 8-2:
Schnittführung zur Begrenzung des Tractus iliotibialis

- Der **Tractus iliotibialis** ist ein Verstärkungszug im lateralen Anteil der Fascia lata. Er reicht von der Crista iliaca und der Spina iliaca anterior superior bis zu einem Vorsprung am Condylus lateralis tibiae (dem Gerdy-Tuberculum).
- Der Tractus iliotibialis geht dorsal in das Septum intermusculare femoris laterale über. Im oberen Abschnitt strahlen der M. tensor fasciae latae und von dorsal der M. gluteus maximus ein.

M. tensor fasciae latae
- Stelle den **M. tensor fasciae latae** dar und entferne sein oberflächliches Faszienblatt.
  VORSICHT: Dieses Faszienblatt darf nur über dem Muskelbauch entfernt werden. Es geht distal und dorsal in den Tractus iliotibialis über und muss dort deshalb scharf abgetrennt werden, OHNE den Tractus zu zerstören!

- Der **M. tensor fasciae latae**, der bei Kurzstreckenläufern besonders stark ausgebildet ist, spannt, wie sein Name sagt, die Fascia lata bzw. den Tractus iliotibialis. Er ist ein „**Spurtmuskel**", weil er durch die oberflächliche Lage einen besseren Hebel für die Hüftbeugung hat als z. B. der M. iliopsoas. Bei gleicher Kontraktionsgeschwindigkeit bewirkt er daher eine schnellere Beugung, wenn auch mit geringerem Bewegungsausschlag. Die Anspannung des Tractus iliotibialis wirkt der übermäßigen Biegebeanspruchung des Femurhalses bei Belastung des Beins (z. B. in der Standbeinphase des Laufens) im Sinne einer **Zuggurtung** entgegen.

- Der M. tensor fasciae latae wird vom N. gluteus superior innerviert.

M. quadriceps femoris
M. rectus femoris
M. vastus medialis /
lateralis / intermedius
- Entferne die Anteile der **Fascia lata**, die vor dem Begrenzungsschnitt für den Tractus iliotibialis liegen, von der Oberfläche des **M. quadriceps femoris**. Den M. sartorius kannst du dafür mobilisieren und etwas zur Seite schieben. Stelle die Anteile des M. quadriceps dar: M. rectus femoris, M. vastus lateralis und medialis. Lokalisiere den M. vastus intermedius unter dem M. rectus femoris. Achte auf die einzelnen Muskeläste des N. femoralis. Zerstöre nicht die bereits dargestellten Hautvenen und -nerven!

- Der **M. quadriceps femoris** ist streng genommen kein – wie der Name sagt – vierköpfiger, sondern ein fünfköpfiger Muskel. Zu ihm zählen der M. rectus femoris, die Mm. vasti medialis, lateralis und intermedius sowie der M. articularis genus, der in der Tiefe unter dem M. vastus intermedius liegt.

- Der **M. rectus femoris** beugt den Oberschenkel im Hüftgelenk.

- Der **gesamte M. quadriceps** femoris streckt den Unterschenkel im Kniegelenk.

- Der M. quadriceps setzt mit seiner Endsehne, dem Ligamentum patellae, an der Tuberositas tibiae des Schienbeinkopfes an. In die Sehne ist die Kniescheibe (Patella) als Sesambein eingelassen. Der Muskel wird vom N. femoralis innerviert.

- Beim Ausfall des **N. femoralis** ist das aktive Strecken des Knies nicht mehr möglich (Treppensteigen, Bergaufgehen!). Gleichzeitig besteht ein Sensibilitätsausfall im Versorgungsgebiet der Rr. cutanei anteriores (Vorderseite des Oberschenkels) und des N. saphenus (Innenseite des Knies und des Unterschenkels bis zum medialen Fußrand). Dass man auch bei Quadrizeps-Lähmung auf dem betroffenen Bein noch stehen kann, liegt daran, dass in maximaler Streckhaltung des Knies die Bänder der hinteren Gelenkkapsel das Bein auch ohne Muskelkraft „halten". Allerdings muss das Bein zunächst passiv in diese Stellung gebracht werden, z. B. durch Vorschwingen des Beines beim Gehen. Auf Dauer verlängern sich dann aber diese Bänder und das Knie wird nach hinten durchgedrückt (Genu recurvatum).

Trigonum femorale
- Nimm nun auch schrittweise die **Faszie** im Bereich des **Trigonum femorale** fort, wobei du den Hiatus saphenus freilich nicht erhalten kannst. Achte auf die Hautnerven vom N. fe-

moralis, N. genitofemoralis und N. obturatorius. Entferne die oberflächlichen Lymphknoten.

- Das Trigonum femorale wird oben durch das Leistenband (Ligamentum inguinale), lateral durch den M. sartorius und medial durch den M. gracilis begrenzt.

Lacuna vasorum
A. V. femoralis
R. femoralis n. genitofemoralis

- Suche an der Stelle des (ehemaligen) Hiatus saphenus in der Tiefe die folgenden Strukturen aus der **Lacuna vasorum** auf:
  - Verfolge die **V. saphena magna** zur Einmündungsstelle in die **V. femoralis**.
  - Stelle seitlich neben ihr die **A. femoralis** dar.
  - Verfolge den lateral davon gelegenen **R. femoralis** des **N. genitofemoralis**.

Nodi lymphatici inguinales profundi

- Präpariere alle drei Gebilde nach kranial zu ihrer Durchtrittsstelle unter dem Leistenband. Diese Öffnung ist die **Lacuna vasorum**. Versuche vorsichtig, mit einem Finger in die Lacuna einzudringen. BEACHTE: hier wirst du erneut auf Lymphknoten stoßen, die **Nodi lymphatici inguinales profundi**. Entferne sie.

- Der Puls der **A. femoralis** kann in der Leistenbeuge leicht getastet werden.

- Durch die **Lacuna vasorum** ziehen die A. und V. femoralis und der R. femoralis des N. genitofemoralis. **A. und V. femoralis** werden häufig für Punktionen herangezogen, z. B. die A. femoralis zur Entnahme arteriellen Blutes für die Blutgasanalyse oder für das Vorschieben eines Herzkatheters. Daher ist die Kenntnis der Lage der Gefäße zueinander fraglos wichtig: Die A. femoralis liegt in der Tiefe der Leistenbeuge lateral, die V. femoralis medial! (Merkspruch „IVAN" = innen Vene, Arterie, Nerv)

- Der Bereich der Lacuna vasorum medial von der V. femoralis ist eine Schwachstelle der Bauchwand. Insbesondere bei erhöhtem Druck im Bauchinnenraum kann hier Bauchinhalt (z. B. Darmschlingen) an die Oberfläche dringen (**Schenkelhernie**) und sich schließlich am Hiatus saphenus vorwölben. Im Gegensatz zu Leistenhernien liegt der Bruchkanal hier unter dem Leistenband.

Lacuna musculorum
M. iliopsoas
N. femoralis (1)
N. cutaneus femoris lateralis

- Verfolge die Hautäste des **N. femoralis** und die Muskeläste zum M. sartorius nach kranial und stelle den Hauptstamm des Nerven dar. Verfolge ihn bis zum Ligamentum inguinale hinauf. Diese Öffnung lateral von der Lacuna vasorum ist die **Lacuna musculorum**. Säubere den durch sie hindurchtretenden M. iliopsoas und stelle den Stamm des **N. cutaneus femoris lateralis** knapp neben der Spina iliaca anterior superior dar.

Arcus iliopectineus

- BEACHTE, dass die Lacuna musculorum von der Lacuna vasorum durch eine Bindegewebsplatte getrennt ist, durch den **Arcus iliopectineus**. Wenn du auch in die Lacuna musculorum vorsichtig mit dem Finger eingehst, kannst du den Arcus von lateral tasten.

- Der **Arcus iliopectineus** ist eine Abspaltung des Leistenbands. In beide Anteile strahlen Faserzüge der Fascia iliaca ein, die den M. iliacus (Teilmuskel des M. iliopsoas) bedeckt.

- Durch die **Lacuna musculorum** ziehen der M. iliopsoas, der N. femoralis und ganz lateral der N. cutaneus femoris lateralis.
- Der **M. iliopsoas** setzt sich aus dem M. iliacus und dem M. psoas major zusammen. Er zieht zum Trochanter minor des Oberschenkelknochens. Er ist neben dem M. rectus femoris der stärkste Beuger des Hüftgelenks. Innerviert wird der M. iliopsoas vom N. femoralis oder von direkten Ästen des Plexus lumbalis.
- Die **Nodi lymphatici inguinales superficiales und profundi** erhalten Lymphe aus der unteren Extremität, von den unteren Bereichen der vorderen Bauchwand, vom äußeren Genitale und von der Analregion, bei der Frau auch vom Uterus (über das Lig. teres uteri!).
- Beachte, dass bis auf einige wenige Lymphknoten in der Kniekehle die **inguinalen Lymphknoten** die einzige Filterstation für das ganze Bein sind. Entsprechend muss z. B. bei einer Entzündung dieser Lymphknoten die Ursache bis hinunter zum Fuß gesucht werden.

M. pectineus *M. adductor longus* *M. gracilis*	• Entferne medial von den Vasa femoralia die Oberschenkelfaszie und lege den **M. pectineus**, den **M. adductor longus** und den medialen Rand des **M. adductor magnus** frei. Stelle den **M. gracilis** dar.

- Der **M. pectineus** (Ursprung: Pecten ossis pubis, Ansatz: Linea pectinea femoris) wird zur Adduktorengruppe des Oberschenkels gezählt. Zusätzlich ist er Außenrotator und hilft bei der Beugung des Hüftgelenks.
- Der **M. adductor longus** entspringt vom Schambeinkörper. Er bewirkt Adduktion, Außenrotation und Beugung im Hüftgelenk.
- Der **M. gracilis** zieht vom Schambein über Hüft- und Kniegelenk hinweg zur Innenfläche des Tibiakopfes, wo seine Sehne gemeinsam mit den Sehnen des M. sartorius und M. semitendinosus als Pes anserinus ansetzt. Am Hüftgelenk ist er Adduktor, im Kniegelenk vermag er den Unterschenkel zu beugen und einwärtszurollen.
- Alle Adduktoren werden durch den **N. obturatorius** innerviert, der M. pectineus zusätzlich auch durch den N. femoralis.

Adduktorenkanal *Membrana vastoadductoria* *Vasa femoralia* *N. saphenus*	• Mobilisiere den M. sartorius und entferne das hintere Blatt seiner Faszienloge, ohne die Äste des N. femoralis für ihn zu zerstören. Verfolge die **A. und V. femoralis** nach distal, mit ihnen den N. femoralis mit seinen Zweigen, insbesondere den N. saphenus. Präpariere die Äste der A. femoralis nicht in die Tiefe, dies geschieht erst später. Die A. und V. femoralis und der N. saphenus treten im mittleren Oberschenkeldrittel in den **Adduktorenkanal** ein (Atlas!). Dieser wird durch die **Membrana vastoadductoria** zwischen dem M. vastus medialis und dem M. adductor magnus nach ventral begrenzt. ZERSTÖRE DIE MEMBRANA VASTOADDUCTORIA NICHT! Achte auf ihren oberen, freien Rand! (Dieser Oberrand ist nicht immer eindeutig zu sehen, lege ihn im Zweifelsfalle mit Hilfe des Atlas und des Assistenten fest.) Suche den Austritt des N. saphenus aus der Membrana vastoadductoria auf.

8 Untere Extremität, Leitungsbahnen und Muskulatur

- Der **Adduktorenkanal** leitet die Vasa femoralia von der Vorderseite des Oberschenkels nach dorsal in die Kniekehle. Sie ziehen dabei zwischen den beiden Ansätzen des M. adductor magnus (Hiatus tendineus) hindurch. Die A. femoralis, die zunächst noch lateral von der V. femoralis liegt, tritt dabei vor die Vene. In der Kniekehle liegt sie daher am tiefsten.

- Der **N. saphenus** tritt zwar auch in den Adduktorenkanal ein, verlässt diesen aber sofort wieder durch die Membrana vastoadductoria. Er ist der sensible Nerv für die Innenseite des Unterschenkels, wohin er in Begleitung der V. saphena magna gelangt.

M. adductor longus / brevis / magnus
N. obturatorius

- Löse den **M. adductor longus** stumpf mit den Fingern von seiner Unterlage. Lege unter ihm den **M. adductor brevis** (proximal) und den **M. adductor magnus** (distal) frei. Präpariere den **R. anterior** des **N. obturatorius** mit seinen Ästen. Er liegt vor dem M. adductor brevis. Mobilisiere stumpf den M. adductor brevis, entferne darunter Fett- und Bindegewebe und suche den **R. posterior** des **N. obturatorius** auf.

- Der **N. obturatorius** gelangt aus dem kleinen Becken durch den Canalis obturatorius zu den Adduktoren des Oberschenkels. Er wird von der A. obturatoria aus der A. iliaca interna begleitet. Er „reitet" mit seinen beiden Ästen auf dem M. adductor brevis.

- Der **Canalis obturatorius** ist eine Lücke in der Membrana obturatoria am medialen oberen Rand des Foramen obturatum (am Skelett aufsuchen!).

- Der **M. adductor brevis** ist Adduktor und Außenrotator im Hüftgelenk.

- Der **M. adductor magnus** setzt mit einem Teil am Femurschaft (Linea aspera) an, mit einem zweiten am medialen Kondylus des Oberschenkelknochens. Zwischen beiden Ansätzen, im Hiatus tendineus, treten die Vasa femoralia durch den Adduktorenkanal nach dorsal in die Kniekehle. Der M. adductor magnus wird wie alle Adduktoren vom N. obturatorius sowie zusätzlich vom N. tibialis (Ast des N. ischiadicus) innerviert.

A. femoralis
A. profunda femoris
A. circumflexa femoris lateralis / medialis
Aa. perforantes

- Suche jetzt die tiefen Äste der A. femoralis auf und verfolge sie, soweit sie zugänglich sind:

  – Die **A. profunda femoris** tritt ca. 5 cm unterhalb des Leistenbands seitlich aus der A. femoralis und zieht abwärts nach dorsal.

  – Suche die Abgänge der **A. circumflexa femoris lateralis** und der **A. circumflexa femoris medialis** auf.

  – Die **Aa. perforantes** laufen nach dorsal durch den M. adductor magnus auf die Oberschenkelrückseite.

- Die **A. circumflexa femoris medialis** teilt sich in vier Äste: R. ascendens, R. profundus, R. transversus und R. acetabularis. Der R. acetabularis gelangt seitlich über das Ligamentum capitis femoris zum Femurkopf und anastomosiert mit Ästen der A. obturatoria.

8.2 Gesäßregion und Oberschenkelrückseite

- BEACHTE die allgemeinen Hinweise zur Präparation der Haut im Kapitel A-2, insbesondere für den Bereich der Regio glutea (S. 22!)! Siehe auch Abb. 8-1, S. 234.

8.2.1 Gesäßregion, Regio glutea

- Informiere dich VOR Beginn der Präparation über die der Glutealregion zugrundeliegenden knöchernen und muskulären Strukturen. Beachte den Verlauf des **M. gluteus maximus** (Atlas!): sein Unterrand ist nicht identisch mit der Lage der Gesäßfalte, sondern zieht nach kaudal-lateral über sie hinaus.

Nn. clunium superiores / medii / inferiores

- Entferne in deinem Gebiet das subkutane Fettgewebe und suche die sensiblen Hautnerven auf:
  - gemeinsam mit deinem Nachbarn am Lendenbereich die **Nn. clunium superiores**, die oberhalb des Beckenkamms aus der Tiefe des Fettgewebes zur lateralen Seite der Glutealregion mit langen Ästen herabziehen.
  - die meist nur kurzen **Nn. clunium medii**, die über dem medialen Drittel des M. gluteus maximus aus der Faszie treten.
  - die **Nn. clunium inferiores**, die von unten her um den Unterrand des M. gluteus maximus herumbiegen und aufwärtsziehen.
- Die Nn. clunium inferiores sind sehr mühselig zu präparieren, weil hier derbes Bindegewebe die Suche erschwert.
- Bei der Entfernung des Fettgewebes gehe noch nicht über den Unterrand des M. gluteus maximus hinaus. Halte dein Skalpell vor allem von der Fossa ischioanalis fern!

- Die **Nn. clunium superiores** stammen aus Rami dorsales der lumbalen Spinalnerven, die **Nn. clunium medii** sind entsprechende Zweige der sakralen Spinalnerven.
- Im Gegensatz dazu entstammen die **Nn. clunium inferiores** dem N. cutaneus femoris posterior aus dem Plexus sacralis. Es handelt sich also um ventrale Spinalnervenäste!

M. gluteus maximus

- Stelle zunächst die Faszie des **M. gluteus maximus** sauber dar, entferne sie dann und lege den Muskel frei.
- Von der Faszie ziehen derbe Bindegewebssepten zwischen den Muskelfaserbundeln hinab, die du mit der Faszie entfernen solltest
  BEACHTE, dass die Ansatzsehne des M. gluteus marximus seitlich in den **Tractus iliotibialis** übergeht, einen Verstärkungszug in der Fascia lata, der Oberschenkelfaszie.

- Der **M. gluteus maximus** wird vom **N. gluteus inferior** innerviert. Er bewirkt im Hüftgelenk Extension und Außenrotation. Seine kranialen Fasern können abduzieren, seine kaudalen Fasern adduzieren.
- Die Wirkung des Muskels ist z. B. essenziell für das Treppensteigen. Im Stehen verhindert der M. gluteus maximus, dass Becken und Rumpf vornüberkippen.

- Stelle den Unterrand des M. gluteus maximus deutlich dar. Verfolge die **Nn. clunium inferiores** in die Tiefe, eventuell bis zu ihrem Austritt aus dem N. cutaneus femoris posterior. Gehe medial aber nicht in das Fettgewebe der Fossa ischioanalis!

- Begrenze auch den Oberrand des M. gluteus maximus. BEACHTE: Über den M. gluteus maximus ragt, von der Fascia glutea bedeckt, oben lateral der **M. gluteus medius** hinaus (Atlas!).

Vorbereitung des Muskelschnitts
- Sobald der Muskel sauber dargestellt ist, bereite die Durchtrennung des M. gluteus maximus vor. Von seinem Oberrand und seinem Unterrand her sollst du ihn in seiner lateralen Hälfte vorsichtig unterminieren. Dazu muss der Oberrand scharf von der Fascia glutea getrennt werden. Hast du genügend lange Finger, sollen sich die Fingerspitzen der linken und rechten Hand unter dem Muskel berühren!

Durchtrennung des M. gluteus maximus (Assistent)
- Der ASSISTENT kontrolliert, ob der M. gluteus maximus ausreichend unterminiert ist und vervollständigt dies eventuell eigenhändig. Der Muskelschnitt (siehe Abb. 8-3) wird durch den unterhöhlten Abschnitt gelegt, ungefähr zwischen dem seitlichen und mittleren Drittel des Muskels. Es ist WICHTIG, dass der Muskelschnitt relativ weit lateral liegt, damit die unter ihm liegenden Leitungsbahnen nicht durchtrennt werden. Der Assistent soll unbedingt auf die Erhaltung des N. cutaneus femoris posterior und der Nn. clunium inferiores achten! Nach der Durchtrennung wird der M. gluteus maximus zu beiden Seiten aufgeschlagen. Sein medialer Anteil wird stumpf von der Unterlage abgelöst, möglichst ohne dass dabei die eintretenden Nerven und Gefäße abreißen.

Alternative Der Muskel kann auch direkt an seinem medialen Ursprung abgelöst werden. Auch dazu muss er zunächst von beiden Seiten unterminiert werden. Anschließend geht der Assistent am medialen Unterrand nach oben und trennt den Muskel scharf vom Kreuzbein. Es ist sehr wichtig, dabei das Ligamentum sacrotuberale unter dem Muskel zu tasten und nicht versehentlich zu durchtrennen. Auch von dem Band muss der Muskel scharf abgelöst werden. Im oberen Bereich muss der Assistent vermeiden, zu tief zu schneiden und dabei die aus den Foramina ischiadica austretenden Strukturen zu verletzen.

Vorteile dieses Zugangs: Der Muskel lässt sich leicht nach lateral klappen und es bleiben nicht zwei Muskelteile stehen, die bei der weiteren Präparation oft umständlich weggehalten werden müssen.

Nachteile: Die Gefahr einer Verletzung der unter dem Muskel liegenden Strukturen ist etwas größer. Der N. gluteus inferior muss meist durchtrennt werden.

Ligamentum sacrotuberale
- VORSICHT: Im unteren Bereich entspringt der M. gluteus maximus vom **Ligamentum sacrotuberale**, das leicht zu tasten ist. Trenne diese Muskelfasern mit dem Skalpell vom Ligament, OHNE es dabei zu zerstören!!

- Das **Ligamentum sacrotuberale** und das **Ligamentum sacrospinale** begrenzen bei ihrem Verlauf vom Kreuzbein zum Darmbein das **Foramen ischiadicum majus** und das **Foramen ischiadicum minus** (Atlas!!). Wenn vorhanden, nehmt euch ein Skelett und versucht, mit Hilfe von Klebe- oder Pflasterband die beiden Bänder darzustellen, um ihre Lage besser zu verstehen. Zur Funktion der Bänder siehe S. 265!

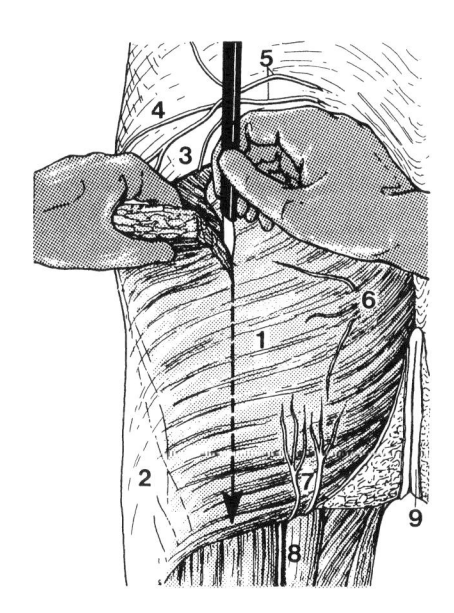

Abbildung 8-3:
Muskelschnitt: M. gluteus maximus am linken Gesäß
1 M. gluteus maximus; 2 Tractus iliotibialis; 3 Fascia glutea mit M. gluteus medius; 4 Crista iliaca;
5 Nn. clunium superiores; 6 Nn. clunium medii; 7 Nn. clunium inferiores; 8 N. cutaneus femoris posterior;
9 Analfurche

Tuber ischiadicum
Trochanter major /
minor

- Beachte die in der Tiefe der Regio glutea tastbaren Knochenpunkte (Atlas!):
  - das **Tuber ischiadicum** des Sitzbeins (Os ischii)
  - den **Trochanter major** des Femur.
- Beim Zurückklappen des lateralen Anteils des M. gluteus maximus wirst du zwischen Muskel und Trochanter major auf einen Schleimbeutel treffen, den du eröffnen kannst. Es ist die **Bursa trochanterica** musculi glutei maximi.

- Diese **Bursa** ist eine der vielen Schleimbeutel um das Hüftgelenk, die sich auch entzünden können (Bursitis). Sie sind geschlossene Räume mit ganz wenig Flüssigkeit, die die Reibung z. B. zwischen Muskel und Knochen herabsetzen, indem ihre gegenüberliegenden Wände aufeinander entlanggleiten können (sie sind also NICHT Flüssigkeits*polster*, wie einige Bücher fälschlich behaupten!)

N. gluteus inferior
A. V. glutea superior /
inferior
N. ischiadicus
N. cutaneus femoris
posterior

- Präpariere die im Bindegewebe verborgenen Nerven und Gefäße (Atlas!!):
  - In den M. gluteus maximus ziehen der **N. gluteus inferior**, der R. superficialis der **A. glutea superior** und die **A. glutea inferior**. Entferne die Begleitvenen!!
  - Suche den dicken Strang des **N. ischiadicus** auf sowie den N. cutaneus femoris posterior.

- BEACHTE, dass viele wichtige Nerven und Gefäße in der Tiefe der Regio glutea liegen. **Intramuskuläre Injektionen** in der Gesäßregion müssen daher möglichst weit ventral lateral erfolgen, um diese Leitungsbahnen nicht zu schädigen. Die oft übliche Injektion von dorsal in den „lateralen oberen Quadranten" des Gesäßes ist daher nicht ungefährlich. Sicherer ist die „ventrogluteale" Injektion. Dazu legt man z. B. die linke Handfläche auf den rechten Trochanter major des Patienten, den Zeigefinger nach oben auf die Spina iliaca anterior superior, spreizt dann die Finger entlang des Darmbeinkamms und spritzt in den Winkel zwischen Zeige- und Mittelfinger. Die Injektionsnadel liegt dann im **M. gluteus medius**!
- Am ehesten gefährdet ist bei dieser Art der Injektion der **N. gluteus superior**, insbesondere sein Muskelast zum M. tensor fasciae latae. Überlege, was die Folgen einer solchen Schädigung wären, und vergleiche sie mit den Folgen einer Zerstörung des N. ischiadicus.

M. gluteus medius
M. piriformis
- Stelle die unter dem Bindegewebe verborgenen Muskeln dar. Säubere den **M. gluteus medius** in seiner ganzen Ausdehnung, mediokaudal von ihm den **M. piriformis**.

Foramen suprapiriforme
Foramen infrapiriforme
- Präpariere die Austrittsstellen der Nerven und Gefäße oberhalb und unterhalb des M. piriformis:
  - verfolge den N. ischiadicus, den N. cutaneus femoris posterior, den N. gluteus inferior und die A. glutea inferior zurück zum **Foramen infrapiriforme**.
  - verfolge die A. glutea superior zurück zum **Foramen suprapiriforme**. BEACHTE: Der N. ischiadicus kann sich früh in seine beiden Anteile, den N. tibialis und den N. peroneus (= fibularis) communis, aufteilen. In diesen Fällen kann eine Portion des N. ischiadicus den M. piriformis durchbrechen.

- Der **M. piriformis** entspringt am Kreuzbein und zieht zum Trochanter major des Femur durch das **Foramen ischiadicum majus**. Er teilt dieses in ein **Foramen suprapiriforme** und ein **Foramen infrapiriforme**. Durch diese Foramina ziehen die Leitungsbahnen für Gesäß und Bein aus dem kleinen Becken heraus:
  - Durch das **Foramen suprapiriforme** treten der N. gluteus superior und die A. und V. glutea superior aus.
  - Durch das **Foramen infrapiriforme** ziehen der N. ischiadicus, der N. cutaneus femoris posterior, der N. gluteus inferior, die A. und V. glutea inferior, der N. pudendus und die A. und V. pudenda interna. N. pudendus und Vasa pudenda interna ziehen dann jedoch sofort wieder unter dem Ligamentum sacrotuberale hindurch und über das **Foramen ischiadicum minus** in die Fossa ischioanalis (s. u.).
- Die A. glutea superior und inferior und die A. pudenda interna sind Äste der A. iliaca interna. Alle genannten Nerven sind Äste des Plexus sacralis.

Mm. gemelli
M. obturatorius internus / externus
M. quadratus femoris
- Präpariere kaudal vom M. piriformis die **Mm. gemelli**, zwischen ihnen den **M. obturatorius internus** sowie in Höhe des Tuber ischiadicum den **M. quadratus femoris**.
- In Absprache mit dem Assistenten kannst du den M. quadratus sagittal durchtrennen, um den darunter liegenden **M. obturatorius externus** darzustellen.

8.2 Gesäßregion und Oberschenkelrückseite

- Alle genannten Muskeln sind zwar klein, leisten aber gemeinsam mit dem M. piriformis einen Beitrag zur **Außenrotation** im Hüftgelenk. Sie werden von Ästen des Plexus sacralis innerviert.

Muskelschnitt M. gluteus medius (Assistent)
- Der ASSISTENT trennt jetzt den **M. gluteus medius** vollständig von der Darmbeinschaufel ab. Seine tieferen Anteile können stumpf vom Periost abgehoben werden. Der Muskel wird so nach lateral geklappt, dass die in ihn eintretenden Äste des **N. gluteus superior** und der **A. glutea superior** möglichst nicht abgetrennt werden (Abb. 8-4). Verbliebene Muskelreste am Knochen der Beckenschaufel musst du zunächst entfernen.

M. gluteus minimus
- Säubere den N. gluteus superior und die Äste des R. profundus der A. glutea superior und verfolge sie zum Foramen suprapiriforme zurück. Entferne die Begleitvenen.
- Suche in der Tiefe den **M. gluteus minimus** auf.

- Der **N. gluteus superior** innerviert den M. gluteus medius, M. gluteus minimus und den M. tensor fasciae latae. Die **Mm. glutei medius** und **minimus** setzen an der Spitze des Trochanter major femoris an. Sie sind in erster Linie **Abduktoren** des Oberschenkels im Hüftgelenk. Beim Gehen oder beim einbeinigen Stehen kontrahieren sich beide Muskeln auf der Standbeinseite und fixieren das Becken. Mache dir klar, dass die Kontraktion dieser Muskeln natürlich bei feststehendem Becken den Oberschenkel bewegt, aber bei feststehendem Oberschenkel das Becken hebt. Beides ist eine Abduktion im Hüftgelenk, nur Punctum fixum und Punctum mobile des Muskels wechseln.

- Bei Lähmung oder Insuffizienz der Mm. glutei medius und minimus auf der Standbeinseite sinkt das Becken auf der Spielbeinseite ab (**Trendelenburgsches Zeichen**). Besteht eine beidseitige Insuffizienz, entsteht das Bild des „Watschel- oder Entengangs": um das Spielbein nicht zu sehr absinken zu lassen, wird der ganze Rumpf bei jedem Schritt auf die Standbeinseite hinübergeneigt. Zu diesen Symptomen kann es (selten) durch eine Lähmung des N. gluteus superior kommen, häufiger aber durch einen **Hochstand des Trochanter major**, z. B. bei verkleinertem Winkel zwischen Femurhals und -schaft (Coxa vara) oder auch bei einer Hüftgelenksluxation, bei der der Femurkopf oberhalb der Gelenkpfanne an der Darmbeinschaufel abgestützt ist. Durch den zu hoch gerutschten Trochanter major sind die kleinen Glutealmuskeln dann verkürzt und können sich nicht mehr weiter verkürzen (**aktive Insuffizienz**).

N. pudendus
A. V. pudenda interna
- Stelle weit medial unter dem Ligamentum sacrotuberale den **N. pudendus** und die **Vasa pudenda interna** dar. Suche sie unterhalb des Ligaments erneut auf, verfolge sie aber noch NICHT in die Fossa ischioanalis.

- Der **N. pudendus** und die **Vasa pudenda interna** treten durch das Foramen ischiadicum majus, genauer durch das Foramen infrapiriforme, aus dem Beckeninnern heraus, ziehen sofort unter dem Ligamentum sacrotuberale, also durch das Foramen ischiadicum minus, wieder aus der Regio glutea hinaus, um in der Faszie des M. obturatorius (Alcockscher Kanal) in die Fossa ischioanalis zu gelangen (S. 121). Mache dir am Skelett klar, dass sie sich also dorsal um die **Spina ischiadica** schlingen. Diese „Kurve" müssen sie machen, um unter den Beckenboden zu gelangen.

- Die A. pudenda interna stammt aus der A. iliaca interna.

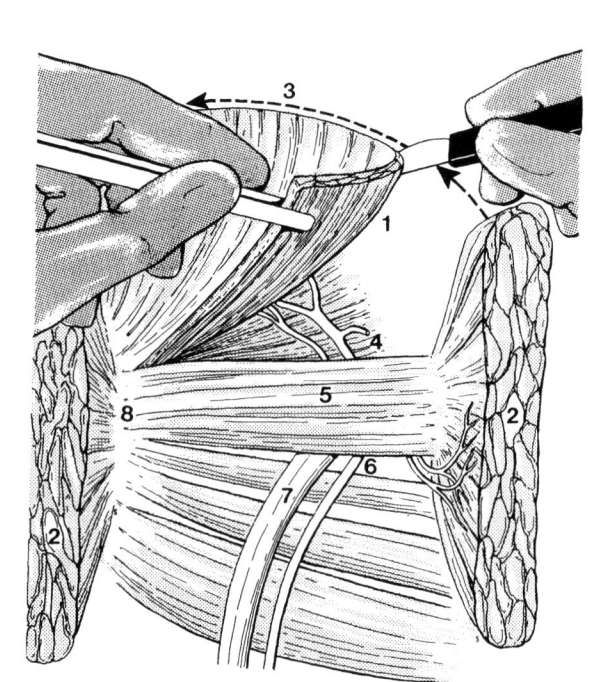

Abbildung 8-4:
Muskelschnitt: M. gluteus medius am linken Gesäß
1 M. gluteus medius; 2 M. gluteus maximus (durchtrennt); 3 Crista iliaca; 4 Foramen suprapiriforme; 5 M. piriformis; 6 Foramen infrapiriforme; 7 N. ischiadicus und N. cutaneus femoris posterior; 8 Trochanter major

8.2.2 Oberschenkel-Rückseite

Abpräparation der Haut Fascia lata und Tractus iliotibialis

- Entferne nach der Präparation der Haut (Abb. 8-1) an der Oberschenkelrückseite zügig das subkutane Fettgewebe. Vergewissere dich selbst (Atlas!), dass im abgegrenzten Gebiet wenige wichtige Strukturen auf der Fascia lata liegen. ACHTE auf den N. cutaneus femoris posterior! Der Stamm des Nerven liegt allerdings geschützt unter der Faszie.

- VORSICHT im unteren Anteil der Oberschenkelinnenseite: hier kann der N. saphenus u. U. weit nach dorsal gelangen.

- Die **Fascia lata** und ihr seitlicher Verstärkungszug, der **Tractus iliotibialis** (S. 236!) gehen am Hinterrand des M. vastus lateralis in das Septum intermusculare femoris laterale über, das die Muskeln der Vorderseite (M. quadriceps femoris) von den Muskeln der Rückseite (ischiokrurale Muskulatur) trennt. An der Innenseite trennt das Septum intermusculare mediale den M. quadriceps von den Adduktoren.

N. cutaneus femoris posterior

- Verfolge den **N. cutaneus femoris posterior**, den du eventuell in der Regio glutea bereits aufgesucht hast, abwärts, indem du die Fascia lata über ihm spaltest, und lege ihn bis zum unteren Hautschnitt frei. Er liegt ziemlich genau in der Mitte des Oberschenkels.

8.2 Gesäßregion und Oberschenkelrückseite

- Der **N. cutaneus femoris posterior** versorgt, die Haut an der Oberschenkelrückseite bis hinab in die Kniekehle.

  - Entferne die **Fascia lata**. BEACHTE: Lass den **Tractus iliotibialis** und seinen Übergang in das Septum intermusculare laterale und in die untersten Fasern des M. gluteus maximus intakt!!

M. biceps femoris
Caput longum
Caput breve
M. semitendinosus
M. semimembranosus

  - Lege die einzelnen Anteile der ischiokruralen Muskulatur frei:
    – lateral den **M. biceps femoris** mit Caput longum und Caput breve;
    – medial den **M. semitendinosus** mit seiner langen, dünnen Sehne, und unter ihm den flachen **M. semimembranosus**.
  - Löse die Muskeln stumpf von ihrer Unterlage, befreie sie von Bindegewebe und stelle die in sie eintretenden Nervenäste dar.

- Die **ischiokruralen Muskeln** überbrücken sowohl das Hüftgelenk als auch das Kniegelenk (bis auf das Caput breve des M. biceps femoris). Sie sind Strecker des Hüftgelenks und Beuger des Kniegelenks. Zusätzlich können sie im Kniegelenk je nach Lage innen- oder außenrotieren. Die Innervation erfolgt über die beiden Äste des N. ischiadicus: M. semitendinosus, M. semimembranosus und der lange Bizepskopf werden vom N. tibialis innerviert, das Caput breve des M. biceps femoris durch den N. fibularis (= peroneus) communis.

- Der Name für die ischiokrurale Muskulatur resultiert aus ihrem Verlauf: vom Tuber ischiadicum zum Unterschenkel (Crus).

- Die Sehne des M. semitendinosus bildet mit der Sehne des M. sartorius und des M. gracilis den Pes anserinus (s. u.).

M. gracilis

  - Suche an der Innenseite des Oberschenkels den **M. gracilis** auf, falls er nicht bereits von ventral her vollständig präpariert worden ist.

N. ischiadicus
N. tibialis
N. fibularis (= peroneus) communis
Aa. perforantes

  - Ziehe das Caput longum des **M. biceps femoris** und den M. semimembranosus auseinander. Verfolge von der Regio glutea abwärts, unter dem langen Bizepskopf hindurch, den N. ischiadicus und suche seine Aufspaltung in **N. tibialis** (medial) und **N. fibularis (= peroneus) communis** (lateral). BEACHTE: Die Höhe dieser Aufspaltung ist individuell unterschiedlich. Sie kann erst in der Fossa poplitea erfolgen, oder beide Anteile treten bereits separat aus dem Foramen infrapiriforme aus.

  - Stelle in der Tiefe die Rückfläche des M. adductor magnus dar. Suche an seinem Ansatz am Femur (das nicht gerade, sondern schräg im Oberschenkel liegt!) die **Aa. perforantes** auf. VORSICHT! Gehe aber noch nicht in die Fossa poplitea hinein!

- Die drei bis fünf **Aa. perforantes** sind Endäste der A. profunda femoris, die den M. adductor magnus an seinem Ansatz am Femur „perforieren". Sie müssen die gesamte Rückseite des Oberschenkels versorgen, denn der N. ischiadicus hat ja keine nennenswerte Begleitarterie.

8.3 Knie und Unterschenkel-Vorderseite

- Belese dich über die zugrundeliegenden Skelettelemente und die wichtigsten tastbaren Knochenpunkte: Condylus medialis und lateralis femoris; Kniescheibe (Patella); Schienbeinkopf (Caput tibiae); Wadenbeinköpfchen (Caput fibulae); Tuberositas tibiae; Facies medialis des Schienbeins; Malleolus medialis (tibiae); Malleolus lateralis (fibulae).

  - Für die Hautschnitte siehe Abb. 8-1. Damit bei der Entfernung der Faszie nicht die Retinacula dem Messer zum Opfer fallen, sollte der untere, zirkuläre Begrenzungsschnitt etwa 1-2 cm oberhalb der Malleolen gelegt werden.

  - Informiere dich über die epifaszial verlaufenden Venen und Hautnerven (Atlas!):

V. saphena magna
  - Verfolge die an der Innenseite des Oberschenkels zuletzt dargestellte **V. saphena magna** an der Innenseite der Knieregion und des Unterschenkels abwärts.

  - ACHTE dabei auf:

R. infrapatellaris n. sapheni
  – den **R. infrapatellaris des N. saphenus**, der medial von der Kniescheibe vor der V. saphena magna aus der Faszie tritt und mit 2-3 Ästen unterhalb des Condylus medialis femoris schräg abwärts nach vorn zieht;

N. saphenus
Rr. cutanei cruris mediales
  – den Hauptstamm des **N. saphenus**, der etwa in gleicher Höhe, aber hinter der V. saphena magna herauskommt. Wenn die Fossa poplitea bereits präpariert worden ist, solltest du ihn schon gefunden haben! Verfolge seine Rr. cutanei cruris mediales, die neben der V. saphena magna abwärtsziehen.

N. cutaneus surae lateralis
  – Erhalte an der Seitenfläche des Unterschenkels die von dorsal auf die Vorderseite ziehenden Äste des **N. cutaneus surae lateralis**.

- Der **N. saphenus** (aus dem N. femoralis) versorgt sensibel die Haut der medialen Fläche des Knies (R. infrapatellaris) und des Unterschenkels (Rr. cutanei cruris mediales) bis abwärts zum medialen Fußrand.

- Der **N. cutaneus surae lateralis** aus dem N. fibularis (= peroneus) communis versorgt die Haut der lateralen Unterschenkelseite.

- BEACHTE: Die **V. saphena magna** (und die V. saphena parva auf der Rückseite des Unterschenkels) haben über **Perforans-Venen** Verbindung zu den tiefen Beinvenen.

- Häufig findest du am Präparat Erweiterungen der oberflächlichen Beinvenen (Varizen, „Krampfadern"). Sie beginnen meist damit, dass die Klappen in den Perforans-Venen insuffizient werden und damit den Blutstrom von innen nach außen zulassen. Das überlastet dann die subkutanen Venen, die sich erweitern, wodurch wiederum benachbarte Klappen in den subkutanen Venen insuffizient werden.

  - Vervollständige die Präparation der Muskulatur des Oberschenkels:

M. quadriceps femoris
M. sartorius
M. gracilis
M. semitendinosus
Tractus iliotibialis

– die Anteile des **M. quadriceps femoris** und die gemeinsame Ansatzsehne, in die die Kniescheibe eingelassen ist. Verfolge die **Membrana vastoadductoria** weiter.

– medial den **M. sartorius** und den **M. gracilis**, deren dünne Sehnen später gemeinsam mit der von dorsal kommenden Sehne des M. semitendinosus an der medialen Fläche des Schienbeins ansetzen (s. u.).

– lateral den **Tractus iliotibialis**, der in das seitliche Verstärkungsband der Kniegelenkskapsel (Retinaculum patellae laterale) einstrahlt.

- Entferne die Faszie im Bereich des Knies.
  BEACHTE: In der Subkutis vor der Patella wirst du auf einen Schleimbeutel stoßen, die **Bursa subcutanea praepatellaris** (sie kann sich bei mechanischer Belastung, z. B. bei Fliesenlegern, entzünden). Wenn alle sie gesehen haben, kannst du sie entfernen!
  VORSICHT! Gerate nicht durch die Kapselwand des Kniegelenks hindurch! Arbeite dich am besten auf der Oberfläche des Tractus iliotibialis abwärts und bleibe konsequent in dieser Ebene.

Retinaculum patellae laterale / mediale
Ligamentum patellae
Rete articulare genus

- Säubere oberflächlich die Retinacula patellae laterale und mediale, ebenso das **Ligamentum patellae**. Gehe aber zwischen diesen Strukturen AUF KEINEN FALL in die Tiefe!
  BEACHTE: Unter der Faszie triffst du auf das feine Arteriengeflecht des Rete articulare genus, das die Gelenkkapsel umgibt. Nimm auch dieses als Orientierungshilfe!

- Das **Rete articulare genus** erhält zahlreiche Zuflüsse aus der A. femoralis bzw. A. poplitea, der A. profunda femoris und aus den Aa. tibiales anterior und posterior.

- MERKE: Die Anastomosen im Rete articulare genus reichen nicht aus, um bei einer plötzlichen Unterbindung, Abriss etc. der A. poplitea einen Kollateralkreislauf auszubilden!

Pes anserinus

- Stelle an der Innenseite des Schienbeinkopfes den **Pes anserinus** dar, dessen Faserzüge nach vorn in das Periost am Schienbeinhals und an der Facies medialis tibiae einstrahlen.

- Als **Pes anserinus** setzen die Sehnen des M. sartorius, M. gracilis und M. semitendinosus gemeinsam am Tibiakopf an.

  - An der Facies medialis tibiae kannst du Bindegewebe und Periost mit einem Knorpelmesser oder einem Raspatorium abschaben, so dass hier der Knochen freiliegt; das macht optisch einen guten Eindruck! Aber Vorsicht: Begrenze zuvor den Pes anserinus in Fortsetzung seines bogenartigen Verlaufs und das Periost an der vorderen und medialen Schienbeinkante, damit du hier benachbarte Weichteile beim Abschaben nicht beschädigst.

Entfernung der Faszie der Extensoren- und der Fibularisloge

- Entferne die Faszie an der lateralen Seite des Unterschenkels von den Muskelgruppen der Extensoren und der Mm. peronei. VORSICHT! Im oberen Bereich ist die Faszie sehr derb und fest mit der Muskulatur verwachsen. Nimm sie daher von unten her weg (beachte unten aber die Retinacula, s. S. 257 f.) und arbeite dich nach kranial empor. Bevor du beim Ablösen von den Muskeln jedoch bleibende Schäden hinterlässt, höre rechtzeitig auf und belasse den obersten Faszienteil auf dem Präparat.

M. tibialis anterior
M. extensor hallucis longus
M. extensor digitorum longus
M. fibularis (= peroneus) longus
M. fibularis (= peroneus) brevis

- Säubere und gliedere von medial nach lateral (Atlas!):
  - den M. **tibialis anterior**,
  - den M. **extensor hallucis longus**,
  - den M. **extensor digitorum longus**,
  - den M. **fibularis brevis** und
  - den M. **fibularis longus**.

Septum intermusculare anterius / posterius cruris

- ACHTE zwischen den Extensoren und den Mm. peronei auf das Septum intermusculare anterius cruris. Hinter der Fibularisloge liegt als Trennwand zu den Beugern das Septum intermusculare posterius cruris.

- Selten kann ein **M. fibularis (= peroneus) tertius** ausgebildet sein, eine Abspaltung des M. extensor digitorum longus, dessen Sehne zum lateralen Fußrand zieht.

N. fibularis (= peroneus) communis

- Suche unterhalb des Caput fibulae den **N. fibularis (= peroneus) communis** auf, den du bereits von dorsal her bis zu seiner Eintrittsstelle in die Muskulatur dargestellt hast. Verfolge ihn jetzt in die Tiefe: sofort nach seinem Eintritt teilt er sich in N. fibularis superficialis und N. fibularis profundus!

- Am Fibulaköpfchen liegt der **N. fibularis (= peroneus) communis** oberflächlich und kann daher leicht verletzt werden! Zu den Symptomen bei seiner Schädigung s. u.!

N. fibularis (= peroneus) superficialis

- Dringe zwischen den M. fibularis longus und brevis in die Tiefe ein und verfolge hier den **N. fibularis superficialis** und seine Muskeläste.

- Der **N. fibularis (= peroneus) superficialis** innerviert die Muskeln der **Fibularisloge**: die Mm. fibulares longus und brevis. Er versorgt sensibel über den N. cutaneus dorsalis medialis und den N. cutaneus dorsalis intermedius die Haut des Fußrückens sowie über Nn. digitales dorsales die Haut an der Dorsalseite der Zehen (außer dem Zwischenraum zwischen Großzehe und zweiter Zehe, s. u.) bis zu ihren Mittelgliedern.

- Die **Mm. fibulares longus** und **brevis** pronieren den Fuß im unteren Sprunggelenk, d.h. der laterale Fußrand wird gehoben.

N. fibularis (= peroneus) profundus
A. tibialis anterior

- Präpariere in der Tiefe zwischen M. tibialis anterior und M. extensor hallucis longus den **N. fibularis profundus** und neben ihm die A. tibialis anterior. Entferne die Begleitvenen!

- Zur besseren Darstellung der Aufteilung des N. fibularis communis durchtrennt der ASSISTENT nun proximal, direkt über dem N. fibularis profundus, den **M. fibularis longus**. Klappe den distalen Muskel dann nach unten und verfolge den Verlauf des N. fibularis profundus.

8.3 Knie und Unterschenkel-Vorderseite

- Der **N. fibularis (= peroneus) profundus** versorgt die Muskeln der **Streckerloge**: M. tibialis anterior, M. extensor hallucis longus und digitorum longus, und, falls vorhanden, den M. fibularis tertius. Sensibel innerviert er die Haut an der Dorsalseite zwischen Großzehe und zweiter Zehe.

- Die **Extensoren** strecken den Fuß im oberen Sprunggelenk (Dorsalextension). Der M. tibialis anterior hilft bei der Supination mit. Der M. extensor digitorum longus (mit dem M. fibularis tertius) wirkt als Pronator und streckt natürlich, wie der Name sagt, die Zehen.

- BEACHTE: Die jeweilige Wirkung der Unterschenkelmuskeln auf die Bewegungen des Fußes in den Sprunggelenken ergibt sich aus der Lage der (überwiegend in Sehnenscheiden fixierten) Sehnen zu den Bewegungsachsen des oberen (OSG) und unteren Sprunggelenks (USG), wie dies in Abb. 8-5 dargestellt ist.

- Die Lähmung des N. fibularis (= peroneus) profundus führt zum Bild des „**Steppergangs**". Der Patient kann den Fuß nicht mehr aktiv heben und muss daher bei jedem Schritt das Bein hoch anheben, um nicht mit der nach plantar herabgefallenen Fußspitze über den Boden zu schleifen. Zu suchen ist der typische Sensibilitätsausfall! Liegt die Schädigung höher, z. B. am Fibulaköpfchen, ist auch der N. fibularis superficialis betroffen, so dass der laterale Fußrand nicht mehr gehoben werden kann und der Sensibilitätsausfall größer ist. Fibularisverletzungen in Höhe des Caput fibulae sind häufig, z. B. als Folge eines unsachgemäß angelegten Gipsverbandes, da der Nerv hier sehr oberflächlich liegt!

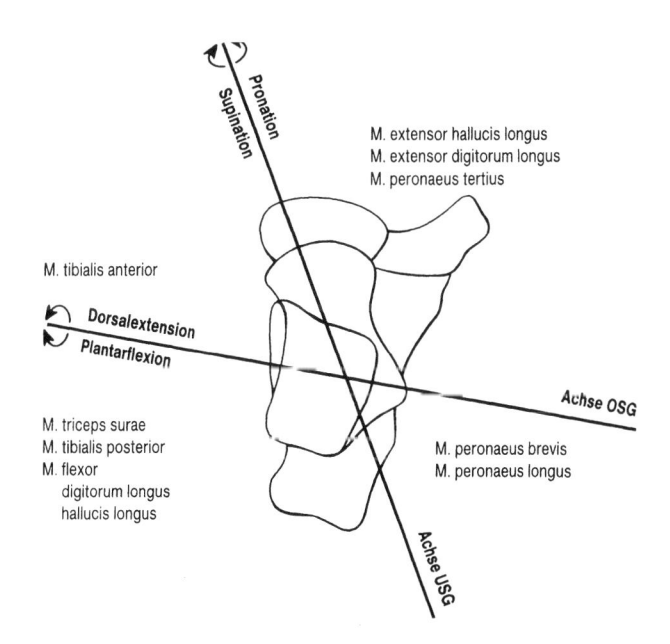

Abbildung 8-5.
Lage der Sehnen der Unterschenkelmuskeln zu den Bewegungsachsen des oberen (OSG) und unteren (USG) Sprunggelenks. Ansicht eines rechten Vorfußskeletts von proximal (d. h. Blick auf den Fußrücken)

8.4 Kniekehle und Unterschenkel-Rückseite

Hautpräparation

- Der Assistent legt die Hautschnitte gemäß Abb. 8-1.
- Klappe die Haut über der Kniekehle und der Rückseite des Unterschenkels zu beiden Seiten hin weg. Bevor du mit der Präparation beginnst, suche das **Wadenbeinköpfchen** auf und mache dir klar, dass direkt dorsal davon der N. fibularis (= peroneus) communis sehr oberflächlich liegt und leicht zerstört werden kann (siehe unten). Schone ihn!
- Stelle nun im so begrenzten Gebiet die oberflächlichen Venen und Hautnerven dar:

V. saphena parva
N. cutaneus surae medialis

– Von der Hinterseite des lateralen Knöchels aufwärts zur Hinterfläche des Unterschenkels zieht die **V. saphena parva**, begleitet vom N. cutaneus surae medialis. Die Vene tritt in halber Höhe des Unterschenkels durch die Fascia cruris und läuft subfaszial bis in die Kniekehle. Achte auf ihre Anastomosen mit der V. saphena magna, die an der Innenseite des Knies liegt. Erhalte dort den N. saphenus!!

N. suralis

– Präpariere den neben der V. saphena parva austretenden **N. cutaneus surae medialis** des N. tibialis. Er erhält von oben lateral Zuflüsse vom **N. cutaneus surae lateralis** des N. fibularis communis. Von da an heißt der Nerv **N. suralis** und zieht abwärts zur Hinterseite des Außenknöchels.

N. cutaneus surae lateralis

– Lateral im oberen Bereich des Unterschenkels treten die Äste des **N. cutaneus surae lateralis** an die Oberfläche. Sie ziehen an der Außenseite des Unterschenkels abwärts, z. T. zur Vorderseite.

N. saphenus
Rr. cutanei cruris mediales

– Suche dorsal von der V. saphena magna den Stamm des **N. saphenus** auf, dessen Äste (Rr. cutanei cruris mediales) an der Innenseite des Unterschenkels hinabsteigen.

N. cutaneus femoris posterior

– Achte im Bereich der Kniekehle auf die Endigungen des **N. cutaneus femoris posterior**, die du am Oberschenkel vermutlich bereits aufgefunden hast.

- Die sensible Versorgung im Bereich der Kniekehle und der Unterschenkelrückseite erfolgt:
– in der Kniekehle durch die Endäste des N. cutaneus femoris posterior;
– an der Innenseite des Unterschenkels durch den **N. saphenus**;
– an der Außenseite des Unterschenkels durch den **N. cutaneus surae lateralis** aus dem N. fibularis (= peroneus) communis;
– an der Rückfläche des Unterschenkels durch den **N. cutaneus surae medialis** des N. tibialis bzw. den **N. suralis**.

- Da der **N. suralis** ein relativ kleines, funktionell unbedeutendes autonomes Innervationsgebiet hat (d.h. das Gebiet, für das er ganz allein und ohne Überlappung durch andere Nerven zuständig ist), kann er entnommen werden, wenn an anderer Stelle ein funktionell wichtigerer Nerv auf einer bestimmten Strecke ersetzt werden muss ("Nerveninterponat"). Wenn überhaupt, resultiert daraus eine kleine taube Stelle hinter dem Außenknöchel.

Entfernung der Faszie an der Fossa poplitea	• Spalte die **Unterschenkelfaszie** über der V. saphena parva. Verfolge die Vene und den sie begleitenden N. cutaneus surae medialis nach kranial bis zur Kniekehle.
	• Präpariere den N. cutaneus surae lateralis aufwärts bis zu seinem Austritt aus dem **N. fibularis communis**.
Fossa poplitea	• Lege die Muskeln frei, die die Fossa poplitea begrenzen:
M. semimembranosus M. semitendinosus M. gracilis (M. sartorius) M. biceps femoris M. gastrocnemius	– oben medial die unteren Abschnitte und Sehnen des **M. semimembranosus**, **M. semitendinosus** sowie innen **M. gracilis** und **M. sartorius**;
	– oben lateral die Sehne des **M. biceps femoris**;
	– unten medial der mediale Kopf des **M. gastrocnemius**;
	– unten lateral der laterale Kopf des M. gastrocnemius.
	• BEACHTE: M. semitendinosus, M. gracilis und M. sartorius ziehen mit ihren Sehnen nach vorn zur Innenseite des Tibiakopfes und setzen dort gemeinsam als **Pes anserinus** an (S. 249).
	• Verfolge die in die Kniekehle eintretenden bzw. aus ihr heraustretenden Leitungsbahnen in die Tiefe:
N. tibialis (1) N. fibularis (= peroneus) communis (1) V. poplitea (1)	– den N. cutaneus surae medialis bis zum Austritt aus dem **N. tibialis**;
	– den N. cutaneus surae lateralis bis zu seinem Abgang vom **N. fibularis communis**;
	– die V. saphena parva bis zu ihrer Einmündungsstelle in die **V. poplitea**.
N. tibialis (2) N. fibularis (= peroneus) communis (2)	• Gehe den Ästen des N. ischiadicus nach distal nach:
	Der **N. fibularis (= peroneus) communis** verläuft am Hinterrand des M. biceps femoris nach lateral zur Außenseite des Unterschenkels und geht unterhalb des Fibulaköpfchens in die Tiefe.

• Hier wird der Nerv nicht nur im Präpariersaal, sondern auch im Leben sehr häufig verletzt (siehe S. 251).

	– Der **N. tibialis** verschwindet unter dem lateralen Gastroknemiuskopf. Er wird erst später weiterverfolgt!
V. poplitea (2) A. poplitea	• Stelle jetzt die **V. poplitea** und in der Tiefe, also ventral von ihr, die **A. poplitea** dar.
	– Entferne großzügig das reichliche Fettgewebe aus der Fossa poplitea bis hinab zur Hinterfläche des Femur.

8 Untere Extremität, Leitungsbahnen und Muskulatur

Hiatus tendineus — Präpariere den **Hiatus tendineus** zwischen den beiden Anteilen des M. adductor magnus, also die Austrittsstelle der Vasa poplitea aus dem Adduktorenkanal!

- Merke dir die Reihenfolge der Leitungsbahnen in der Kniekehle von lateral nach medial und von oberflächlich nach tief: N fibularis (= peroneus) communis, N. tibialis, V. poplitea, A. poplitea (Merkspruch: „NVA" oder „Nivea"). Obwohl die Arterie am tiefsten liegt, kannst du ihren Puls tasten, am besten indem du am auf dem Rücken liegenden Patienten mit den tastenden Fingern in der Mitte der Kniekehle soweit vordringst, bis du das Knie dadurch anhebst.

A. genus media
A. genus superior medialis / lateralis
- ACHTE auf die oberen der tiefen Äste der A. poplitea für das Rete articulare genus: die **A. genus superior medialis** und **A. genus superior lateralis** sowie unterhalb von diesen die unpaare **A. genus media**.

- BEACHTE: Die **A. genus media** zieht durch die Gelenkkapsel des Kniegelenks zu den Kreuzbändern.

  - BEVOR du die Vasa poplitea und den N. tibialis weiter nach kaudal in die Tiefe verfolgst, präpariere erst oberflächlich die Wadenmuskulatur.

M. triceps surae
M. gastrocnemius
M. soleus
Achillessehne
- Stelle unter Erhaltung (!) der Hautnerven und -venen den **M. triceps surae** dar. Säubere den **M. gastrocnemius** und seine beiden Köpfe (Caput mediale und laterale), die seitlich hervorschauenden Anteile des **M. soleus** und die gemeinsame Sehne aller Muskelteile (**Achillessehne**).
BEACHTE medial neben der Achillessehne die dünne Sehne des M. plantaris!

- Der **M. triceps surae** besteht aus den zwei Gastroknemiusköpfen und dem M. soleus. Er wird vom N. tibialis innerviert und setzt über die Achillessehne (Tendo calcaneus) am Fersenbein, genauer am Tuber calcanei, an.

- Der M. triceps surae bewirkt in den Sprunggelenken Plantarflexion (Senken des Fußes bzw. Heben der Ferse) und Supination (Senken des lateralen Fußrands und Wenden der Fußsohle nach medial).
Der **M. gastrocnemius** beugt zusätzlich (gemeinsam mit den ischiokruralen Muskeln) im Kniegelenk. Bezüglich der Tibialislähmung siehe S. 256!

A. poplitea
V. poplitea
N. tibialis
M. plantaris
- Verfolge die **Vasa poplitea** und den **N. tibialis** weiter nach distal. Dränge die beiden Köpfe des M. gastrocnemius stumpf mit den Fingern auseinander.
ACHTE auf den schmalen Muskelbauch und die lange, dünne Sehne des **M. plantaris**, der vom lateralen Gastroknemiuskopf bedeckt wird.

  - Stelle die Muskeläste des N. tibialis zum M. gastrocnemius und zum M. soleus dar.

A. genus inferior medialis / lateralis
- Suche die Abgänge der **Aa. genus inferior medialis** und **lateralis** auf.

8.4 Kniekehle und Unterschenkel-Rückseite

Durchtrennung des Caput mediale m. gastrocnemii (Assistent!)
- Der ASSISTENT durchtrennt jetzt den **medialen Gastroknemiuskopf** quer, und zwar distal der eintretenden Muskeläste und unter Schonung des **M. plantaris**, falls dieser vorhanden ist (Atlas!).

M. soleus
- Lege den durchtrennten Muskelkopf nach oben zurück, unterminiere den Bauch des M. gastrocnemius und lege unter ihm den **M. soleus** frei.

A. poplitea
N. tibialis
- Verfolge die A. poplitea und den N. tibialis bis zum Sehnenbogen (**Arcus tendineus**) des M. soleus.

- Durch den **Arcus tendineus** ziehen die A. und V. poplitea und der N. tibialis. Die Arterie teilt sich kurz danach in die Aa. tibiales anterior und posterior. Die A. tibialis anterior zieht durch die Membrana interossea in die Streckerloge (siehe unten). Die A. tibialis posterior zieht mit dem N. tibialis zu den tiefen Beugern am Unterschenkel (M. tibialis posterior, M. flexor hallucis longus, M. flexor digitorum longus).

Muskelschnitt M. soleus (Assistent)
- Sobald die Leitungsbahnen und der M. soleus von Fett- und Bindegewebe befreit sind, durchtrennt der ASSISTENT den **M. soleus** (Abb. 8-6): der Schnitt verläuft von der Öffnung des Sehnenbogens nach medial zur Rückfläche des Schienbeins. Der Assistent soll versuchen, von oben und unten den M. soleus vor dem Durchtrennen soweit wie möglich zu unterminieren, um in der richtigen Schicht zu bleiben. Unterhalb des sehnigen Ursprungs kann der Muskel weitgehend stumpf von der Unterlage gelöst und dann ganz nach lateral hochgeklappt werden.

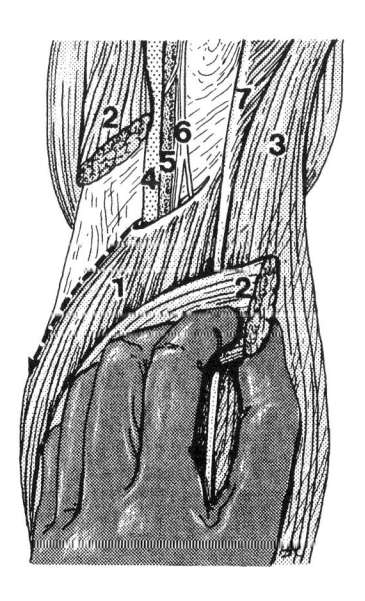

Abbildung 8-6:
Schnittführung zum Ablösen des M. soleus. Der mediale Kopf des M. gastrocnemius ist zuvor durchtrennt worden. Dorsalansicht eines rechten Unterschenkels
1 M. soleus; 2 Caput mediale m. gastrocnemii (durchtrennt); 3 Caput laterale m. gastrocnemii; 4 A. poplitea; 5 V. poplitea; 6 N. tibialis; 7 Sehne des M. plantaris

A. V. tibialis anterior / posterior	• Stelle die Aufzweigung der A. poplitea in die **A. tibialis anterior**, die nach vorne abzweigt, und die **A. tibialis posterior** dar; ebenso den Zusammenfluss der Vv. tibiales anterior und posterior.

- BEACHTE: die **A. tibialis** anterior zieht nach vorn, überquert die Membrana interossea und gelangt zur Streckerloge (M. tibialis anterior, M. extensor hallucis longus, M. extensor digitorum longus).

A. fibularis (= peronea)	• Verfolge die A. tibialis posterior sowie den N. tibialis abwärts. Stelle unterhalb des Sehnenbogens des M. soleus den Abgang der **A. fibularis (= peronea)** dar, die unter dem M. flexor hallucis verschwindet.
M. flexor hallucis longus / digitorum longus *M. tibialis posterior* *Chiasma crurale*	• Säubere die Muskeln der tiefen Beugerloge: lateral vom Gefäß-Nerven-Strang den **M. flexor hallucis longus**, medial von ihm den **M. flexor digitorum longus** und den **M. tibialis posterior**. Verfolge ihre Sehnen nach distal. BEACHTE: die Sehne des M. flexor digitorum longus überkreuzt die Sehne des M. tibialis posterior (Chiasma crurale).

- Die Muskeln der tiefen Beugerloge werden vom **N. tibialis** innerviert.

- Die **tiefen Beuger** bewirken neben der Plantarflexion auch die Supination des Fußes (siehe oben S. 251). Die Sehnen der langen Zehenbeuger beugen nicht nur außerdem die Zehen, sondern sichern darüber hinaus das Längsgewölbe des Fußes, der M. tibialis posterior (gemeinsam mit dem M. fibularis (= peroneus) longus) auch das Quergewölbe (S. 276).

- Ist der **N. tibialis** hoch geschädigt, kann sich der Patient nicht mehr auf die Zehenspitzen stellen. Der Fuß steht zudem in Pronationsstellung. Eine Verletzung des N. tibialis unterhalb der Kniekehle hat kaum eine Beeinträchtigung der Plantarflexion und Supination zur Folge, da er seine Äste zum M. triceps surae oberhalb abgibt.

- Am Unterschenkel gibt es drei Arterienstämme: **Aa. tibiales anterior** und **posterior** und **A. fibularis (= peronea)**. Den Puls der A. tibialis posterior kannst du hinter dem Innenknöchel tasten, den Endast der A. tibialis anterior am Fußrücken (s. u.), die A. fibularis ist nicht tastbar.
In diesen Arterien und der A. femoralis kann es, insbesondere bei Rauchern, zu arteriosklerotischen Einengungen (Stenosen) kommen. Wenn der Gefäßdurchmesser nur noch für die Ruhedurchblutung ausreicht, kommt es bei Belastung, z. B. beim Laufen, zur Sauerstoff-Unterversorgung und damit zu Schmerzen in Wade und Fuß. Man nennt dies „Schaufensterkrankheit" (Claudicatio intermittens), da die Patienten dann vor jedem Schaufenster stehen bleiben.

- Die **vier Muskelgruppen** am Unterschenkel (oberflächliche und tiefe Flexoren, Extensoren, Peronei) sind in vier getrennten **Muskellogen** („Kompartments") aus recht starken Faszienschläuche untergebracht. Deshalb kann nach einer Verletzung der Druck in diesen Räumen durch eine Einblutung so stark ansteigen, dass die Muskelkapillaren nicht mehr ausreichend durchblutet werden (**Kompartmentsyndrom**). Wenn der Druck dann nicht durch operative Faszienspaltung gesenkt wird, können dadurch Muskeln zugrunde gehen.

8.5 Fußrücken

Entfernung der Haut
- Lass dir vom Assistenten die Hautschnitte am Fußrücken legen. Vorsicht, die Haut ist hier sehr dünn und hat wenig Subkutis darunter. Entferne die Haut vollständig, auch von den Zehen. Hier werden die Zehennägel umschnitten!

Arcus venosus dorsalis pedis
- Präpariere im spärlichen Fettgewebe des Fußrückens den gemeinsamen Bogen der V. saphena magna und der V. saphena parva (**Arcus venosus dorsalis pedis**).

N. cutaneus dorsalis medialis / intermedius
N. saphenus
N. fibularis (= peroneus) profundus
N. cutaneus dorsalis lateralis
- Suche folgende Hautnerven auf:
  – die Hautäste des N. fibularis superficialis, **N. cutaneus dorsalis medialis** und **intermedius**, mit ihren Zweigen bis zu den Zehen hinab. Sie treten vorn knapp oberhalb des Malleolus lateralis gemeinsam aus der Faszie aus.
  – den **N. saphenus**, der vor dem Innenknöchel herabzieht und am medialen Fußrand endet.
  – den **N. fibularis profundus**, der kurz vor dem ersten Zwischenzehenraum in Höhe des Venenbogens an die Oberfläche gelangt.
  – den **N. cutaneus dorsalis lateralis** aus dem N. suralis am Außenrand des Fußrückens.

- Merke dir die sensible Versorgung der Haut des Fußrückens:
– Der **N. saphenus** innerviert die Haut über dem Innenknöchel und am medialen Fußrand.
– Der **N. fibularis (= peroneus) profundus** versorgt im ersten Zwischenzehenraum die einander zugekehrten Seiten der Großzehe und der zweiten Zehe.
– Der **N. fibularis (= peroneus) superficialis** übernimmt über den N. cutaneus dorsalis medialis und (lateral von diesem) über den N. cutaneus dorsalis intermedius den Fußrücken und die Dorsalfläche der übrigen Zehen.
– Der laterale Fußrand wird vom N. cutaneus dorsalis lateralis aus dem **N. suralis** innerviert.

Retinacula
- Kläre im Vergleich mit dem Atlasbild Lage und Verläufe der **Retinacula**, der Verstärkungszüge am Übergang der Fascia cruris in die Faszie des Fußes. Begrenze sie künstlich mit dem Skalpell und lasse sie stehen, entferne zwischen ihnen die übrigen Faszienanteile:
  – Das **Retinaculum mm. extensorum superius** liegt knapp oberhalb der Malleolengabel und zieht vom Innenknöchel vor den Streckersehnen quer hinüber zum Wadenbein. Das obere Retinaculum sollst du nur schmal begrenzen. Wenn es bei der frühen Präparation der Unterschenkelvorderseite beschädigt worden ist, soll der Assistent entscheiden, ob auf seine Darstellung verzichtet werden kann.

- Die Hauptzüge des **Retinaculum mm. extensorum inferius** ziehen vom **Retinaculum mm. fibularium inferius** und vom lateralen Fußrand Y-förmig mit einem Anteil zum Innenknöchel, mit einem zweiten, unteren Anteil zum medialen Fußrand.
- Das **Retinaculum mm. fibularium superius** strahlt vom Malleolus lateralis nach hinten und oberhalb vom Retinaculum mm. fibularium inferius in die Faszie am Tuber calcanei aus.
- Das **Retinaculum mm. flexorum** liegt zwischen Außenknöchel und Fersenbeinhöcker.

- Die **Retinacula** sind bindegewebige Verstärkungszüge der Fascia cruris und fixieren die unter ihnen in Sehnenscheiden hindurchziehenden Muskelsehnen auf deren Unterlage. Sie bilden die Außenwand dieser Sehnenfächer.
- Unter dem Retinaculum mm. flexorum verlaufen auch die Leitungsbahnen, die um den Innenknöchel herumziehen, zur Fußsohle.

  - Verfolge die **A. tibialis anterior** und die **Sehnen** der Extensoren bis zum **Retinaculum mm. extensorum inferius**.

M. extensor digitorum longus / hallucis longus
A. dorsalis pedis
N. fibularis (= peroneus) profundus
M. extensor hallucis brevis / digitorum brevis

  - Mit der Entfernung der Faszie am Fußrücken kommen die folgenden Muskeln, Muskelsehnen, Gefäße und Nerven zutage:
  - die Sehnen des **M. extensor digitorum longus** zur 2.-5. Zehe, sowie eventuell die Sehne des M. fibularis tertius;
  - medial von diesen die Sehne des **M. extensor hallucis longus** zur Großzehe.
    Verfolge die Muskelsehnen vom Unterschenkel zum Fußrücken hinab, zerstöre aber nicht die Retinacula!
  - die **A. dorsalis pedis**, die lateral neben der Sehne des M. extensor hallucis longus liegt;
  - der **N. fibularis profundus**, der normalerweise erst distal zwischen 1. und 2. Zeh an die Oberfläche kommt (Atlas!).
  - der **M. extensor digitorum brevis** und der **M. extensor hallucis brevis**. Säubere ihre Muskelbäuche unter den Sehnen des M. extensor digitorum longus und verfolge die Sehnen der langen und kurzen Zehenstrecker bis zu ihren Ansätzen.

- Die **A. dorsalis pedis** ist Endast der A. tibialis anterior. Hier kann am Fußrücken, lateral neben der Sehne des M. extensor hallucis longus, ihr Puls getastet werden. Fehlt der Puls, muss der Arzt auch daran denken, dass eine Variation im Arterienverlauf vorliegen könnte, und in der Nachbarschaft weitertasten.
- Die Sehnen des **M. extensor digitorum longus** setzen an der Dorsalaponeurose der Zehen im Bereich der Mittel- und Endglieder an, der **M. extensor hallucis longus** an der Endphalanx der Großzehe.

- Die Sehnen des kurzen Zehenstreckers, **M. extensor digitorum brevis**, strahlen in die Dorsalaponeurose der Zehen ein, der **M. extensor hallucis brevis** zieht zur Grundphalanx der Großzehe.
- M. extensor digitorum brevis und hallucis brevis werden vom **N. fibularis (= peroneus) profundus** innerviert.

Aa. metatarseae dorsales • Verfolge die **A. dorsalis pedis** und den **N. fibularis pro-**
Mm. interossei dorsales   **fundus** zehenwärts. Stelle in den Zwischenzehenräumen die
                               Aa. metatarseae dorsales dar.

- Befreie die Flächen der Mittelfußknochen (Ossa metatarsalia) von Bindegewebe und Periost. Säubere die zwischen ihnen liegenden **Mm. interossei dorsales** (s. S. 263).

- Die Aa. metatarseae dorsales stammen meistens überwiegend aus dem Arcus plantaris der Fußsohle (s. u.), z. T. aus der A. dorsalis pedis, die eine A. arcuata unter dem M. extensor digitorum brevis entsenden kann.

8.6 Fußsohle

Hautpräparation • Beachte die Hinweise auf S. 22. Da die Haut der Fußsohle sehr dick ist und naturgemäß fest mit dem darunterliegenden Gewebe verbunden ist, ist es nicht ganz einfach, die richtige Schicht zu finden. Kontrolliere häufig, wie dick die Haut ist, die du abpräpariert hast.

Alternative *Da in der Subkutis der Fußsohle keine wichtigen Leitungsbahnen verlaufen, ist es auch gut möglich, die Haut hier gemeinsam mit der Subkutis abzupräparieren. Dazu wird parallel zur Fußsohle ein Randschnitt hinten um die Ferse gelegt und bis an die Unterfläche des Tuber calcanei geführt. Dann wird zwischen Subkutis und Plantaraponeurose, weiterhin parallel zur Fußsohle, die gesamte Haut und Subkutis von hinten nach vorn abpräpariert. Nur auf beiden Seiten der Plantaraponeurose (Atlas!) darf man dabei nicht zu tief geraten wegen der Äste der Nn. plantares (s. u.).*

- Entferne das subkutane Fettgewebe an der Fußsohle. Achte an der Ferse auf die sensiblen Rr. calcanei mediales (aus dem N. tibialis) und laterales (aus dem N. suralis).

Plantaraponeurose • Lege die **Plantaraponeurose** in ihrer ganzen Ausdehnung vom Fersenbeinhöcker (Tuber calcanei) bis zu ihren zipfligen Ausläufern zu den Sehnenscheiden an den Zehen frei.

- An den Rändern der Plantaraponeurose treten innen der N. digitalis plantaris proprius für die Großzehe und außen der R. superficialis des N. plantaris lateralis hervor.

Nn. digitales plantares • Suche zwischen den Ausläufern der Plantaraponeurose die
Aa. metatarseae plantares   **Nn. digitales plantares communes** und die **Aa. metatar-**
Aa. plantares proprii   **seae plantares** und ihre Teilung in die Nn. digitales plantares proprii bzw. Aa. plantares proprii auf.

- Die **Plantaraponeurose** verspannt gemeinsam mit anderen Bändern und mit Muskelsehnen (S. 276!) das Längsgewölbe des Fußes. Ihre Innenseite dient als Ursprungsfläche für den M. flexor digitorum brevis.

M. abductor digiti minimi
M. abductor hallucis

- Entferne die Faszie am inneren und äußeren Fußrand von den darunterliegenden Muskeln. Lege dort frei:
  - am lateralen Fußrand den **M. abductor digiti minimi**,
  - am medialen Fußrand den **M. abductor hallucis**.

- Der **M. abductor hallucis** wird vom N. plantaris medialis versorgt. Er abduziert, gemeinsam mit dem M. flexor hallucis brevis beugt er die Großzehe im Grundgelenk.

- Der **M. abductor digiti minimi** (Innervation: N. plantaris lateralis) beugt und abduziert die kleine Zehe im Grundgelenk. Er hilft bei der Verspannung des Längsgewölbes des Fußes.

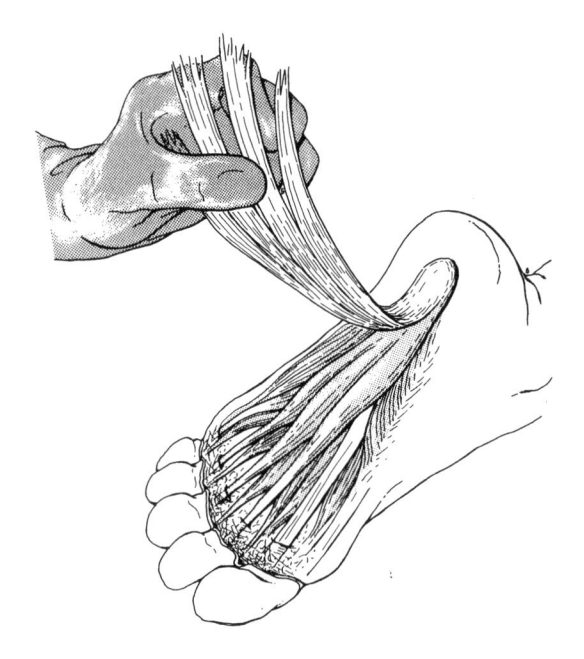

Abbildung 8-7:
Zurückklappen der Plantaraponeurose

Zurückklappen der Plantaraponeurose

- Löse die **Plantaraponeurose** vorsichtig ab: Beginne an ihren zipfelförmigen distalen Ausläufern, die du mit dem Skalpell von der Unterlage abhebst, ohne die darunter liegenden Sehnen zu verletzen. Achte unbedingt auf die jeweils zwischen den Zehen hervortretenden Leitungsbahnen (s. o.)! Begrenze die Plantaraponeurose an den Seitenrändern scharf, unterminiere sie stumpf mit den Fingern und lege sie nach dorsal zurück.
BEACHTE! Die Plantaraponeurose wird nicht abgeschnitten, sondern bleibt proximal am M. flexor digitorum brevis hängen (Abb. 8-7)!

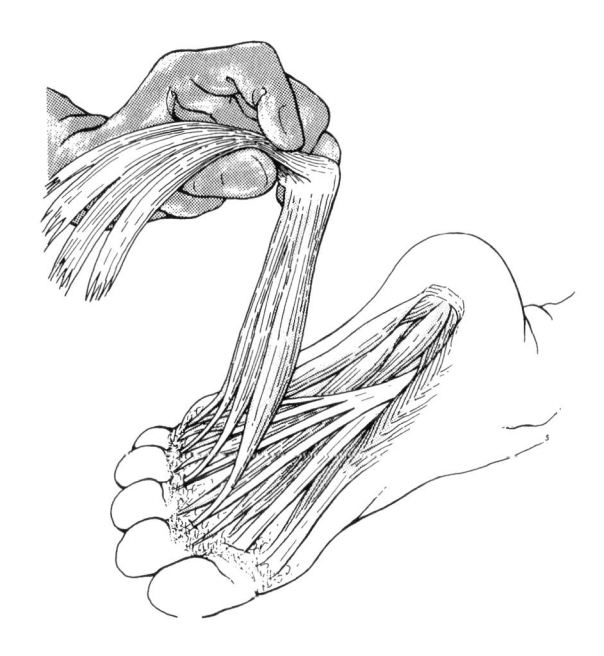

Abbildung 8-8:
Vorklappen des M. flexor digitorum brevis und der Plantaraponeurose

M. flexor digitorum brevis	• Unter der Plantaraponeurose findest du den **M. flexor digitorum brevis**. Verfolge seine Sehnen nach distal. Säubere die Sehnenscheiden, die die Sehnen der kurzen und langen Zehenbeuger umhüllen.
A. plantaris lateralis / medialis N. plantaris lateralis / medialis	• ACHTE an den Muskelrändern: – lateral auf die **A. plantaris lateralis** und den **N. plantaris lateralis**, der sich in einen Ramus superficialis und einen Ramus profundus teilt. Verfolge diese Äste! – medial auf die **A. plantaris medialis** und den **N. plantaris medialis**. Die Arterie teilt sich in einen oberflächlichen Ast zur Großzehe und einen tiefen Ast zum Arcus plantaris. Entferne die Begleitvenen.

- **N. plantaris medialis** und **lateralis** gehen aus dem N. tibialis eventuell bereits oberhalb des Retinaculum mm. flexorum hervor. Wenn du die Nerven der Hand schon gelernt hast, erleichtert es das Lernen der Fuß-Innervation, sich zu merken, dass der N. plantaris medialis dem N. medianus entspricht, der N. plantaris lateralis dem N. ulnaris.
- Der **M. flexor digitorum brevis** wird vom N. plantaris medialis innerviert. Neben seiner Funktion als Zehenbeuger hilft er bei der Verspannung des Längsgewölbes des Fußes.
- Merke dir den Schichtenaufbau der Muskeln der Fußsohle. Im mittleren Bereich wirst du unter der Plantaraponeurose und dem M. flexor digitorum brevis (1. Schicht) noch auf folgende Schichten treffen:

– 2. Schicht: **Sehnen** der langen Zehenbeuger; daran ansetzend die **Mm. lumbricales** und der **M. quadratus plantae**;

- 3. Schicht: der **M. adductor hallucis** mit seinen beiden Köpfen;
- 4. Schicht: die Sehne des **M. fibularis (= peroneus) longus** und, distal davon, die **Mm. interossei**.

Vorklappen des M. flexor digitorum brevis	• Um weiter in die Tiefe der Fußsohle zu gelangen, trenne den **M. flexor digitorum brevis** scharf am Fersenbein ab. BEACHTE! Muskel und Plantaraponeurose sollen ZUSAMMEN an ihrem Ursprung durchschnitten werden, so dass die Aponeurose am Muskel hängenbleibt (Abb. 8-8)! Klappe den Muskel nach distal, bis er nur noch über seine Ansatzsehnen mit dem Fuß in Verbindung steht.
	• Vervollständige nun die Präparation der **Aa.** und **Nn. plantares** mediales und laterales. Verfolge die Leitungsbahnen zurück zum Rand des **M. abductor hallucis**, unter dem sie nach ihrem Verlauf um den Innenknöchel hervortreten.
Chiasma plantare M. quadratus plantae Mm. lumbricales	• Säubere die Sehnen des **M. flexor digitorum longus**. Verfolge sie unter dem N. plantaris medialis nach proximal, ebenso die Sehne des **M. flexor hallucis longus**. Beachte, dass diese die Sehne des ersteren unterkreuzt (Chiasma plantare).
	• Säubere den **M. quadratus plantae**.
	• Stelle die an den Sehnen des **M. flexor digitorum longus** ansetzenden vier Mm. lumbricales dar.

- Der **M. quadratus plantae** (2. Schicht) entspringt am Fersenbein und setzt an der Sehne des **M. flexor digitorum longus** an. Er wird vom N. plantaris lateralis innerviert. Die **Mm. lumbricales** entspringen von den langen Beugersehnen.

Durchtrennung der Sehne des M. flexor digitorum longus	• Die lange Beugersehne wird nun zwischen **M. quadratus plantae** und **Mm. lumbricales** quer durchtrennt. Klappe die beiden Anteile nach distal und proximal zurück. Verletze dabei nicht die Nerven und Gefäße!
Sehnenscheiden	• Eröffne distal die gemeinsamen Sehnenscheiden der Mm. flexores digitorum longus und brevis und stelle den Verlauf der Sehnen dar. BEACHTE, dass sich die Sehne des Flexor brevis spaltet und zwischen ihren Anteilen die Sehne des Flexor longus hindurchzieht.

- Der **M. flexor digitorum longus** inseriert an den Endphalangen der 2.-5. Zehe, der **M. flexor digitorum brevis** an ihren Mittelphalangen.

M. adductor hallucis	• Stelle jetzt, soweit er zugänglich ist, den **M. adductor hallucis** mit seinen beiden Köpfen dar: Caput obliquum und Caput transversum.

- Der **M. adductor hallucis** (3. Schicht) wird vom N. plantaris lateralis innerviert. Er adduziert die Großzehe im Grundgelenk, das Caput obliquum hilft bei ihrer Beugung. Der Muskel ist an der Verspannung des Fußlängs- und -quergewölbes beteiligt.

Arcus plantaris Aa. metatarseae plantares	• Suche den **Arcus plantaris** auf und stelle ihn von der A. plantaris lateralis aus dar, bis er unter dem Caput obliquum

	des M. adductor hallucis verschwindet. Suche hier die Abgänge der Aa. metatarseae plantares auf.
Sehne des M. fibularis (= peroneus) longus *Mm. interossei plantares*	• Eröffne durch einen schrägen Schnitt (Atlas!) proximal vom Caput obliquum des M. adductor hallucis den Kanal für die Sehne des **M. fibularis longus**.
	• Präpariere in der Tiefe zwischen den Ossa metatarsalia die **Mm. interossei plantares**.

- Die lange Sehne des **M. fibularis (= peroneus) longus** (4. Schicht) läuft quer unter der ganzen Fußsohle hindurch, um am medialen Fußrand am Os cuneiforme mediale und am Os metatarsale I anzusetzen. Sie unterstützt damit aktiv das **Quergewölbe**.

- Die **Mm. interossei plantares** und **dorsales** wirken auf die Grundgelenke der Zehen: Sie können die Zehen beugen sowie sie spreizen oder zusammenführen.

> • Überprüfe jetzt, ob du alle Präparierschritte vollständig durchgeführt hast!

9 Untere Extremität, Gelenke und Bänder

Vor der Gelenkpräparation an der unteren Extremität wirst du die Weichteile an deinem Präparat systematisch entfernen. Mache dir klar, welchen Nerven und welches Gefäß du jeweils fortnimmst. Auch bei der Wegnahme der Muskeln sollst du schrittweise von proximal nach distal vorgehen und bei jedem Muskelindividuum, das du abtrennst, wiederholen, um welchen Muskel es sich handelt, welchen Ursprung, welchen Ansatz und welche Funktionen er hat und welcher Nerv ihn inneviert. Beachte dazu die nachstehenden Hinweise:

Im Bereich des Beckens wirst du die Beckenorgane der Reihe nach herausnehmen und die äußeren Geschlechtsorgane entfernen, so dass zunächst noch die Muskulatur des Beckenbodens erhalten bleibt. Nütze die Gelegenheit, das Diaphragma pelvis und urogenitale noch einmal zu studieren. Erst dann entferne die Muskeln des Beckenbodens.

In der Region des Hüftgelenks beachte folgendes:

– Die Sehne des M. iliopsoas wird in Höhe des Ligamentum inguinale durchtrennt und zunächst stehengelassen. Die Muskeln selbst (M. psoas major und M. iliacus) werden wie alle anderen Muskelansätze am Beckengürtel weggenommen.

– Achte darauf, dass du das Ligamentum inguinale erhältst!

WICHTIG im Bereich des Kniegelenks:

– Der M. quadriceps femoris wird mindestens 10 cm oberhalb der Kniescheibe quer durchtrennt, AUF KEINEN FALL TIEFER, weil du sonst den Recessus superior der Kniegelenkshöhle eröffnest!

– Der Tractus iliotibialis, die Muskeln des Pes anserinus sowie die Mm. semimembranosus und biceps femoris werden in etwa gleicher Höhe durchschnitten und ihr distaler Anteil vorläufig stehengelassen.

– Das Caput laterale des M. gastrocnemius wird quer durchtrennt, das Caput mediale gekürzt.

– Der M. plantaris wird entfernt. Die Adduktoren können vollständig entfernt werden.

Für den Unterschenkel und den Fuß beachte:

– Die Achillessehne wird drei Querfinger oberhalb ihres Ansatzes am Tuber calcanei durchtrennt.

– Die Sehnen der langen Fußmuskeln wirst du zunächst in Höhe der Malleolen durchschneiden.

– Die Unterschenkelmuskulatur kannst du entfernen. Stelle die Membrana interossea geschlossen dar!

9.1 Beckengürtel

- Mach dich mit den Elementen des Beckengürtels vertraut, ihren Gelenkverbindungen und ihren Bändern. Beschäftige dich mit den für die Geburtshilfe wichtigen Beckenmaßen (S. 124 f.!).

- Erhalte bei der Entfernung der Beckenorgane und der Muskulatur

Ligamentum inguinale
Membrana obturatoria
Ligamentum sacrotuberale / sacrospinale

- das **Ligamentum inguinale**, das du als solches begrenzen musst;
- die **Membrana obturatoria**, wenn du die Mm. obturatorii externus und internus vorsichtig von ihr abtrennst;
- das **Ligamentum sacrotuberale** und das **Ligamentum sacrospinale**, die begrenzenden Strukturen der Foramina ischiadica.

Ligamenta sacroiliaca ventralia / dorsalia / interossea

- Präpariere die **Ligamenta sacroiliaca**, die an der Ventral- und Dorsalseite der Articulatio sacroiliaca ausgespannt sind, sowie als kranialsten Bandzug das Ligamentum iliolumbale.

Symphysis pubica

- Säubere und begutachte die in der Medianebene durchtrennte Symphyse.

- Das **Ligamentum sacrospinale** verbindet Kreuzbein und Spina ischiadica und grenzt das Foramen ischiadicum majus kaudal ab. Mit dem **Ligamentum sacrotuberale**, das zum Tuber ischiadicum zieht, schließt es das Foramen ischiadicum minus ein.
- Die Ligamenta sacrotuberale und sacrospinale verhindern, dass das Sakrum unter der Last des Körpergewichts nach vorn herabkippt!
- Das **Iliosakralgelenk** (ISG) ist eine Amphiarthrose und erlaubt nur geringe federnde Bewegungen. Während der Schwangerschaft lockert sich aber die Verbindung und erlaubt für die Geburt ein gewisses Ausweichen des Kreuzbeins.
- Die **Symphysis pubica** ist eine Synchondrose. Der Faserknorpelscheibe (Discus interpubicus) liegen oben das Ligamentum pubicum superius und unten das Ligamentum arcuatum pubis als Verstärkungsbänder an.

9.2 Hüftgelenk

- Im Bereich des Hüftgelenks sollst du alle Muskeln außer der **Sehne des M. iliopsoas** entfernt haben (s. o.).

Sehne des M. iliopsoas
Bursa iliopectinea

- Löse die Iliopsoassehne vorsichtig von ihrer Unterlage ab. ACHTE auf die **Bursa iliopectinea**, einen Schleimbeutel zwischen der Sehne und dem Pecten ossis pubis im oberen Bereich der Hüftgelenkskapsel. Er kann mit der Gelenkhöhle in Verbindung stehen!

Gelenkkapsel
Ligamentum iliofemorale / ischiofemorale / pubofemorale

- Stelle die Kapselwand dar und studiere ihren Verlauf und die in sie eingelassenen drei Verstärkungsbänder:
  - das **Ligamentum iliofemorale** an der Vorderseite des Hüftgelenks entspringt an der Spina iliaca anterior inferior und zieht fächerförmig abwärts zur Linea intertrochanterica. Unterscheide in diesem Fächer eine laterale Pars transversa und eine mediale Pars descendens;
  - das **Ligamentum ischiofemorale** verläuft dorsal vom Sitzbein zur Fossa trochanterica des Femur;
  - das **Ligamentum pubofemorale** an der medialen Kapselwand verbindet den Ramus superior des Os pubis mit der

Linea intertrochanterica und den Fasern des Ligamentum iliofemorale.

- Die **Gelenkkapsel** des Hüftgelenks entspringt vornehmlich am knöchernen Rand des Azetabulums. Sie haftet sich ventral an der Linea intertrochanterica des Femur an, dorsal erreicht sie die Crista intertrochanterica jedoch nicht. Die Kapsel ist am entspanntesten in leichter Beugung und Außenrotation. Deshalb nimmt ein Patient mit einem Erguss im Hüftgelenk spontan diese Stellung ein.

– MERKE: An der Vorderseite ist der Schenkelhals (Collum ossis femoris) in die Gelenkkapsel des Hüftgelenks miteinbezogen, an der Rückseite liegt er zur Hälfte extrakapsulär!

- Das **Ligamentum iliofemorale**, das die Vorderseite der Gelenkkapsel verstärkt, wird bei der Streckung im Hüftgelenk angespannt. Es ist das stärkste Band des menschlichen Körpers und verhindert eine Überstreckung bzw. ein Kippen des Beckens nach hinten. Der laterale Anteil des Bandes hemmt außerdem Außenrotation und Adduktion, der mediale die Innenrotation.

- Alle drei Hüftbänder umgreifen den Schenkelhals schraubenförmig und strahlen in die **Zona orbicularis** der Kapsel ein. Bei zunehmender Streckung schließt sich diese „Bänderschraube", erhöht den Gelenkzusammenhalt und verhindert die Überstreckung.

- Das **Ligamentum ischiofemorale** hemmt zusätzlich die Innenrotation, das **Ligamentum pubofemorale** eine übermäßigen Abduktion und Außenrotation.

Eröffnung des Hüftgelenks (Assistent!)
- Sobald die Hüftgelenkskapsel sauber dargestellt worden ist, kann der ASSISTENT kurz vor dem Testat das Hüftgelenk eröffnen.
  – VORGEHEN: Das **Ligamentum iliofemorale** wird begrenzt und bleibt stehen, während die Ligamenta ischiofemorale und pubofemorale vollständig entfernt werden (Abb. 9-1).
  – Der Assistent zieht anschließend den Hüftkopf aus der Gelenkpfanne heraus, indem er das Becken nach vorn schiebt. Dabei reißt zwangsweise das **Ligamentum capitis femoris**.

Inspektion des eröffneten Hüftgelenks
- Betrachte im Vergleich mit dem Atlasbild das eröffnete Hüftgelenk. Zeige : **Acetabulum**, Fossa acetabuli. **Labrum acetabuli**; Facies lunata; **Ligamentum capitis femoris**.

- Das **Hüftgelenk** (Articulatio coxae) ist ein Kugelgelenk. Die Gelenkpfanne des Acetabulum nimmt dabei mehr als die Hälfte des Caput femoris in sich auf, reicht also über den Äquator des Gelenkkopfs hinaus („Nussgelenk"). Die knorpelüberzogene Gelenkfläche des Azetabulums, die Facies lunata, ist andererseits wesentlich kleiner als die Gelenkknorpelfläche am Femurkopf.

- Das Hüftgelenk besitzt drei **Freiheitsgrade** der Bewegung: für Flexion und Extension, Ab- und Adduktion sowie für Innen- und Außenrotation.
  Beachte, dass dies eine mehr oder weniger „künstliche" Einteilung der Bewegungen anhand der drei Körperebenen ist. Als Kugelgelenk erlaubt das Hüftgelenk Bewegungen um jede beliebige Achse. Jede Bewegung wird dann der Einfachheit halber (um nicht von Bewegungen um schräge Achsen reden zu müssen) jeweils als Kombination aus den drei genannten Bewegungsrichtungen beschrieben.

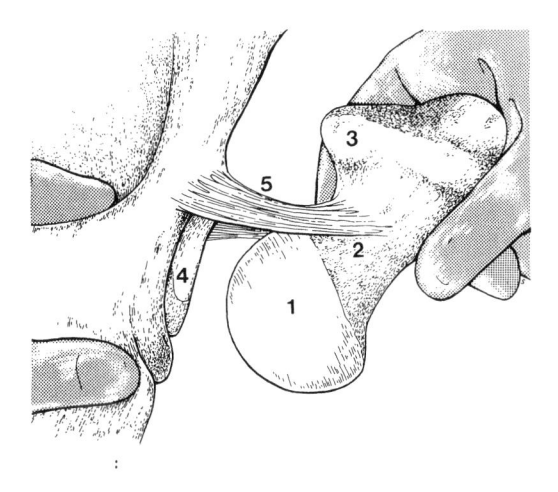

Abbildung 9-1:
Eröffnetes linkes Hüftgelenk; Ventralansicht
1 Caput femoris; 2 Collum femoris; 3 Trochanter major; 4 Acetabulum; 5 Ligamentum iliofemorale

- Der Hüftgelenkskopf wird durch Zweige mehrerer **Gefäße** arteriell versorgt:
- der A. circumflexa femoris medialis,
- der A. circumflexa femoris lateralis,
- der A. glutea inferior,
- durch den R. acetabularis der A. obturatoria, der über das Ligamentum capitis femoris den Femurkopf erreicht und fehlen kann.
- Als **Kollodiaphysenwinkel** wird am Femur der Winkel zwischen der Achse des Schenkelhalses und der Längsachse des Femurschafts bezeichnet. Er beträgt beim Neugeborenen ca. 150°, beim Erwachsenen etwa 127° und nimmt mit zunehmendem Alter bis auf 120° ab.
- Eine pathologische Vergrößerung des Kollodiaphysenwinkels über 127° hinaus heißt **Coxa valga**. Umgekehrt spricht man bei verkleinertem Winkel von einer **Coxa vara**. (Grundsätzlich bezeichnet „valgus" eine Gelenkfehlstellung in der Frontalebene, bei der der distale Teil nach lateral abweicht, „varus" eine Abweichung nach medial.)
- Eine Coxa vara führt durch den relativen Hochstand des Trochanter major zur aktiven Insuffizienz der dort ansetzenden Abduktoren (Mm. glutei medius und minimus) und damit zum **Trendelenburgschen Zeichen** (S. 245!).

9.3 Kniegelenk

- Die Muskulatur im Bereich des Kniegelenks musst du unbedingt gemäß den Hinweisen auf S. 264 begrenzen und z. T. entfernen.
- Im **Kniegelenk** (Articulatio genus) artikulieren einerseits im Femorotibialgelenk Femurkondylen und die Facies articularis superior der Tibia miteinander, andererseits im Femoropatellargelenk Kniescheibe und die Facies patellaris des Femur.

- Das Kniegelenk ist ein **Trochoginglymus**, eine Kombination eines Scharniergelenks mit einem Radgelenk. Es hat zwei Freiheitsgrade der Bewegung, die Beugung und Streckung des Knies sowie (nur bei gebeugtem Knie!) Außen- und Innenrotation erlauben.

- Die Mechanik des Femorotibialgelenkes ist allerdings komplizierter als ein einfaches Scharnier. Deshalb hat die Entwicklung von funktionierenden Endoprothesen für das Knie auch wesentlich länger gedauert als beim mechanisch einfachen Hüftgelenk. Die Krümmung der Kondylen entspricht nicht dem Idealbild eines Kreisbogens, weshalb mit der laufenden Veränderung des Krümmungsgrades auch die zugehörigen Krümmungsmittelpunkte (= Drehzentren) ihre Lage wechseln. Die Bewegungsachse, die die Drehzentren des linken und des rechten Kondylus verbindet, ist daher nicht ortsfest. Unter den zusätzlichen Bedingungen der Drehgleitbewegung führt dies zu einer kurvenartigen Verlagerung der Achse bei der Flexions-/Extensionsbewegung. Außerdem sind Flexion und Extension eine Kombination von Rollen und Gleiten der Femurkondylen auf dem Tibiaplateau. Bei den ersten 25° der Beugung aus der Streckstellung heraus überwiegt das Rollen (wie bei Autoreifen auf der Straße), wodurch der Kontaktpunkt der Kondylen mit der Tibia nach hinten wandert. Bei weiterer Beugung überwiegt dann das Gleiten, also das echte Drehen wie in einem Scharnier (oder wie bei durchdrehenden Autoreifen auf vereister Straße).

- Im **Femoropatellargelenk** gleitet die Kniescheibe in einer Rinne zwischen den Femurkondylen bei der Beugung abwärts, bei Streckung des Knies aufwärts. Bei Kniebeugen oder ähnlicher Belastung wird die Patella mit sehr hohen Kräften gegen das Femur gepresst, weshalb der Gelenkknorpel hier besonders dick ist. Hier treten aber auch am häufigsten Knorpelschäden auf (Arthrose).

– Wegen der Schrägstellung des Femur im Oberschenkel zieht der M. quadriceps nicht ganz gerade an der Patella, sondern eher nach lateral. Daher ist die laterale Gelenkfacette der Patella eher belastet, und bei **Patella-Luxationen** springt die Patella nach lateral aus ihrem Gleitlager.

- BEACHTE: Die **Kniegelenkshöhle** steht mit mehreren Schleimbeuteln in Verbindung und wird auf diese Weise beachtlich vergrößert.

– Die **Bursa suprapatellaris** bildet so den **Recessus superior** der Gelenkhöhle, der zwischen der Sehne des M. quadriceps femoris und dem Femur liegt und den Oberrand der Kniescheibe etwa handbreit überragt.

– Ferner kommunizieren mit dem Gelenk die **Bursa m. poplitei** (Recessus subpopliteus), meistens auch die **Bursa m. semimembranosi** und die **Bursa subtendinea m. gastrocnemii medialis**.

– Bei Verdacht auf **Kniegelenkserguss** kann man durch Ausdrücken dieser Reserveräume von oberhalb und unterhalb der Patella die Flüssigkeit in der Gelenkhöhle hinter die Patella schieben und damit die Patella vom Femur abheben. Dadurch kann man die Patella dann bei vorhandenem Erguss auf- und abdrücken (tanzende Patella).

- Die Vorderwand der Kniegelenkskapsel wird durch Bänder verstärkt: durch das Ligamentum patellae, die Endsehne des M. quadriceps femoris, durch das Retinaculum patellae mediale und das Retinaculum patellae laterale.

- Die Hinterwand der Gelenkkapsel wird verstärkt durch das Ligamentum popliteum obliquum, eine Abspaltung der Sehne des M. semimembranosus, durch das Ligamentum popliteum arcuatum und Faserzüge aus den Sehnen der Mm. gastrocnemius, popliteus und semimembranosus.

9.3 Kniegelenk

Ligamentum patellae
Retinaculum patellae
laterale / mediale

- Säubere zunächst die Vorderwand der Kniegelenkskapsel, dabei die Quadricepssehne mit der Kniescheibe, das **Ligamentum patellae**, das **Retinaculum patellae** mediale und laterale.

- Verfolge die Faserzüge des **Tractus iliotibialis**, die in das laterale Retinaculum einstrahlen.

Abklappen des Pes anserinus

- Präpariere die gemeinsame Ansatzsehne der Mm. sartorius, gracilis und semitendinosus, den **Pes anserinus**, von der Unterlage ab, bis er nur noch an der medialen Fläche des Tibiakopfs fixiert ist.

Ligamentum collaterale tibiale

- Präpariere die Oberfläche des **Ligamentum collaterale tibiale**, das unter dem Pes anserinus verborgen war. Stelle seinen Verlauf vom Epicondylus medialis femoris abwärts bis zur Ansatzstelle des Pes anserinus dar, unter den es einstrahlt.

- MERKE: Der hintere Teil des **Ligamentum collaterale tibiale**, des medialen Kollateralbands, ist im Gegensatz zum lateralen Kollateralband mit der Kniegelenkskapsel und mit dem Innenmeniskus verwachsen!

Ablösen der Sehne des M. biceps femoris
Ligamentum collaterale fibulare

- Verfolge an der Außenseite des Knies die Sehne des **M. biceps femoris** abwärts und löse sie bis zu ihrer Ansatzstelle am Fibulakopf von ihrer Unterlage ab. Taste unter ihr das kurze, runde **Ligamentum collaterale fibulare**, das den Epicondylus lateralis femoris mit dem Caput fibulae verbindet. Lege das seitliche Kollateralband frei, das im Gegensatz zum medialen außerhalb der Gelenkkapsel liegt!

- Die **Ligamenta collateralia tibiale** und **fibulare** sind beide in Streckstellung des Knies angespannt und verhindern Abduktions -und Adduktionsbewegungen.

Recessus superior
M. articularis genus

- Gehe vorsichtig unter den lateralen Rand des M. quadriceps femoris bis auf den Seitenrand des **Recessus superior** der Gelenkhöhle ein. Kläre seine Ausdehnung nach kranial. Stelle den **M. articularis genus** dar, dessen Fasern von der Vorderfläche des Femur entspringen und an der Kapsel inserieren. VORSICHT! Eröffne dabei auf keinen Fall die Kniegelenkshöhle! Lass dir vom Assistenten helfen, wenn du Schwierigkeiten hast!

Sehne des M. semimembranosus
Ligamentum popliteum obliquum / arcuatum
Sehne des M. popliteus

- Präpariere die Sehne des **M. semimembranosus** nach distal und stelle das von ihr abzweigende **Ligamentum popliteum obliquum** dar, dessen Fasern schräg von medial unten nach lateral oben ziehen und die Fasern des **Ligamentum popliteum arcuatum** überkreuzen. Stelle auch dieses Band dar und kläre seinen Zusammenhang mit der Ursprungsehne des **M. popliteus**.

- Der **M. popliteus** (Innervation: N. tibialis) entspringt am Epicondylus lateralis femoris sowie am hinteren Horn des Außenmeniskus und setzt medial an der Tibiarückfläche an. Er hilft bei der Innenrotation und zieht die hintere Kapselwand, mit der er verwachsen ist, bei Beugung aus dem Gelenk.

Entfernung des M. popliteus

- Entferne jetzt den **M. popliteus**, lass seine Ursprungssehne jedoch stehen!

Abklappen der Popliteussehne
Recessus subpopliteus

- Löse die Sehne des M. popliteus nach lateral hin von der Unterfläche ab. Dabei eröffnest du den unter ihr gelegenen Schleimbeutel, der als **Recessus subpopliteus** mit der Kniegelenkshöhle in Verbindung steht! BEACHTE, dass die Sehne unter dem Ligamentum collaterale fibulare hindurchzieht!

Eröffnung des Kniegelenks von ventral (Assistent)

- Nach so weit erfolgter Präparation wird der ASSISTENT das Kniegelenk auf folgende Weise eröffnen:
  - Der **M. quadriceps femoris** wird vom Femur abgehoben und der **Recessus superior** allseits dargestellt.
  - Mit dem Skalpell wird der Recessus superior an seinem Oberrand eröffnet.
  - Der Schnitt wird zwischen Retinaculum und Kollateralband beidseits nach distal verlängert und die Vorderwand der Gelenkkapsel mit Quadricepssehne, Kniescheibe, Retinacula und Ligamentum patellae nach unten geklappt (Abb. 9-2).

Corpus adiposum infrapatellare
Plica synovialis infrapatellaris
Plicae alares

- Betrachte (Atlas!) an der Innenseite der Kapselvorderwand
  - die Gelenkfläche der **Kniescheibe**,
  - unterhalb von ihr die Vorwölbung des **Corpus adiposum infrapatellare** (Hoffa-Fettkörper) sowie dessen Ausfaltungen, die
  - **Plica synovialis infrapatellaris**, die aufwärts zur Fossa intercondylaris des Femur zieht, und die
  - **Plicae alares**.

Meniscus medialis
Meniscus lateralis

- Nimm den infrapatellaren Fettkörper mit seinen Plicae fort. ACHTUNG! Erhalte aber das **Ligamentum transversum genus**, das horizontal durch das Fettgewebe verläuft und die Vorderränder des **Meniscus lateralis** und **Meniscus medialis** verbindet. Dieses Band kann fehlen.
- Löse die Vorderwand der Kapsel weiter nach unten ab und trenne sie von den Vorderrändern der Menisci ab.
- Betrachte den Innenmeniskus, soweit er zu überblicken ist. BEACHTE, dass sein medialer Rand mit der Kniegelenkskapsel und dem Ligamentum collaterale tibiale verwachsen ist!
- Studiere den Außenmeniskus. Betrachte im Atlas das Aussehen beider Menisci.

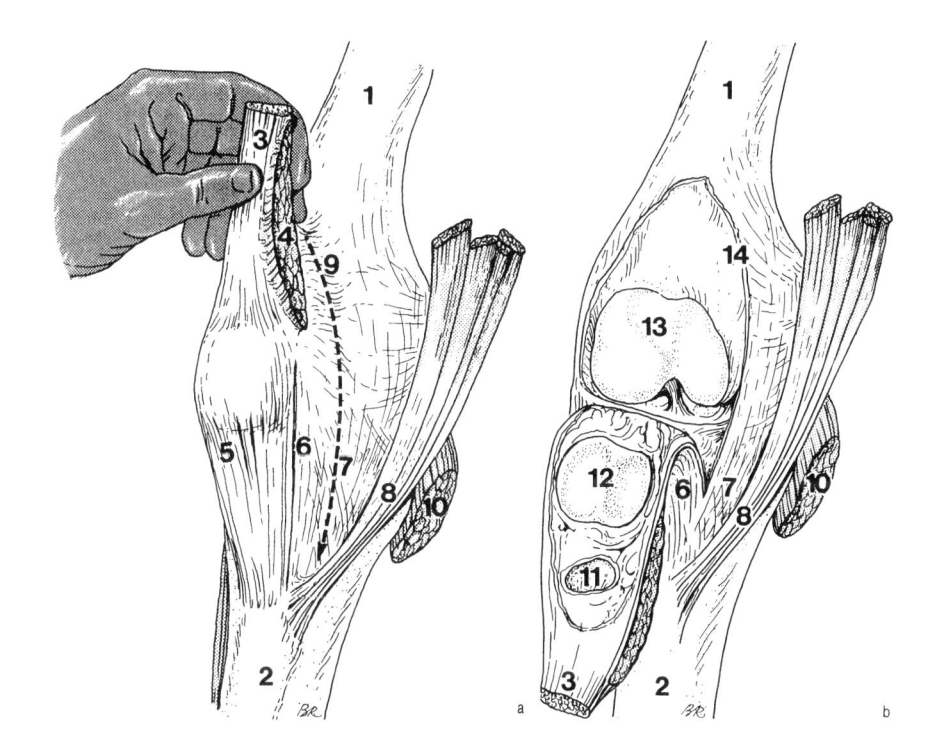

Abbildung 9-2:
Rechtes Kniegelenk
a) vor der Eröffnung;
b) nach der Eröffnung; Ansicht von ventromedial
1 Femur; 2 Tibia; 3 M. rectus femoris; 4 M. vastus medialis; 5 Ligamentum patellae; 6 Retinaculum patellae mediale; 7 Ligamentum collaterale tibiale; 8 Pes anserinus; 9 Schnittführung zur Eröffnung des Recessus superior; 10 Caput mediale m. gastrocnemii; 11 Bursa suprapatellaris; 12 Patella; 13 Facies patellaris femoris; 14 Anheftungslinie der eröffneten Kniegelenkskapsel

- Der **Meniscus lateralis** ist fast ringförmig, der **Meniscus medialis** sichelförmig.

- Die Menisci sind in ihrer Höhe vom Außenrand nach innen zunehmend flacher gestaltet. Sie schieben sich keilförmig zwischen das leicht nach hinten geneigte Tibiaplateau und die Femurkondylen. Tibia und Femur stehen nur in dem Bezirk in direktem Kontakt miteinander, der von den Menisci umschlossen wird. Durch die Menisci wird die vom Femur übertragene Kraft auf eine größere Fläche verteilt.

- Die äußeren Anteile der Menisci bestehen aus Bindegewebe und enthalten auch Gefäße. Sie sind in gewissem Maß zur Regeneration nach Verletzungen befähigt. Die inneren, flacheren Anteile der Menisci bestehen aus Faserknorpel und enthalten keine Gefäße. Sie haben kaum Regenerationsfähigkeit.

- Der **Innenmeniskus** ist im Gegensatz zum Außenmeniskus an der Gelenkkapsel und **am medialen Seitenband fixiert**. Auch seine Befestigungen an der Tibia geben ihm weniger Spielraum als dem Außenmeniskus. Er ist dadurch bei Verletzungen (v. a. Sportunfälle) häufiger betroffen, da er bei plötzlicher Belastung nicht so gut ausweichen kann.

- Muss nach einer Verletzung ein Meniskus operativ entfernt werden, fällt er als kraftaufnehmendes und weiterleitendes Element aus. Die belastete Fläche ist kleiner, das betreffende Areal unterliegt einer größeren Beanspruchung als zuvor. Auf Dauer führt eine solche Fehlbelastung zu einer Schädigung dieser Gelenkflächenbezirke und zur Entstehung einer Arthrose.

Ligamentum cruciatum anterius / posterius	• Inspiziere die zwischen den Femurkondylen und der Area intercondylaris der Tibia ausgespannten **Kreuzbänder**.
	– Beuge dazu das Knie und betrachte das **Ligamentum cruciatum anterius** und seinen Verlauf von hinten-lateral-oben nach vorn-medial-unten
	– sowie den Ursprung des **Ligamentum cruciatum posterius** vorn-medial-oben am Condylus medialis. Sein Verlauf nach hinten-lateral-unten wirst du erst nach Eröffnung des Kniegelenks von dorsal her studieren können.

- Das **Ligamentum cruciatum anterius** zieht von der medialen Seite des Condylus lateralis femoris zur Area intercondylaris anterior tibiae, das Ligamentum cruciatum posterius von der lateralen Fläche des Condylus medialis zur Area intercondylaris posterior.
- MERKE: Eine Verlaufsrichtung von lateral oben nach medial unten (wie man die Hände in die Hosentaschen steckt) haben: Leistenband, vorderes Kreuzband, M. popliteus
- Die Kreuzbänder hemmen die Verschiebung der Femurkondylen auf dem Tibiakopf nach vorn (Ligamentum cruciatum anterius) und nach hinten (Ligamentum cruciatum posterius). Bei gebeugtem Knie sind in jeder Stellung Teile der Kreuzbänder angespannt. Sie stabilisieren damit das Knie, sorgen also für den Gelenkzusammenhalt und verhindern auch Bewegungen im Sinne einer Ab- und Adduktion.
- Die Kreuzbänder enthalten auch wichtige Sensoren für die Tiefensensibilität (Propriozeption), die die Spannung in den Bändern messen und damit Einfluss haben auf die zentrale Steuerung der Kniebewegungen. Nach chirurgischem Ersatz eines Kreuzbandes fehlen diese Sensoren, was zu subjektiver Instabilität führen kann.
- Ist das vordere Kreuzband lädiert, kann die Tibia bei leicht gebeugtem Kniegelenk deutlich nach vorn geschoben werden (vorderes Schubladenphänomen). Ist das hintere Kreuzband betroffen, ist die Tibia nach dorsal verschiebbar (hinteres Schubladenphänomen).

Eröffnung der Kapselhinterwand *Abklappen des Ligamentum popliteum obliquum*	• Begrenze mit dem Skalpell das **Ligamentum popliteum obliquum**, trenne es in Höhe des lateralen Kondylus ab und klappe es mit der Sehne des M. semimembranosus nach unten und medial. Dabei eröffnest du den unter der Sehne gelegenen Schleimbeutel, der mit dem Kniegelenk kommunizieren kann.
	• Entferne von der Hinterfläche der Femurkondylen die Ursprünge der **Gastroknemiusköpfe**. Der Schleimbeutel unter dem medialen Kopf kann ebenfalls mit der Gelenkhöhle in Verbindung stehen.
Hinterrand des Meniscus medialis und lateralis	• Die weiteren Anteile der Kapselhinterwand wirst du entfernen und von den Hinterrändern der Menisci ablösen.
Ligamentum cruciatum posterius / anterius	• Betrachte von dorsal das **hintere Kreuzband** sowie den Ursprung des **vorderen Kreuzbands**. Vom Außenmeniskus

Ligamentum menisco- strahlen Fasern zum hinteren Kreuzband als **Ligamentum**
femorale posterius /   **meniscofemorale posterius** ein. Ein Ligamentum menisco-
(anterius)   femorale anterius kann Außenmeniskus und vorderes Kreuz-
                         band verbinden.

- Die arterielle Versorgung des Kniegelenks erfolgt aus dem **Rete articulare genus** (siehe S. 249 u. 254!). Die Kreuzbänder werden von der A. genus media erreicht.
- Femurschaft und Tibiaschaft bilden einen nach außen offenen Winkel von ca. 173 Grad. Ist dieser Winkel vergrößert, liegt ein **Genu varum** (O-Bein) vor, ist er kleiner, handelt es sich um ein **Genu valgum** (X-Bein).

Articulatio tibiofibularis • Präpariere die Gelenkkapsel des **Tibiofibulargelenks** und die sie verstärkenden Bandzüge.

- Das **Tibiofibulargelenk** ist eine Amphiarthrose, die nur geringfügige Bewegungen erlaubt. Seine Gelenkhöhle kann (bei etwa 20 % der Menschen) mit dem Recessus subpopliteus des Kniegelenks kommunizieren. Ansonsten hat die Fibula aber nichts mit dem Kniegelenk zu tun!

9.4 Fußgelenke

Entfernung der Retinacula • Zur Präparation der **Sprunggelenke** wirst du zunächst die
Kürzung der Muskelsehnen   Sehnen der langen Fußmuskeln bis zu ihren Ansätzen hinab verfolgen.

  – Entferne die **Retinacula mm. extensorum**. Trenne die Sehnen der **Mm. extensor digitorum longus** und **hallucis longus** (evtl. M. fibularis tertius) ca. drei Querfinger vor ihrem Ansatz ab.

  – Löse am Außenknöchel die **Retinacula mm. fibularium** (= peroneorum) ab, verfolge die **Mm. fibulares** (= peronei) nach distal und kürze sie drei Querfinger vor ihrer Insertion.

  – Nimm nun das **Retinaculum mm. flexorum** fort und entferne jetzt endgültig die Vasa tibialia posteriora und die Nn. plantares medialis und lateralis. Ziehe die Sehnen der tiefen Flexoren aus ihren Sehnenfächern heraus.

  – Beachte die Kreuzung der Sehnen des M. flexor digitorum longus und M. flexor hallucis longus (Chiasma plantare). Kürze auch die Flexoren auf etwa drei Querfinger.

Entfernung der kurzen Fußmuskeln • Entferne die **kurzen Fußmuskeln**, auch den M. flexor digitorum brevis mit der an ihm hängenden Plantaraponeurose. Die Sehnen der kurzen Zehenstrecker und Zehenbeuger werden in derselben Länge wie die der langen Strecker und Beuger stehengelassen.

Oberes und unteres Sprunggelenk

• Stelle im folgenden den Kapsel- und Bandapparat des oberen und unteren Sprunggelenks dar. Bewege Unterschenkel und Fuß gegeneinander und lokalisiere die Ausdehnung der

Ligamenta tibiofibularia
- Stelle vorn und hinten die **Ligamenta tibiofibularia anterius** und **posterius** dar.

- Das Ligamentum tibiofibulare anterius und das Ligamentum tibiofibulare posterius verbinden **syndesmotisch** Schienbein und Wadenbein an ihrem distalen Ende miteinander (Syndesmosis tibiofibularis) und fügen beide Knochen zur Malleolengabel zusammen.
- Bei Knöchelbrüchen (Weber-Fraktur) kann es zu einer Sprengung dieser Syndesmose kommen.

  - Stelle an der Vorder- und Rückseite die Gelenkkapsel des oberen Sprunggelenks dar. Präpariere die Kollateralbänder, die von den Spitzen der Malleolen abwärtsziehen (Atlas).

Mediales Kollateralband Ligamentum deltoideum
- Vom Innenknöchel (Malleolus medialis) zieht das vierteilige **Ligamentum deltoideum**
  - zum Talus (**Pars tibiotalaris anterior** und **Pars tibiotalaris posterior**),
  - abwärts zum Sustentaculum tali des Fersenbeins (**Pars tibiocalcanea**),
  - und nach vorn zum Kahnbein (**Pars tibionavicularis**).
  - BEACHTE: Um die Abschnitte des Ligamentum deltoideum darstellen zu können, musst du die Sehnenscheiden der Mm. tibialis posterior, flexor digitorum longus und flexor hallucis longus VOLLSTÄNDIG entfernt haben!

Laterale Kollateralbänder Ligamentum talofibulare anterius / talofibulare posterius / calcaneofibulare
- Arbeite die **lateralen Kollateralbänder** heraus (Atlas!!):
  - das **Ligamentum talofibulare anterius** vom Innenrand des Malleolus lateralis nach vorn an den Talushals,
  - das **Ligamentum talofibulare posterius** vom Innenrand des Außenknöchels nach dorsal zum Tuberculum laterale des Processus posterior tali,
  - das **Ligamentum calcaneofibulare**, das zwischen den beiden anderen Bandzügen abwärts von der Innenseite der Fibulaspitze zum Fersenbein zieht.
  BEACHTE, dass die Ligamenta talofibularia beide fast transversal verlaufen, was auf seitlichen Atlas-Abbildungen nur schwer erkennbar ist.

- Beachte, dass das Ligamentum calcaneofibulare ebenso wie die Partes tibiocalcanearis und tibionavicularis des Ligamentum deltoideum sowohl das obere wie das untere Sprunggelenk überbrücken.
- Die Bänder der Sprunggelenke werden häufig überdehnt, gelegentlich bis zur vollständigen Bandruptur. Der häufigste Verletzungsmechanismus ist das Umknicken nach außen (maximale Pronation und Plantarflexion). Dabei reißt am ehesten das Ligamentum talofibulare anterius, am zweithäufigsten das Ligamentum calcaneofibulare.

- Präpariere die folgenden Verstärkungsbänder der hinteren Abteilung des unteren Sprunggelenks (Atlas!):

Ligamentum talocalcaneum mediale / laterale
- das Ligamentum talocalcaneum mediale zwischen Tuberculum mediale des Processus posterior tali und Sustentaculum tali des Calcaneus,
- das Ligamentum talocalcaneum laterale.

Ligamentum bifurcatum: Ligamentum calcaneonaviculare / calcaneocuboideum
- Suche die beiden Anteile des Ligamentum bifurcatum auf: Das Ligamentum calcaneocuboideum vom Fersenbein zum Os cuboideum, das Ligamentum calcaneonaviculare zum Os naviculare.
- ACHTE darauf, dass das Ligamentum bifurcatum recht tief vom Calcaneus entspringt, zunächst also keineswegs oberflächlich liegt.

- Die **Malleolengabel** artikuliert im oberen Sprunggelenk (Articulatio talocruralis) mit der Sprungbeinrolle (**Trochlea tali**) an drei Gelenkflächen:
- Über die Facies superior des Talus gleitet die Facies articularis inferior der Tibia.
- Die Facies malleolaris medialis kommuniziert mit der Gelenkfläche des Innenknöchels (Malleolus tibiae).
- Die Facies malleolaris lateralis steht als einzige mit der Fibula in Verbindung.
- Das **obere Sprunggelenk (OSG)** ist ein Scharniergelenk. Die Achse des Gelenks verläuft knapp unterhalb der Malleolenspitzen weitgehend transversal (genau genommen leicht schräg von vorn-medial-oben nach lateral-hinten-unten; siehe Abb. 8-5, S. 251). Um sie erfolgen Plantarflexion (Senken des Fußes) und Dorsalextension (Heben des Fußes).
- Die **Plantarflexion** ist die einzige *Beugung*, die den Körper länger macht (Zehenstand!). Die Benennung erfolgt in Analogie zur Beugung der Hand und auch zur Beugung der Zehen. Da Einige auch die Dorsalextension „Dorsalflexion" nennen, ist es hilfreich, bei den Bewegungen im oberen Sprunggelenk immer Plantar- oder Dorsal- dazuzusagen, um sicher verstanden zu werden.
- Das **untere Sprunggelenk (USG)** setzt sich aus zwei Gelenkkammern zusammen.
- Der Taluskopf artikuliert in der **Articulatio talocalcaneonavicularis** mit dem Os naviculare sowie mit der Facies articularis anterior und media des Calcaneus.
- In der hinteren Abteilung (**Articulatio subtalaris**) stehen die hinteren Gelenkflächen von Talus und Fersenbein in Berührung.
- MERKE: Die vordere und hintere Kammer des unteren Sprunggelenks werden durch das **Ligamentum talocalcaneum interosseum** getrennt! Das Band liegt im sogenannten Sinus tarsi. Suche diese „Bucht" an einem Fußskelett auf.
- Die Kapselwand der vorderen Gelenkkammer wird durch Bänder verstärkt, in erster Linie an der Unterfläche der Gelenkkapsel durch das **Ligamentum calcaneonaviculare plantare** (Pfannenband). Es verbindet das Sustentaculum tali des Fersenbeins mit dem Kahnbein, bildet mit seiner verknorpelten Fläche einen Anteil der Gelenkpfanne für den Taluskopf und verhindert das Abrutschen des Sprungbeins vom Sustentaculum des Calcaneus.

- Die Achse des unteren Sprunggelenks verbindet die Drehzentren des vorderen und hinteren Teilgelenks. Sie verläuft vom Talushals nach hinten lateral und kreuzt annähernd rechtwinklig den Sinus tarsi (siehe Abb. 8-5 auf S. 251!). Die Achse läuft also schräg von vorn medial oben nach hinten lateral unten.
- Im unteren Sprunggelenk wird der Fuß supiniert (der laterale Fußrand wird gesenkt) und proniert (der laterale Fußrand wird gehoben). Wegen der schrägen Achse kann der Fuß nicht genau um seine Längsachse gedreht werden. Bei der Supination geht die Fußspitze nach medial, bei der Pronation nach lateral. Beachte aber, dass Bewegungen des Fußes nicht nur in den Sprunggelenken ablaufen (s. u.).
  - Präpariere nachfolgend die Bänder und Sehnen an der Fußsohle.

Ligamentum plantare longum
  - Nach der Entfernung des M. quadratus plantae, der Muskulatur der großen und kleinen Zehe und nach der Kürzung der Sehnen der Mm. flexor digitorum brevis und hallucis brevis wirst du das **Ligamentum plantare longum** freilegen.

Sehne des M. tibialis posterior
  - Präpariere die Sehne des **M. tibialis posterior** und ihre Ansätze am Os naviculare, an den Keilbeinen (Ossa cuneiformia) und an den Mittelfußknochen.

Sehne des M. fibularis (= peroneus) longus
  - Gehe der Sehne des **M. fibularis longus** nach, die in einer Rinne das Ligamentum plantare longum unterkreuzt und vom lateralen Fußrand zur Basis des 1. Mittelfußknochens (Os metacarpale I) hinüberquert.

Ligamentum calcaneocuboideum plantare / calcaneonaviculare plantare
  - Stelle medial vom Ligamentum plantare longum den Rand des Ligamentum calcaneocuboideum plantare dar und innen neben dessen distalem Teil das Ligamentum calcaneonaviculare plantare.

- MERKE: Muskelsehnen und Bänder an der Fußsohle erfüllen wichtige Funktionen im Dienst der Statik des Fußes:

– Das **Längsgewölbe** des Fußes wird gesichert durch die Sehnen der Mm. tibialis posterior, flexor hallucis longus und flexor digitorum longus, durch die kurzen Fußmuskeln der Fußsohle sowie durch die Plantaraponeurose, das Ligamentum plantare longum und das Ligamentum calcaneonaviculare plantare.

– Für die Erhaltung des **Quergewölbes** des Fußes sorgen in erster Linie die Sehnen der Mm. tibialis posterior und fibularis (= peroneus) longus.

- Ein sogenannter **Plattfuß** (Pes planus) entsteht, wenn durch Insuffizienz der Muskeln, Sehnen und Bänder das Längs- und Quergewölbe des Fußes einsinken. Wenn die mediale Längswölbung noch nicht ganz aufgehoben ist, spricht man von **Senkfuß**.
Bei einem **Knickfuß** (Pes valgus) ist das Fersenbein gegenüber dem Sprungbein nach lateral abgewinkelt (Valgusstellung).

- Der angeborene **Klumpfuß** (Pes equino-varus) besteht aus einer Kombination von Varusstellung des Fersenbeins gegenüber dem Sprungbein mit einer Spitzfußstellung (fixierte Plantarflexion im OSG). Der Fuß steht auf dem lateralen Fußrand.

- Sinkt das Quergewölbe ein, entsteht ein **Spreizfuß** (Pes transverso-planus)

	• Präpariere an der Dorsal- und Plantarseite die Bandzüge zwischen den Fußwurzelknochen.
Zehengelenke	• Stelle von beiden Seiten die Grund-, Mittel- und Endgelenke der Zehen dar. Entferne dorsal die Sehnen der langen und kurzen Strecker, an der plantaren Fläche die der Beuger mitsamt ihren Sehnenscheiden.
Ligamenta collateralia Eröffnung der Zehengelenke	• Präpariere die Kollateralbänder, entferne jedoch gleichzeitig die dorsale und plantare Kapselwand mit ihren Verstärkungszügen (Ligamenta plantaria), aber unter Erhaltung der Seitenbänder!

- Die **Grundgelenke der Zehen** sind ihrer Gestalt nach Kugelgelenke, in denen die Grundphalangen gebeugt, gestreckt und gespreizt werden können.
- Die **Mittel- und Endgelenke** sind Scharniergelenke.

Eröffnung des oberen Sprunggelenks (Assistent)	• Kurz vor dem Testat eröffnet der ASSISTENT nacheinander die großen Fußgelenke. • Am oberen Sprunggelenk werden die drei lateralen Kollateralbänder durchtrennt. Medial bleibt das Ligamentum deltoideum intakt!!
Eröffnung des unteren Sprunggelenks (Assistent)	• Zur Eröffnung des unteren Sprunggelenks geht der Assistent folgendermaßen vor (Abb. 9-3). – Die dorsale Kapselwand zwischen Taluskopf und Os naviculare mit den sie verstärkenden Bändern (Pars tibionavicularis des Ligamentum deltoideum sowie Ligamentum talonaviculare) wird durchtrennt. Mit dem Skalpell geht der Assistent GEFÜHLVOLL lateral vom Talushals ein und durchtrennt das Ligamentum talocalcaneum interosseum. Letzte verbindende Fasern, die mit der Klinge nicht erreicht werden können, werden beim Aufklappen des unteren Sprunggelenks getrennt. Das Ligamentum calcaneofibulare am Außenknöchel wurde bereits bei der Eröffnung des oberen Sprunggelenks durchschnitten!
Eröffnung der Chopart-Gelenklinie (Assistent)	• Nach der Eröffnung des unteren Sprunggelenks erweitert der Assistent die dorsale Schnittlinie zwischen Talus und Os naviculare nach lateral und trennt die dorsalen Bandzüge zwischen Calcaneus und Os cuboideum in der **Chopart-Gelenklinie** (Articulatio tarsi transversum; Abb. 9-4). Dabei muss auch das mühevoll dargestellte Ligamentum bifurcatum geopfert werden.

9   Untere Extremität, Gelenke und Bänder

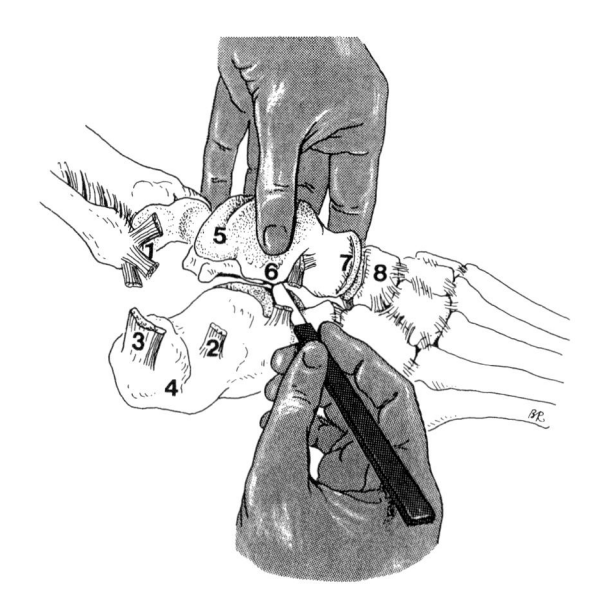

Abbildung 9-3:
Eröffnung des unteren Sprunggelenks
1 eröffnetes oberes Sprunggelenk (laterale Kollateralbänder durchtrennt); 2 Ligamentum calcaneofibulare (durchtrennt); 3 Achillessehne; 4 Calcaneus; 5 Trochlea tali; 6 Processus lateralis tali; 7 Caput tali; 8 Os naviculare

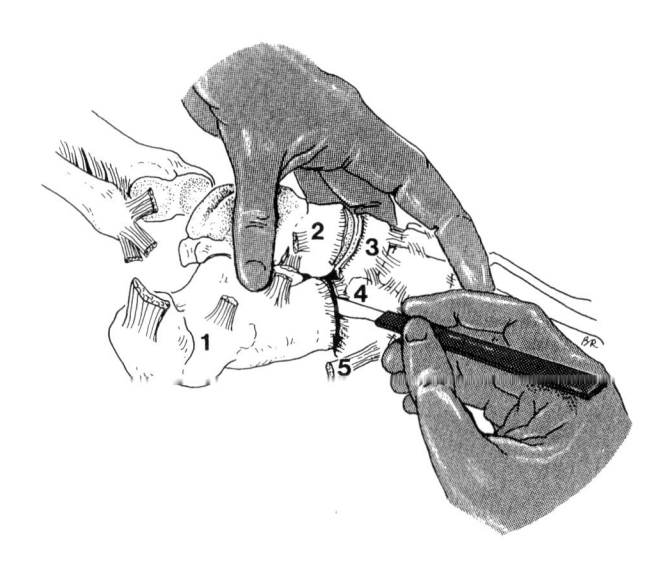

Abbildung 9-4:
Eröffnung der Chopart-Gelenklinie 1 Calcaneus; 2 Talus; 3 Os naviculare; 4 Os cuboideum; 5 Sehne des M. peroneus brevis

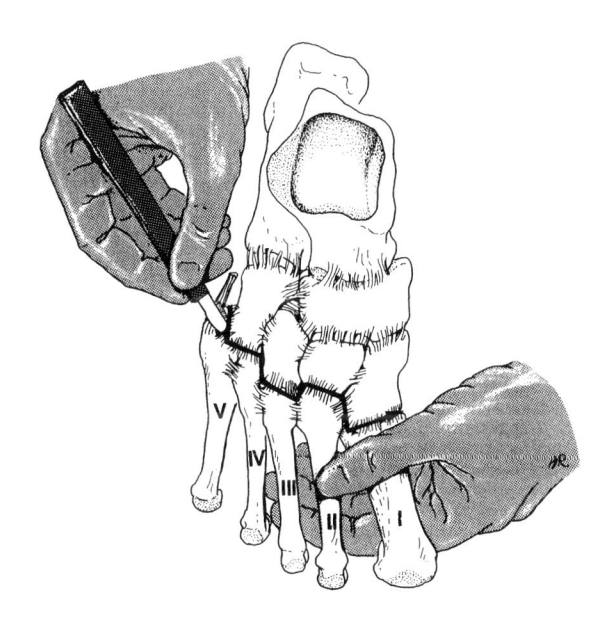

Abbildung 9-5:
Eröffnung der Lisfranc-Gelenklinie

Eröffnung der Lisfranc-Gelenklinie
- Zuletzt wird die zickzackförmige **Lisfranc-Gelenklinie** von dorsal eröffnet (Abb. 9-5). Dazu beginnt der Assistent lateral im Gelenkspalt zwischen Os cuboideum und Os metatarsale V und folgt dem Verlauf der Gelenklinie. Die Lage des jeweils als nächsten anzugehenden Gelenkspalts kann er durch Bewegen der Mittelfußknochen gegenüber den distalen Fußwurzelknochen klären!

10 Zentralnervensystem

10.1 Vorbemerkung

Kaum ein Themenkreis des makroskopisch-anatomischen Stoffgebietes verbreitet auch nur annähernd so viel Unwohlsein bei den Lernenden wie das Zentralnervensystem. Im zeitlich eng gesteckten Kurs erscheint so manchem der zu bewältigende Stoff als ein undurchschaubares Chaos, und erfahrungsgemäß befällt alsbald Ratlosigkeit weite Kreise des Präpariersaals, wo der Anfang allen Lernens zu suchen sei und was überhaupt für die Prüfung angeeignet werden sollte, ohne sich in fruchtloser Detailpaukerei zu verlieren.

Die theoretischen Anmerkungen zum ZNS sind daher hier ausführlicher als in den anderen Kapiteln. Auch die hier dargebotene Theorie ist aber freilich nicht vollständig. Auf manche Einzelheiten wurde bewusst verzichtet, da sie mehr Verwirrung stiften als zum Verständnis der funktionellen Zusammenhänge beitragen würden.

Das Problem beim Lernen der Neuroanatomie ist, dass die Funktion nicht so offensichtlich mit bestimmten Strukturen verknüpft ist wie z. B. bei einem Knochen oder Muskel. Es ist daher am Anfang schwierig, den topographischen Aufbau des Gehirns zu lernen, weil die unendliche Anzahl von Strukturen und Namen zunächst keinen sinnvollen funktionellen Zusammenhang hat. Es ist aber genau so schwierig, die funktionellen Systeme zu begreifen, weil du dir ohne Kenntnis der Topographie und der Terminologie nicht vorstellen kannst, wo die beschriebenen Bahnen und Kerne denn alle liegen.

Du solltest daher die folgenden Kapitel mindestens zweimal durchgehen. Zuerst solltest du die **topographischen Beschreibungen** mit Hilfe eines Atlas durchgehen und dir eine Grundvorstellung vom Aufbau des Gehirns aneignen. Dabei kannst du funktionelle Anmerkungen, die du nicht verstehst, zunächst ignorieren. Du kannst dabei wie beim Durcharbeiten eines Fremdsprachenlehrbuchs vorgehen. Lies dir zunächst die Kapitel über die Gehirnabschnitte einfach nur durch. Dabei machst du dich mit den neuen Strukturen und verschiedenen, immer wiederkehrenden funktionellen Hintergründen langsam vertraut.

Im zweiten Teil der Theorie sind die wichtigsten **funktionellen Systeme** separat dargelegt. Auch diese solltest du zunächst einmal durchgehen, auch wenn du die beschriebenen Systeme noch nicht immer topographisch zuordnen kannst. In einem zweiten Durchgang durch das topographische Kapitel sollten dir die Strukturen dann in ihrem funktionellen Zusammenhang verständlicher werden Jetzt solltet ihr sie auch gemeinsam am Präparat aufsuchen. Schließlich könnt ihr dann nacheinander die einzelnen funktionellen Systeme durchgehen und ihre jeweiligen Stationen am Präparat zeigen.

Zum krönenden Abschluss könnt ihr dann zu jeder Region des Gehirns überlegen, welche Bahnen, Kerne und funktionellen Systeme bei einer pathologischen Läsion in diesem Bereich geschädigt würden und daraus die **neurologischen Ausfälle** eines Patienten mit einer solchen Läsion herleiten. Dazu ist es insbesondere wichtig, die Versorgungsbereiche der einzelnen Hirngefäße zu kennen, die bei einem Verschluss eines Gefäßes geschädigt werden können („Schlaganfall", siehe S. 303). Aber natürlich gibt es auch noch andere Ursachen für Läsionen des ZNS (Tumoren, Entzündungen, Gewalteinwirkung, etc.).

In der neurologischen Diagnostik müsst ihr dann später den umgekehrten Weg gehen und aus einer Ansammlung von Symptomen (neurologischen Ausfällen) auf die geschädigten funktionellen Systeme und damit auf den Ort der Läsion im ZNS schließen. Man nennt dies „neurologisch-topische Diagnostik".

10.2 Anatomie von Rückenmark und Gehirn

Wiederhole in den Lehrbüchern die Allgemeine Anatomie des Nervensystems mit dem Aufbau von Nervenzellen, den Einteilungen in zentrales und peripheres sowie somatisches und vegetatives Nervensystem.

10.2.1 Rückenmark (Medulla spinalis)

- Die Grundlagen der Makroskopie des Rückenmarks und der Aufbau des Spinalnervs werden im Abschnitt „Rückenmarks-Situs", S. 345, besprochen. Der Rückenmarksquerschnitt mit grauer Substanz (Vorder-, Seiten- und Hinterhorn) und weißer Substanz (Vorderseitenstrang und Hinterstrang) (Abb. 10-1 bis 10-4) ist unter dem Mikroskop deutlich besser zu sehen als am makroskopischen Präparat. Du brauchst aber für das Verständnis der Verbindungen und Funktionen des Rückenmarks eine sehr gute Vorstellung vom grundsätzlichen schematischen Aufbau dieses Querschnitts.

– Wo ventral und dorsal ist, kannst du an zwei Dingen erkennen: erstens ist die Fissura mediana anterior tiefer als der Sulcus medianus posterior, zweitens reicht das Hinterhorn immer bis (fast) zum Rand des Rückenmarks, so dass Hinter- und Seitenstrang eindeutig trennbar sind.

Graue Substanz

- Am **Rückenmarksquerschnitt** (Abb. 10-1) solltest du die folgenden Kerngruppen (oder eigentlich Anschnitte von Säulen) unterscheiden. Sie werden auch in Laminae (nach Rexed) eingeteilt:

– **Hinterhorn** von dorsal nach ventral: Substantia spongiosa (Lamina I), Substantia gelatinosa (Lamina II), Nucleus proprius (Laminae III + IV). Lamina VII enthält im Thorakalmark den Nucleus dorsalis (Stilling-Clarke'sche Säule). Der Tractus dorsolateralis (Lissauersche Randzone) besteht aus weißer Substanz, die dem Hinterhorn dorsal aufliegt.

– **Seitenhorn**: Nucleus intermediolateralis, der Ursprungskern der sympathischen Neurone (im thorakalen Bereich, genauer C8-L3). Im Sakralmark liegen an der gleichen Stelle die Perikaryen von parasympathischen Neuronen.

– Im **Vorderhorn** liegen die motorischen Vorderhornzellen: Alpha-Motoneurone für die Skelettmuskelfasern, Gamma-Motoneurone für die Muskelspindeln. Man unterscheidet eine mediale Kerngruppe für die Rumpfmuskulatur (Lamina VIII) und eine laterale für die Extremitäten (Lamina IX). Am weitesten lateral liegen darin die Motoneurone für die distalen Muskeln, also für Hände und Füße (somatotope Gliederung).

- Studiere die Unterschiede der Rückenmarksquerschnitte im Zervikal-, Thorakal-, Lumbal- und Sakralmark!

Weiße Substanz: Absteigende Bahnen im Rückenmark

- **Pyramidenbahn, Tractus pyramidalis** (Abb. 10-2)
Über den Ursprung und den Verlauf der Pyramidenbahn in den höheren Gehirnabschnitten siehe S. 305 f.! Am kaudalen Ende der Medulla oblongata kreuzt der überwiegende Teil der Fasern der Pyramidenbahn zur Gegenseite (Decussatio pyramidum). Die gekreuzten Fasern verlaufen als Tractus corticospinalis lateralis im Seitenstrang der Gegenseite, die ungekreuzten Fasern als kleinerer Tractus corticospinalis anterior im Vorderstrang derselben Seite. Diese kreuzen erst im Erfolgssegment und sind vor allem für Rumpfmuskeln zuständig.

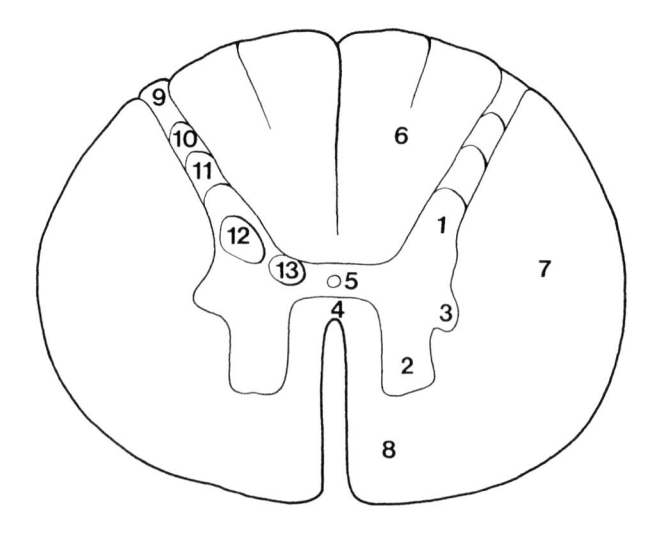

Abbildung 10-1:
Querschnitt durch das Rückenmark (Pars thoracalis)
1 Hinterhorn (Cornu posterius); 2 Vorderhorn (Cornu anterius); 3 Seitenhorn (Cornu laterale); 4 Commissura alba; 5 Zentralkanal; 6 Hinterstrang (Funiculus posterior); 7 Seitenstrang (Funiculus lateralis); 8 Vorderstrang (Funiculus anterior); 9 Lissauer-Randzone; 10 Substantia spongiosa; 11 Substantia gelatinosa; 12 Nucleus proprius; 13 Nucleus dorsalis (STILLING-CLARKE)

– MERKE: Die Pyramidenbahn ist die schnelle Verbindung zwischen Cortex und Vorderhornzellen. Die Ansteuerung der Muskeln braucht also nur zwei Neurone: Das 1. Neuron gelangt von motorischen Zentren des Großhirns (Gyrus praecentralis) bis in das Vorderhorn des betreffenden Rückenmarkssegments. Das 2. Neuron ist die motorische Vorderhornzelle, deren Axon zum Muskel zieht.

– Bei einer **peripheren Schädigung** dieser motorischen Bahn (Läsion des 2. Neurons) entsteht eine schlaffe Lähmung, d.h. der Tonus (die Grundspannung) der betroffenen Muskeln ist herabgesetzt, die Eigenreflexe sind abgeschwächt. Ist das 1. Neuron betroffen (**zentrale Läsion**), entwickelt sich eine spastische Lähmung, d.h. der Muskeltonus ist erhöht und die Eigenreflexe sind verstärkt auslösbar, weil sie nicht mehr durch den Einfluss der Pyramidenbahn gehemmt werden. Außerdem sind pathologische Reflexe auslösbar (z. B. der Babinski-Reflex: Beim Reiben am lateralen Rand der Fußsohle wird die Großzehe dorsalextendiert und die Zehen gespreizt)

- **Extrapyramidale Bahnen** (Abb. 10-3)
Die übrigen im Rückenmark absteigenden Bahnen liegen im Vorder- und im Seitenstrang. Ihr Name sagt jeweils, woher sie stammen: Tractus rubrospinalis (Nucleus ruber), Tr. olivospinalis (Olive), Tr. pontoreticulospinalis und Tr. bulboreticulospinalis (Formatio reticularis), Tr. vestibulospinalis (Nucleus vestibularis lateralis). Nur im oberen Halsmark finden sich noch der Tr. tectospinalis (aus dem Tectum mesencephali) und der Fasciculus longitudinalis medialis (s. u.).
Diese Bahnen stellen mehrkettige (polysynaptische) Verbindungen zu den Motoneuronen her und beeinflussen den Ablauf der von der Pyramidenbahn ausgelösten Bewegungen an den motorischen Vorderhornzellen.

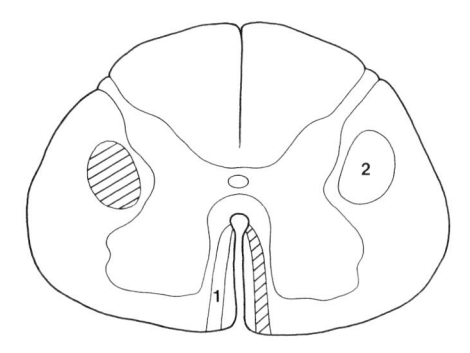

Abbildung 10-2:
Lage der Pyramidenbahn im Rückenmarksquerschnitt
1 Tr. corticospinalis anterior; 2 Tr. corticospinalis lateralis

- Eine neuere Einteilung der absteigenden Bahnen unterteilt zwischen medialen und lateralen Systemen. Die **lateralen Systeme** (Tr. corticospinalis lateralis und Tr. rubrospinalis) steuern vor allem die distalen Extremitäten, sind also für die **Feinmotorik** zuständig. Die **medialen Systeme** (Tr. corticospinalis anterior und alle anderen oben genannten Bahnen) steuern eher die **Rumpfmuskulatur**. Weil sie zum Teil ipsilateral und kontralateral Muskeln innervieren, sind beim Schlaganfall Bewegungen der distalen Extremitäten mehr betroffen als die des Rumpfes und der proximalen Extremitäten.

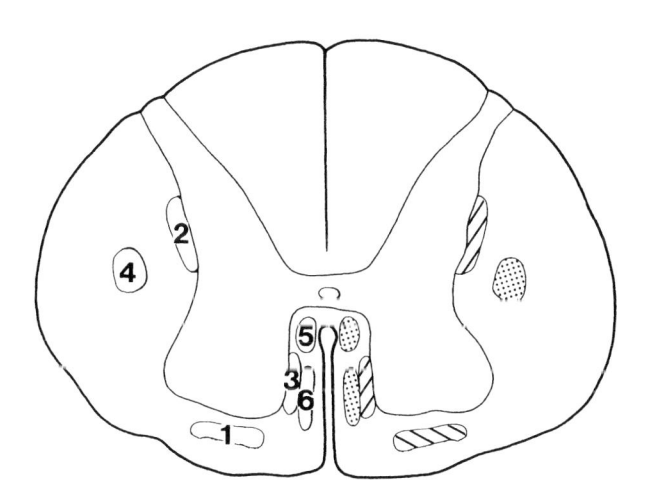

Abbildung 10-3:
Extrapyramidale Bahnen im Rückenmarksquerschnitt
1 Tr. vestibulospinalis (lateralis); 2 Tr. reticulospinalis lateralis; 3 Tr. reticulospinalis medialis; 4 Tr. rubrospinalis; 5 Fasciculus longitudinalis medialis; 6 Tr. tectospinalis

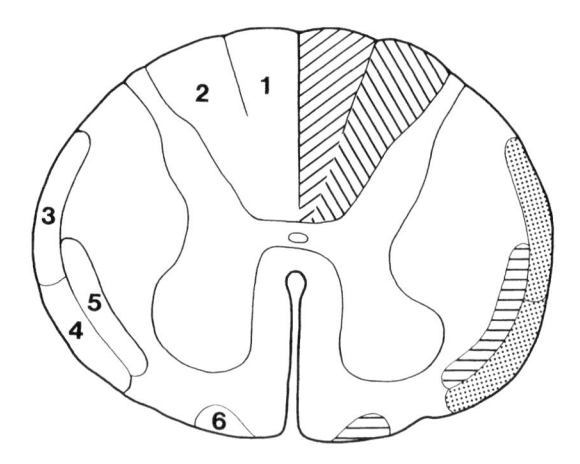

Abbildung 10-4:
Aufsteigende Bahnen im Rückenmarksquerschnitt
1 Fasciculus gracilis; 2 Fasciculus cuneatus; 3 Tr. spinocerebellaris posterior; 4 Tr. spinocerebellaris anterior; 5 Tr. spinothalamicus lateralis; 6 Tr. spinothalamicus anterior

Weiße Substanz: Aufsteigende Bahnen im Rückenmark (Abb. 10-4)

a) Bahnen zum Thalamus

- **Hinterstrangbahnen**

– Die Bahnen im Hinterstrang des Rückenmarks, der **Fasciculus gracilis** (medial) und der **Fasciculus cuneatus** (lateral), leiten die epikritische Sensibilität. Diese Informationen aus der Peripherie betreffen einerseits die feinen Tastempfindungen und den Vibrationssinn (exterozeptive Erregungen), andererseits Gelenk- und Körperhaltungen (Tiefensensibilität, propriozeptive Erregungen).
Die Perikaryen dieser Neurone liegen im Spinalganglion. Ihr Axon verläuft ohne Umschaltung im Rückenmark im Hinterstrang derselben Seite aufwärts bis zur Medulla oblongata und endet dort im Nucleus gracilis bzw. cuneatus. Von dort kreuzen die Bahnen der epikritischen Sensibilität als Lemniscus medialis zur Gegenseite (weiterer Verlauf s. u.). Der Fasciculus gracilis enthält die Fasern der unteren Körperhälfte (Merkhilfe: dort liegt auch, ebenfalls medial, der M. gracilis!), der Fasciculus cuneatus die der oberen Körperhälfte. Aus diesem Grund ist der Fasciculus cuneatus nur im Zervikalmark anzutreffen.

- **Vorderseitenstrangbahnen**

– Der **Tr. spinothalamicus** im Vorderseitenstrang leitet die protopathische Sensibilität. Das sind Schmerz- und Temperaturempfindungen aus der Haut sowie gröbere Druck- und Berührungsempfindungen. Die sensiblen Neurone für protopathische Empfindungen haben ihr Perikaryon ebenfalls im Spinalganglion. Ihr Axon endet aber im Hinterhorn und wird dort auf ein 2. Neuron umgeschaltet, das in der Commissura alba kreuzt und im Tr. spinothalamicus der Gegenseite – wie der Name sagt – bis zum Thalamus zieht.

• MERKE: Bei einer Schädigung der Tractus spinothalamici ergibt sich ein Funktionsausfall auf der kontralateralen Seite. Bei einer Läsion der Hinterstrangbahnen ist die ipsilaterale Seite betroffen!

b) Bahnen zum Kleinhirn

- Informationen der Tiefensensibilität (propriozeptive Impulse) werden über mehrere Bahnen auch direkt zum Kleinhirn weitergegeben. Die Neuronen aus Muskelspindeln und Sehnenorganen haben ihre Perikaryen wie alle sensiblen Neurone im Spinalganglion und werden **für die untere Extremität**

– entweder im Nucleus dorsalis (Stilling-Clarkesche Säule) auf das 2. Neuron umgeschaltet und über den **Tr. spinocerebellaris posterior** derselben Seite zur Medulla oblongata geleitet, wo sie ipsilateral zum Kleinhirn ziehen;

– oder im Hinterhorn umgeschaltet, um dann im kontralateralen **Tr. spinocerebellaris anterior** weiterzulaufen. Für das schriftliche Physikum (und nur dafür) musst du dir merken, dass diese Bahn den größtmöglichen Umweg macht: sie kreuzt zweimal (im Rückenmark und im Hirnstamm) und gelangt über den oberen Kleinhirnstiel ins Kleinhirn.

– Propriozeptive Information **der oberen Körperhälfte** wird über den Hinterstrang und einen Tr. cuneocerebellaris zum Kleinhirn geleitet.

Schädigung der Rückenmarksbahnen

- Bei einer kompletten **Querschnittslähmung**, am häufigsten durch Wirbelsäulenverletzungen bedingt, sind unterhalb des betroffenen Rückenmarkssegments alle auf- und absteigenden Bahnen betroffen. Es resultiert ein vollständiger Ausfall der Sensibilität und Motorik. Abhängig von der Schädigungshöhe unterscheidet man zwischen einer **Paraplegie** (Lähmung beider Beine durch Läsion oberhalb der Intumescentia lumbalis) und einer **Tetraplegie** (Lähmung aller vier Extremitäten durch Läsion oberhalb der Intumescentia cervicalis). Bei praktisch jeder Querschnittslähmung sind die Verschlussmechanismen von Harnblase und Mastdarm, die vom Sakralmark aus gesteuert werden, nicht mehr willkürlich beeinflussbar.
Beachte, dass die vegetative Steuerung der Baucheingeweide durch den N. vagus davon natürlich nicht betroffen ist. Läsionen im Zervikal- und oberen Thorakalmark betreffen allerdings die Zuflüsse des Grenzstrangs.
Da das Rückenmark unterhalb der Schädigung intakt bleibt, sind (nach einer Anfangsphase des „spinalen Schocks") die Reflexfunktionen des Rückenmarks dort erhalten. Die Muskeleigenreflexe in diesem Bereich sind dann gesteigert, Harnblase und Mastdarm werden ab einem bestimmten Füllungsgrad reflektorisch entleert.

- Liegt eine (in ihrer Reinform seltene) **Halbseitenläsion** des Rückenmarks vor (**Brown-Séquard-Syndrom**), sind unterhalb des betroffenen Segments folgende Symptome zu beobachten:

– Unterbrechung der Pyramidenbahn: Lähmung auf der ipsilateralen Seite;

– Unterbrechung der Hinterstrangbahnen: auf der ipsilateralen Seite Ausfall der Berührungsempfindung und der Tiefensensibilität;

– Unerbrechung des Tr. spinothalamicus: auf der kontralateralen Seite eine „dissoziierte Empfindungsstörung", d.h. Ausfall der Schmerz- und Temperaturempfindung bei kaum beeinträchtigtem Tastsinn (da die Axone im Tr. spinothalamicus von der Gegenseite stammen).

- Wird selektiv die **Commissura alba** geschädigt (wie bei der seltenen Syringomyelie), fallen nur die kreuzenden Bahnen auf Höhe der Läsion aus, also nur die protopathische Sensibilität (beidseitige dissoziierte Empfindungsstörung), während Pyramiden- und Hinterstrangbahn nicht betroffen sind.

10.2.2 Hirnstamm

- Zum Hirnstamm (Truncus encephali) gehören die **Medulla oblongata** (verlängertes Mark), der **Pons** (die Brücke) und das **Mesencephalon** (Mittelhirn). Die ersten beiden gehören zum Rhombencephalon.

- Bevor du dich mit den einzelnen Teilen beschäftigst, ist es hilfreich, einige grundsätzliche Dinge zum Aufbau des Hirnstamms zu wissen:

- Erstens gibt es eine generelle Einteilung von ventral nach dorsal:

  - **Basis**: am weitesten ventral (am Hirnstamm auch „basal" genannt, weil es der Schädelbasis aufliegt) finden sich vor allem die **absteigenden Bahnen**, also weiße Substanz;

  - **Tegmentum** („Haube"): nach dorsal folgt dann das Tegmentum, das bis zu den Liquorräumen (IV. Ventrikel und Aquädukt) reicht. Es besteht überwiegend aus grauer Substanz. Hier liegen u. a. die **Hirnnervenkerne** und die **Formatio reticularis**;

  - **Tectum** („Dach"): dorsal vom Aquädukt folgt das Tectum, das es nur im Mesencephalon gibt. Es ist gleichbedeutend mit der Vierhügelplatte und enthält höhere Zentren für die Steuerung der Augenbewegungen (Okulomotorik) und für die Hörbahn. Im Rhombencephalon liegt dorsal das Kleinhirn, das aber nicht zum Hirnstamm gezählt wird.

- Zweitens gibt es für die **Hirnnervenkerne** eine generelle Anordnung in sechs Reihen von medial nach lateral, die sich zum Teil durch den ganzen Hirnstamm ziehen. In der Entwicklung ist die Verteilung sensibler und motorischer Areale zunächst ähnlich wie im Rückenmark, nur dass die graue Substanz jetzt quasi aufgeklappt wird (als würde man von hinten bis zum Zentralkanal in das Rückenmark hineinschneiden und es wie ein Buch aufklappen). Dabei kommen die sensiblen Areale (im Rückenmark die Hinterhörner) nach lateral, die motorischen (im Rückenmark die Vorderhörner) nach medial, und die vegetativen Areale (entsprechend den Seitenhörnern) liegen dazwischen. Hinzu kommen die motorischen Kerne für die Kiemenbögen und die Kerne für die höheren Sinne Hören und Gleichgewicht, die jeweils eine eigene Gruppe bilden. Von medial nach lateral entstehen dadurch folgende Reihen von Hirnnervenkernen:

  - **Somatomotorische Kerne**
    für die Augenmuskelnerven N. oculomotorius (III), N. trochlearis (IV) und N. abducens (VI) sowie für den N. hypoglossus (XII). Die Kerne heißen einfach nach ihrem Nerv „Nucleus nervi oculomotorii" etc.

  - **Viszeromotorische Kerne** (allgemeine Viszeromotorik)
    Dies sind die Kerne für die parasympathischen Hirnnerven (merke: es gibt keine sympathischen Kerne im Hirnstamm!). der Nucleus accessorius (Edinger-Westphal-Kern) des N. oculomotorius (III), der Nucleus salivatorius superior für den N. facialis (VII), der Nucleus salivatorius inferior für den N. glossopharyngeus (IX) und der Nucleus dorsalis n. vagi (X).

  - **Branchialmotorische Kerne** (spezielle Viszeromotorik)
    Die motorischen Kerne für die Kiemenbogennerven springen etwas aus der Reihe, da sie weiter lateral liegen, als es sich für eigentlich somatomotorische Kerne gehört. Da sie aber von den Kiemenbögen, also vom Vorderdarm, abstammen, nennt man sie „speziell viszeromotorisch". Es sind: der Nucleus motorius n. trigemini (V), der Nucleus n. facialis (VII), der Nucleus ambiguus für die Nn. glossopharyngeus (IX) und vagus (X) und der Nucleus spinalis n. accessorii (XI).

- **Viszerosensible Kerne**
  Dies ist praktisch nur der Nucleus solitarius, der über die Nn. VII, IX und X Geschmacksfasern und andere Informationen der Eingeweidesensibilität erhält.
- **Somatosensible Kerne** (allgemeine Somatosensibilität)
  Dies sind alle sensiblen Kerne des N. trigeminus (V): Nucleus mesencephalicus, Nucleus sensorius principalis und Nucleus spinalis.
- **Speziell somatosensible Kerne**
  Die Vestibularis- und Cochleariskerne (VIII) für Hören und Gleichgewicht liegen im Querschnitt am weitesten lateral!
- Wenn du dir diese Kernreihen merken kannst und dazu die **Ein- oder Austrittsstellen der Hirnnerven**, die der Höhe der Lage ihrer Kerne im Hirnstamm entsprechen (III+IV Mesencephalon, V+VI Pons, VII+VIII an der Grenze Pons/Medulla, IX-XII Medulla), dann hast du mehr als ausreichende Kenntnisse über die Lage der Hirnnervenkerne.

- Drittens solltest du dir folgende **Bahnen** merken, die durch den ganzen Hirnstamm ziehen:
- **Pyramidenbahn** (Tractus corticospinalis und corticonuclearis),
- **Lemniscus medialis** (Fortsetzung der Hinterstrangbahn zum Thalamus),
- **Lemniscus lateralis** (Teil der Hörbahn),
- **Fasciculus longitudinalis medialis** (schmale Faserbahn, die die Augenmuskelkerne untereinander und mit dem vestibulären System und den Halsmuskelkernen verbindet),
- außerdem noch den Fasciculus longitudinalis dorsalis (eine vegetative Bahn) und den Tractus tegmentalis centralis (eine Verbindungsbahn der extrapyramidalen Motorik).

- Viertens durchzieht die **Formatio reticularis** das gesamte Tegmentum des Hirnstamms. Sie ist ein Netzwerk aus Nervenzellgruppen, die nicht immer anatomisch als Kerne abgrenzbar sind. Physiologisch lassen sich aber bestimmten Regionen bestimmte wichtige Steuerfunktionen und Reflexe zuordnen: Kreislaufzentrum, Atemzentrum, Brechzentrum, Schluckreflex, Kornealreflex usw. Diese Funktionen werden über eine Verschaltung der Hirnnervenkerne vermittelt.
- Außerdem hat die Formatio reticularis einen „Output" nach oben und nach unten. Grob vereinfachend lässt sich sagen, dass obere Anteile der Formatio reticularis Verbindungen zum gesamten Kortex haben und diesen aktivieren können. Dies ist eine Voraussetzung für Wachheit und Aufmerksamkeit („ARAS = aufsteigendes retikuläres aktivierendes System"). Eine Unterbrechung dieser Verbindungen, z. B. durch eine Läsion im Mittelhirn, führt zum Koma, auch wenn der Kortex selbst intakt ist.
- Verbindungen nach kaudal (Tractus reticulospinalis u. a.) haben im Rückenmark Einfluss auf Motorik und vegetative Funktionen und auch auf Schmerzverarbeitung.
- Anatomisch kann man an der Formatio reticularis drei Zonen unterscheiden: eine Mediane Zone (Raphe-Kerne), eine mediale (magnozelluläre) Zone und eine laterale (parvozelluläre) Zone.
- Innerhalb der Formatio reticularis kann man verschiedene Systeme anhand ihres benutzten Transmitters unterscheiden (serotoninerge, noradrenerge, adrenerge, cholinerge Zellgruppen), die hier nicht weiter dargestellt werden können.

- **Schädigungen des Hirnstamms** sind lebensbedrohlich, weil erstens die lebenswichtigen vegetativen Steuerzentren (Atem-, Kreislaufzentrum) gefährdet sind, weil zweitens die Großhirnrinde zum Funktionieren den Hirnstamm braucht und weil drittens praktisch alle Verbindungen zwischen Großhirnrinde und Körper durch den Hirnstamm müssen.
- Einseitige Schädigungen im Hirnstamm, z. B. durch einen Tumor oder eine Durchblutungsstörung, führen zur „**gekreuzten Symptomatik**": die Schädigung der Hirnnervenkerne führt zu ipsilateralen Ausfällen im Kopf-Hals-Bereich, während die Schädigung der durchlaufenden langen Bahnen zu Störungen in den kontralateralen Extremitäten führt, weil diese Bahnen im Rückenmark oder der kaudalen Medulla kreuzen.

Betrachtung von außen

- Suche am Hirnstamm zunächst **ventral** die folgenden Oberflächenstrukturen auf:
- **Medulla oblongata**:
- Beachte, dass sich die Medulla ventral und dorsal gegenüber dem Rückenmark zwiebelartig erweitert, weshalb sie auch **Bulbus** (lat. Zwiebel) genannt wird.
- Neben der Fissura mediana anterior liegen die beiden **Pyramiden**, in denen die Pyramidenbahn absteigt. Eventuell ist die Fissura am untersten Ende wegen der Pyramidenbahnkreuzung (Decussatio pyramidum) verstrichen.
- Seitlich der Pyramide wölbt sich die **Olive** vor. In ihr verbirgt sich das Kerngebiet des Nucleus olivaris inferior, einer Schaltstelle des motorischen Systems. Medial von der Olive tritt der XII. Hirnnerv aus, lateral davon die Hirnnerven IX, X und XI (die „Vagus-Gruppe").
- **Pons**:
- Die Fortsetzung der Fissura mediana ist nur eine seichte Rinne, der **Sulcus basilaris**, in dem die A. basilaris liegt.
- Am Übergang des Pons zur Medulla oblongata verlässt der N. abducens (VI) das Rautenhirn. Im Kleinhirnbrückenwinkel, an der Grenze von Pons, Medulla und Kleinhirn, liegen der N. facialis (VII) und der N. vestibulocochlearis (VIII).
- Weit lateral an der Brücke, am Ursprung des mittleren Kleinhirnstiels, tritt der N. trigeminus (V) aus.
- **Mesencephalon**:
- Vom Mesencephalon sind ventral nur die **Hirnstiele** (Pedunculi cerebri) gut zu sehen. Dazwischen liegt die Fossa interpeduncularis, aus der der N. oculomotorius (III) hervor kommt. In der Tiefe liegt die Substantia perforata posterior. Die Perforationen entstehen durch die hier ins Gehirn eintretenden Gefäße. Die kranial sichtbaren Corpora mamillaria gehören schon zum Diencephalon.
- Suche dann **dorsal** an einem Hirnstamm ohne Kleinhirn die folgenden Oberflächenstrukturen auf:
- **Medulla oblongata**:
- Auf der Dorsalseite setzen sich Fasciculus gracilis und cuneatus aus dem Rückenmark fort und enden an den Kernen im **Tuberculum gracile** und **Tuberculum cuneatum**. Hier wird das 1. Neuron der Hinterstrangbahnen auf das 2. Neuron umgeschaltet, das als Lemnicus medialis zur Gegenseite kreuzt und zum Thalamus zieht.
- **Rautengrube (Medulla / Pons)**:

- Oberhalb der Tubercula liegt die Rautengrube (**Fossa rhomboidea**), die zu Medulla oblongata und Pons gehört (Grenze sind die horizontalen Striae medullares ventriculi quarti). Die Rautengrube bildet den **Boden des IV. Ventrikels**. Das Dach des Ventrikels wird vom Kleinhirn gebildet, von dem an einem üblichen Hirnstammpräparat noch die durchtrennten Kleinhirnstiele zu sehen sind.

- Durch die Wegnahme des Kleinhirns sind die drei Verbindungen des IV. Ventrikels zum äußeren Liquorraum (Subarachnoidalraum) eröffnet worden: die **Apertura mediana** ventriculi quarti (Apertura Magendii) und die beiden **Aperturae laterales** (Apertura Luschkae).

- Der Boden der Rautengrube ist gleichzeitig die dorsale Fläche des Tegmentums. Du schaust also quasi von dorsal auf die Hirnnervenkerne. Die Identifizierung der Oberflächenstrukturen der Rautengrube am Hirnstamm erfordert ein nicht unbedeutendes Maß an Phantasie, so dass der Vergleich mit dem Atlasbild mehr Aufschluss bietet. Gut erkennbar ist der **Sulcus medianus**. Lateral davon liegt parallel der **Sulcus limitans**, die Grenze zwischen motorischen Kernen (medial) und sensiblen Kernen (lateral).

- Zwischen den beiden Sulci lassen sich eventuell abgrenzen: kaudal das Trigonum nervi vagi, kranial davon das Trigonum nervi hypoglossi. Etwas oberhalb der Striae medullares soll man hier angeblich den Colliculus facialis sehen können. Der Hügel kommt dadurch zustande, dass die Fasern des in der Tiefe liegenden motorischen Fazialiskerns hier schleifenartig unter der Oberfläche um den Kern des N. abducens herumziehen (inneres Fazialisknie), bevor sie dann vorn den Hirnstamm verlassen. Lateral im oberen Drittel liegt noch der Locus coeruleus, ein Ort dunkel pigmentierter (noradrenerger) Nervenzellen.

- Lateral vom Sulcus limitans befindet sich die dreieckige Area vestibularis, in deren Tiefe Vestibularis- und Cochleariskerne zu suchen sind.

- Nach kranial geht der IV. Ventrikel in den Aquaeductus mesencephali über, den du am Präparat gut sondieren kannst.

- **Mesencephalon**:

- Das Tectum mesencephali wölbt sich dorsal als **Vierhügelplatte** (Lamina quadrigemina) vor. Die unteren Hügel (Colliculi inferiores) sind eine Schaltstation der Hörbahn, die oberen (Colliculi superiores) liegen im Nebenschluss der Sehbahn (Merkspruch: Vom oberen Hügel kann man besser sehen). Seitlich hat jeder der Hügel einen Arm (Brachium) in Richtung Diencephalon.

- Kaudal von den unteren Hügeln tritt der sehr feine N. trochlearis (IV) aus dem Hirnstamm aus. Er ist der einzige Hirnnerv, der dorsal austritt.

- Die von oben zwischen die Colliculi superiores herunterhängende Epiphyse (Corpus pineale) gehört schon zum Diencephalon.

Kerngebiete und Bahnen

- Auf frischen Schnitten durch den Hirnstamm kann man relativ wenige Strukturen unterscheiden (man kann allerdings sehr gut sehen, wie klein all diese wichtigen Strukturen sind!). Du musst daher Atlasbilder oder gefärbte histologische Schnitte zu Hilfe nehmen, um eine Vorstellung vom inneren Aufbau des Hirnstamms zu bekommen.

- **Medulla oblongata** (Abb. 10-5):

- **Basal** (= ventral) liegen die Pyramiden, die im Schnitt annähernd dreieckig sind (daher kommt anscheinend der Name!). Lateral davon liegt ventral der Olivenkernkomplex, an dessen charakteristischer Form man Schnitte durch die Medulla gut erkennen kann. Sein größter Teil, der Nucleus olivaris inferior, ist ein motorischer Kern, der mit dem Kleinhirn verbunden ist.

- **Medial** liegt auf beiden Seiten der Mittellinie, direkt hinter der Pyramide, der Lemniscus medialis, die sensible Bahn, die die Hinterstrangbahn des Rückenmarks fortsetzt.

- **Dorsal** liegen in kaudalen Abschnitten der Medulla (auf Abb. 10-5 nicht dargestellt) der Nucleus gracilis (medial) und der Nucleus cuneatus (lateral), der Endpunkt der Hinterstrangbahn und Anfangspunkt des Lemniscus medialis.

- Oberhalb davon liegt dorsal das **Tegmentum**, das sich von den Olivenkernen bis zur Rautengrube erstreckt. Hier liegen die verschiedenen Hirnnervenkerne und die Formatio reticularis sowie aufsteigende Bahnen (Tr. spinothalamicus, Tr. spinocerebellaris, etc.).

- **Lateral** findet man auf höheren Schnitten durch die Medulla Anschnitte des unteren Kleinhirnstiels (Pedunculus cerebellaris inferior).

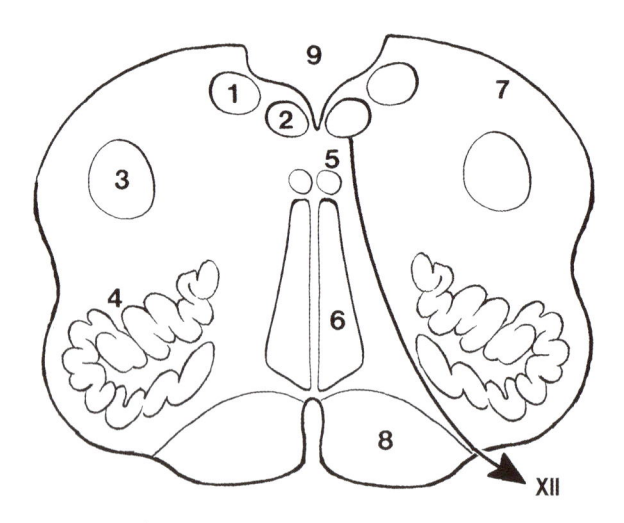

Abbildung 10-5:
Querschnitt durch die Medulla oblongata in Höhe der Olive
Kerne (im Bild links bezeichnet): 1 Ncl. dorsalis n. vagi; 2 Ncl. n. hypoglossi; 3 Ncl. spinalis n. trigemini; 4 Nucleus olivaris inferior;
Bahnen (im Bild rechts bezeichnet): 5 Fasciculus longitudinalis medialis; 6 Lemniscus medialis; 7 Pedunculus cerebellaris inferior; 8 Pyramis (Pyramidenbahn); 9 Rautengrube; XII N. hypoglossus

- **Pons** (Abb. 10-6):

- **Basal** (= ventral) liegt auch im Pons die Pyramidenbahn, die aber in mehrere Bündel aufgefasert ist. Dazwischen liegen verteilt die kleinen Brückenkerne (Nuclei pontis). An diesen Kernen werden Informationen aus der motorischen Großhirnrinde umgeschaltet und nach Kreuzung auf die Gegenseite über den mittleren Kleinhirnstiel dem Kleinhirn zugeführt. Durch die kreuzenden Fasern sieht dieser Bereich auf Schnitten durch die Brücke quergestreift aus.

10.2 Anatomie von Rückenmark und Gehirn

- Im **Tegmentum** (= dorsal) liegen wie in der Medulla die Hirnnervenkerne, die Formatio reticularis und verschiedene, vor allem aufsteigende Bahnen. Auch der Lemniscus medialis ist im Vergleich zur Medulla weiter nach dorsal gerückt.
- **Lateral** ist der mächtige mittlere Kleinhirnstiel (Pedunculus cerebellaris medius) zu sehen.

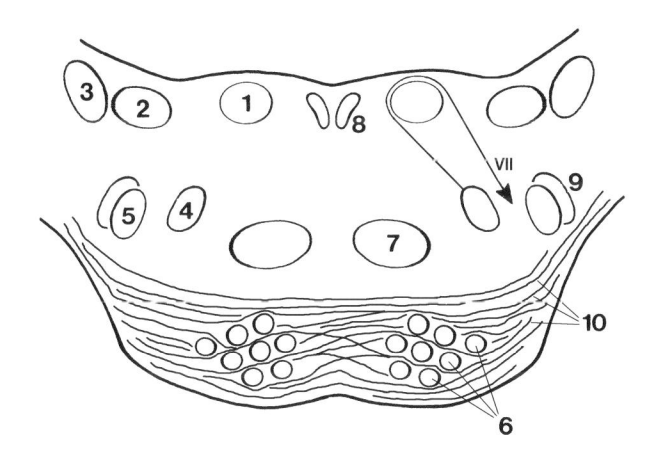

Abbildung 10-6:
Querschnitt durch Pons und Rautengrube in Höhe des Fazialisknies
Kerne (im Bild links bezeichnet): 1 Ncl. n. abducentis; 2 Ncl. vestibularis medialis; 3 Ncl. vestibularis lateralis (DEITERS); 4 Ncl. n. facialis; 5 Ncl. spinalis n. trigemini;
Bahnen (im Bild rechts bezeichnet): 6 Pyramidenbahn; 7 Lemniscus medialis; 8 Fasciculus longitudinalis medialis; 9 Tr. spinalis n. trigemini; 10 Fibrae pontocerebellares (mit darin verstreuten, nicht dargestellten Nuclei pontis); VII N. facialis, der hier um den Ncl. n. abducentis verläuft (inneres Fazialisknie)

- **Mesencephalon** (Abb. 10-7):
- **Basal** (= ventral) liegen die Hirnstiele (Pedunculi cerebri). Der Begriff wird meist synonym mit Hirnschenkel (Crura cerebri) verwendet. In den Hirnstielen verlaufen die absteigenden Bahnen, insbesondere die Pyramidenbahn und die kortikopontinen Bahnen. Sie sind vom Tegmentum deutlich abgesetzt durch die Substantia nigra, die zu den motorischen Basalganglien gerechnet wird. Die Substantia nigra ist durch den hohen Melaningehalt der dopaminergen Neurone gut als dunkler Streifen zu erkennen.
- Im **Tegmentum**, also zwischen Substantia nigra und Aquaeductus mesencephali, liegen die Hirnnervenkerne für den N. trochlearis (kaudal, in Abb. 10-7 nicht getroffen) und den N. oculomotorius (III) sowie aufsteigende Bahnen, außerdem der Nucleus ruber, ein weiterer motorischer Kern, der eng mit dem Kleinhirn verknüpft ist. Wirklich rot ist der Nucleus ruber nur an unfixierten Hirnschnitten durch seinen hohen Eisengehalt.
- **Zentral** im Mesencephalon liegt der Aquaeductus mesencephali (= Aquaeductus cerebri), die Verbindung von III. und IV. Ventrikel. Er wird umgeben von „periaquäduktaler" grauer Substanz (Substantia grisea centralis), die an der zentralen Verarbeitung von Schmerz beteiligt ist.

– Das **Tectum** ist der gesamte Bereich dorsal des Aquädukt. Es enthält die graue Substanz des Colliculus superior und des Colliculus inferior (siehe oben).

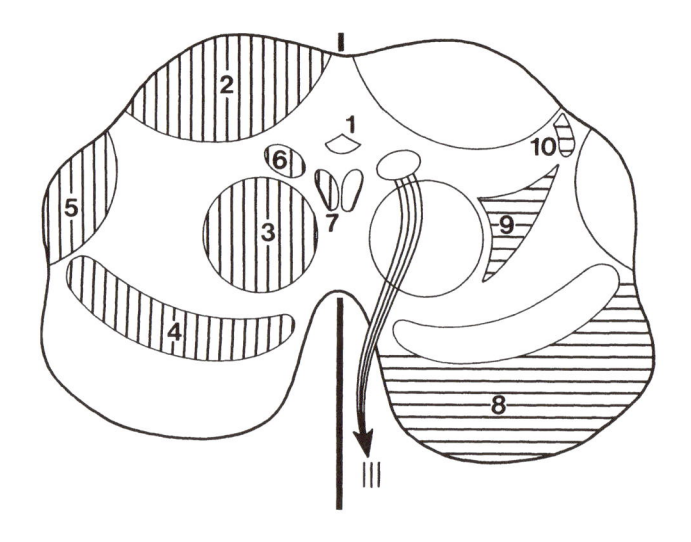

Abbildung 10-7:
Querschnitt durch das Mittelhirn in Höhe der Colliculi superiores (in Anlehnung an KAHLE et al.)
1 Aquaeductus mesencephali;
Kerne (im Bild links): 2 Colliculus superior; 3 Nucleus ruber; 4 Substantia nigra; 5 Corpus geniculatum mediale (Zwischenhirn!); 6 Ncl. n. oculomotorii; 7 Ncl. accessorius n. oculomotorii (EDINGER-WESTPHAL);
Bahnen (im Bild rechts): 8 Pyramidenbahn und andere absteigende Bahnen; 9 Lemniscus medialis; 10 Lemniscus lateralis

10.2.3 Kleinhirn (Cerebellum)

Topographie

- Das Kleinhirn ist ein höheres Zentrum für **motorische Koordination** (siehe Funktionelle Systeme). Es entwickelt sich relativ spät als ein Abkömmling des Rautenhirns (das Kleinhirn ist beim Neugeborenen der „unfertigste" Teil des Gehirns). Das Kleinhirn sitzt der Dorsalseite des Hirnstamms auf und ist mit ihm über die drei **Kleinhirnstiele**, Pedunculi cerebellares (superior, medius, inferior), verbunden. Es bildet das zeltförmige Dach des IV. Ventrikels, wie man am besten auf einem Mediansagittalschnitt sieht. Die Begrenzung zum Ventrikel hin wird von zwei „Segeln" gebildet, dem Velum medullare superius oben und dem Velum medullare inferius hinten unten. Die Spitze dieses Daches nennt man Fastigium (Giebel).

- Wichtiger als die Oberflächenstruktur des Kleinhirns ist seine funktionelle Einteilung (siehe Funktionelle Systeme, S. 308). Du solltest aber folgende makroskopische Strukturen kennen und an einem Präparat zeigen können:

– Das Kleinhirn hat wie das Großhirn zwei **Hemisphären** und Windungen und Furchen (die hier aber Fissurae und Foliae heißen).

– Zwischen den Hemisphären befindet sich der **Vermis** (Wurm). Sein unterster Anteil heißt Nodulus. Der Nodulus ist beidseitig mit einem keulenartigen Anteil auf der ventralen

Seite der Hemisphären verbunden, dem Flocculus. Nodulus und Flocculus bilden den **Lobus flocculonodularis**.

– Kaudal laufen die Hemisphären in Richtung Foramen magnum in zwei Vorsprüngen aus, die man beschreibend **Kleinhirntonsillen** nennt. Sie können bei Hirndruck (Anstieg des Drucks im Schädel) von oben in das Foramen magnum hineingedrückt werden, was lebensgefährlich ist, weil dadurch die Medulla oblongata komprimiert wird.

Binnenstrukturen

- Auf Schnitten erkennt man am Kleinhirn, wie am Großhirn, graue und weiße Substanz, unterteilt in Rinde, Mark und Kerne.
- Die **Kleinhirnrinde** (Cortex cerebellaris) ist histologisch dreischichtig und gibt praktisch alle ihre Efferenzen an die Kleinhirnkerne weiter.
- Es gibt auf jeder Seite vier **Kleinhirnkerne**: den größeren Nucleus dentatus, der aufgrund seiner gezähnelten Struktur leicht zu erkennen ist, die Nuclei globosus und emboliformis und den Nucleus fastigii. Die Efferenzen dieser Kerne verlassen das Kleinhirn.
- Die Verbindungen des Kleinhirns und Schädigungsfolgen werden bei den funktionellen Systemen beschrieben (s. S. 307 f.). Es ist relativ leicht, sich zu merken, welcher Kleinhirnstiel für welche Verbindungen zuständig ist:

– der **obere Kleinhirnstiel** enthält Verbindungen von und zu allem, was oberhalb der Brücke liegt, also Mesencephalon (Nucleus ruber!) und Thalamus bzw. Großhirnrinde;

– der **mittlere Kleinhirnstiel** enthält nur Afferenzen aus der Brücke (Nuclei pontis);

– der **untere Kleinhirnstiel** enthält Verbindungen von und zu allem, was unterhalb der Brücke liegt, also Medulla oblongata (z. B. Olive) und Rückenmark;

– einzige Ausnahme (und darum gern gefragt) ist der Tractus spinocerebellaris anterior, der aus dem Rückenmark kommt, aber trotzdem über den oberen Kleinhirnstiel läuft (und noch dazu zweimal kreuzt, nämlich im Rückenmark und im Hirnstamm).

10.2.4 Zwischenhirn (Diencephalon)

Topographie

- Das Diencephalon liegt mitten im Gehirn und wird zum größten Teil vom Endhirn verdeckt. An die sichtbare Oberfläche kommen nur die Corpora mamillaria und der Hypophysenstiel. Am besten sind die Strukturen des Diencephalons vom III. Ventrikel aus zu sehen. Suche die Teilabschnitte und Strukturen des Diencephalons daher an einem Mediansagittalschnitt des Gehirns auf.
- Die Bestandteile des Diencephalon umschließen den **III. Ventrikel** (Abb. 10-8), der ein schmaler, sagittal gestellter Raum in der Mitte des Gehirns ist. Er steht nach kaudal über den Aquaeductus mesencephali mit dem IV. Ventrikel, nach vorn seitlich über die Foramina interventricularia mit den beiden Seitenventrikeln in Verbindung.

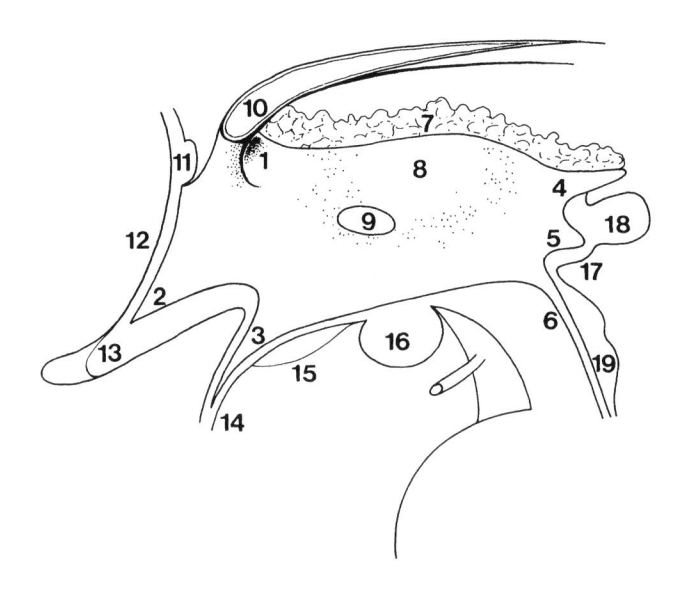

Abbildung 10-8:
III. Ventrikel und Zwischenhirn (in Anlehnung an NIEUWENHUYS)
1 Foramen interventriculare; 2 Recessus opticus; 3 Recessus infundibuli; 4 Recessus suprapinealis;
5 Recessus pinealis; 6 Aquaeductus mesencephali; 7 Plexus choroideus ventriculi tertii; 8 Thalamus;
9 Adhaesio interthalamica; 10 Fornix; 11 Commissura anterior; 12 Lamina terminalis; 13 Chiasma opticum; 14 Infundibulum; 15 Tuber cinereum; 16 Corpus mamillare; 17 Commissura posterior;
18 Epiphyse; 19 Vierhügelplatte (Mittelhirn)

- Den Hauptteil der Seitenwand des III. Ventrikels bildet der **Thalamus**, ein eiförmiges Kerngebiet.

– Die Thalami beider Seiten können über eine Adhaesio interthalamica miteinander verbunden sein, die aber keine funktionelle Bedeutung hat. Quer über die Wölbung des Thalamus verläuft vom Foramen interventriculare nach hinten die Anheftungslinie für den Plexus choroideus, der das Dach des III. Ventrikels bildet.

– Der hintere Pol des Thalamus springt oberhalb der Vierhügelplatte vor und wird Pulvinar genannt.

- Vorn unter dem Thalamus und oberhalb des Hypophysenstiels liegt, ebenfalls auf beiden Seiten des III. Ventrikels, der **Hypothalamus**. In der Wand des Ventrikels liegt an der Grenze von Thalamus und Hypothalamus ein mehr oder weniger tiefer Sulcus hypothalamicus.

– Die trichterartige Ausstülpung des III. Ventrikels, an dem die Hypophyse hängt, heißt **Infundibulum** (an Kurs-Gehirnen ist die Hypophyse an dieser Stelle normalerweise abgerissen).

– Dorsal davon sieht man auf beiden Seiten der Mittellinie das **Corpus mamillare**, ein eigenständiges Kerngebiet, das aber auch noch zum Hypothalamus gehört. Von hier zieht der **Fornix**, eine Faserbahn, aufwärts durch den Hypothalamus und wird am Vorderrand des Foramen interventriculare sichtbar. Der Fornix verbindet das Corpus mamillare mit dem Hippocampus, einem Teil des limbischen Systems.

- Am oberen hinteren Rand des III. Ventrikels liegt die unpaare **Epiphyse** (Corpus pineale), die über die Habenulae („Zügel") am Thalamus befestigt ist. Sie produziert das Hormon Melatonin, das eine Rolle in der Regulation des Tag-Nacht-Rhythmus spielt.

- Als Metathalamus werden **Corpus geniculatum laterale** (CGL) und **Corpus geniculatum mediale** (CGM) zusammengefasst. Das CGM ist Umschaltzentrum der Hörbahn, das CGL Umschaltstation der Sehbahn. Beide Kerngebiete liegen etwas versteckt in der Ecke zwischen Mittelhirn und Pulvinar thalami. Um sie aufzufinden, verfolge vom Chiasma opticum aus den Tractus opticus bis zum Corpus geniculatum laterale.

- Die rostrale Wand des III. Ventrikels heißt **Lamina terminalis**, weil sie das ursprüngliche Ende des Neuralrohrs darstellt, von dem sich dann seitlich die Vorderhirnbläschen entwickelten. Die hier liegende Commissura anterior gehört schon zum Endhirn. Direkt unterhalb der Lamina terminalis liegt das Chiasma opticum. Hier bildet der Ventrikel den Recessus opticus. Die übrigen Recessus des III. Ventrikels sind auf Abb. 10-8 bezeichnet.

- Der **Thalamus** bildet auch den Boden der Pars centralis des Seitenventrikels (suche hierzu ein entsprechendes Bild oder Präparat). Lateral liegt ihm der Nucleus caudatus (ein Kern der Basalganglien) direkt an. In der Einsenkung zwischen Thalamus und Nucleus caudatus verläuft die V. thalamostriata, die mit ihrem Verlauf die Grenze zwischen Diencephalon und Telencephalon markiert.

Kerngebiete und Bahnen

- **a) Thalamus**
  Der Thalamus grenzt medial an den III. Ventrikel, lateral an die Capsula interna, kaudal an das Mesencephalon. Vorn, oben und hinten wird er vom Seitenventrikel und vom Nucleus caudatus umgeben. Der Thalamus ist eine Art Kontroll- und Verteilerzentrale für fast allen „Input" der Endhirnrinde und wird daher auch „Tor zum Bewusstsein" oder „**Tor zur Großhirnrinde**" genannt. Er hat spezialisierte Kerne für alle sensiblen und motorischen Systeme, aber auch für das limbische System und für unspezifische Projektionssysteme aus dem Hirnstamm. In diesen Kernen werden die entsprechenden Bahnen auf dem Weg zum Kortex „umgeschaltet", d.h. die einkommenden Informationen werden bearbeitet und weitergegeben.

- Die Vielzahl der Kerne und ihre Benennung kann verwirrend sein (beachte, dass im Thalamus „ventral" dieselbe Richtung bezeichnet wie „basal", also zur Schädelbasis hin, während „anterior" dasselbe ist wie „rostral", also nach vorn in Richtung Stirn). Zunächst ist ihre Unterteilung in spezifische und unspezifische Kerne sinnvoll:

- **Unspezifische Kerne („Truncothalamus")** sind insbesondere die intralaminären Kerne. Sie erhalten Afferenzen vor allem aus dem Hirnstamm (daher „Trunco-"). Ihre Efferenzen gehen vor allem zu den anderen Thalamuskernen, weniger auch direkt zum Kortex, und können eher diffus den gesamten Kortex aktivieren.

- **Spezifische Kerne („Palliothalamus")** sind solche, die direkt mit einem bestimmten Areal der Großhirnrinde verknüpft sind (daher „Pallio-" = Mantel = Kortex). Von ihnen solltest du dir die folgenden merken:

- Die **Nuclei ventralis anterior** (VA) und **ventralis lateralis** (VL) sind motorische Kerne. Sie erhalten Informationen von Basalganglien und Kleinhirn und geben diese an die motorische Rinde weiter.

- Die **Nuclei ventralis posterolateralis** (VPL) und **ventralis posteromedialis** (VPM) sind somatosensible Kerne. Sie sind die Endpunkte der sensiblen Bahnen (Tractus spinothalamicus und Lemniscus medialis) und geben deren Informationen an den somatosensiblen Kortex weiter.

– Die **Nuclei anteriores** (A) sind Schaltstation des limbischen Systems (s. S. 315).

- **b) Metathalamus**

– Dies ist eine zusammenfassende Bezeichnung für die „Kniehöcker", die hinten unten dem Thalamus anliegen: Corpus geniculatum mediale (siehe Hörbahn, S. 311) und Corpus geniculatum laterale (siehe Sehbahn, S. 313). Manchmal werden sie auch direkt zum Thalamus gerechnet.

- **c) Hypothalamus**

- Der Hypothalamus ist die Steuerzentrale für die Funktion der inneren Organe (und anderer vegetativer Funktionen), die er über das **vegetative Nervensystem** und über das **endokrine System** (Steuerung der Hormone durch die Hypophyse) erreicht. TREPEL nennt ihn daher sehr passend das „Innenministerium" des Organismus.

- Von den vielen **Kernen** des Hypothalamus solltest du die folgenden kennen:

– Die **Nuclei supraopticus** (oberhalb des Tractus opticus gelegen) und **paraventricularis** (weiter oben in der Ventrikelwand) sind neuroendokrine Kerne. Das heißt, dass sie lange Axone haben, die in den Hypophysenhinterlappen ziehen und dort Hormone ans Blut abgeben. Der Nucleus supraopticus produziert überwiegend Antidiuretisches Hormon (ADH), der Nucleus paraventricularis Oxytocin.

– Der **Nucleus suprachiasmaticus**, der direkt oberhalb des Chiasma opticum liegt, ist an der Regulation des Tag-Nacht-Rhythmus beteiligt.

– Der **Nucleus arcuatus** (= infundibularis) und die **Nuclei tuberales** liegen im Boden des III. Ventrikels zwischen Infundibulum (Hypophysenstiel) und Corpora mamillaria (dieser Bereich wird auch Tuber cinereum genannt). Sie sind ebenfalls neuroendokrin und geben ihre Hormone an ein Gefäßgeflecht im Infundibulum ab (dieser Bereich wird auch Eminentia mediana genannt). Es handelt sich um Releasing- und Inhibiting-Hormone, die mit dem Blut direkt zum Hypophysenvorderlappen transportiert werden und dort die Ausschüttung der Hypophysenhormone beeinflussen (die dann wiederum die Ausschüttung von Hormonen in Schilddrüse, Nebenniere, Hoden und Eierstock beeinflussen).

– Die Kerne des **Corpus mamillare** stehen, vor allem über den Fornix, mit dem limbischen System in Verbindung. Degenerationen in diesen Kernen beim alkoholbedingten Korsakow-Syndrom führen zu Gedächtnisstörungen.

- **d) Subthalamus**

- Der **Nucleus subthalamicus** liegt zwischen Thalamus und Mesencephalon. Er gehört zu den Basalganglien (s. S. 306).

10.2.5 Endhirn (Telencephalon)

Gliederung

- Das Endhirn ist ein sehr spannendes, aber auch sehr komplexes Gebilde und stellt gewisse Anforderungen an deine räumliche Vorstellungskraft (die übrigens in deinem Scheitellappen „sitzt"). Da es nur schwer anhand von einem einzigen Präparat oder einer Zeichnung erklärt werden kann, musst du dich ihm mit einer Kombination aus Oberflächendarstellung, Ventrikelpräparation und Schnitten nähern (zunächst im Atlas, dann am Präparat).

Auch die Betrachtung eines Ventrikelmodells oder einer Ventrikeldarstellung ist am Anfang sehr hilfreich.

- Das **Endhirn**, auch Großhirn oder Cerebrum genannt, besteht aus zwei weitgehend symmetrischen **Hemisphären**, in deren Tiefe sich jeweils ein Liquor-gefüllter Seitenventrikel befindet. Die graue Substanz des Endhirns teilt sich in die **Endhirnrinde** (Cortex cerebri, Pallium), die fast die gesamte Hirnoberfläche einnimmt, und die **Endhirnkerne**, die um das Diencephalon herum liegen. Dazwischen befindet sich die weiße Substanz, die hier auch **Marklager** genannt wird.
- Dass die Strukturen des Endhirns zum Teil sehr kompliziert ineinander verschachtelt sind, liegt daran, dass sich dieser Teil des Gehirns in der Phylogenese sehr spät entwickelt hat und sich im Schädel auf sehr engem Raum vergrößern musste. Es ist daher sehr hilfreich für das Verständnis, sich diese Entwicklung klarzumachen (Details in den Lehrbüchern der Embryologie):
- Die Hemisphären entstehen aus den Vorderhirnbläschen, die auf beiden Seiten vom späteren III. Ventrikel auswachsen und von hier aus **Widderhorn-artig** über Hirnstamm und Diencephalon hinüberwachsen. Man kann diese Wachstumsrichtung am besten dem **Seitenventrikel** ansehen (Atlas!). Die Wachstumsrichtung ist also vom späteren Foramen interventriculare aus zunächst nach frontal, dann parietal, dann okzipital und schließlich temporal. Der gesamte Cortex (außer der Inselrinde) macht diese Bewegung mit, aber auch einige innere Strukturen, insbesondere der Nucleus caudatus (s. u.).
- Wegen der beengten räumlichen Verhältnisse muss sich der Cortex zur Oberflächenvergrößerung zusätzlich in Falten legen, wodurch die **Windungen** und **Furchen** entstehen (die Hirnoberfläche eines sechs Monate alten Fetus ist noch fast ganz glatt).
- Schließlich wachsen von den entwicklungsgeschichtlich jüngeren Teilen des Cortex neue Bahnen aus, die als Bündel weißer Substanz die älteren Endhirnkerne zum Teil durchwachsen und damit noch einmal in ihrer Lage verändern. Diese Bahnen bilden die **Capsula interna** (innere Kapsel), ein Gebiet weißer Substanz zwischen den Endhirnkernen.

Endhirnkerne

- Die Besprechung des Endhirns erfolgt nun von innen nach außen, beginnt also mit den Endhirnkernen. Die meisten dieser Kerne gehören zu den Basalganglien, sind also motorische Kerne (s. S. 306). Hinzu kommen der Mandelkern und die Kerne des sogenannten basalen Vorderhirns.

Basalganglien:

- **Globus pallidus** („Bleicher Kern"): Er liegt direkt lateral vom Thalamus und ist von diesem nur durch die Capsula interna getrennt. Auf Schnitten kann man erkennen, dass er in einen medialen und einen lateralen Teil aufteilbar ist.
- **Striatum**: Dieses Kerngebiet liegt lateral von Globus pallidus und Thalamus. Es wird durch die Fasern der Capsula interna in zwei anatomisch getrennte Kerne zerteilt:
- Das **Putamen** („Schale") liegt direkt lateral des Globus pallidus als flache Scheibe, die auf Schnitten etwas dunkler als der Globus pallidus erscheint;
- Der **Nucleus caudatus** (Schweifkern) legt sich vorn, oben und hinten um das Putamen, wird aber durch die Fasern der Capsula interna vom Putamen getrennt und an den Thalamus gedrängt. Der Nucleus caudatus macht also die Widderhorn-artige Entwicklungsrichtung des Endhirns am deutlichsten mit. Der Nucleus caudatus ist vorn am größten (Ca-

put) und läuft über das dünnere Corpus in eine schmale Cauda im Temporallappen aus. Putamen und Nucleus caudatus sind trotz der Trennung durch die Capsula interna durch Brücken grauer Substanz miteinander verbunden und bilden als Striatum eine funktionelle Einheit.

– Im vordersten Bereich werden die beiden nicht von Capsula-Fasern getrennt und bilden dort einen eigenen Kern, den **Nucleus accumbens** (S. 316).

– Rein anatomisch werden Globus pallidus und Putamen beschreibend als Nucleus lentiformis (Linsenkern) zusammengefasst.

- **Claustrum**: Dieser schmale Kern liegt lateral vom Putamen. Seine genauere Funktion ist unbekannt.

Weitere Endhirnkerne:

- **Corpus amygdaloideum (kurz: Amygdala)**: Der Mandelkern liegt in der vordersten Spitze des Temporallappens und damit wiederum unterhalb der Basalganglien. Er ist praktisch nur auf Schnitten zu erkennen und wird zum limbischen System gerechnet (s. S. 315).

- Das „basale Vorderhirn" ist ein Bereich vorn unterhalb des Globus pallidus und vor dem Mandelkern. Von außen betrachtet liegt es in der Tiefe der Substantia perforata anterior, dem Areal am Ende des Tractus olfactorius. Hier liegen der **Nucleus basalis Meynert** und die Kerngebiete der **Area septalis**, die auch zum limbischen System gerechnet werden können.

Weiße Substanz

- Die weiße Substanz wird, wie in anderen Hirngebieten auch, von zumeist myelinisierten Nervenfasern gebildet. Man unterscheidet im Endhirn drei Arten von Fasern und Verbindungen:

– **Assoziationsfasern** bleiben innerhalb einer Hemisphäre;

– **Kommissurenfasern** kreuzen die Mittellinie, verbinden also Areale beider Hemisphären;

– **Projektionsfasern** verlassen die Hemisphäre und ziehen in tiefergelegene Gebiete, also Hirnstamm oder Rückenmark.

- **Kommissuren** sind Bündel von Kommissurenfasern. Sie sind logischerweise auf Mediansagittalschnitten am besten sichtbar. Es gibt folgende Kommissuren:

– Der **Balken** (Corpus callosum) ist die größte Kommissur und verbindet entsprechende Areale der beiden Hirnrinden miteinander. Auch er ist durch die Entwicklung des Großhirns bogenförmig ausgezogen worden. Seine Anteile heißen von vorn nach hinten Rostrum („Schnabel"), Genu, Truncus und Splenium („Wulst").

– Die **Commissura anterior** liegt im Bereich der Linea terminalis des III. Ventrikels und verbindet Teile beider Temporallappen sowie die Bulbi olfactorii beider Seiten miteinander.

– Weitere Kommissuren sind die Commissura fornicis, die die beiden Fornices unterhalb des Balkens verbindet, und die Commissura habenularum oberhalb der Epiphyse. Die Commissura posterior liegt unterhalb der Epiphyse und gehört schon zum Mittelhirn.

- Die meisten **Projektionsfasern** bündeln sich auf dem Weg zum Hirnstamm in der **Capsula interna**, einem schmalen Raum zwischen Thalamus und Nucleus caudatus medial sowie Globus pallidus und Putamen lateral. Nur wenige Fasern können vom Cortex auf anderen Wegen zu Hirnstamm und Rückenmark gelangen (durch die lateral vom Putamen liegende Capsula externa). Das ist deshalb klinisch sehr bedeutsam, weil eine kleine Schädigung in diesem Bereich, z. B. durch eine Blutung, wegen der starken Konzentration von Bahnen zu sehr großen Ausfällen führen kann.

– Auf Horizontalschnitten (NICHT auf Frontalschnitten!) hat die Capsula interna eine V-Form (siehe Abb. 10-9) mit einem vorderen und einem hinteren Schenkel und einem dazwischen liegenden Knie. Die Pyramidenbahn, die wichtigste motorische Verbindung vom Kortex zu Hirnstamm und Rückenmark, liegt im Knie und im hinteren Schenkel. Dabei liegen die Fasern für den Kopf (Tractus corticonuclearis zu den motorischen Hirnnervenkernen) im Knie, die Fasern für Rumpf und Extremitäten (Tractus corticospinalis) im hinteren Schenkel.

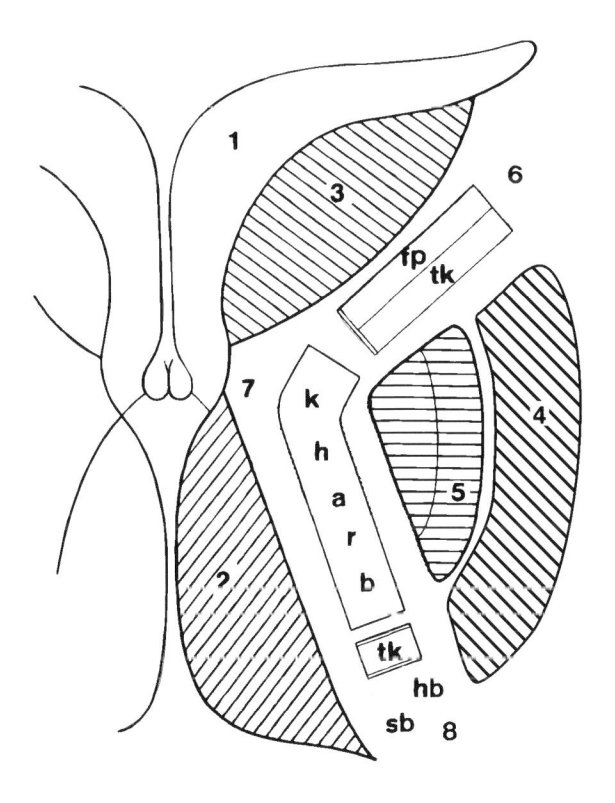

Abbildung 10-9:
Lage der Bahnen in der Capsula interna (Horizontalschnitt)
1 Seitenventrikel; 2 Thalamus; 3 Caput nuclei caudati; 4 Putamen; 5 Pallidum; 6-8 Capsula interna:
6 Crus anterius; 7 Genu; 8 Crus posterius
Pyramidenbahn: k Kopf, h Hals, a Obere Extremität, r Rumpf, b untere Extremität; tk Thalamokortikale Bahnen; fp Tractus frontopontinus; sb Sehbahn (Radiatio optica); hb Hörbahn (Radiatio acustica)

- Von den Assoziationsbahnen soll hier nur der **Fornix** beschrieben werden (weitere Verbindungen ergeben sich aus den Funktionellen Systemen, siehe Kapitel 10.3). Der Fornix

("Gewölbe") ist eine kompliziert verlaufende Bahn vom **Hippocampus** zum **Corpus mamillare** und ist wichtiger zum Verständnis der Hirntopographie als zum Verständnis der Hirnfunktion. Er beginnt auf beiden Seiten jeweils mit der Fimbria hippocampi im Unterhorn des Seitenventrikels, läuft dann als Crus fornicis um das hintere Ende des Thalamus. Unter dem Balken läuft er als Corpus fornicis parallel zum Fornix der Gegenseite nach vorn. Unter dem Balken tauschen die beiden Fornices Fasern aus (Commissura fornicis). Weiter vorne wenden sich die beiden wieder nach unten und entfernen sich vom Balken, an dem sie durch das Septum pellucidum aufgehängt bleiben. Als Columna fornicis gehen sie dann wieder auseinander und ziehen mitten durch den Hypothalamus, um dann im Corpus mamillare zu enden. Ein kleinerer Faseranteil zieht oberhalb der Commissura anterior zu den Septumkernen.

Endhirnrinde

- Der **Cortex cerebri** besteht zum allergrößten Teil aus sechsschichtiger Rinde (Isokortex) und ist phylogenetisch jung (Neokortex). Kleinere Randbereiche sind dreischichtig (Allokortex) und phylogenetisch „mittelalt" (Archikortex) oder noch älter (Paläokortex). Diese Areale werden zum Schluss besprochen.
- Die Oberfläche des Kortex besteht aus Windungen (Gyri) und Furchen (Sulci). Rein makroskopisch kann sie (nach den anliegenden Knochen) in vier **Lappen** unterteilt werden: Lobus frontalis, parietalis, occipitalis und temporalis. Außerdem gibt es die Inselrinde (auch Lobus insularis genannt) und medial um den Hirnstamm herum den Lobus limbicus (s. u.). Die Grenzen der Lappen sind:
- **Sulcus centralis** (Rolandische Furche): zwischen Frontal- und Parietallappen, meist die längste durchgehende Windung auf der lateralen Oberfläche. Am sichersten findest du sie am Präparat, wenn du auf der medialen Oberfläche den Sulcus cinguli verfolgst, der nach hinten im Bogen aufsteigt und die Mantelkante schneidet; eine Windung *davor* ist dann der Sulcus centralis.
- **Sulcus lateralis** (Sylvische Furche): die tiefe seitliche Furche trennt den Temporallappen (unten) vom Frontal- und Parietallappen (oben). In ihrer Tiefe (am Präparat durch vorsichtiges Auseinanderdrängen sichtbar) liegt die Inselrinde.
- **Sulcus parieto-occipitalis**: er ist nur auf der medialen Hirnoberfläche vorhanden. Ansonsten ist die Grenze von Parietal-, Okzipital- und Temporallappen nicht durch Furchen markiert und daher nicht ganz scharf.
- Das Muster der **Gyri** und **Sulci** ist nicht vollkommen regelmäßig. Die folgenden solltest du aber aufsuchen können:
- **Lobus frontalis**: Gyrus praecentralis, Gyrus frontalis inferior, insbesondere seine Pars triangularis (zwischen zwei kleinen Furchen gelegen, die schräg vom Sulcus lateralis nach vorn aufsteigen), Gyrus rectus (auf der unteren Oberfläche).
- **Lobus parietalis**: Gyrus postcentralis, Gyrus supramarginalis (um das Ende des Sulcus lateralis herum), Gyrus angularis (meist um das Ende des Sulcus temporalis superior herum).
- **Lobus occipitalis**: Sulcus calcarinus (tiefe Furche, praktisch nur auf der MEDIALEN Oberfläche vorhanden).
- **Lobus temporalis**: Gyrus temporalis superior/medius/inferior; die Gyri temporales transversi (Heschlsche Querwindungen) liegen auf der kranialen Fläche des Temporallappens

quer zu seiner Längsrichtung; sie sind nur bei vorsichtigem Aufklappen des Sulcus lateralis zu sehen.
- **Lobus insularis**: drei Gyri insulae in der Tiefe des Sulcus lateralis.
- **Lobus limbicus**: Gyrus cinguli (um den Balken herum), Gyrus parahippocampalis (um den Hirnstamm herum) mit dem nach medial vorspringenden Uncus. Die auf dem Uncus liegenden, oft erwähnten Gyri ambiens und semilunaris sind eigentlich nur beim Fetus makroskopisch abgrenzbar).

- Nach mikroskopischen Kriterien (Zytoarchitektonik, Brodmann-Areale) und nach der Funktion kann man den Kortex in Areale einteilen, von denen es drei Arten gibt:
- **Primäre Rindenfelder** sind unimodal, das heißt sie sind nur mit einer Modalität (einem der Sinne oder Motorik) beschäftigt. Außerdem sind sie direkt mit dem Thalamus (oder den Vorderhornzellen) verknüpft. Wenn sie geschädigt werden, fällt die bewusste Sinneswahrnehmung aus bzw. es kommt zu einer Lähmung.
- **Sekundäre Rindenfelder**, auch unimodal, liegen neben primären Arealen und erhalten ihren Input zu einem großen Teil aus diesen primären Arealen. Sie dienen der höheren Verarbeitung von Sinneseindrücken, dem Gedächtnisvergleich und damit dem Erkennen. Bei einer Schädigung wird noch etwas wahrgenommen, aber nicht erkannt oder verstanden (Agnosie). Störung der sekundären motorischen Areale führt zur Apraxie, der Unfähigkeit, komplexe Bewegungsabläufe auszuführen.
- Die übrigen Rindenfelder sind multimodal und werden in ihrer Gesamtheit **Assoziationskortex** genannt.

- Suche die folgenden **Rindenfelder** auf:
- im **Frontallappen**: primär **motorische** Rinde im Gyrus praecentralis (somatotop gegliedert: die Füße sind in der Gegend der Mantelkante repräsentiert, der Kopf in der Nähe des Sulcus lateralis); davor die „prämotorische Rinde"; das Broca-Areal (motorisches Sprachzentrum) in der Pars triangularis des Gyrus frontalis inferior (bei Rechtshändern in 90 % links, bei Linkshändern in ca. 50 % links).
- im **Parietallappen**: primär **sensible** Rinde im Gyrus postcentralis (mit der gleichen somatotopen Gliederung wie in der motorischen Rinde); sekundäre sensible Rinde (kleines Areal in der Tiefe des Sulcus lateralis).
- im **Okzipitallappen**: primäre **Sehrinde** auf beiden Seiten des Sulcus calcarinus (auf Schnitten ist diese Rinde am Gennari-Streifen, einem weißen Streifen in der grauen Substanz des Kortex, erkennbar und heißt daher Area striata);
- im **Temporallappen**: primäre **Hörrinde** in den Gyri temporales transversi (Heschl-Querwindungen); sekundäre Hörrinde in einem Streifen um die primäre Hörrinde; das Wernicke-Areal (sensorisches Sprachzentrum) liegt posterolateral davon im Gyrus temporalis superior (am Übergang zum Parietallappen).

- Der **Archikortex** (phylogenetisch älterer, dreischichtiger Kortex) besteht aus Anteilen des **Gyrus cinguli** und dem **Hippocampus**. Der Hippocampus ist eine besondere Rindenregion, da er durch die Ausbreitung des Neokortex an den Rand der Hirnoberfläche gedrängt wurde und sich dabei, quasi aus Platzmangel, in die mediale Fläche des Temporallappens „hineinkringeln" musste, so dass er sich im Unterhorn des Seitenventrikels vorwölbt. Der Hippocampus wird zum limbischen System gerechnet und ist eine Verteilerstation für Gedächtnisinhalte (s. S. 315).

- Die durch diese Entwicklung bedingte S-Form der hippocampalen Rinde ist am besten auf Querschnitten zu sehen (Abb. 10-10). Auf den Neokortex folgt nach einer Übergangszone (Praesubiculum und Subiculum) der Hippocampus im engeren Sinne (Hippocampus proprius), der auch Ammonshorn (Cornu ammonis) heißt. Um dessen auslaufendes Ende windet sich als letzter Rindenabschnitt der Gyrus dentatus, der so heißt, weil er an der medialen Oberfläche des Temporallappens als gezähnelte Windung sichtbar ist. Über ihm liegt die Fimbria hippocampi, ein Bündel weißer Substanz, das in den Fornix übergeht und hauptsächlich Efferenzen des Hippocampus enthält.

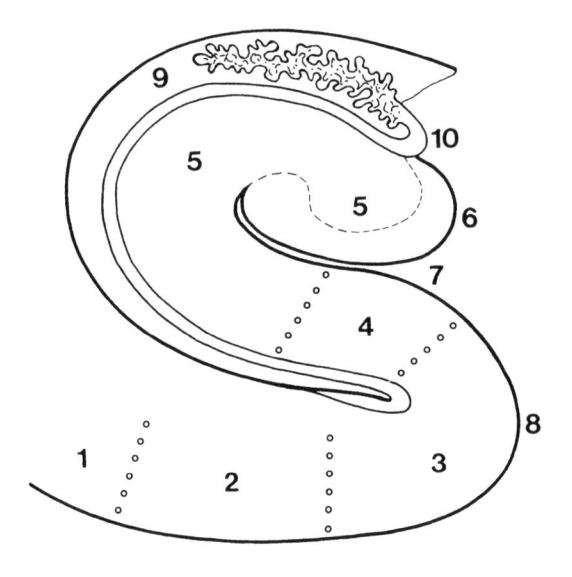

Abbildung 10-10:
Querschnitt durch den Hippocampus
1 Neokortex; 2 Regio entorhinalis; 3 Praesubiculum; 4 Subiculum; 5 Cornu ammonis; 6 Gyrus dentatus; 7 Sulcus hippocampi; 8 Gyrus parahippocampalis; 9 Cornu inferius des Seitenventrikels mit Plexus choroideus; 10 Fimbria hippocampi

- Der **Paläokortex** ist ebenfalls dreischichtige Endhirnrinde, die entwicklungsgeschichtlich noch älter ist als der Archikortex. Er ist zum Teil nur schwer von darunter liegenden Kernstrukturen abgrenzbar. Zum Paläokortex gehören Strukturen des Riechsystems (Bulbus olfactorius, olfaktorischer Kortex u. a.), das Septum und Teile des Mandelkerns:

- Der beim Menschen relativ kleine **olfaktorische Kortex** ist der Cortex praepiriformis (oder auch piriformis). Er liegt etwas versteckt an der Grenze von Frontallappen, Temporallappen und Sulcus lateralis.

- Die **Area septalis** („das Septum") befindet sich unterhalb des Septum pellucidum und kommt im Gyrus paraterminalis an die mediale Oberfläche. Sie enthält die Septumkerne und gehört zum limbischen System (s. S. 315).

- Der **Mandelkern** (Corpus amygdaloideum) besteht aus Rinden- und Kernstrukturen. Auf Schnitten erkennt man, dass die sonst klare Begrenzung der Endhirnrinde hier verwaschen ist. Siehe oben, S. 298, und limbisches System S. 315.

Gefäßversorgung des Endhirns

- Das Endhirn wird von drei **Hirnarterien**, den Aa. cerebri anterior, media und posterior, versorgt, die im Abschnitt „Gehirnpräparation" beschrieben werden (s. S. 328 ff.). Aus ihrem jeweiligen Versorgungsgebiet ergeben sich charakteristische funktionelle Ausfälle bei Störungen der Blutzufuhr z. B. durch plötzliche Verlegung des Arterienlumens durch ein Blutgerinnsel (Schlaganfall):

- **A. cerebri anterior**: mediale Oberfläche der Hemisphären bis ca. 1 cm lateral der Mantelkante. Da in diesem Bereich im Gyrus prä- und postcentralis jeweils die Beine repräsentiert sind, resultiert aus einem Verschluss der A. cerebri anterior u. a. Lähmung und Sensibilitätsausfall des kontralateralen Beins (beinbetonte Hemiparese).

- **A. cerebri media**: größte Teile der lateralen Oberfläche der Hemisphären mit motorischer und sensibler Rinde für Arm und Kopf, den Sprachzentren und der Hörrinde. Daher kommt es bei Verschluss der Arterie u. a. zu motorischen und sensiblen Ausfällen der oberen Extremität und des Gesichts auf der kontralateralen Seite (brachiofazial betonte Hemiparese) sowie insbesondere auf der linken Seite zu Sprachstörungen (Aphasie). Die Schädigung der Hörrinde spielt klinisch meist keine große Rolle.

- **A. cerebri posterior**: medialer Temporallappen und Okzipitallappen. Da hier die primäre Sehrinde liegt, führt ein Verschluss der A. cerebri posterior zum Sehverlust in den kontralateralen Gesichtsfeldern beider Augen (homonyme Hemianopsie, s. S. 312).

10.3 Funktionelle Systeme

Die folgenden Zusammenfassungen der Systeme im ZNS können nur die wichtigsten Anteile aufzählen und ein paar Tipps geben. Sie sind hier und da stark vereinfacht, erklären aber wichtige Funktionen und klinische Phänomene.

Es hat sich eingebürgert, die Neurone in den einzelnen Systemen durchzunummerieren (1., 2., 3. Neuron usw.) und die synaptischen Verknüpfungen dieser Neuronenketten jeweils „Umschaltung" zu nennen. In Wirklichkeit sind die Verschaltungen natürlich durch Einschaltung von Zwischenzellen (Interneurone) und vielfache Verknüpfungen mit anderen Systemen komplizierter. Es ist aber wichtig, die Lage der häufigsten „Umschaltungs"-Orte zu kennen, weil nur dort echte Verarbeitung und Beeinflussung von weitergeleiteten Informationen stattfinden kann.

10.3.1 Motorische Systeme

Da der einzige „Output" des somatischen Nervensystems Muskelkontraktionen sind, sind entsprechend große Anteile des ZNS mit Motorik beschäftigt. Es ist hilfreich, sie in die folgenden **Systeme** einzuteilen (modifiziert nach Rohen):

- Motorische Einheit (ausführende Endstrecke)
- Spinale Systeme (Reflexe, Automatismen)
- Pyramidalmotorisches System (Bewegungsauslösung)
- Basalganglien = „Extrapyramidal-motorisches System" (Bewegungsmodulation)
- Kleinhirn und statisch-vestibuläre Systeme (Bewegungskoordination)

Hinzu kommen **höhere Zentren**, die auf die „Beschlussfassung" zu einer Bewegung Einfluss nehmen (Assoziationskortex, limbisches System) und die komplexe Bewegungen planen (prämotorische Rinde u. a.), auf die hier nicht weiter eingegangen wird (Störungen dieser höheren Zentren führt zur **Apraxie**, der Unfähigkeit, komplexe sinnvolle Bewegungsfolgen auszuführen, obwohl alle beteiligten Muskeln einzeln aktiviert werden können).

Motorische Einheit

Die motorische Vorderhornzelle (alpha-Motoneuron) und, je nach Region, 2 bis 2000 Muskelzellen bilden die motorische Einheit, die **ausführende Endstrecke** aller motorischen Systeme. Das Perikaryon der Vorderhornzelle liegt zwar im Rückenmark zentral, die motorische Einheit ist aber der **periphere** Anteil des motorischen Systems. Die Vorderhornzelle wird klassischerweise als das „2. Neuron" des pyramidalen Systems angesehen (im Englischen: *lower motor neuron*).

Das Perikaryon der Vorderhornzelle liegt in den Kernsäulen des Vorderhorns des Rückenmarks. Sein Axon verlässt über die Vorderwurzel das Rückenmark, läuft dann in Spinalnerv und peripheren Nerven zu den Muskeln, wo es über die motorischen Endplatten die Muskeln aktiviert. Transmitter ist hier Azetylcholin.

- Störungen der **Vorderhornzelle** oder ihres Axons führen zum peripheren Lähmungstyp, also zu schlaffen Lähmungen: weil kein Impuls mehr im Muskel ankommen kann, ist keine Bewegung möglich, der Muskeltonus ist erniedrigt, die Reflexe sind abgeschwächt oder ausgefallen, und der Muskel atrophiert nach einiger Zeit. Dies geschieht bei jeder Form der peripheren Nervenverletzung oder bei der isolierten Schädigung der Vorderhornzellen bei der Kinderlähmung (Poliomyelitis anterior).

- Störungen der Übertragung an der **motorischen Endplatte** führen ebenfalls zu Muskelschwäche oder -lähmung: therapeutisch durch Gabe von Muskelrelaxanzien (z. B. während der Narkose), pathologisch z. B. durch Autoantikörper gegen die Azetylcholinrezeptoren (Myasthenia gravis).

- Auch Erkrankungen der **Muskeln** können Muskelschwäche hervorrufen (Myopathie, Muskeldystrophie).

Spinale Systeme

- Das Rückenmark ist schon allein zu recht komplexen reflektorischen Leistungen fähig. Ihr Sinn ist natürlich nicht primär das Muskelzucken als Antwort auf den ärztlichen Schlag mit dem Reflexhammer, sondern die Einrichtung von Regelkreisen, die von höheren Zentren „nur" gesteuert werden müssen. Es werden mono- und polysynaptische spinale Systeme unterschieden:

- **Muskeleigenreflex (monosynaptischer Reflexbogen)**

- Reiz für die Auslösung eines MER ist die kurze **Dehnung des Muskels** (beim „Patellarsehnenreflex" wird der M. quadriceps durch einen kurzen Schlag auf die Patellarsehne unterhalb der Kniescheibe gedehnt). Die Längenveränderung wird in den **Muskelspindeln** registriert und über afferente Fasern, deren Perikaryon im Spinalganglion liegt, an das Rückenmark gemeldet.

- Das Axon läuft zu einer motorischen **Vorderhornzelle** und gibt diese Information über eine einzige Synapse weiter (in Wirklichkeit werden natürlich auch Kollateralen und Interneurone aktiviert).

- Die Axone der Vorderhornzelle laufen zum selben Muskel und lösen dort eine **Kontraktion** aus (Reflexantwort). Beim Patellarsehnenreflex äußert sich dies in einer Zuckung im M. quadriceps bzw. einer Streckung des Knies.

- Wie oben gesagt, ist der Reflexbogen primär ein **Regelkreis**, der eine vorgegebene Muskellänge (Sollwert) konstant hält und daher auf eine von außen herbeigeführte Dehnung mit einer Verkürzung reagiert. Höhere Systeme müssen „nur" den Sollwert dieses Regelkreises verstellen, der Reflexbogen sorgt dann für seine Aufrechterhaltung. Man hat dies deshalb mit einem Servo-System verglichen.

- Obwohl jeder Muskel durch einen solchen Regelkreis gesteuert wird, lassen sich nur bestimmte gut für die ärztliche Auslösung von MER verwenden: Bizepssehnenreflex (Schlag auf die distale Bizepssehne), Radiusperiostreflex (Schlag auf den distalen Radius führt zu Kontraktion des M. brachioradialis), Trizepssehnenreflex (distale Trizepssehne), Patellarsehnenreflex (Patellarsehne des M. quadriceps), Achillessehnenreflex (Achillessehne), Tibialis-posterior-Reflex (Sehne unterhalb des Innenknöchels).

- Wenn die Kontrolle durch höhere Zentren wegfällt, z. B. bei einer Querschnittsläsion des Rückenmarks, sind die unterhalb der Läsion verschalteten MER enthemmt und daher lebhafter als vorher.

- **Fremdreflex (polysynaptischer Reflexbogen)**

- Vom Fremdreflex spricht man, wenn Reiz und Antwort nicht im selben Element erfolgen. Beim Kremasterreflex erfolgt z. B. bei Bestreichen der Haut am medialen Oberschenkel ein Heben des gleichseitigen Hodens durch Kontraktion des M. cremaster. Die Verschaltung erfolgt über Interneurone (polysynaptisch) im Rückenmark. Ähnlich kann das Rückenmark z. B. ohne Bewusstwerden dieses Vorgangs auf Schmerzreize an den Extremitäten mit Wegziehen reagieren (Flexorreflex).

- Verschiedene „automatische" Verschaltungen auf Rückenmarksebene erleichtern die Steuerung von oben, z. B. die Hemmung der Antagonisten einer Bewegung bei Innervation der Agonisten, aber auch bestimmte Abfolgen von Muskelinnervationen beim Laufen. Zum Teil werden solche Automatismen nur isoliert nachweisbar, wenn die Kontrolle von oben fehlt, entweder beim Säugling, bei dem die langen absteigenden Bahnen noch unreif sind (z. B. Schreitreflex), oder bei pathologischen Veränderungen. Dann spricht man von pathologischen Reflexen. Bestes Beispiel hierfür ist der **Babinski-Reflex**: Bestreichen des lateralen Fußrands führt zur Extension der Großzehe und fächerförmigem Spreizen der anderen Zehen. Er ist bei Säuglingen ganz normal vorhanden, bei Erwachsenen nur bei Unterbrechungen der Pyramidenbahn.

Pyramidenbahn

Die Pyramidenbahn ist früher häufig als „System der Willkürmotorik" von den übrigen motorischen Systemen abgegrenzt worden. Die primäre motorische Rinde ist aber nicht die Planungsinstanz! Das pyramidale System ist vielmehr die direkte schnelle Verbindung des Kortex mit den Vorderhornzellen, auf der alle höheren motorischen Systeme (inklusive Kleinhirn und Basalganglien) „Klavier spielen".

- Ursprung der Pyramidenbahn sind in erster Linie die Betzschen Pyramidenzellen des **Gyrus praecentralis** (Area 4, siehe S. 301), aber auch die davor gelegenen „prämotorischen" Abschnitte (Area 6). Der Gyrus praecentralis ist somatotop gegliedert: die Beine sind medial repräsentiert, der Kopf lateral.

- Die Pyramidenbahn zieht in dieser somatotopen Anordnung durch die **Capsula interna** (S. 299), wobei durch eine leichte Drehung die Fasern für den Kopf (Tractus corticonuclearis) nun vorn liegen, im Genu der Capsula interna, während die Fasern für den Körper (Tractus corticospinalis) hinten liegen, im Crus posterior.

- Im **Hirnstamm** liegt die Pyramidenbahn **ventral**: im Crus cerebri des Mittelhirns, in den basalen Teilen der Brücke, und in den Pyramiden der Medulla oblongata.
- Die Fasern des **Tractus corticonuclearis**, des Pyramidenbahn-Anteils für die Kopf-Hals-Region, enden im Hirnstamm an den motorischen Hirnnervenkernen der Gegenseite (beachte dazu aber die Hinweise zur Fazialis-Lähmung auf S. 320!).
- Etwa 80 % der Fasern des **Tractus corticospinalis** kreuzen in der Decussatio pyramidum unterhalb der Medulla oblongata zur kontralateralen Seite und ziehen als Tractus corticospinalis lateralis im Seitenstrang des Rückenmarks abwärts. Die ungekreuzten Fasern bleiben als Tractus corticospinalis anterior im Vorderstrang der ursprünglichen Seite, sie kreuzen erst im Endsegment über die Commissura alba zur Gegenseite.

Kortex und Vorderhornzellen werden also ohne Umschaltung von jeweils einem Neuron verbunden, dem 1. Neuron des pyramidalen Systems (im Englischen: *upper motor neuron*). Schädigung dieser Verbindung führt zum **zentralen** Lähmungstyp, also zu spastischen Lähmungen: die betroffenen Muskeln können nicht mehr willkürlich angesteuert werden, der Muskeltonus ist aber erhöht und die Reflexe lebhafter als normal.

Wie diese „Spastizität" entsteht, ist immer noch nicht endgültig geklärt. Es wäre einfach (aber nicht ganz richtig), sie über die nun ungehemmte Aktivität des Reflexbogens zu erklären. Es kommt nach einer „zentralen Läsion" zu verschiedenen Veränderungen im Vorderhorn, die zu dem Phänomen beitragen (Auswachsen neuer Interneurone, Überempfindlichkeit des denervierten Motoneurons u. a.).

Basalganglien, „Extrapyramidal-motorisches System"

- Der Begriff „Basalganglien" (oder Stammganglien) ist eine funktionelle Zusammenfassung von Kernen in Vorder- und Mittelhirn. Meist werden dazu die folgenden Kerne gezählt: **Striatum** (Nucleus caudatus und Putamen), **Globus pallidus**, **Nucleus subthalamicus** und **Substantia nigra**.
- Das „extrapyramidal-motorische System" besteht aus einem Schaltkreis dieser Kerne mit dem Kortex und dem Thalamus. Es hat **bewegungsmodulierende** Funktion, das heißt für die Ausführung einer geplanten Bewegung werden hier Programme abgerufen, die den „runden" Ablauf dieser Bewegung garantieren und insbesondere das **Bewegungsausmaß** steuern. „Extrapyramidale" Störungen bewirken daher keine Lähmungen, sondern eine Störung des Bewegungsausmaßes und der allgemeinen Muskelspannung, des Muskeltonus (s. u.).
  BEACHTE dass das Kleinhirn und seine Schaltkreise zwar auch außerhalb des pyramidalen Systems funktionieren, im Allgemeinen aber nicht als „extrapyramidal" bezeichnet werden.
- Die (vereinfachte) **Hauptschleife** dieses Systems ist ein Kreis vom Kortex über die Basalganglien und den Thalamus zurück zum motorischen Kortex (es gibt keine direkte Efferenz der Basalganglien zum Rückenmark):
- Verschiedenste Teile des Kortex (nicht nur die rein motorischen Areale) „informieren" das Striatum über die geplante Bewegung (exzitatorische Bahnen, Transmitter: Glutamat);
- Das Striatum sendet Neuronen zum Globus pallidus (hemmend, GABA);
- Der Globus pallidus sendet über verschiedene Wege Informationen zum motorischen Thalamus. Der Nettoeffekt ist überwiegend exzitatorisch (s. u.).

- Der Thalamus steuert mit diesen Informationen den primär-motorischen Kortex an (exzitatorisch, Glutamat).
- Die **Substantia nigra** (Pars compacta) ist reziprok mit dem Striatum verbunden und greift so in diese Schleife ein. Die striatonigralen Bahnen sind GABAerg, die nigrostriatalen Bahnen sind **dopaminerg**. Diese nigrostriatalen Verbindungen haben einen überwiegend hemmenden Effekt auf das Striatum. Dieser Effekt wird zum Teil direkt von den dopaminergen Neuronen auf die Nervenzellen des Striatum übertragen, zum Teil indirekt über (selbst exzitatorische) cholinerge Interneurone.
- Die Verbindungen des **Globus pallidus** sind komplizierter als oben dargestellt. Der mediale Globus pallidus hat eine direkte Verbindung zum Thalamus, der laterale Anteil ist über den Nucleus subthalamicus mit dem medialen Anteil und dann mit dem Thalamus verbunden. Der Nucleus subthalamicus wirkt auf diesem Weg insgesamt hemmend auf den Thalamus.
- MERKE: In ihrer Gesamtwirkung sind Striatum und Nucleus subthalamicus eher Bewegungs-hemmend, die Substantia nigra eher Bewegungs-fördernd.
- Fällt die Wirkung des Striatum aus, wie z. B. bei der **Chorea Huntington** (Veitstanz), so entstehen unkontrollierbare überschießende Bewegungen (Hyperkinesie).
- Fällt die Wirkung des Nucleus subthalamicus aus, wie bei dem seltenen **Ballismus**, so resultiert ebenfalls eine Hyperkinesie mit unwillkürlichen „Schleuderbewegungen".
- Fällt die Wirkung der Substantia nigra aus, meist durch Degeneration der dopaminergen Neurone bei der **Parkinson**-Krankheit, resultiert eine Bewegungsarmut (Hypokinesie) mit gleichzeitig erhöhtem Muskeltonus („wächserner Widerstand"). Das gleichzeitig auftretende Zittern (Tremor) ist mit diesem Schaltkreis nicht einfach erklärbar. Diese Störung kann man u. a. durch die Gabe des Dopaminvorläufers L-Dopa behandeln (Ersatz des fehlenden Transmitters). Da die Neurone des Striatum normalerweise sowohl von dopaminergen Neuronen gehemmt, als auch von cholinergen Interneuronen erregt werden, kann das Gleichgewicht bei Dopaminmangel auch durch Gabe von Anticholinergika wiederhergestellt werden, also von Medikamenten, die die Wirkung des Azetylcholin hemmen.

Kleinhirn und Statisch-Vestibuläre Systeme

- Das **Kleinhirn** ist das Zentrum eines weiteren, der Pyramidenbahn „beigeordneten" Systems, das im Gegensatz zu den Basalganglien direkte Verbindungen zum Rückenmark hat, also geplante Bewegungen mit der tatsächlichen Stellung der Extremitäten und des Rumpfes abgleichen kann. Seine Aufgabe ist die zeitliche und räumliche **Koordination** von Bewegungen.
- Grundsätzlich unterscheidet man bei den Eingängen (**Afferenzen**) des Kleinhirns:
- die „Efferenzkopie", d.h. die Mitteilung aus dem Kortex über geplante Bewegungen, und
- die „Afferenzkopie", d.h. die Informationen aus der Peripherie über die Auswirkungen der Aktivitäten des motorischen Systems.
- Die Ausgänge (**Efferenzen**) des Kleinhirns haben zwei grundsätzliche Angriffspunkte:
- über den Thalamus am motorischen Kortex, oder

- über Hirnstammkerne (Nucleus ruber, Nuclei vestibulares, Nuclei olivares) und von dort absteigende Bahnen indirekt auch an den Vorderhornzellen.
- Grundsätzlich ist das Kleinhirn mit dem Kortex, Thalamus und Nucleus ruber der Gegenseite, mit Rückenmark und Nuclei vestibulares der gleichen Seite verbunden, also praktisch immer mit den Muskeln der **ipsilateralen Körperhälfte**!
- Es ist hilfreich, dass Kleinhirn in drei funktionelle Anteile zu untergliedern, die weitgehend der entwicklungsgeschichtlichen Einteilung entsprechen:
- **Vestibulocerebellum** (Archicerebellum): Dieses nimmt den Lobus flocculonodularis und große Teile des Vermis ein. Seine Aufgabe ist das Halten des Gleichgewichts, die Koordination von Rumpfbewegungen und vestibulo-okuläre Reflexe.
  - Afferenzen: aus dem Vestibularorgan und den Vestibulariskernen;
  - Efferenzen (über den Nucleus fastigii oder direkt zu den Vestibulariskernen): zum Tectum und auch zum Kortex. Der Nucleus vestibularis lateralis aktiviert über den Tr. vestibulospinalis die Extensoren, also die Muskeln, die gegen die Schwerkraft wirken. Vom Tectum aus werden über den Fasciculus longitudinalis medialis die Augenmuskelkerne angesteuert und darüber die Stellung der Augen mit der Stellung des Kopfes im Raum koordiniert.
- **Spinocerebellum** (Palaeocerebellum): Dies umfasst Teile des Vermis und die Pars intermedia der Hemisphären (einen ca. 1 cm breiten Streifen lateral des Vermis, der anatomisch nicht abgrenzbar ist). Es koordiniert die Bewegungen der distalen Extremitäten, ist also für feinmotorische Abstimmung zuständig.
  - Afferenzen: neben der „Efferenzkopie" aus dem motorischen Kortex insbesondere propriozeptive Informationen über die Tractus spinocerebellares und cuneocerebellaris;
  - Efferenzen (über den Nucleus interpositus): über den Thalamus zum kontralateralen motorischen Kortex, außerdem über den kontralateralen Nucleus ruber auf den Tr. rubrospinalis. Über beide Wege hat das Spinocerebellum Einfluss auf die ipsilateralen Vorderhornzellen.
- **Pontocerebellum** = Cerebrocerebellum (Neocerebellum): Dies entspricht dem übrigen Teil der Kleinhirnhemisphären. Es enthält Bewegungsprogramme für die Feinmotorik, also das motorische Gedächtnis für erlernte Bewegungen vom Laufen bis zum Klavierspielen, also insbesondere auch für schnelle koordinierte Bewegungen, die nicht mehr ständig mit dem Ergebnis abgeglichen werden können.
  - Afferenzen: Projektionen vom gesamten Kortex, die in den Nuclei pontis umgeschaltet werden (daher der Name) und über den mittleren Kleinhirnstiel der Kleinhirnrinde der Hemisphären zugeleitet werden.
  - Efferenzen (über den Nucleus dentatus): insbesondere über den Thalamus zur primärmotorischen Rinde, aber auch über Nucleus ruber und Olivenkern der Gegenseite zurück zum Kleinhirn.
- Schädigungen des Kleinhirns resultieren in Gleichgewichts- und **Koordinationsstörungen** (Ataxie). So hat der Patient im Stand bei geschlossenen Augen eine Fallneigung (Romberg-Versuch) oder kann den Finger mit geschlossenen Augen nicht mehr gezielt zur Nase führen (Finger-Nase-Versuch). Schneller Wechsel von Pro- und Supination der Hand (wie beim Glühbirnen-Eindrehen) ist nicht mehr möglich, weil die Koordination der antagonistischen Muskelgruppen fehlt. Der Gang ist bei Kleinhirnstörungen (ähnlich wie bei kleinen Kindern oder Besoffenen) unsicher und roboterhaft.

Einseitige Störungen des Kleinhirns betreffen immer die gleiche Körperseite.

Statisch-vestibuläres System

- Der **Vestibularapparat** ist eng mit dem Kleinhirn verschaltet und wird daher hier besprochen. Sensoren des Gleichgewichtsorgans liegen in den Cristae ampullares der Bogengänge (Drehbeschleunigung) und den Maculae staticae von Utriculus und Sacculus (Linearbeschleunigung). Sie informieren den Organismus über die Lage und Bewegung des Kopfes im Raum.
- Hier beginnen bipolare Nervenzellen, deren Perikaryen im Ganglion vestibulare lokalisiert sind, das im Meatus acusticus internus liegt. Dieses 1. Neuron bildet den **N. vestibularis**-Anteil des N. vestibulocochlearis (N. VIII).
- Die meisten Fasern des N. vestibularis enden in drei Vestibulariskernen im lateralen Hirnstamm: Nuclei vestibulares superior, medialis und inferior. (Der Nucleus vestibularis lateralis, der Deiters-Kern, ist im Grunde ein ausgelagerter Kleinhirnkern und erhält Afferenzen direkt aus der Kleinhirnrinde).
- **Efferenzen der Vestibulariskerne** gelangen:
- zum Kleinhirn, insbesondere zum Vestibulocerebellum. Das Kleinhirn braucht die Informationen aus dem Innenohr, um Körperbewegungen mit dem Halten des Gleichgewichts abzustimmen.
- über den Fasciculus longitudinalis medialis zu den motorischen Hirnnervenkernen für die Augenmuskeln (III, IV und VI). Über diese Bahn werden Kopf- und Augenbewegungen koordiniert (wenn du im Spiegel deine Augen betrachtest und dabei mit dem Kopf wackelst, kannst du sehen, dass das sehr gut funktioniert).
- über den Tractus vestibulospinalis in das Rückenmark. Insbesondere der Nucleus vestibularis lateralis steuert auf diesem Weg die Extensoren an, also die Muskeln, die der Schwerkraft entgegenwirken. Die anderen Vestibulariskerne beeinflussen auf diesem Weg die Nackenmuskeln, also die Kopfbewegungen.
- über den Thalamus zum Gyrus postcentralis. Durch diese Verbindung kommt die Gleichgewichtsinformation auch zu Bewusstsein.
- Störungen des vestibulären Systems führen vor allem zu **Schwindel** (echter Dreh- oder Schwankschwindel). Häufigere Ursache sind Störungen im Vestibularapparat im Innenohr („peripherer Schwindel"), seltener sind Störungen im Hirnstamm oder Kleinhirn („zentraler Schwindel"). Durch die enge Verschaltung mit den Augenmuskelkernen kommt es dabei – bei Kopfbewegungen oder spontan – zu **Nystagmus** (Augenzittern).

10.3.2 Bahnen der Sensibilität

Zur somatischen Sensibilität zählen alle Hautsinne und auch Schmerzwahrnehmung aus dem Bewegungsapparat (Muskeln, Gelenke) sowie der Lagesinn (Propriozeption, Gefühl für Stellung von Rumpf und Extremitäten im Raum). Man teilt sie nach ihrem getrennten Verlauf in zwei Systeme:

Hinterstrangsystem = Lemniskales System (epikritische Sensibilität)

- Die epikritische Sensibilität umfasst die **feinen Tastempfindungen** (mit hoher räumlicher Auflösung) inklusive des Vibrationssinns sowie die **Tiefensensibilität** (propriozeptive Informationen).

Beachte: Der Begriff Tiefensensibilität umfasst nur den Lagesinn (Propriozeption) und keine anderen Wahrnehmungen „aus der Tiefe" wie Gelenk- oder Organschmerzen.

- Die Sensoren für den Tastsinn sind die **Tastkörperchen der Haut** (Meissner-, Vater-Pacini-Körperchen usw.), Sensoren für die Propriozeption sind **Muskelspindeln**, **Sehnenorgane** und **Gelenkrezeptoren**.
- Die Perikaryen des 1. Neurons liegen im Spinalganglion (pseudounipolare Nervenzellen).
- Das Axon des 1. Neurons zieht ohne Umschaltung im Hinterhorn direkt zum **Hinterstrang** der ipsilateralen Seite: der Fasciculus gracilis (medial) führt Fasern der unteren Körperhälfte, der Fasciculus cuneatus (lateral) Fasern der oberen Körperhälfte.
- Das 1. Neuron endet im **Nucleus gracilis** und **Nucleus cuneatus** an der Dorsalseite der Medulla oblongata. Hier liegen die Perikaryen des 2. Neurons.
- Die Fasern des 2. Neurons bilden den **Lemniscus medialis**, eine Faserbahn, die sofort zur Gegenseite kreuzt (Decussatio lemniscorum) und medial im Hirnstamm aufsteigt; in Höhe der Brücke schließen sich die entsprechenden Fasern aus dem Versorgungsgebiet des N. trigeminus an (s. u.).
- Der Lemniscus medialis gelangt auf seinem Weg zum **Thalamus** zunehmend nach lateral (siehe Mittelhirn). Er endet im Nucleus ventralis posterior des Thalamus. Von hier gelangen die Informationen über ein 3. Neuron zum **Gyrus postcentralis** (Area 3, 1, 2) und den benachbarten Rindengebieten des sensiblen Cortex. Der Gyrus postcentralis ist genauso somatotop gegliedert wie der Gyrus praecentralis: Füße medial, Kopf lateral.
- Die epikritische Sensibilität der Gesichtshaut wird durch den N. trigeminus zum Gehirn geleitet. Die Perikaryen des 1. Neurons liegen im Ganglion trigeminale, das Axon läuft zum Nucleus principalis n. trigemini im Pons. Von dort schließt sich das 2. Neuron als Lemniscus trigeminalis dem Lemniscus medialis an.

Anterolaterales System (protopathische Sensibilität)

- Die protopathische Sensibilität ist das entwicklungsgeschichtlich ältere „Warnsystem". Es umfasst **Schmerz-** und **Temperaturempfindungen** sowie gröbere Druck- und Berührungsempfindungen.
- Die Sensoren sind vor allem **freie Nervenendigungen** in der Haut.
- Die Perikaryen des 1. Neurons liegen im Spinalganglion.
- Das Axon des 1. Neurons endet an Zellen im **Hinterhorn** des Rückenmarks, vor allem in Lamina I und V. Manchmal steigen die Axone vor Eintritt in das Hinterhorn in der Lissauer-Randzone einige Segmente auf oder ab.
- Die Fasern des 2. Neurons kreuzen in der **Commissura alba** zur Gegenseite und laufen dort als **Tractus spinothalamicus** im Vorderseitenstrang („anterolateral") aufwärts bis zum **Thalamus**, wo sie ebenfalls im Nucleus ventralis posterior enden.
- Das 3. Neuron zieht von dort ebenfalls zum **Gyrus postcentralis**.
- Andere Fasern dieses Systems enden als Tractus spinoreticularis im Hirnstamm an Neuronen der Formatio reticularis. Sie sind für „Schmerzverarbeitung" und vegetative Schmerzreaktionen zuständig.
- Die protopathische Sensibilität der Gesichtshaut wird über den N. trigeminus und das Ganglion trigeminale (Perikaryon des 1. Neurons) zum Nucleus spinalis (= Nucleus tractus

spinalis) des N. trigeminus geleitet. Das 2. Neuron läuft von dort im Tractus trigeminothalamicus parallel zum Tr. spinothalamicus zum Thalamus.

Schädigungen der somatosensiblen Bahnen

- Störungen der Berührungsempfindung (Taubheitsgefühl) heißen Hypästhesie bzw. Anästhesie, der Schmerzempfindung Hypalgesie bzw. Analgesie. Häufig entstehen bei Schädigungen Missempfindungen wie Kribbeln oder „Ameisenlaufen" (Parästhesie).

- Alle somatosensiblen Bahnen erreichen letztlich den kontralateralen Thalamus und Gyrus postcentralis. Wegen des unterschiedlichen Verlaufs und der unterschiedlichen Kreuzungshöhe können die aufsteigenden Bahnen der beiden Systeme aber im Rückenmark getrennt von einer Schädigung betroffen sein. Wenn nur das protopathische System ausfällt, spricht man von einer **„dissoziierten Empfindungsstörung"**: in der betroffenen Region ist die Berührungsempfindung normal, aber Schmerz- und Temperaturwahrnehmung gestört. Dies kommt z. B. vor bei einer halbseitigen Rückenmarksschädigung (Brown-Séquard-Syndrom) oder bei Schädigung der Commissura alba (s. S. 300).

- Fallen durch Schädigung der Hinterstränge die propriozeptiven Afferenzen aus, kann der Betroffene nicht mehr mit geschlossenen Augen gerade stehen, da er quasi nicht weiß, wo seine Beine im Vergleich zum Rumpf stehen.

- Schädigung des Thalamus kann zu unangenehmen Schmerzsyndromen mit schlecht lokalisierbaren Schmerzen führen.

- Eine Schädigung des primär sensiblen Kortex kann dazu führen, dass auf der Gegenseite Taubheitsgefühl oder Parästhesien (Kribbeln) auftreten oder dass Gegenstände durch Betasten nicht mehr erkannt werden können. Durch die enge Nachbarschaft ist eine gleichzeitige Schädigung motorischer Areale wahrscheinlich.

10.3.3 Sehbahn (Abb. 10-11)

Die Sehbahn setzt sich aus vier Neuronen zusammen, von denen die ersten drei in der Netzhaut (Retina) liegen, die als ein vorgeschobener Gehirnteil angesehen werden kann:

- 1. Neuron: **Stäbchen** (Sensoren für Hell-Dunkel-Sehen) und **Zapfen** (Sensoren für Farbsehen)
- 2. Neuron: die **bipolaren Nervenzellen** in der inneren Körnerschicht der Retina
- 3. Neuron: die großen **Ganglienzellen** im Stratum ganglionare der Retina. Die Axone des 3. Neurons bilden den Nervus opticus.

— Die beiden **Sehnerven** kommen im **Chiasma opticum** zusammen. Hier kreuzen nur die nasalen (also medialen) Fasern, die Seheindrücke aus den temporalen Gesichtsfeldern vermitteln. Die äußeren (temporalen) Fasern, die die nasalen Gesichtsfelder repräsentieren, kreuzen nicht.

— Ab der Kreuzung heißt die Bahn **Tractus opticus**. Wegen der teilweisen Kreuzung erhält der rechte Tractus opticus Fasern aus der jeweils rechten Retinahälfte beider Augen, also aus dem jeweils linken Gesichtsfeld beider Augen. Das selbe gilt für alle folgenden Stationen der Sehbahn.

— Beide Tractus optici enden im **Corpus geniculatum laterale** (CGL) des Zwischenhirns (an der Grenze zum Mittelhirn).

- 4. Neuron: die Nervenzellen im Corpus geniculatum laterale. Ihre Axone ziehen in der **Sehstrahlung** (Radiatio optica) durch den hintersten Teil der Capsula interna zur **primären Sehrinde** (Area striata).

— Die Area striata (Area 17) erstreckt sich über die Rindengebiete des Okzipitallappens, die den **Sulcus calcarinus** begrenzen (diese Gyri haben komischerweise keinen gebräuchlichen eigenen Namen erhalten, manche sprechen von oberer und unterer Kalkarinuslippe). Die Fasern aus den unteren Retinahälften (für die oberen Gesichtsfeldhälften) sind im Rindengebiet oberhalb des Sulcus calcarinus repräsentiert, die der oberen Retinahälfte (unteren Gesichtsfeldhälfte) unterhalb des Sulcus calcarinus.

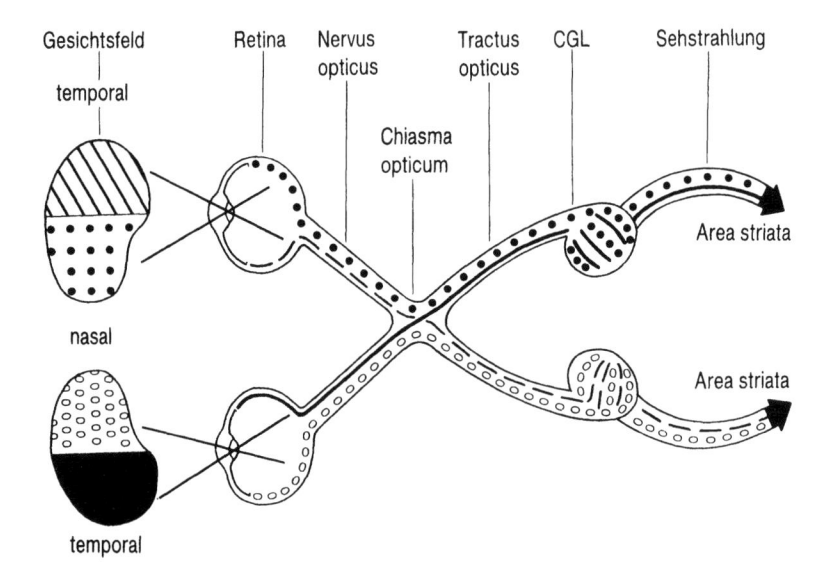

Abbildung 10-11:
Schema der Sehbahn

- Verwechsle nicht **Retinaanteil** und **Gesichtsfeld**! Durch die Kreuzung der Lichtstrahlen in der Linse sind diese jeweils umgekehrt miteinander verbunden.
— Bei einer vollständigen Läsion des **N. opticus** kommt es zu einem Funktionsausfall des betroffenen Auges (Amaurosis).
— Tritt eine Schädigung in der Mitte des **Chiasma opticum** auf (am ehesten durch einen Hypophysentumor), fallen nur die kreuzenden nasalen Fasern aus, so dass es zum Ausfall des temporalen Gesichtsfeldes beider Augen kommen kann (bitemporale Hemianopsie, „Scheuklappenblindheit").
— Liegt ein Funktionsausfall eines **Tractus opticus**, eines Corpus geniculatum laterale oder der **Sehrinde** einer Seite vor, ist die Gesichtsfeldhälfte der kontralateralen Seite beider Augen betroffen (homonyme Hemianopsie). Fällt einseitig nur einer der beiden Gyri ober- oder unterhalb des Sulcus calcarinus aus, ist nur ein Quadrant des Gesichtsfelds betroffen.

Pupillenreflexe

- Engstellung (**Miosis**) der Pupille erfolgt durch den M. sphincter pupillae (parasympathisch innerviert), Weitstellung (**Mydriasis**) durch den M. dilatator pupillae (sympathisch innerviert).

- **Reaktion auf Licht**:

– Informationen über die Lichtintensität werden über den N. und Tractus opticus dem Nucleus praetectalis zugeleitet, einem Kerngebiet unmittelbar vor dem Colliculus superior des Mesencephalon. Von dort ziehen Fasern sowohl ipsilateral als auch (über die Commissura posterior) kontralateral zum vegetativen Kern des N. oculomotorius (Edinger-Westphal-Kern, Nucleus accessorius n. oculomotorii). Dessen parasympathische Efferenzen erreichen über das Ganglion ciliare den M. sphincter pupillae.

– Konsensuelle Reaktion: Auch wenn Licht nur auf die Netzhaut des einen Auges fällt, kommt es wegen der Kreuzung im Chiasma opticum auch zur konsensuellen Pupillenverengung des anderen Auges. Wegen der zusätzlichen Kreuzung im Mittelhirn reicht auch Lichteinfall auf eine Retinahälfte zur Miosis beider Pupillen.

Da die Fasern für die Lichtreaktion vor dem CGL abzweigen, wird dieser Reflex durch Läsionen des CGL, der Radiatio optica oder der Sehrinde nicht beeinträchtigt. Bei Zerstörung beider Sehrinden wäre der Mensch also blind, hätte aber voll funktionsfähige Lichtreaktionen der Pupillen.

- **Reaktion bei Konvergenz**

– Auch bei Fixieren eines näherkommenden Objekts verengen sich die Pupillen (versuche, das an einem Kommilitonen zu beobachten). Dies ist kein eigentlicher Reflex, sondern eine gleichzeitige synergistische Innervation von drei Muskeln: M. rectus medialis (für die Konvergenz der Augäpfel), M. ciliaris (für die Akkomodation der Linse) und M. sphincter pupillae. Das Programm für diese gleichzeitige Innervation ist ebenfalls in den Nuclei praetectales abgespeichert und wird bei Wahrnehmung eines herannahenden Objektes durch den visuellen Kortex abgerufen.

- **Läsionen des N. oculomotorius** führen zu weiter Pupille, **Läsionen des Sympathicus**, z. B. des Halsgrenzstrangs (Horner-Syndrom), zur engen Pupille. Beim Horner-Syndrom kommt es außerdem zum herabhängenden Lid (Ptosis), weil der unwillkürliche Lidheber, der M. tarsalis, auch ausfällt.

10.3.4 Hörbahn

- Die Perikaryen des 1. Neurons liegen im Ganglion spirale cochleae und sind bipolare Nervenzellen. Sie verbinden die **Haarzellen** des Cortischen Organs, das in der Schnecke (Cochlea) lokalisiert ist, mit den Nuclei cochleares ventralis und dorsalis als **N. cochlearis**-Anteil des N. vestibulocochlearis (N. VIII). Die in den **Nuclei cochleares** ankommenden Fasern repräsentieren bestimmte Schneckenwindungen und damit bestimmte Tonfrequenzen. Daraus ergibt sich eine tonotopische Verteilung der Fasern in den Nuclei cochleares.

- Von den Nuclei cochleares gelangt das 2. Neuron entweder

– direkt zum **Lemniscus lateralis** der gleichen Seite, oder

– über das **Corpus trapezoideum** in der Medulla oblongata zum Lemniscus lateralis der Gegenseite.

- Der Lemniscus lateralis endet im **Colliculus inferior** des Tectums im Mittelhirn. Auch auf Höhe der Colliculi können Fasern zur Gegenseite kreuzen. Vom Colliculus inferior gelangt das nächste Neuron über das Brachium colliculi inferioris zum **Corpus geniculatum mediale**.

- Die Axone der Neurone im Corpus geniculatum mediale bilden die **Hörstrahlung** (Radiatio acustica), die wie die Sehstrahlung durch den hintersten Anteil der Capsula interna zieht („Carrefour sensitif"), und enden in der primären Hörrinde in den **Gyri temporales transversi** (Heschlsche Querwindungen) auf der Oberseite des Temporallappens. Auch die Hörrinde ist tonotopisch, also nach Frequenzen gegliedert.

- Da die Fasern der Hörbahn nur zum Teil kreuzen, erhält jede Hörrinde Informationen von beiden Ohren. Entsprechend bewirkt eine zentrale Schädigung, wenn sie nicht direkt einseitig die Nuclei cochleares zerstört, keine einseitige Hörstörung. Betrifft eine Durchblutungsstörung bei einem Schlaganfall z. B. auch die Hörrinde, so fällt das klinisch meist gar nicht auf. Mit genaueren Messungen kann man dann aber eine Hörminderung auf beiden Ohren nachweisen.

10.3.5 Geschmacksbahn

- Geschmackswahrnehmungen werden über drei Hirnnerven dem ZNS zugeleitet:

- Die sensorische Versorgung der vorderen zwei Drittel der Zunge obliegt dem **N. facialis**. Diese Afferenzen erreichen ihn über die **Chorda tympani**, die sich dem N. lingualis anlagert. Die Perikaryen der Fasern liegen im Ganglion geniculi des N. facialis (pseudounipolare Ganglienzellen).

- Der **N. glossopharyngeus** leitet Empfindungen aus den Papillae vallatae und dem hinteren Zungendrittel. Die Perikaryen der pseudounipolaren Ganglienzellen liegen im Ganglion inferius des N. IX.

- Geschmacksfasern aus dem Zungengrund und dem Bereich des Pharynx führt der **N. vagus**. Deren Perikaryen liegen im Ganglion inferius n. vagi.

- Die Geschmacksfasern dieser drei Hirnnerven führen in der Medulla oblongata zum **Nucleus tractus solitarii**, der für Geschmack und Viszerosensibilität zuständig ist (im Grunde ist Geschmack ja ein spezieller Eingeweidesinn). Dessen Efferenzen erreichen über den Thalamus die somatosensible Rinde im **Gyrus postcentralis** im untersten Bereich, wo die Zunge auch somatosensibel repräsentiert ist. Geschmackswahrnehmung ist außerdem in der **Inselrinde** repräsentiert.

- Zentrale Geschmacksstörungen sind sehr selten.

10.3.6 Riechbahn

- Die Sinneszellen des olfaktorischen Systems liegen in der **Regio olfactoria** der Nasenschleimhaut. Sie sind primäre Sinneszellen, d.h. modifizierte Nervenzellen mit einem fortleitenden Axon. Diese Axone bündeln sich zu den Fila olfactoria, die in ihrer Gesamtheit als I. Hirnnerv, **N. olfactorius**, bezeichnet werden. Sie ziehen durch die Lamina cribrosa des Siebbeins in die vordere Schädelgrube und enden im Bulbus olfactorius.

- Der **Bulbus olfactorius** liegt beidseits auf der Lamina cribrosa und sorgt für eine erste, komplexe Verschaltung der eingehenden Geruchsinformation.

- Die aus dem Bulbus kommenden Fasern bilden den **Tractus olfactorius**, der unter dem Frontalhirn neben dem Gyrus rectus verläuft.

- Diese Fasern ziehen u. a. direkt in die olfaktorische Rinde, den **Cortex praepiriformis** (s. S. 302). Damit ist die Riechbahn die einzige, die den Kortex ohne Umschaltung im Thalamus erreicht. Es gibt allerdings zusätzliche Verbindungen, zum Teil über den Thalamus, mit einer weiteren olfaktorischen Rindenregion im **orbitofrontalen Kortex** (also der Unterfläche des Stirnhirns).

- Schädelbasisfrakturen oder Tumoren in der vorderen Schädelgrube können die Geruchsbahn schädigen. Tumoren in dieser Region fallen oft erst sehr spät auf, weil erstens der Patient oder die Patientin den fehlenden Geruchssinn kaum bemerkt und weil zweitens eine Zerstörung im vorderen Stirnlappen (dem sogenannten präfrontalen Kortex) sehr groß sein muss, bevor spezifische Symptome auftauchen.

10.3.7 Limbisches System

- Der Begriff „Limbisches System" ist umstritten und unscharf definiert, wird aber häufig verwendet. Es gibt folgende Gründe, bestimmte Kerngebiete und Bahnen als „limbisch" zu bezeichnen:

- **Lage**: die Gyri des Lobus limbicus liegen wie ein Limbus (Saum) am Rand des Endhirns um den Hirnstamm herum;

- **Rindenarchitektonik**: dreischichtige Rinde (Allokortex) im Gegensatz zur übrigen sechsschichtigen Rinde (Isocortex)

- **Entwicklungsgeschichte**: der Allokortex teilt sich phylogenetisch in den Archikortex (v.a. Hippocampus) und den älteren Paläokortex (Amygdala, Septum, Riechrinde) und steht damit dem jüngeren Neokortex gegenüber;

- **Funktion**: „limbische" Funktionen sind Gedächtnis, Verhaltensbewertung (Emotionen) und Steuerung der vegetativen Reaktionen;

- **Verschaltung**: insbesondere durch die Verschaltung und gemeinsame Funktion müssen auch subkortikale Strukturen als „limbisch" angesehen werden.

- Eine (immer etwas willkürliche) Kombination dieser Punkte führt dazu, dass meistens folgende Strukturen zum limbischen System gezählt werden:

- **Hippocampus**: archikortikales Areal im medialen Temporallappen, das insbesondere eine „Verteilerfunktion" bei der Abspeicherung von Gedächtnisinhalten hat. Die Schädigung beider Hippocampi führt zur anterograden Amnesie, d.h. zu der Unfähigkeit, Neues zu lernen, während die alten Gedächtnisinhalte noch abrufbar bleiben.

- **Mandelkern** = Corpus amygdaloideum = Amygdala: Komplex aus Rinden- und Kerngebieten im Temporalpol. Hier scheint ein Speicher zu liegen, der Situationen und Verhaltensweisen mit einer „Bewertung" verknüpft, der also abspeichert, ob etwas für uns z. B. angenehm oder gefährlich ist. Diese Bewertung wird beim Menschen in der entsprechenden Situation als Emotion wahrgenommen und geäußert. Eine isolierte Schädigung der Mandelkerne ist klinisch sehr selten.

- **Area septalis** („das" Septum). Rinden- und Kerngebiet zwischen Gyrus paraterminalis und Vorderhorn des Seitenventrikels (oberhalb und vor der Commissura anterior, unterhalb des Septum pellucidum). Diese Region hat enge Verknüpfungen zu Hippocampus und Amygdala und gleichzeitig zum Hypothalamus und steuert daher u. a. die vegetativen Reaktionen, die sehr eng mit emotionalen Bewertungen verbunden sind. Bestimmte Anteile der Area septalis gelten als „pleasure area", d.h. ihre direkte elektrische Reizung führt zu angenehmen Gefühlen.

- **Corpus mamillare**: Kern im Diencephalon, der über den Fornix direkt mit dem Hippocampus verbunden ist. Seine alkoholbedingte Degeneration (Korsakow-Syndrom) führt zu Gedächtnisstörungen mit „Konfabulationen" (Erinnerungslücken werden munter durch Erfindungen ausgefüllt).

- Außerdem können zum limbischen System gezählt werden: **Nucleus accumbens**, **Nucleus basalis Meynert**, Teile des **Hypothalamus**, die „limbischen Mittelhirnareale" sowie verschiedene Faserbahnen: Fornix, Fasciculus medialis telencephali, Striae longitudinales, Stria diagonalis u.v.a.

- Das Riechhirn (olfaktorischer Kortex u. a.) wird heute im Allgemeinen nicht mehr zum limbischen System gezählt. Es hat aber engere Verbindungen zu diesem als die anderen Sinnessysteme.

10.4 Hirnnerven und Hirnnervenkerne

Hirnnerven (Nn. craniales) sind definiert als **periphere Nerven**, die nicht aus dem Rückenmark, sondern aus dem Gehirn austreten. Der I. und II. Hirnnerv stellen allerdings Ausnahmen dar, da sie im Grunde vorgeschobene Teile des Gehirns sind, also keine echten peripheren Nerven.

Die 12 Hirnnerven werden mit römischen Ziffern in der Reihenfolge, in der sie aus dem Gehirn austreten, durchnummeriert:

I N. olfactorius
II N. opticus
III N. oculomotorius
IV N. trochlearis
V N. trigeminus
VI N. abducens
VII N. facialis
VIII N. vestibulocochlearis
IX N. glossopharyngeus
X N. vagus
XI N. accessorius
XII N. hypoglossus.

In diesem Kapitel werden die einzelnen Hirnnerven zusammenfassend besprochen. Außerdem wird bei jedem Hirnnerv kurz erklärt, wie man ihn bei der körperlichen Untersuchung ohne großen Aufwand testen kann. Alle Hirnnerven treten durch die Schädelbasis und haben daher einen intrakraniellen und einen extrakraniellen Anteil. Während der Kopf-Hals-Präparation brauchst du die Angaben zum intrakraniellen Teil (Hirnnervenkerne, Austrittsstelle aus dem Gehirn, Verlauf bis zum Durchtritt durch die Schädelbasis) noch nicht unbedingt zu verstehen. Sie werden dann bei der Gehirnpräparation klarer.

- Anders als die Spinalnerven sind die Hirnnerven eine sehr heterogene Gruppe von Nerven mit sehr verschiedener Zusammensetzung. Folgende Einteilungen sind daher hilfreich beim Lernen:

- Die Nerven I, II und VIII sind reine **Sinnesnerven**. Von diesen gilt wie oben gesagt nur der VIII. als echter peripherer Nerv.

- **Augenmuskelnerven** sind III, IV und VI. Der III. Hirnnerv führt zusätzlich parasympathische Fasern, die anderen beiden sind rein motorisch.

- Ein weiterer rein motorischer Nerv ist der XII. Hirnnerv für die Zungenmuskulatur. Er entspricht der motorischen Wurzel eines Spinalnerven.
- Die übrigen Hirnnerven V, VII, IX und X sind **Branchialnerven** (Kiemenbogennerven), das heißt gemischt sensibel und motorisch. Der XI. Hirnnerv gilt zwar auch als Kiemenbogennerv, ist aber rein motorisch
- Hirnnerven mit **parasympathischen** Fasern sind der III., VII., IX. und X. Hirnnerv. Kein Hirnnerv hat bei seinem Austritt aus dem Gehirn sympathische Fasern!

I. N. olfactorius

- Der „N. olfactorius" ist kein umschriebener Nerv, sondern ein zusammenfassender Begriff für die vielen **Nn. olfactorii** oder Fila olfactoria, die von den Axonen der Sinneszellen in der Regio olfactoria der Nasenschleimhaut gebildet werden. Sie ziehen durch die Lamina cribrosa des Os ethmoidale in die vordere Schädelgrube und enden im Bulbus olfactorius, der ersten Schaltstation der Riechbahn (S. 314).
- Die Sinneszellen der Regio olfactoria sind **primäre Sinneszellen**, das heißt sie sind spezialisierte Nervenzellen und haben ein eigenes Axon. Da sie embryonal aus dem Neuralrohr stammen, werden sie als Teil des Gehirns aufgefasst. Ihre Besonderheit ist, dass sie sich als einzige Nervenzellen des menschlichen Körpers regelmäßig teilen und regenerieren.
- Die einfachste Möglichkeit, die Funktion des I. Hirnnerven zu überprüfen, ist, dem Patienten oder der Patientin bei geschlossenen Augen Kaffee(pulver) unter eines der Nasenlöcher zu halten.

II. N. opticus

- Der **Sehnerv** verlässt medial von der optischen Achse den Augapfel und zieht durch den Canalis opticus in die mittlere Schädelgrube, wo er mit dem Sehnerv der Gegenseite das Chiasma opticum bildet. Der daraus hervorgehende Tractus opticus zieht um das Mesencephalon herum zum Thalamus (siehe Sehbahn S. 311).
- Da das Auge ein vorgeschobener Gehirnteil ist, gilt der Sehnerv als **zentrale Bahn**, nicht als peripherer Nerv. Er ist entsprechend auch von Hirnhäuten umhüllt.
- Die Funktion des Sehnerven kann zunächst mit einfachen Sehtests und mit den Pupillenreflexen (s. S. 313) getestet werden. Der Eintritt in den Augapfel kann außerdem beim Augenspiegeln direkt betrachtet werden. Fällt der Sehnerv einseitig vollständig aus, ist das betroffene Auge blind und es können auch von dem betroffenen Auge aus keine Pupillenreflexe ausgelöst werden (die Pupille des betroffenen Auges kann aber noch auf Lichtschein in das andere Auge reagieren!). Für eine genauere Diagnostik muss u. a. das Gesichtsfeld auf Ausfälle überprüft werden (Perimetrie).

III. N. oculomotorius

- Der III. Hirnnerv führt motorische Fasern für fast alle **äußeren Augenmuskeln** (außer M. rectus lateralis und M. obliquus superior) sowie parasympathische Fasern für die inneren Augenmuskeln M. ciliaris und M. sphincter pupillae.
- Das Kerngebiet des N. oculomotorius liegt im Mittelhirn dorsal vom Nucleus ruber. Es ist unterteilbar in den motorischen Hauptkern und den vegetativen Nucleus accessorius Edinger-Westphal. Die Nervenfasern durchziehen den Nucleus ruber und treten ventral in der Fossa interpeduncularis heraus. Der Nerv zieht dann in der Wand des Sinus cavernosus

nach vorn und durch die Fissura orbitalis superior in die Augenhöhle. Er verteilt sich dann mit einem R. superior und einem R. inferior zu den Augenmuskeln.

– Die parasympathischen Fasern werden im Ganglion ciliare umgeschaltet.

- Eine Schädigung des N. oculomotorius ist durch folgende gut sichtbare Symptome gekennzeichnet:

– **Herabhängendes Oberlid** (Ptosis) durch Ausfall des M. levator palpebrae superioris;

– Der **Augapfel** ist nach **unten außen** gerichtet (weil nur noch der M. rectus lateralis und der M. obliquus superior am Augapfel ziehen);

– Die **Pupille** ist **weitgestellt** (Mydriasis), weil die parasympathische Innervation des M. sphincter pupillae unterbrochen ist.

IV. N. trochlearis

- Der IV. Hirnnerv ist rein motorisch und versorgt nur den **M. obliquus superior** in der Orbita.

– Sein Kern liegt im Mittelhirn unmittelbar unterhalb des motorischen Okulomotoriuskerns. Die Fasern ziehen nach dorsal, kreuzen zur Gegenseite und treten am Unterrand der Vierhügelplatte dorsal aus dem Hirnstamm. Er ist der einzige Hirnnerv, der vor Austritt aus dem Hirnstamm kreuzt, und der einzige, der dorsal austritt.

– Der sehr dünne Nerv läuft durch die Cisterna ambiens und tritt am medialen Rand der Felsenbeinkante in die Dura, verläuft durch die Wand des Sinus cavernosus und durch die Fissura orbitalis superior in die Augenhöhle.

- Die Hauptaufgabe des M. obliquus superior ist die **Innenrotation** des Auges, die du bei Neigen des Kopfes zur gleichen Seite brauchst (du kannst das vor dem Spiegel nachprüfen). Eine einseitige Schädigung des N. trochlearis kann dadurch auffallen, dass die Augen dem Untersucherfinger (nach oben, unten, rechts, links) nicht gleichmäßig folgen können. Die stärksten Doppelbilder sollte der Patient sehen, wenn sein Kopf auf die kranke Seite geneigt wird (Doppelbilder entstehen immer dann, wenn sich die beiden Augen nicht gleichsinnig bewegen). Siehe auch S. 185.

V. N. trigeminus

- Der N. trigeminus (Drillingsnerv) führt **sensible Fasern** aus dem **Gesicht** sowie motorische Fasern zur **Kaumuskulatur**, Muskeln des Mundbodens sowie zum M. tensor veli palatini und zum M. tensor tympani. Er hat drei Hauptäste, die Nn. ophthalmicus, maxillaris und mandibularis.

– Im Hirnstamm hat der N. trigeminus vier Kerne: Im Pons liegen der motorische Kern (Nucleus motorius) und der Kern für die epikritische Sensibilität (Nucleus sensorius principalis). Der Nucleus spinalis (früher auch: Nucleus tractus spinalis) ist der Kern für protopathische Sensibilität und reicht vom Pons bis in das Rückenmark hinab (er ist die Fortsetzung des Hinterhorns des Rückenmarks in den Hirnstamm). Der Nucleus mesencephalicus n. trigemini erhält propriozeptive Fasern aus der Kaumuskulatur.

– Der N. trigeminus verlässt den Hirnstamm relativ weit lateral in der Brücke und zieht dann über die Felsenbeinkante in die mittlere Schädelgrube. Dort liegt an der Vorderfläche des Felsenbeins in einer Duratasche (Cavum Meckeli) das Ganglion trigeminale (Gasseri), das sensible Ganglion des N. trigeminus, das den Spinalganglien der Spinalnerven entspricht. Die Radix motoria des Nerven zieht einfach an diesem Ganglion vorbei.

- Anschließend teilt er sich in seine drei Hauptäste, die durch die Schädelbasis ziehen:
- Der **N. ophthalmicus** gelangt durch die Wand des Sinus cavernosus und über die Fissura orbitalis superior in die Orbita. Kurz zuvor teilt er sich wiederum in drei Hauptäste, die Nn. lacrimalis, frontalis und nasociliaris. Er innerviert sensibel die Gesichtshaut oberhalb der Lidspalten, das Auge und vordere Teile der Nasenschleimhaut.
- Der **N. maxillaris** zieht durch das Foramen rotundum in die Fossa pterygopalatina, wo er sich in seine Äste aufzweigt. Seine Hauptäste sind N. zygomaticus, N. infraorbitalis, Nn. alveolares superiores und Nn. palatini. Er innerviert sensibel die Gesichtshaut zwischen Lidspalten und Mund sowie über den Wangenknochen, außerdem die Oberkieferzähne, den Gaumen und hintere Teile der Nasenschleimhaut.
- Der **N. mandibularis** verlässt die mittlere Schädelgrube durch das Foramen ovale. Dort verzweigt er sich in vier sensible Äste, Nn. alveolaris inferior, lingualis, auriculotemporalis und buccalis, sowie in motorische Äste zu den Kaumuskeln. Er innerviert also motorisch alle Kaumuskeln und sensibel die Haut unterhalb des Mundes und vor dem Ohr sowie die Unterkieferzähne, die Mundschleimhaut und die vorderen 2/3 der Zunge.
- Stärke und Symmetrie der Kaumuskulatur kann durch Betasten (Palpation) der Mm. masseter und temporales beurteilt werden. Die Sensibilität im Gesicht lässt sich u. a. durch Berühren und durch Schmerzreize prüfen.
- MERKE: Während eine periphere Trigeminusläsion Sensibilitätsausfälle entsprechend den Versorgungsgebieten der drei Hauptäste verursacht, macht sich ein zentraler Ausfall z. B. im Nucleus spinalis durch ringförmige Sensibilitätsausfälle (Söldersche Linien) bemerkbar, entsprechend der somatotopischen Projektion in diesem Kern: Nase und Mundregion (bis Unterlippe) liegt im Kerngebiet am weitesten kaudal, Nasenwurzel, Auge, Wange und das Hautareal zwischen Unterlippe und Kinnspitze sind im mittleren Abschnitt des Kerns repräsentiert, am weitesten kranial die äußeren Gesichtsbereiche (Stirn, Schläfe, Unterkieferrand bis zum Kinn).

VI. N. abducens

- Der N. abducens ist rein motorisch und versorgt einen einzigen Augenmuskel, den **M. rectus lateralis**.
- Der Kern des VI. Hirnnervs liegt im Boden der Rautengrube. Um ihn herum ziehen die Fasern des N. facialis (inneres Fazialisknie).
- Der N. abducens verlässt den Hirnstamm zwischen Pons und Pyramide, tritt dort durch die Dura, zieht am Clivus aufwärts und gemeinsam mit der A. carotis interna durch das Innere des Sinus cavernosus. Er zieht über die Fissura orbitalis superior in die Orbita zum M. rectus lateralis.
- Bei einer Abduzenslähmung schielt das Auge nach innen. Wird der Patient aufgefordert, mit den Augen einem Finger zu folgen, der zur geschädigten Seite bewegt wird, so kommt das betroffene Auge nicht über die Mittelstellung hinaus. Um Doppelbilder zu vermeiden, wird der Patient den Kopf spontan auf die geschädigte Seite gedreht halten.

VII. N. facialis

- Der VII. Hirnnerv ist ein gemischter Kiemenbogennerv. Er versorgt motorisch die **mimische Muskulatur** sowie den M. stapedius, den M. stylohyoideus und den hinteren

Bauch des M. digastricus. Außerdem führt er parasympathische Fasern (s. S. 195 f.) sowie Geschmacksfasern für die vorderen zwei Drittel der Zunge.

– Der motorische Kern des N. facialis liegt in der Tiefe der Rautengrube unter dem Kern des N. abducens. Die von ihm ausgehenden Fasern ziehen erst nach dorsal zur Oberfläche der Fossa rhomboidea, biegen um den Abduzenskern herum (inneres Fazialisknie), wobei sie den Colliculus facialis aufwerfen, und gelangen dann nach ventral und lateral. Die parasympathischen Fasern haben ihren Ursprung im Nucleus salivatorius superior. Die Geschmacksfasern enden im Nucleus solitarius.

– Der N. facialis tritt im **Kleinhirnbrückenwinkel** aus dem Hirnstamm aus und zieht in den Meatus acusticus internus. Er biegt an der Stelle des äußeren Fazialisknies fast rechtwinklig nach hinten-lateral um; an dieser Stelle liegt das Ganglion geniculi (in dem die Perikaryen der Geschmacksfasern liegen) und der Abgang des N. petrosus major. Im Verlauf durch das Felsenbein gibt der Nerv den N. stapedius (zum gleichnamigen Muskel in der Paukenhöhle) und die Chorda tympani ab. Er verlässt den Schädel am Foramen stylomastoideum und durchläuft die Glandula parotis, wo er einen Plexus parotideus bildet. Anschließend verteilt er sich fächerförmig im Gesicht und innerviert mit den Rr. temporales, zygomatici, buccales, marginalis mandibulae und colli die mimische Muskulatur.

• Schädigungen des Nerven kommen z. B. bei Schädelbasisbrüchen, bei Kleinhirnbrückenwinkel-Tumoren oder bei Parotistumoren vor. Manchmal fällt der Nerv auch ohne erkennbare Ursache aus (idiopathische Fazialisparese). Bei einer kompletten Schädigung des N. facialis (**periphere Fazialisparese**) kommt es zu einem vollständigen Ausfall der mimischen Muskulatur der gleichen Seite. Neben der fehlenden Mimik kann dann insbesondere das Auge nicht mehr geschlossen werden (M. orbicularis oculi), wodurch die Hornhaut austrocknen kann, und der Mund kann nicht mehr gut geschlossen werden (M. orbicularis oris), was Probleme beim Kauen bereitet.

– Die Funktion der mimischen Muskulatur kann leicht durch Aufforderung zum **Grimassieren** (Zähne zeigen, Wangen aufblasen, Stirn runzeln etc.) geprüft werden. Ein kräftiger M. orbicularis oculi kann normalerweise das Auge so fest zukneifen, dass die Wimpern nicht mehr zu sehen sind.

• Von dieser peripheren Fazialisparese muss eine „**zentrale Fazialisparese**" unterschieden werden, die eigentlich zentrale Gesichtslähmung heißen sollte, da sie keine Schädigung des N. facialis ist! Wenn die Verbindung von motorischem Kortex und Fazialiskern unterbrochen ist (meist auf Höhe der Capsula interna durch einen Schlaganfall), kommt es auf der Gegenseite zu einer Schwäche der mimischen Muskulatur. Das Besondere ist, dass eine solche Lähmung nur die Nasen- und Mundpartie betrifft, während das Augenschließen und das Stirnrunzeln nicht betroffen sind. Das liegt daran, dass der dorsale Teil des Fazialiskerns, der für Auge und Stirn zuständig ist, Verbindungen zu beiden Kortex-Seiten hat. Er kann also bei einseitiger Unterbrechung der Verbindung noch von der anderen Seite angesteuert werden.

VIII. N. vestibulocochlearis

• Der N. vestibulocochlearis ist ein reiner Sinnesnerv für **Hör- und Gleichgewichtsorgan**. Er hat zwei Anteile, einen N. vestibularis und einen N. cochlearis, die gemeinsam das Felsenbein durch den inneren Gehörgang verlassen und im Kleinhirnbrückenwinkel in den Hirnstamm ziehen. Dort gelangen sie in die Nuclei vestibulares bzw. cochleares. Weitere Einzelheiten zum VIII. Hirnnerven im Abschnitt „Hörbahn", S. 313, und im Abschnitt „Vestibuläres System", S. 309.

- Eine erste orientierende Hörprüfung ist durch Vorhalten einer tickenden Armbanduhr oder leises Fingerreiben vor den Ohren des Patienten möglich. Außerdem eignen sich einfache Stimmgabel-Versuche (Weber- und Rinne-Test). Die aufwändigere fachärztliche Prüfung des Gehörs heißt Audiometrie.

IX. N. glossopharyngeus

- Der IX. Hirnnerv ist ein gemischter Kiemenbogennerv. Er innerviert motorisch die Muskulatur des **Rachens**, sensibel die Schleimhaut des Rachens, der Tuba auditiva, des Mittelohrs und der Tonsillen sowie das hintere Drittel der **Zunge**, führt Geschmacksfasern aus dem hinteren Drittel der Zunge (Papillae vallatae!) und hat parasympathische Fasern für die Glandula parotis (s. S. 196).

- Ursprungskern der motorischen Fasern ist der Nucleus ambiguus. Die parasympathischen Fasern stammen aus dem Nucleus salivatorius inferior. Die sensiblen Fasern und die Geschmacksfasern gelangen über den Tractus solitarius zum Nucleus solitarius.

- Der N. glossopharyngeus verlässt die Medulla oblongata seitlich hinter der Olive, unmittelbar oberhalb des N. vagus, und zieht mit diesem und dem N. accessorius durch das Foramen jugulare. Oberhalb des Foramen jugulare liegen das Ganglion superius und das Ganglion inferius. In diesen Ganglien liegen Perikaryen der afferenten Neurone des Nervs. Sein Hauptast zieht dann auf dem M. stylopharyngeus zum Rachen.

- Die (sehr seltene) einseitige Lähmung des N. glossopharyngeus führt im Bereich des weichen Gaumens dazu, dass das Gaumensegel auf der betroffenen Seite herabhängt (Lähmung des M. levator veli palatini) und das Zäpfchen zur gesunden Seite hin verschoben ist (Kulissenphänomen).

X. N. vagus

- Der X. Hirnnerv ist ebenfalls ein gemischter Kiemenbogennerv. Er ist Hauptvertreter des **Parasympathikus**. Er führt motorische Fasern für die **Kehlkopf- und Rachenmuskulatur**, sensible Fasern aus dem äußeren Gehörgang, dem Zungengrund und der Kehlkopfschleimhaut, einige wenige Geschmacksfasern aus dem Bereich des Zungengrunds und des Pharynx sowie parasympathische Fasern für die **Brust- und Bauchorgane**.

- Die motorischen Fasern kommen aus dem Nucleus ambiguus; die efferenten parasympathischen (visceromotorischen) Fasern aus dem Nucleus dorsalis n. vagi; die afferenten parasympathischen (viszerosensiblen) und auch die Geschmacksfasern enden im Nucleus solitarius.

- Der N. vagus tritt an der Medulla oblongata lateral der Olive aus, zieht durch das Foramen jugulare und bildet dort das Ganglion superius und das Ganglion inferius, in denen Perikaryen der afferenten Fasern liegen. Hier gibt er Äste zum Plexus pharyngeus ab sowie den kleinen sensiblen R. auricularis zum äußeren Gehörgang (angeblich kann man wegen dieser Verbindung des N. vagus zur Haut des Gehörgangs durch Stimulation mit einem Wattestäbchen im Ohr Übelkeit auslösen oder aber auch den Appetit anregen). Außerdem geht direkt unter der Schädelbasis der N. laryngeus superior ab.

- Der N. vagus zieht dann hinter A. carotis communis und V. jugularis interna nach kaudal ins Mediastinum, wo er u. a. Äste zu den Lungen und zum Herzen abgibt sowie den N. laryngeus recurrens, der sich rechts um die A. subclavia, links um den Aortenbogen schlingt. Dann schließt sich der N. vagus dem Oesophagus an, mit dem er als Truncus vagalis anterior und posterior durchs Zwerchfell zieht. Im Bauchraum innerviert er alle Organe bis zum **Cannon-Böhmscher Punkt**, einem Bereich etwas rechts von der linken

Kolonflexur. Das Colon descendens und die Beckenorgane werden vom sakralen Parasympathicus innerviert.

- Die (sehr seltene) einseitige Schädigung des N. vagus an der Schädelbasis führt bei Lähmung des M. levator veli palatini zur sichtbaren Gaumensegelparese. Zur Läsion des N. laryngeus recurrens s. S. 153.

– Die Brust- und Bauchorgane sind weitgehend autonom und werden vom N. vagus nur „moduliert". Sie können daher auch nach Ausfällen von Vagus-Ästen funktionieren. Allerdings kann eine vollständige Durchtrennung aller Vagus-Äste auf Zwerchfellhöhe (wie man sie früher zur Behandlung von Zwölffingerdarmgeschwüren durchgeführt hat) zu massiven Problemen führen (Diarrhoe, Pankreas-Insuffizienz, Öffnungslähmung des Pylorus u. a.).

XI. N. accessorius

- Der XI. Hirnnerv gilt auch als Kiemenbogennerv. Er ist rein motorisch und innerviert den **M. sternocleidomastoideus** und den **M. trapezius**.

– Der motorische Kern des N. accessorius liegt im Halsmark am Seitenrand des Vorderhorns und reicht bis in das Segment C6 hinab. Die Fasern bilden die Radix spinalis des N. accessorius, die seitlich am Rückenmark austritt, durch das Foramen magnum in die hintere Schädelgrube eintritt und diese parallel zum N. vagus durch das Foramen jugulare wieder verlässt.

– Die klassischerweise für den N. accessorius beschriebene Radix cranialis gehört nach neueren Erkenntnissen zum N. vagus.

- Die Funktion des M. sternocleidomastoideus kann durch Aufforderung zum **Kopfdrehen** gegen Widerstand geprüft werden, die Funktion des M. trapezius durch **Schulter-Anheben** gegen Widerstand und durch Abduktion des Armes über die Horizontale. Bei Lähmung des M. trapezius sinkt auch die Schulterkontur ein. Beachte, dass der M. sternocleidomastoideus den Kopf zur Gegenseite dreht, aber zur selben Seite neigt.

– Am häufigsten wird der N. accessorius im lateralen Halsdreieck geschädigt, z. B. bei Lymphknotenbiopsien. Dann fällt nur der M. trapezius aus.

XII. N. hypoglossus

- Der XII. Hirnnerv innerviert die **Zungenmuskulatur**. Er entspricht von seiner Austrittsstelle her (ventrolateral zwischen Pyramide und Olive) der motorischen Wurzel eines Spinalnerven. Sein Kern, der Nucleus n. hypoglossi, liegt in der Medulla oblongata am Boden der Rautengrube (Trigonum n. hypoglossi).

– Der N. hypoglossus zieht durch den Canalis n. hypoglossi aus dem Schädel und zieht an der Außenseite der **A. carotis externa** und ihrer Äste zur Zungenmuskulatur, die er innerviert. Fasern aus dem Plexus cervicalis legen sich ihm an und verlassen ihn an seinem tiefsten Punkt wieder als Ansa cervicalis.

- Der N. hypoglossus kann insbesondere bei Operationen an der Halsschlagader geschädigt werden.
Bei der Hypoglossuslähmung kann der Patient die Zunge nicht gerade herausstrecken, die Zunge weicht zur gelähmten Seite hin ab. Dies liegt daran, dass das Strecken der Zunge kein aktiver Streckvorgang ist (Muskeln können sich ja nur kontrahieren, nicht strecken), sondern vor allem ein Nach-Vorne-Ziehen des Zungengrundes durch den M. genioglossus.

Zieht er nur auf einer Seite, wendet sich die Zunge beim Herauskommen zwangsläufig zur anderen Seite.

10.5 Gehirnpräparation

Es wird entweder zunächst das Gehirn „in situ", also im Schädel präpariert, oder von vornherein ein in Gänze entnommenes Gehirn. Da die meisten Präparationsschritte bei beiden Vorgehensweisen gleich sind, werden diese hier gleichzeitig abgehandelt. Vor Beschäftigung mit dem Gehirn solltest du Kapitel 10.2 und 10.3 lesen.

Hier wird zunächst die Eröffnung des Schädels und die Entfernung der Hirnhäute besprochen. Die Präparation des Gehirns beginnt auf S. 326. Wesentlicher Schritt ist die Ventrikelpräparation, bei der der Seitenventrikel von oben eröffnet wird. Diese Präparation macht wohl am besten die komplizierten räumlichen Verhältnisse des Gehirns sicht- und begreifbar (S. 328 f.). Mit den verbleibenden intakten Hirnhälften werden dann Schnitte angefertigt und studiert (S. 342).

10.5.1 Schädel und Hirnhäute

Vorbereitungen zur Eröffnung des Schädels
- An der vorderen, zu diesem Zeitpunkt meist noch nicht präparierten Schädelhälfte legt der ASSISTENT in der Medianebene einen auf den Knochen gehenden Schnitt bis nach vorn kurz oberhalb der Nasenwurzel. Die beiden entstandenen Hautlappen werden nach vorn und seitlich mit dem Periost vom Knochen abgelöst und etwa in Höhe des oberen Orbitarandes hängengelassen. VORSICHT: Der M. temporalis, dessen Hinterrand wohl bereits freigelegt sein dürfte, wird gesondert vom Schädelknochen bis auf Ohrhöhe abgelöst. Damit ist die Kalotte für das Aufsägen bereit, das üblicherweise vom Institutspersonal besorgt wird.

Dura mater
- Nimm am eröffneten Schädel die Kalotte vorsichtig ab. BEACHTE! Im Bereich des Schädels sind **Dura mater** und Periost praktisch eins. Ein **Epiduralraum** wie im Wirbelkanal existiert im gesunden Zustand nicht! Die Dura lässt sich beim Erwachsenen leicht vom Knochen abheben. Sie ist nur an den Knochennähten noch teilweise mit dem Schädel verwachsen.

Inspektion der Schädelnähte Fontanellen
- Betrachte die **Schädelkalotte** und vergleiche mit dem Atlasbild. Achte auf Varietäten in der Anzahl der Knochen (unterbliebene Verschmelzung der ursprünglich zwei Stirnbeinknochen zu einem Os frontale; Inkabeine). Verfolge die **Schädelnähte** und zeige die Sutura coronalis, Sutura sagittalis und Sutura lambdoidea.

- Beachte am Schädeldach die **Foveolae granulares** und Austrittsstellen für Vv. emissariae sowie die Eindrücke der **Aa. meningeae** (besonders A. meningea media). Suche ihre Entsprechungen auf der Dura mater.

- Wissen über die **Entwicklung** der einzelnen **Schädelknochen** nimmt unnötig Speicherplatz in deinem Gehirn in Anspruch, der anderweitig sinnvoller genutzt werden sollte. Verlangt man es trotzdem von dir, so halte dich an die Faustregel, dass die Schädelbasis

- aus Ersatzknochen besteht (chondrale Ossifikation), Schädeldach und Gesichtsschädel hingegen aus Deckknochen (desmale Ossifikation).
- Zur Zeit der Geburt sind die Schädelnähte zwischen den Knochen des Schädeldachs noch nicht verknöchert, um beim Weg durch den Geburtskanal eine gewisse Beweglichkeit zu ermöglichen. Dort, wo Schädelnähte zusammentreffen, bleiben zunächst größere, von Bindegewebe bedeckte „Lücken" erhalten in Form einer **vorderen viereckigen Fontanelle** und einer **hinteren dreieckigen Fontanelle**. Durch Ertasten dieser Fontanellen kann die Geburtshelferin unter der Geburt die Lage des Säuglingskopfes beurteilen. Die hintere Fontanelle schließt sich etwa sechs Wochen nach der Geburt, die vordere erst im zweiten Lebensjahr. Die vollständige Verknöcherung der Suturen beginnt erst im Studentenalter.
- Wie das Rückenmark wird das Gehirn von **Dura mater** (Pachymeninx, harte Hirnhaut) und **Arachnoidea** und **Pia mater** (Leptomeninx, weiche Hirnhaut) eingehüllt. Die Dura mater besteht aus straffem Bindegewebe und übernimmt im Schädelinneren auch die Periostfunktion. Manche Bücher unterteilen sie in ein Stratum periostale und ein Stratum meningeale, auch wenn man diese weder makroskopisch noch histologisch trennen kann.
- Dura und Knochen sind zwar beim Erwachsenen nur an den Schädelnähten miteinander verwachsen, liegen aber eng aneinander und es gibt hier im Gegensatz zum Rückenmark keinen physiologischen **Epiduralraum**. In dieser Schicht liegen aber die **Meningealgefäße**. Wenn diese reißen, z. B. bei einer Schädelfraktur nach einem Schlag auf die Schläfe, kommt es zu einer epiduralen Blutung, die die Dura zumindest bis zur nächsten Schädelnaht vom Knochen abhebt und damit lebensgefährlich auf das Gehirn drückt.
- Die **Foveolae granulares** sind Impressionen der Granulationes arachnoidales (s. u.).

Falx cerebri	• Wenn du einen Blick in deinen Atlas wirfst, wirst du bemerken, dass sich die Dura mater als Duplikatur zwischen die Großhirnhälften einsenkt (**Falx cerebri**). Am Ursprung der Falx schließt die Dura den Sinus sagittalis superior ein.
Eröffnung des Sinus sagittalis superior *Vv. cerebri superiores* *Granulationes arachnoidales*	• Schneide mit einer Schere den **Sinus sagittalis superior** der Länge nach auf, entferne die Dura über der ganzen Breite des Sinus und säubere ihn von geronnenem Blut. Betrachte jetzt die von unten in den Sinus einmündenden **Brückenvenen** (s. u.) und die **Granulationes arachnoidales**.

- Die **Granulationes arachnoidales** (Pacchioni-Granulationen) sind Vorstülpungen der Arachnoidea durch die Dura mater in das Lumen der großen Sinus oder durch den Schädelknochen in Richtung von dort liegenden Venen. Sie dienen der Rückresorption von Liquor ins Blut (s. S. 330).

Eröffnung der Dura an der linken Hirnhälfte	• Eröffne jetzt an der linken Hirnhälfte die **Dura mater**. Spalte sie in Höhe des Sägerandes am Schädelknochen an einer Stelle mit deinem Skalpell, gehe mit der stumpfen Branche deiner Schere in den Spalt ein und schneide die Dura entlang der Sägekante auf, ohne das darunter liegende Gehirn zu zerstören. Klappe die eröffnete Dura dann zur Gegenseite und betrachte die darunter liegende Arachnoidea.
Brückenvenen	• Beim Herüberklappen wirst du medial am Übergang zur Falx cerebri **Brückenvenen** sehen, die von der Hirnoberfläche in

10.5 Gehirnpräparation

Entfernung der Arachnoidea Subarachnoidalraum

den Sinus sagittalis superior ziehen. Stelle ein oder zwei davon einschließlich der daran hängenden Vene dar, indem du sie aus der Arachnoidea herauspräparierst, distal durchtrennst und an der Dura hängen lässt.

- Entferne nun die übrige **Arachnoidea** und die darunter liegenden oberflächlichen Gefäße über der Hemisphäre durch vorsichtiges Abziehen mit einer Pinzette! Dabei sollte jeder von euch den Raum unter der Arachnoidea, den **Subarachnoidalraum**, einmal sondieren und beim Abziehen die feinen Spinnweben-artigen Verbindungen (Trabeculae arachnoideae) gesehen haben, die die Arachnoidea mit der Pia mater verbinden.
VORSICHT! Die oberflächlichen Gefäße ziehen tief in die Sulci hinein. Ziehe diese unbedingt senkrecht aus ihnen heraus und nicht schräg, da du sonst mit den Gefäßen in die Hirnwindungen einschneidest und diese damit zerstörst!

- Die **Arachnoidea** („Spinnwebenhaut") liegt der Dura innen an, ohne mit ihr fest verwachsen zu sein. Mit der Pia mater, die dem Gehirn direkt aufliegt, ist sie durch ihre Trabeculae arachnoideae verbunden. Zwischen den beiden, im **Subarachnoidalraum**, befindet sich Hirnwasser (Liquor cerebrospinalis). Damit schwimmt das Gehirn quasi in einem Flüssigkeitsmantel, der Erschütterungen abmildert und durch den Auftrieb auch den Aufliegedruck des Gehirns auf der Schädelbasis vermindert.

- **Brückenvenen** sind Endäste der Vv. superiores cerebri, die von der Hirnoberfläche und dem Subarachnoidalraum in den Sinus sagittalis superior ziehen. Sie sind von entscheidender klinischer Bedeutung, weil sie bei starken Erschütterungen, insbesondere bei Säuglingen und alten Menschen, abreißen können. Da die Dura fest und die Arachnoidea beweglicher ist, reißen sie an dieser Grenze, wodurch es zwischen Dura und Arachnoidea in den (sonst nicht vorhandenen) **Subduralraum** blutet. Auch durch diese Art der Blutung kann eine lebensgefährliche Druckerhöhung im Schädelinneren entstehen (wenn auch nicht so schnell wie bei der arteriellen Epiduralblutung).

- Die **Pia mater**, eine zarte Bindegewebshaut, ist fest mit dem Gehirn verbunden und bildet den äußeren Abschluss des Hirngewebes.

  - Betrachte die freigelegte Hirnoberfläche und vergleiche mit dem Atlasbild.
  - Lokalisiere die Grenzen zwischen Frontal-, Parietal- und Okzipitallappen.
  - Suche die wichtigsten Gyri und Sulci auf: **Sulcus lateralis**, **Sulcus centralis**, Gyrus praecentralis, Gyrus postcentralis, etc.

Entfernung der Hirnhäute an der rechten Hirnhälfte

- Nimm anschließend auf dieselbe Weise wie an der linken Seite über der rechten Hemisphäre Dura und Arachnoidea fort. In Absprache mit dem Assistenten kannst du auf einer oder beiden Seiten die Dura dann lateral vom Sinus sagittalis superior abschneiden. Lass die Falx cerebri aber stehen!

10.5.2 Hirnbasis (am isolierten Gehirn)

Alternative *Wenn wie hier an einem ganzen, schon entnommenen Gehirn präpariert wird, erfolgt vor der Ventrikelpräparation die Entfernung der Hirnhäute an der Hirnbasis und die Präparation des Circulus arteriosus. Wenn das Gehirn im Schädel präpariert wird, lies weiter auf S. 328.*

- Wenn die Entfernung der Arachnoidea an der Konvexität der Hemisphären abgeschlossen ist, drehe das Gehirn um und betrachte die **Hirnbasis**. Versuche zunächst, mit Hilfe des Atlas alle sichtbaren Strukturen zu identifizieren: Rückenmark, Medulla oblongata, Pons, eventuell schon die Hirnschenkel (Crura cerebri), Kleinhirn, Temporallappen, Frontallappen mit Gyrus rectus und Bulbus olfactorius. Versuche schon jetzt, alle sichtbaren Hirnnerven und Arterien zu identifizieren (s. u.).

Cisternae subarachnoideae
- Suche vor der Entfernung der Arachnoidea die Erweiterungen des Subarachnoidalraums auf, die Zisternen:
  - **Cisterna basalis** vor dem Hirnstamm (bestehend aus Cisternae interpeduncularis, pontis und pontomedullaris),
  - **Cisterna ambiens**, die um die Hirnschenkel herumläuft zur
  - **Cisterna quadrigeminalis** (s. u., S. 336), und die
  - **Cisterna magna** = cerebellomedullaris (posterior), die größte Zisterne, die zwischen Kleinhirnunterfläche und Hirnstamm liegt.
- Bei der Entfernung der Arachnoidea musst du an der Hirnbasis viel vorsichtiger vorgehen, da du sonst mit der Hirnhaut die Gefäße und vor allem die Hirnnerven mit herausziehst.

- Wenn die Entnahme von **Liquor** (Hirnwasser) lumbal nicht möglich ist (s. S. 59, 348), kann durch eine **Subokzipitalpunktion** Liquor aus der Cisterna magna entnommen werden. Dabei besteht allerdings das Risiko einer gefährlichen Verletzung des Hirnstamms.
- **Hirnnerven** entspringen an bestimmten Stellen dem Gehirn (s. u.), ziehen dann ein Stück durch den Subarachnoidalraum, um dann durch die Dura zu treten und (eventuell nach einem kurzen intraduralen Verlauf) den Schädel zu verlassen. Da sie erst ab dem Durchtritt durch die Dura eine Bindegewebshülle (Perineurium) erhalten, sind sie im Subarachnoidalraum besonders dünn und verletzlich.

Circulus arteriosus (Willisii)
- Suche nun die Zuflüsse und Abgänge des **Circulus arteriosus** auf. Zu den Versorgungsgebieten der Gefäße und den Ausfällen bei Gefäßverschluss s. S. 303.
  - Am Rückenmark findest du die beiden **Aa. vertebrales**, die die kleine A. spinalis anterior und die **A. cerebelli inferior posterior** („PICA" = posterior inferior cerebellar artery) abgeben.
  - Sie vereinigen sich an der Grenze von Pons und Medulla oblongata zur **A. basilaris**. Suche ihre Äste: **A. cerebelli inferior anterior** („AICA"), **A. labyrinthi** (die allerdings oft auch aus der AICA abgeht), **Aa. pontis**, und am kranialen Ende die

           A. cerebellaris superior („SCA") und ihre Aufteilung in die **Aa. cerebri posteriores**. Die beiden letzten ziehen parallel um die Hirnschenkel herum nach dorsal, die eine oberhalb, die andere unterhalb des Kleinhirnzelts.

        – Die **A. cerebri posterior** ist über die **A. communicans posterior** beidseits mit der **A. carotis interna** verbunden, deren Stumpf du in der Nähe des N. opticus findest.

        – Die Hauptfortsetzung der Carotis ist die **A. cerebri media** (= die mittlere Hirnarterie), die nach lateral zieht und zwischen Temporal- und Frontallappen verschwindet.

        – Der zweite Abgang der Carotis interna, die **A. cerebri anterior**, zieht kranial vom N. opticus in die Tiefe des Hemisphärenspalts. Die unpaare A. communicans anterior verbindet hier die beiden Arterien und schließt den Kreis.

    • Der Circulus arteriosus ist sehr variabel, vergleicht eure Funde mit denen der Nachbargruppen.

- Der **Circulus arteriosus** (Willisii) ist ein Anastomosenring an der Hirnbasis, der bei langsam entstehender Verengung eines der zuführenden Gefäße die Versorgung sicherstellen kann. Bei plötzlichem Verschluss reichen die Anastomosen aber nicht unbedingt aus.

- Am Circulus arteriosus sitzen gelegentlich **Aneurysmen** (Gefäßerweiterungen), die bei relativ jungen Menschen ohne Vorwarnung platzen können. Da die Gefäße im Subarachnoidalraum liegen, kommt es dann zu einer **Subarachnoidalblutung**, die sich mit plötzlichen heftigsten Kopfschmerzen äußert und lebensgefährlich ist.

Hirnnerven
(Nn. craniales)

    • Nun versuche, alle Hirnnerven zu identifizieren (Details zur Funktion auf S. 316 f.)

        – I **Nn. olfactorii**: diese feinen Nerven sind in der Lamina cribrosa hängen geblieben, du siehst nur Bulbus und Tractus olfactorius unter dem Frontallappen.

        – II **N. opticus**. Suche hinter dem Chiasma opticum den abgerissenen Hypophysenstiel.

        – III **N. oculomotorius**: Er kommt aus der Fossa interpeduncularis (zwischen den Hirnschenkeln) und tritt zwischen A. cerebri posterior und A. cerebelli superior hervor.

        – IV **N. trochlearis**: Seine Austrittstelle aus dem Mesencephalon liegt dorsal, der sehr feine Nerv kommt dann parallel zur A. cerebri posterior um den Hirnschenkel herum nach vorn. Du musst ihn unbedingt finden, bevor die Arterien präpariert werden.

        – V **N. trigeminus**: Er tritt relativ weit lateral aus dem Pons und steht dort häufig in engem Kontakt zur A. cerebelli superior.

        – VI **N. abducens**: Suche ihn in der Nähe der A. cerebelli inferior anterior an der Grenze von Pons und Medulla, wo er aus dem Gehirn austritt.

- VII **N. facialis** und VIII **N. vestibulocochlearis** liegen gemeinsam im Kleinhirnbrückenwinkel. Zu ihnen tritt die A. labyrinthi.
- IX **N. glossopharyngeus**, X **N. vagus** und XI **N. accessorius** folgen kaudal zwischen Medulla oblongata und Kleinhirn. Sie treten lateral der Olive aus und sind nicht immer leicht auseinanderzuhalten. Der N. accessorius ist aber an seiner langen Radix spinalis zu erkennen.
- XII **N. hypoglossus**: ist der Nerv, der mit mehreren feinen Wurzeln medial der Olive das Gehirn verlässt. In der selben Rinne folgen dann kaudal die ersten Spinalnerven.

- Tumoren der **Hypophyse** können wegen der engen Nachbarschaft auf das Chiasma opticum drücken und charakteristische Gesichtsfeldausfälle verursachen (S. 312):
- Die **Trigeminusneuralgie** (heftige Schmerzattacken im sensiblen Bereich des N. trigeminus) kann häufig erfolgreich behandelt werden, indem zwischen die Wurzel des N. trigeminus und die A. cerebelli superior operativ ein kleines Polster eingebracht wird.

Abpräparation des Circulus arteriosus

- Beginne nun durch vorsichtiges Hochziehen der Aa. vertebrales, den Circulus arteriosus von kaudal nach kranial abzupräparieren. Alle Abgänge solltest du dazu mindestens 3-4 cm nach lateral verfolgen und dort abtrennen. In der Nähe von Hirnnerven darfst du nur an den Gefäßen ziehen, wenn du gleichzeitig mit einer feinen Pinzette den Nerv festhältst. Sonst ziehst du die Nerven mit heraus (s. o.). Achte insbesondere auf den N. trochlearis!
- Äste der **A. cerebri media** solltest du zuerst auf der seitlichen Hirnoberfläche in der Umgebung des Sulcus lateralis aufsuchen und durchtrennen, gemeinsam vorsichtig aus der Tiefe der Inselrinde herausziehen und dann zwischen Temporal- und Frontallappen nach vorn und medial hervorziehen.
- Die **Aa. cerebri anteriores** solltest du auf dem Balken mit einer dünnen Schere durchtrennen, indem du VORSICHTIG mit den Fingern (NICHT mit Instrumenten) die Hemisphären auseinander drängst. Dann kannst du die Arterien zwischen den Hemisphären nach vorn ziehen. Frage lieber den Assistenten, bevor du die Gyri des Frontallappens zerstörst.
- Den vollständig abpräparierten Circulus arteriosus kannst du mit Stecknadeln auf ein Stück Styropor aufstecken. Bring ihn dazu in seine natürliche Anordnung und versuche, noch einmal alle Gefäße zu identifizieren.
- Entferne vor der Ventrikelpräparation Reste von Arachnoidea, gehe aber zwischen Groß- und Kleinhirn noch nicht zu sehr in die Tiefe.

10.5.3 Ventrikelpräparation

Alternative In der weiteren Präparation wird entweder an der linken Hemisphäre der Seitenventrikel freigelegt und die benachbarten Strukturen demonstriert, oder aber es

10.5 Gehirnpräparation

werden vorher beide Hirnhälften ganz vom Assistenten herausgenommen (s. u., Abschnitt 10.5.4). Die Ventrikelpräparation ist einfacher am entnommenen Gehirn, kann aber auch „in situ" erfolgen. Hier wird die Ventrikelpräparation für ein Gehirn in situ beschrieben. Wenn die Ventrikelpräparation am isolierten Gehirn davon abweicht, wird darauf hingewiesen.

- Die Präparation des Seitenventrikels erfolgt entweder durch den Assistenten oder unter seiner Aufsicht. Wichtig ist, dass möglichst jede Gruppe vor Beginn der Präparation ein Hirnmesser zur Verfügung gestellt bekommt.

Corpus callosum
A. cerebri anterior

- Versuche, sehr vorsichtig die beiden Hemisphären auseinander zu drängen und den **Balken** zu sehen. BEACHTE: Auf dem Balken zieht von vorn her die **A. cerebri anterior**!

- An der linken Hemisphäre wird mit dem Hirnmesser ein **horizontaler Schnitt** gelegt, der median knapp oberhalb des Balkens ankommen sollte. Der Assistent sollte das Messer lateral etwas oberhalb des hinteren Endes des Sulcus lateralis ansetzen und in einer Ebene halten, die etwa gleich weit vom Boden der vorderen Schädelgrube und vom Tentorium cerebelli entfernt ist (bzw. von den Unterflächen des Frontallappens und des Okzipitallappens). Es ist wichtig, bei diesem Schnitt keine „Sägebewegungen" zu machen, sondern den Schnitt möglichst in einer Bewegung durchzuziehen, weil sonst auf der Schnittfläche sichtbare Riefen zurückbleiben. Der Schnitt darf natürlich nicht in die Falx bzw. die andere Hemisphäre hinübergehen.

- Dieser erste Schnitt sollte eher zu hoch als zu niedrig angesetzt werden. Wenn der Seitenventrikel mit diesem Schnitt noch nicht eröffnet ist (oder durch eine dünne Wand gut fühlbar), kann der Assistent einfach noch eine weitere Scheibe abschneiden, Dieser Schnitt darf medial auch im Balken landen. Dann muss die Scheibe durch einen zusätzlichen mediansagittalen Schnitt im Balken abgetrennt werden.

- Der **Balken** (Corpus callosum) ist die größte Kommissurenbahn des Gehirns. Kommissurenbahnen verbinden gleiche Teile beider Hemisphären miteinander. Der Balken bildet beidseits das Dach des Seitenventrikels.
- Die **A. cerebri anterior** kommt aus der A. carotis interna. Sie versorgt von hier aus die mediale Fläche des Gehirns bis knapp über die Mantelkante.

Seitenventrikel, Pars centralis

- Wenn der Seitenventrikel noch nicht eröffnet ist, genauer seine Pars centralis, kannst du nun mit einem Skalpell lateral von der Mittellinie sein Dach eröffnen.

Seitenventrikel
Cornu anterius
Cornu posterius
Cornu inferius

- Vor den weiteren Schritten wird mit einer Sonde den Ausmaßen des Seitenventrikels nachgegangen:
- – nach vorn in das **Vorderhorn** (Cornu anterius)
- – nach hinten in das kurze **Hinterhorn** (Cornu posterius)

- zuletzt, wenn schon möglich, in Fortsetzung der bogenförmigen Krümmung der **Pars centralis** in das **Unterhorn** (Cornu inferius).

- Nun kannst du jeweils nach Sondieren und Tasten das Dach des Seitenventrikels über Pars centralis, Vorderhorn und Hinterhorn stückweise entfernen. VORSICHT, über der Pars centralis darfst du lateral nicht in den **Nucleus caudatus** hineinschneiden (s. u.). Während die Pars centralis praktisch bis zur Medianebene reicht, machen Vorder- und Hinterhorn von hier aus einen Schwung nach lateral.

Plexus choroideus

- Im Innern des Seitenventrikels ist der **Plexus choroideus** zu finden, aber nur in der Pars centralis und im Unterhorn. Vorderhorn und Hinterhorn haben keinen Plexus.

- Der Plexus choroideus wird nach vorn bis zum **Foramen interventriculare** verfolgt, durch das er in den III. Ventrikel tritt. Sondiere vorsichtig das Foramen interventriculare.

- Der **Plexus choroideus** ist der Haupt-Bildungsort für das Hirnwasser (Liquor cerebrospinalis), das auch von anderen Gefäßen der Ventrikelwände abgesondert wird.
Plexus choroidei gibt es in der Pars centralis und im Cornu inferius des Seitenventrikels sowie am Dach des III. Ventrikels und des IV. Ventrikels. Sie sind über eine Bindegewebsplatte (Tela choroidea) an der Ventrikelwand fixiert.

- Das **Foramen interventriculare** (Foramen Monroi) verbindet jederseits den Seitenventrikel mit dem unpaaren III. Ventrikel.

Nucleus caudatus
Thalamus

- Zwei Strukturen wölben sich an Boden und lateraler Wand der Pars centralis des Seitenventrikels vor: der langgeschwungene Schweifkern (**Nucleus caudatus**) und unterhalb von diesem der **Thalamus**. Beide werden durch eine Einsenkung getrennt, in der die V. thalamostriata liegt; unter ihr verläuft die Faserbahn der Stria terminalis.

- Die **V. thalamostriata** bildet als Markierungslinie den Übergang vom Zwischenhirn (Diencephalon), zu dem der Thalamus zählt, zum Endhirn (Telencephalon).

- Der **Thalamus** ist eine Ansammlung von Kernen, die in verschiedenen funktionellen Systemen als Umschaltzentren dienen, insbesondere für die meisten Bahnen zur Hirnrinde (S. 295 u. 310).

- Der **Nucleus caudatus** ist ein Kern der Basalganglien und Schaltstelle für Bahnen der extrapyramidalen Motorik (S. 306).

Septum pellucidum
Fornix

- In der Medianebene trennt das dünne **Septum pellucidum** die Partes centrales der beiden Seitenventrikel. Gehe von vorn nach hinten dem Verlauf des **Fornix** nach. Er beginnt vor dem Foramen interventriculare, hängt dann quasi am Septum pellucidum unter dem Balken und folgt dann bogenförmig dem Übergang der Pars centralis in das Hinterhorn hinab. Er wird dort vom Plexus choroideus bedeckt.

- Der **Fornix** ist eine Faserbahn, die spiralförmig vom Hippocampus (s. u.) zum Corpus mamillare des Zwischenhirns zieht.

Calcar avis

- Zeige am Boden des Hinterhorns das Trigonum collaterale und die Vorwölbung des Calcar avis.

- Der **Calcar avis** („Vogelsporn") ist eine Vorwölbung, die durch den Sulcus calcarinus hervorgerufen wird, der von der medialen Oberfläche des Okzipitallappens bis hierher das Hirngewebe tief einfaltet. Um den **Sulcus calcarinus**, der seinen Namen von dieser Vorwölbung hat, liegt die primäre Sehrinde.

Gyri temporales transversi
Insula
A. cerebri media

- Da der letzte Horizontalschnitt normalerweise nur knapp oberhalb des Sulcus lateralis gelegt wurde, sind die von oben den Sulcus lateralis begrenzenden Anteile des Parietallappens (Operculum parietale) angeschnitten und nur noch sehr dünn. Du kannst sie vorsichtig nach oben wegbrechen, musst aber gegebenenfalls durch einen kleinen Schnitt verhindern, dass du medial viel weiße Substanz mit herausziehst. Auf diese Weise ist die Oberfläche des Lobus temporalis mit zwei bis drei quer verlaufenden Gyri zu sehen, den **Gyri temporales transversi**. Außerdem wird jetzt auch die bisher verborgene **Inselrinde** sichtbar. Achte in der Tiefe des Sulcus lateralis auf die Äste der **A. cerebri media**!

- Die **Gyri temporales transversi** (Heschlsche Querwindungen) sind der Sitz der primären Hörrinde (s. S. 301).

- Das Rindengebiet der **Insula** wächst während der Entwicklung des Gehirns zunächst nicht mit und wird daher von den in alle Richtungen auswachsenden Anteilen des Frontal-, Parietal- und Temporallappens überlagert. Die Inselrinde enthält Areale für die Eingeweidesinne (viszerale Sensibilität, z. B. Hungergefühl) und für den Geschmack, der im Grunde auch ein spezialisierter Eingeweidesinn ist (s. S. 314).

- Die **A. cerebri media** ist Endast der A. carotis interna. Ihre Äste versorgen von hier aus die größten Teile der lateralen Hirnfläche.

Freilegung des Cornu inferius
Abnahme des Temporal- und Okzipitallappens

- Nachfolgend wird das **Unterhorn des Seitenventrikels** eröffnet und der Temporal- und Okzipitallappen abgenommen. Dazu wird zunächst lateral vom Hinterhorn ein etwa würfelförmiges Stück Hirngewebe ausgeschnitten und entfernt, um eine bessere Einsicht in das Unterhorn zu gewinnen. Setze je einen frontalen Schnitt vom Hinterhorn aus nach lateral, vorn knapp hinter dem Bogen von Nucleus caudatus und Plexus choroideus, und parallel dazu 2-3 cm weiter hinten. Schneide dann mit einem kleinen Messer (Nervenmesser) vom Sulcus temporalis inferior aus horizontal in Richtung Hinterhorn, um die beiden frontalen Schnitte zu verbinden, und entnimm das würfelförmige Stück Hirngewebe.

- Nun legt der ASSISTENT eine Sonde in das Unterhorn und schneidet mit dem Hirnmesser oder einem großen Messer mit stehender Klinge (nicht mit Wechselklinge!) von lateral entlang der Sonde den Temporallappen auf. Der Schnitt muss im Sulcus temporalis inferior geführt werden und sollte nicht den medial von der Sonde liegenden Hippocampus verletzen. Dazu muss der Assistent immer wieder durch Auseinanderziehen der Schnittflächen den Hippocampus suchen und even-

- tuell die Sonde für den weiteren Schnitt jeweils neu positionieren. Der Schnitt geht bis in den Temporalpol, das vordere Ende des Temporallappens.

- Temporal- und Okzipitallappen sind jetzt vorne unten noch durch den Fasciculus uncinatus und oben über den Fornix mit dem übrigen Gehirn verbunden. Dazwischen hängen die beiden nur noch über eine sehr zarte Verbindung zwischen dem Fornix und dem Plexus choroideus (die Taenia choroidea) am restlichen Gehirn. Durch Trennen dieser Verbindungen können die beiden nun erstaunlich leicht vom übrigen Gehirn gelöst werden, um einen besseren Blick auf den Hippocampus zu bekommen:

  – Der ASSISTENT soll zunächst eine Sonde in das Foramen interventriculare einführen und dann einen frontalen Schnitt vom Foramen interventriculare aus nach oben durch Fornix, Septum pellucidum und Balken legen, der aber nicht über die Medianebene hinausgehen darf. Anschließend wird von diesem Schnitt aus nach hinten der Balken bis zum Splenium (sowie die darunter liegende Commissura fornicis) median durchtrennt. Dabei müssen die Epiphyse und die Vv. internae geschont werden.

  – Durch vorsichtiges Anheben des vorne durchtrennten Fornix und Balken und Eingehen mit einer Sonde zwischen Fornix und Plexus choroideus wird nun die Verbindung zwischen Fornix und Plexus, die Taenia choroidea, abgerissen. Dies geht entlang des Fornix bis tief ins Unterhorn.

  – Schließlich trennt der ASSISTENT die letzten Verbindungen von Temporal- und Frontallappen (Fasciculus uncinatus) mit dem Skalpell. VORSICHT, dabei muss er ventral vom vorderen Ende des Hippocampus bleiben. (Bei der Ventrikelpräparation in situ muss dieser Schritt leider mehr oder weniger blind erfolgen. Außerdem müssen vor der Entnahme Äste der A. cerebri posterior von der medialen Oberfläche abgezogen werden.)

Hippocampus

- Studiere nun den Temporallappen, insbesondere den **Hippocampus** mit dem daranhängenden **Fornix**. Entferne Arachnoideareste und klappe die Fimbria hippocampi (den Ausläufer des Fornix auf dem Hippocampus) hoch, um den **Gyrus dentatus** zu sehen. Er macht meist (aber nicht immer) seinem Namen Ehre und ist deutlich gezähnelt.

- Zum Abschluss der Temporallappenpräparation kannst du, am besten mit dem Hirnmesser, eine Scheibe aus dem Hippocampus herausschneiden. Dazu legst du quer zur Längsrichtung des Hippocampus etwa in seiner Mitte im Abstand von wenigen Millimetern zwei Schnitte von medial bis in das Unterhorn hinein und verbindest diese mit einem sehr kleinen Messer im Unterhorn. Dann kannst du die Scheibe herausschieben und ihre S-Form betrachten.

- Der **Hippocampus** ist ein Abschnitt des limbischen Systems (S. 315). Er ist für die „Abspeicherung" von Gedächtnisinhalten in anderen Hirnarealen zuständig. Eine Schädigung der Hippocampi beider Seiten führt daher zur anterograden Amnesie, d.h. dem Gedächtnisausfall ab dem Zeitpunkt der Schädigung und damit der Unfähigkeit, Neues zu lernen.
- Er gehört zum entwicklungsgeschichtlich älteren **Allokortex** (dreischichtige Hirnrinde). Seine S-Form entsteht dadurch, dass er von den jüngeren Rindenanteilen durch starkes Wachstum abgedrängt und von medial in das Unterhorn des Seitenventrikels hineingeschoben wird, wobei er sich einmal „aufkringelt".

- Abschließend werden die soeben präparierte Hemisphäre und die rechte, unversehrte Hirnhälfte vom Assistenten herausgenommen:

10.5.4 Entnahme der Hemisphären (Assistent!)

Alternative Wenn die Hemisphären jetzt nicht entnommen werden sollen oder müssen, lies weiter auf S. 337. Hier werden zwei Verfahren der Hirnentnahme beschrieben. Beim ersten (Kölner Verfahren) bleibt nur ein halber Hirnstamm im Schädel. Beim zweiten bleibt der ganze Hirnstamm sowie auf einer Seite auch die Basalganglien im Schädel (Berliner Verfahren, S. 336).

Entnahme nach dem Kölner Verfahren

- Vom ASSISTENTEN wird erst die linke, dann die rechte Hirnhälfte entnommen.
- VORGEHEN:
  - Zunächst wird der Balken in der Medianebene durchschnitten (Abb. 10-12a).
  - Der Frontallappen wird etwas angehoben und der Bulbus olfactorius von der Lamina cribrosa abgelöst. Er soll möglichst an der entnommenen Hemisphäre hängen bleiben.
  - Das Chiasma opticum wird aufgesucht und der Tractus opticus durchtrennt (das Chiasma bleibt also im Schädel).
  - Jetzt führt der Assistent das Messer in einem leichten Bogenschnitt (Abb. 10-12b) so durch Hirnschenkel und Thalamus, dass der Hirnstamm vollständig und unzerstört im Situs zurückbleibt und möglichst der größte Teil des Thalamus an der Hirnhälfte zu finden ist.
- ACHTUNG: Bei der Entnahme des Hemisphäre müssen die in das Gehirn eindringenden großen Hirnarterien und -venen durchtrennt werden. Beachte:
  - die A. cerebri anterior, die von unten her um das vordere Ende des Balkens (Genu corporis callosi) aufwärts biegt und auf dem Balken nach rückwärts zieht;
  - die A. cerebri media, deren Stamm von medial her zwischen Frontal- und Temporallappen eindringt;
  - die A. cerebri posterior, die zur Unterseite des Okzipitallappens zieht;

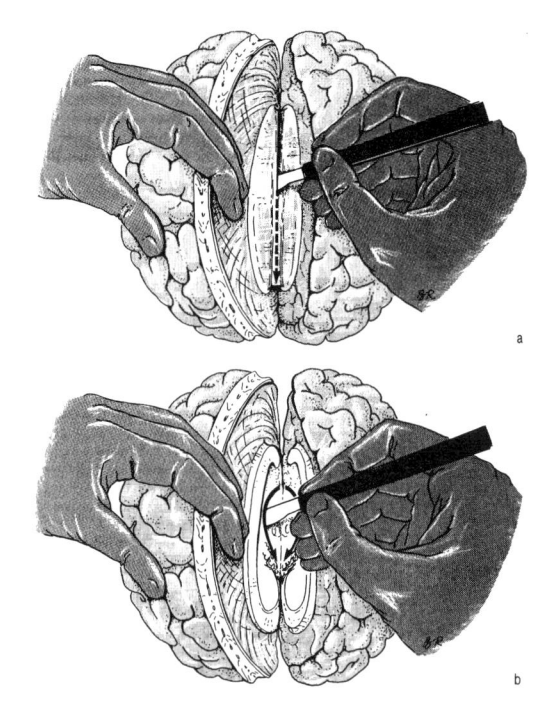

Abbildung 10-12:
Entnahme der Hirnhemisphären
a) Durchtrennung des Corpus callosum
b) Bogenschnitt durch den Thalamus

- von den Venen in erster Linie die V. cerebri magna, die am Übergang der Falx cerebri in das Tentorium cerebelli in den Sinus rectus mündet. Danach kann die Hemisphäre herausgezogen werden.
- Studiere die neue Situation im Situs cavi cranii. Die Hirnsichel (Falx cerebri) ist jetzt voll zu überblicken, und das Kleinhirnzelt (Tentorium cerebelli) ist sichtbar. Nimm deinen Atlas und zeige am Präparat die Lage der folgenden Strukturen: Crista galli, Protuberantia occipitalis interna. Sinus sagittalis superior, Sinus sagittalis inferior, Sinus rectus, Confluens sinuum, Sinus occipitalis, Sinus transversus. Felsenbein (Pars petrosa), Felsenbeinkante. Sinus petrosus superior, Sinus cavernosus. Mittlere Schädelgrube, vordere Schädelgrube. Lamina cribrosa.
  Beachte in der mittleren Schädelgrube die durch die Dura durchschimmernde A. meningea media.
- Beachte unbedingt die topographische Beziehung der scharfen Kanten des Kleinhirnzelts zum Mesencephalon, insbesondere zu den Hirnschenkeln (Crura cerebri).

- Bei **erhöhtem Hirndruck**, z. B. durch einen Tumor in einer der Hemisphären, kann das Gehirn verschoben werden und das **Mesencephalon** dabei gegen den Rand des **Klein-**

hirnzelts gedrückt werden („obere Einklemmung"). Schädigung der Hirnschenkel führt wegen der darin gelegenen Pyramidenbahn zu kontralateraler Halbseitenlähmung, der Druck auf das gesamte Mesencephalon und den Aquädukt zu weiteren Störungen bis zur Bewusstlosigkeit.

Entfernung der Falx und des Tentoriums (Assistent)

Alternative   *Statt der hier angegebenen Entnahme können Falx und Tentorium cerebelli auch zunächst im Schädel belassen werden. Zur Entnahme von Kleinhirn und eventuell Hirnstamm muss nur auf der rechten Seite und dorsal das Tentorium von seinen Befestigungen abgelöst und zur Seite geklappt werden.*

- Die **Falx cerebri** und das **Tentorium cerebelli** werden zusammenhängend vom ASSISTENTEN herausgenommen.
  - Die Falx wird vorn an der Crista galli und am Foramen caecum abgetrennt.
  - Das Tentorium wird von der Oberkante der Felsenbeinpyramide und an seinem Ursprung am Sulcus sinus transversi des Os occipitale abgetrennt.
    VORSICHT! Dabei soll der Assistent VOR dem Abtrennen des Tentoriums den **N. trochlearis** aufsuchen, der am medialen Rand der Felsenbeinkante in die Dura eintritt! Beim Abschneiden des Tentoriums werden zwangsweise das Confluens sinuum, die Sinus transversi und die Sinus petrosi superiores eröffnet.

Herausnehmen der linken Kleinhirn- und Hirnstammhälfte (Assistent)

- Nach einem kurzen Studium der neu zum Vorschein gekommenen Strukturen (Besprechung im Zusammenhang nach Abschluss der Präparation) werden vom ASSISTENTEN die linke Kleinhirnhälfte und die linke Hälfte des Hirnstamms herausgenommen.
  - Kleinhirn und Hirnstamm werden zunächst möglichst exakt in der Medianebene halbiert. Dabei darf ventral nicht bis in die A. basilaris geschnitten werden!
  - In Höhe des Foramen magnum wird die linke Seite des Rückenmarks bis zum Medianschnitt durchtrennt.
- Abschließend werden die von der linken Hirnstammhälfte abgehenden Hirnnerven durchschnitten. Dabei soll der Assistent laut erklären, welchen Nerv er jeweils durchtrennt!

Entnahme der rechten Kleinhirn-Hemisphäre (Assistent)

- Auf der rechten Seite durchtrennt der Assistent den oberen, mittleren und unteren Kleinhirnstiel. Der obere Kleinhirnstiel kann sehr gut unter Sicht von oben durchtrennt werden. Dabei darf nur der **N. trochlearis** nicht zerstört werden, der als einziger Hirnnerv an der Dorsalseite des Hirnstamms austritt! Der Schnitt durch den mittleren Kleinhirnstiel darf nicht zu weit ventral liegen, um den Austritt des **N. trigeminus** aus dem Pons zu erhalten.
- Die rechte Hälfte des Hirnstamms bleibt bis zum Testat in situ.

10 Zentralnervensystem

- Studiere im Vergleich mit dem Atlasbild die topographischen Verhältnisse im gegenwärtigen Präparationsstadium. Gehe die theoretischen Hinweise auf den Seiten 140-144 durch.

Entnahme nach dem Berliner Verfahren
Eröffnung des III. Ventrikels
Epiphyse

- Nach der Ventrikelpräparation an der linken Hemisphäre (s. o.) wird zunächst der III. Ventrikel eröffnet. Suche dazu sein Dach auf, die Tela choroidea, und die darin befindlichen Vv. internae cerebri. Suche außerdem unterhalb des Spleniums des Balkens die Epiphyse und die V. cerebri magna (Galeni) auf. Entferne vorsichtig die Arachnoidea über der Epiphyse und der Vierhügelplatte des Mesencephalon.

- Die **Tela choroidea** ventriculi tertii ist ein von dorsal unter dem Balken weit ins Gehirn vorgeschobener Anteil der Hirnhäute (Pia mater), also eine dünne Bindegewebsschicht. An ihr hängt der Plexus choroideus von oben in den III. Ventrikel hinein.

- Die **Epiphyse** (Glandula pinealis, Zirbeldrüse) liegt im Zentrum des Gehirns und ist (fast) die einzige unpaare Struktur des Vorderhirns, weshalb René Descartes sie im 17. Jahrhundert für den Sitz der Seele hielt. Sie ist heute „herabgesunken" zu einer endokrinen Drüse. Ihr Hormon ist das **Melatonin**, das vermehrt nachts ausgeschüttet wird und eine Rolle in der Regulation des Tag-Nacht-Rhythmus spielt.
Sie hängt auf die Vierhügelplatte herab und liegt damit in der Cisterna quadrigeminalis (= Cisterna venae cerebri magnae).

- Eröffne nun durch einen sagittalen Schnitt etwas links von der Mittellinie den **III. Ventrikel**. Die linke V. cerebri interna kannst du entfernen. **Epiphyse** und **V. cerebri magna** sollst du nicht median durchtrennen, sondern auf die rechte Seite hinüberschieben.

- Zieh nun vorsichtig die beiden Thalami auseinander und schaue in den III. Ventrikel, am besten mit einer zusätzlichen Lampe. Suche die **Adhaesio interthalamica** (die nicht immer vorhanden ist), die **Commissura anterior** (die im Boden des Ventrikels vorn liegt) und sondiere nach hinten den **Aquaeductus cerebri**.

- Die **Adhaesio interthalamica** ist keine Kommissur, sondern eine Gliabrücke zwischen den beiden Thalami. Aus dem Fehlen dieser Brücke bei vielen Menschen kann man schließen, dass sie funktionell unbedeutend ist.

- Die **Commissura anterior** verbindet die beiden Temporallappen sowie die beiden Bulbi olfactorii miteinander.

Entnahme der Hemisphäre (Assistent)

- Nach den auf S. 333 beschriebenen Vorbereitungen für die Entnahme einer Hemisphäre (Durchtrennen der Arterien, des Tractus olfactorius und Tractus opticus) trennt der ASSISTENT die Hemisphäre nun durch einen mutigen Schnitt zwischen Thalamus und Mesencephalon oder im obersten Mesencephalon ab. Dazu schneidet er von medial vom Boden des III. Ventrikels aus und oberhalb der Vierhügelplatte leicht schräg nach lateral durch das Mesencephalon. Die V. cerebri magna muss vom Sinus rectus abgetrennt werden, die Epiphyse sollte an der entnommenen Hemisphäre hängenbleiben. Nun kann die Hemisphäre entnommen, studiert und später für Schnitte verwendet werden.

Entnahme des Kleinhirns (Assistent)
- Vor der Entnahme eines Kleinhirns wird wie oben (S. 335) das Tentorium eröffnet.
- Der Assistent spaltet nun durch einen sagittalen Schnitt mit dem Hirnmesser den Kleinhirnwurm vollständig, bis der IV. Ventrikel und die Rautengrube sichtbar werden.
- Anschließend werden wie oben (S. 335) die Kleinhirnstiele durchtrennt, ohne die Hirnnerven zu zerstören. Studiere die nun sichtbaren Anteile des Hirnstamms (S. 288).
- Der Assistent kann nun noch versuchen, am Kleinhirn durch einen schräg-horizontalen Schnitt etwa in Richtung des Pedunculus cerebellaris superior und des Velum medullare superius alle Kleinhirnkerne anzuschneiden. Alternativ kann durch einen paramedianen Schnitt zumindest der große Nucleus dentatus dargestellt werden, den du gut an seiner gezähnelten Kontur erkennst.

- Zur Funktion des Kleinhirns siehe S. 307.

10.5.5 Präparation der Schädelbasis

Entfernung der Dura mater (links)
- Entferne auf der linken Seite der Schädelbasis die Dura mater und lege ihre Durchtrittsstellen für Gefäße und Nerven frei. Präpariere in der mittleren Schädelgrube auf der Vorderfläche der Felsenbeinpyramide das Ganglion trigeminale.
- Studiere nach Abschluss der Präparation sorgfältig den Situs cavi cranii. Ihr solltet außerdem wenn möglich einen (echten) Schädel zum Studium nutzen. Prägt euch die Verhältnisse an der knöchernen Schädelbasis ein. Vergesst nicht, die wichtigsten Foramina und Fissuren auch an der Unterseite der Schädelbasis zu betrachten!
- Lerne die arterielle Versorgung des Gehirns und suche die einzelnen Äste an deinem Präparat auf:

A. basilaris
— auf dem Clivus die Vereinigung der linken und rechten A. vertebralis zur A. basilaris.

- Die **A. vertebralis**, ein Ast der A. subclavia, gibt u. a. die A. spinalis anterior ab, die als unpaares Gefäß in der Fissura mediana anterior des Rückenmarks wieder abwärts läuft, die paarige A. spinalis posterior und die unterste der Kleinhirnarterien, die A. cerebelli inferior posterior.
- Erinnere dich an den Verlauf der A. vertebralis, die durch die Foramina transversaria der oberen 6 Halswirbel hinauf zum Atlasbogen zieht, auf dem sie zuletzt präpariert worden ist. Von dort gelangt sie in die Tiefe, durchbricht die Membrana atlantooccipitalis posterior und die Dura mater und liegt jetzt nach ihrem Durchtritt durch das Foramen magnum seitlich und etwas vor dem Rückenmark und der Medulla oblongata.
- Die **A. basilaris** (unpaar!) liegt zwischen Clivus und der Brücke (Pons). Ihre Äste sind:

- die **A. cerebelli inferior anterior** (AICA) zum Kleinhirn,
- die **A. labyrinthi** (entspringt oft aus der A. cerebelli inferior anterior), die durch den Meatus acusticus internus zum Innenohr zieht,
- die **Aa. pontis** zur Brücke,
- die **A. cerebelli superior** (SCA) zur Kleinhirnoberseite,
- als Endast die **A. cerebri posterior**.

• Die **A. cerebri posterior** versorgt die mediale Fläche des Okzipitallappens, die basale Seite des Okzipital- und Temporallappens (außer dessen Spitze: A. cerebri media), an der Konvexität des Großhirns den Großteil des Lobus occipitalis und den Gyrus temporalis inferior des Schläfenlappens.

Circulus arteriosus
A. communicans anterior / posterior
A. cerebri anterior / media

– Suche die **A. communicans posterior** auf, die das Stromgebiet der A. basilaris (A. cerebri posterior) mit dem der A. carotis interna (A. cerebri media) verbindet, sowie die A. communicans anterior zwischen beiden Aa. cerebri anteriores.

– Suche die Endäste der A. carotis interna auf: **A. cerebri media** und **A. cerebri anterior**.

• Der **Circulus arteriosus** Willisii umschließt ringförmig die an der Hirnbasis sichtbaren Anteile des Zwischenhirns (Chiasma opticum, Infundibulum, Corpus mamillare).

• Die **A. cerebri anterior** versorgt die Medianfläche der Großhirnhälfte einschließlich des Balkens bis zum Sulcus parieto-occipitalis. Ihr Versorgungsgebiet reicht dabei über die Mantelkante hinweg etwa ein bis zwei Zentimeter auf die Konvexität der Hemisphäre.

• Die **A. cerebri media** versorgt die Inselrinde und die Konvexität des Großhirns abgesehen von den mantelkantennahen Bereichen (A. cerebri anterior), vom Lobus occipitalis und vom Gyrus temporalis inferior des Lobus temporalis (A. cerebri posterior).

• Bezüglich Versorgungsstörungen der Hirnarterien siehe S. 303!

Sinus durae matris

• Suche die venösen Blutleiter an der Schädelbasis auf:

– in der hinteren Schädelgrube das **Confluens sinuum, Sinus rectus, Sinus sigmoideus**, Sinus petrosus inferior;

– an der Kante der Felsenbeinpyramide den Sinus petrosus superior;

– die **Sinus cavernosi** und intercavernosi;

– den Sinus sphenoparietalis am Rand des kleinen Keilbeinflügels.

• Der Abfluss des Blutes aus den Hirnsinus erfolgt im wesentlichen in die **V. jugularis interna**:

– der Sinus sagittalis inferior und die V. cerebri magna schließen sich zum Sinus rectus zusammen, der ebenso wie der Sinus sagittalis superior und der Sinus occipitalis in das Confluens sinuum mündet. Von hier fließt das Blut beidseits über den Sinus transversus und den Sinus sigmoideus (der noch den Sinus petrosus superior aufnimmt) in die V. jugularis interna.

- vom Sinus cavernosus wird das Blut über den Sinus petrosus superior in den Sinus sigmoideus sowie über den Sinus petrosus inferior direkt in die V. jugularis interna geleitet.
- Darüber hinaus bestehen Abflüsse der Sinus in die Plexus venosi vertebrales interni des Rückenmarks, z. B. vom Sinus cavernosus über den Plexus basilaris oder vom Sinus occipitalis über den Plexus marginalis am Foramen magnum.
- Der **Sinus cavernosus** erhält Zuflüsse von den Vv. ophthalmicae superiores et inferiores. Diese stehen mit der V. angularis am inneren Augenwinkel und damit mit dem Stromgebiet der V. facialis in Verbindung (siehe S. 164).
- Die Vv. ophthalmicae kommunizieren ihrerseits über das Foramen ovale mit dem Plexus venosus pterygoideus in der Tiefe des Gesichts und damit mit der V. maxillaris und der V. jugularis externa.
- Die oberflächlichen Venen und Sinus stehen über sogenannte **Vv. emissariae**, die das Schädeldach durchbrechen, mit den Vv. diploicae und den Venen der Kopfhaut in Zusammenhang. Suche am Präparat beispielsweise die Knochendurchtrittsstelle der V. emissaria mastoidea!
- Die **V. cerebri magna** (Galeni) nimmt u. a. die folgenden tiefen Gehirnvenen auf:
- die V. basalis mit Blut vornehmlich aus den basalen Anteilen des Zwischenhirns;
- die V. cerebri interna mit Blut aus den Plexus choroidei der Seitenventrikel und des III. Ventrikels (über die V. choroidea superior) sowie aus den Basalganglien;
- die V. thalamostriata, die als Markierungslinie für die Grenze zwischen Diencephalon und Telencephalon in der Rinne zwischen Nucleus caudatus und Thalamus verläuft.

Vordere Schädelgrube
- Identifiziere (Atlas!) die knöchernen Strukturen in der vorderen Schädelgrube: Pars orbitalis des **Stirnbeins**, **Siebbein** mit Lamina cribrosa, **Keilbein** mit Keilbeinkörper und kleinem Keilbeinflügel (Ala minor).
- Die **vordere Schädelgrube** nimmt hauptsächlich den Frontallappen des Großhirns auf. Die Kante des kleinen Keilbeinflügels liegt zwischen Frontal- und Temporallappen im Ursprung des Sulcus lateralis.
- Durch die Lamina cribrosa des Os ethmoidale ziehen die Nn. olfactorii in den Bulbus olfactorius, der auf der Lamina liegt. Die A. ethmoidalis anterior aus der A. ophthalmica (erster Ast der A. carotis interna) gelangt durch das Foramen ethmoidale anterius unter die Dura der vorderen Schädelgrube, gibt hier die A. meningea anterior ab und verlässt die Schädelhöhle wieder durch die Lamina cribrosa.

Mittlere Schädelgrube
- Gehe zur mittleren Schädelgrube über: Körper und großer Flügel (Ala major) des **Os sphenoidale**; Processus clinoideus anterior, medial von ihm der Canalis opticus. Zeige N. opticus, Chiasma opticum, A. ophthalmica.
- Die **mittlere Schädelgrube** enthält den Temporallappen des Großhirns.
- Durch den Canalis opticus gelangt der N. opticus (s. S. 186) in die Schädelhöhle und bildet mit dem N. opticus der Gegenseite das Chiasma opticum. Die A. ophthalmica aus der A. carotis interna tritt ebenfalls durch den Canalis opticus in die Orbita ein.
  - Zeige zwischen Ala minor und Ala major ossis sphenoidalis die **Fissura orbitalis superior** und die durch sie austretenden

Strukturen: N. oculomotorius (III. Hirnnerv), N. trochlearis (IV), N. ophthalmicus (erster Trigeminusast, V1), N. abducens (VI), V. ophthalmica superior.

- N. oculomotorius, N. trochlearis und N. abducens versorgen motorisch die äußeren Augenmuskeln. Der N. oculomotorius führt zudem parasympathische Fasern für die inneren Augenmuskeln.
- Der N. ophthalmicus des N. trigeminus führt sensible Fasern für das Auge und die Stirnpartie des Gesichts.
- Die V. ophthalmica superior leitet das Blut in den Sinus cavernosus. Sie anastomosiert am inneren Augenwinkel mit der V. angularis, einem Zweig der V. facialis.

  - Untersuche im Bereich des Türkensattels (**Sella turcica**) die folgenden Strukturen: Chiasma opticum; Infundibulum und (nicht sichtbar) die Hypophyse ; Sinus cavernosus und Sinus intercavernosi. Beachte die Endäste der A. carotis interna!

- In der Fossa hypophysialis der **Sella turcica** befindet sich die Hirnanhangsdrüse (Hypophyse), die über den Hypophysenstiel (Infundibulum) mit dem Zwischenhirn verbunden ist. Die Fossa hypophysialis wird, abgesehen von der Öffnung für das Infundibulum, von Dura verschlossen (Diaphragma sellae). Die Hypophyse liegt daher extradural!
- Merke dir die folgenden Besonderheiten im Verlauf der durch die Fissura orbitalis superior tretenden Hirnnerven: N. oculomotorius, N. trochlearis und N. ophthalmicus gelangen in der Durawand des **Sinus cavernosus** nach vorn; der N. abducens verläuft mitten durch den Sinus cavernosus, genau wie die A. carotis interna!
- Eine Thrombose des Sinus cavernosus kann wegen dieser Verhältnisse die genannten Augenmuskelnerven und den N. ophthalmicus schädigen. Das führt zu einer kompletten Augenlähmung und zu Sensibilitätsstörungen der Gesichtshaut oberhalb der Augen. Ähnliche Schädigungen können aber auch von Tumoren oder von einem Aneurysma der A. carotis interna an dieser Stelle verursacht werden.

  - Verfolge den Verlauf des **N. trigeminus** (V) und seiner Äste und mache dir die Lage des **Ganglion trigeminale** in der mittleren Schädelgrube klar. Zeige die knöchernen Durchtrittsstellen der Trigeminusäste: Fissura orbitalis superior (N. ophthalmicus). Foramen rotundum (N. maxillaris), Foramen ovale (N. mandibularis). Zeige das Foramen spinosum und die hereinziehende A. meningea media.

- Das rein sensible (!) **Ganglion trigeminale** (Gasseri) des V. Hirnnerven liegt im Cavum trigeminale (Meckeli), einer von Periost und Dura mater gebildeten „Tasche", in der sich der N. trigeminus in seine drei Äste aufteilt. Die motorischen Fasern (Portio minor) ziehen dorsal am Ganglion vorbei und schließen sich den sensiblen Fasern des N. mandibularis an. Die Nervenzellen, deren Neuriten die sensible Portio major des N. trigeminus bilden, sind (wie im Spinalganglion) pseudounipolare Ganglienzellen.
- Durch das **Foramen rotundum** tritt der N. maxillaris aus. Zuvor gibt er einen R. meningeus zur Dura ab.
- Durch das **Foramen ovale** zieht der N. mandibularis.

- Durch das **Foramen spinosum** gelangen die A. meningea media sowie rückläufig ein R. meningeus des N. mandibularis. Bei einer Ruptur der A. meningea media kommt es zu einem epiduralen Hämatom, durch das die Dura vom Schädelknochen abgehoben wird.

  - Beachte, dass du am mazerierten Schädel das **Foramen lacerum** am besten findest.

- Die **A. carotis interna** zieht bei ihrem Verlauf durch das Felsenbein über eine durch Faserknorpel verschlossene Stelle im Knochen. Diese Knorpelplatte wird bei der Mazeration des Schädels herausgelöst, so dass hier als **Foramen lacerum** eine Schädelöffnung vorgetäuscht wird.
- Die A. carotis interna gelangt durch den Canalis caroticus in die mittlere Schädelgrube, tritt in den Sinus cavernosus ein und bildet in ihm den S-förmigen Karotissiphon.

  - Achte im Knochen der mittleren Schädelgrube auf die Impressionen durch die **A. meningea media** sowie an der Vorderfläche des Felsenbeins durch die Nn. petrosi major et minor.

Hintere Schädelgrube
  - Studiere die hintere Schädelgrube: **Clivus** (gebildet von Os sphenoidale und Os occipitale), Hinterfläche des **Felsenbeins** (Pars petrosa des Os temporale). Zeige in ihr den Porus acusticus internus und die durch ihn ziehenden N. facialis (VII), N. vestibulocochlearis (VIII) und A. labyrinthi.

- Die **A. labyrinthi** entspringt meist aus der A. basilaris und versorgt das Innenohr.
- Zum **N. facialis** siehe S. 320; über den N. vestibulocochlearis belese dich auf den Seiten 320 f.!

  - Suche das **Foramen jugulare** auf und zeige N. glossopharyngeus (IX), N. vagus (X), N. accessorius (XI), Sinus sigmoideus und Sinus petrosus inferior, die durch diese Öffnung die hintere Schädelgrube verlassen.

- Außerdem ziehen durch das **Foramen jugulare** die A. meningea posterior aus der A. pharyngea ascendens in den Schädel und rückläufig der R. meningeus des N. vagus.
- Das Foramen jugulare wird von Os occipitale und Pars petrosa begrenzt.

  - Finde unterhalb des Foramen jugulare den Canalis nervi hypoglossi und den **N. hypoglossus** (XII). Beachte den Verlauf des **N. accessorius**, dessen spinaler Ursprung durch das Foramen magnum in die hintere Schädelgrube hereinzieht und sie sofort wieder durch das Foramen jugulare verlässt. Vergleiche am Präparat die Austrittsstellen der Hirnnerven durch die Dura und durch den Knochen miteinander.

- Der **N. abducens** tritt auf dem Clivus durch die Dura mater und zieht extradural nach vorn, durchquert den Sinus cavernosus und verlässt den Schädel durch die Fissura orbitalis superior.
- Der **N. trochlearis** gelangt an der Felsenbeinkante in die Dura. Er zieht in der Durawand des Sinus cavernosus zur Fissura orbitalis superior, genau wie der N. oculomotorius und der N. ophthalmicus.

10.6 Gehirnschnitte

Allgemeine Hinweise

- Wenn möglich, sollen mindestens eine **Frontal**- und eine **Horizontalschnittserie** pro Gruppe angefertigt werden, eventuell zusätzlich Sagittalschnitte. Wurde jede Großhirnhälfte als Ganzes aus dem Schädel genommen, wird aus ihnen eine Frontalschnittserie und eine Horizontalschnittserie angefertigt.
  - Wenn bei der Bearbeitung des Situs cavi cranii zunächst an der linken Hemisphäre der Seitenventrikel eröffnet und verfolgt worden ist, ist sie für eine Schnittserie freilich nicht mehr geeignet.
- Gehirnschnitte sollten nach Möglichkeit stets vom Assistenten durchgeführt werden, der bei dieser Gelegenheit die topographischen Verhältnisse und funktionellen Hintergründe erläutern kann!
  - ACHTUNG! Beim Schneiden das Messer möglichst in einem Zug durchziehen, unbedingt sägendes Hin- und Herschneiden vermeiden, weil das unschöne Riefen auf den Schnitten produziert.
  - Vergleiche die an den Hirnschnitten sichtbaren Strukturen stets im Vergleich mit dem Atlasbild. Beachte, dass du gewisse beliebte Kerngebiete wie die Corpora geniculata oder das Corpus amygdaloideum nur sehen kannst, wenn die Gehirnschnitte in der angegebenen Höhe gelegt worden sind.

Frontalschnittserie

- Orientierungslinie ist die Verbindungslinie zwischen Commissura anterior und Commissura posterior. Die Frontalschnitte sollen etwa senkrecht zu dieser Linie gelegt werden.
  - Der erste (vorderste) Frontalschnitt wird durch das Knie des Balkens gelegt. Alle nachfolgenden Schnitte bis zum Hinterrand des Splenium corporis callosi sollen möglichst nicht mehr als 0,5 cm dick sein, auf keinen Fall stärker als 1 cm!
  - Der letzte (hinterste) Frontalschnitt wird abschließend durch den Hinterlappen in Höhe des Anfangsteils des Sulcus calcarinus gelegt, um den (weißen) **Gennari-Streifen** in der (grauen) Sehrinde zu demonstrieren.
- ZU BEACHTEN ist, dass die Schnittführung durch folgende Strukturen verläuft:
  - durch die **Commissura anterior**; dabei wird auch das Chiasma opticum angeschnitten;
  - zwischen Chiasma opticum und Corpus mamillare; auf diesem Schnitt kann der Mandelkern (Corpus amygdaloideum) angetroffen werden!
  - durch das **Corpus mamillare**;

– durch die **Commissura posterior**; in dieser Höhe liegen die Corpora geniculata mediale und laterale (Abb. 10-13)!

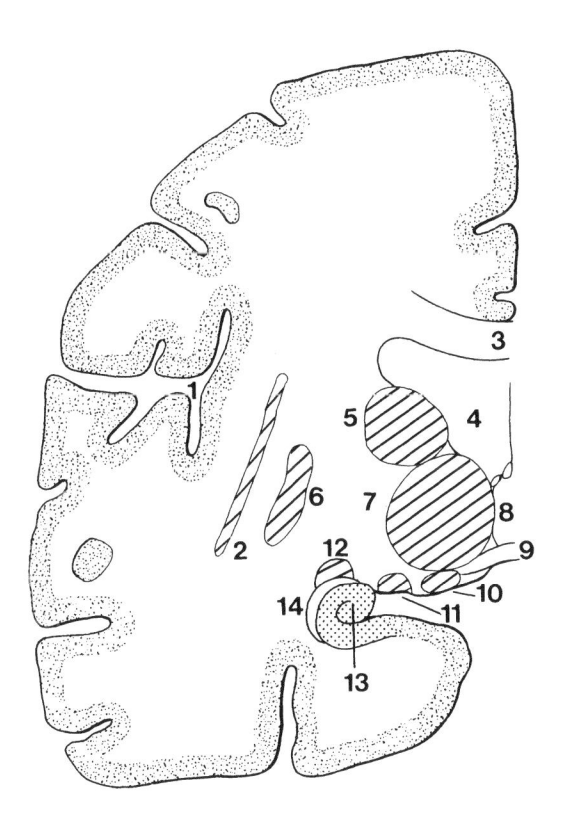

Abbildung 10-13:
Halber Frontalschnitt durch Commissura posterior und Corpora geniculata (in Anlehnung an NIEUWENHUYS)
1 Inselrinde; 2 Claustrum; 3 Corpus callosum; 4 Pars centralis ventriculi lateralis; 5 Caput nuclei caudati; 6 Putamen; 7 Thalamus; 8 III. Ventrikel; 9 Commissura posterior; 10 Corpus geniculatum mediale; 11 Corpus geniculatum laterale; 12 Cauda nuclei caudati; 13 Hippocampus; 14 Cornu inferius ventriculi lateralis

Horizontalschnittserie

- Die Horizontalschnitte werden parallel zu der Ebene gelegt, die die Commissura anterior mit der Commissura posterior verbindet.

- Der oberste Horizontalschnitt braucht erst in Höhe des Oberrands des Balkens gelegt zu werden. Die nach unten folgenden Schnitte werden im Abstand von knapp über 0,5 cm gezogen, sollen aber nicht weiter als 1 cm voneinander entfernt sein.

- WICHTIG: Einer der Schnitte soll durch **Commissura anterior** und **posterior** verlaufen! Auf diesem Schnitt werden die Corpora geniculata angetroffen (Abb. 10-14). Ein Horizontalschnitt in Höhe des Corpus mamillare sollte unmittelbar vor dem Hippocampus und dem Unterhorn des Seitenventrikels das Corpus amygdaloideum erkennen lassen.

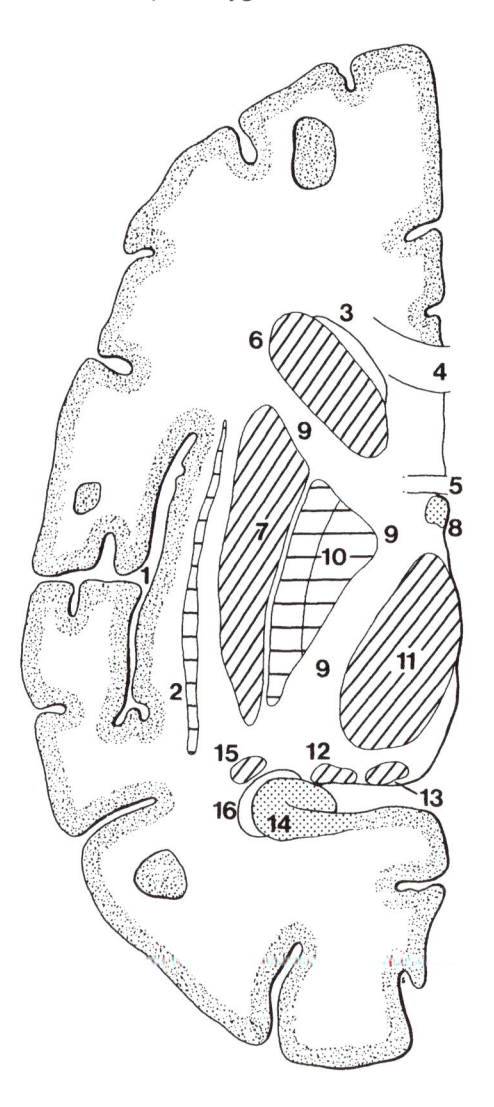

Abbildung 10-14:
Horizontalschnitt durch die Commissura anterior (in Anlehnung an NIEUWENHUYS)
1 Inselrinde; 2 Claustrum; 3 Cornu anterius ventriculi lateralis; 4 Corpus callosum; 5 Commissura anterior; 6 Caput nuclei caudati; 7 Putamen; 8 Fornix; 9 Capsula interna; 10 Pallidum; 11 Thalamus; 12 Corpus geniculatum laterale; 13 Corpus geniculatum mediale; 14 Hippocampus; 15 Cauda nuclei caudati; 16 Cornu inferius ventriculi lateralis

Sagittalschnittserie	• Sollen Sagittalschnitte durchgeführt werden, beschränken sie sich auf einen Sagittalschnitt am Rand des Chiasma opticum neben dem Corpus mamillare, einen zweiten am Eintritt des Tractus olfactorius sowie zwei weitere im Abstand von weniger als 1 cm.
	– Die Interpretation von Sagittalschnitten ist nicht ganz einfach. Legt Horizontalschnitte (oder entsprechende Abbildungen) daneben und versucht, auf diesen die Schnittebene und die angeschnittenen Strukturen zu zeigen.
Hirnstammschnitte	• Steht ein Hirnstamm zur Verfügung, sollte eine Serie von Schnitten erstellt werden, deren Schnittebene senkrecht zur Längsachse des Hirnstamms liegt:
	– einer durch das Mittelhirn, einer durch die Brücke, ein dritter durch die Medulla oblongata in Höhe der Olive.

10.7 Rückenmarks-Situs

Vorbereitungen für die Eröffnung des Wirbelkanals

Wenn die Präparation des Rückens abgeschlossen ist, soll der gesamte mediale Trakt der autochthonen Rückenmuskulatur von euch sauber weggenommen werden, sobald der Assistent damit einverstanden ist. In ihrer ganzen Länge, vom Atlasbogen bis zu den Sakralwirbeln, entfernt ihr an den Dornfortsätzen und den Hinterflächen der Querfortsätze bzw. Processus costarii die Muskulatur. Den Zwischenraum zwischen den Dornfortsätzen braucht ihr nicht von den Weichteilstrukturen zu befreien.

Dann wird vom Institutspersonal der Wirbelkanal eröffnet (Durchtrennen der Wirbelbögen mit der Säge oder dem Meißel, jeweils knapp medial der kleinen Wirbelgelenke).

Cavum epidurale *Venenplexus*	• Mit der Entfernung der dorsalen Anteile der Wirbelbögen und der Dornfortsätze ist der **Epiduralraum** eröffnet worden. In ihm findest du Fett- und Bindegewebe und die Äste der Plexus venosi vertebrales interni. Beachte die Ausdehnung des Duralsacks nach kaudal und die Ausstülpungen der Dura mater spinalis um die Spinalnervenwurzeln.

- Das **Cavum epidurale (= peridurale)** liegt zwischen dem meningealen und dem periostalen Blatt der Dura mater spinalis. MERKE: In der Schädelhöhle hingegen sind die beiden Durablätter miteinander verschmolzen; ein Epiduralraum existiert dort nicht (bzw. nur unter pathologischen Bedingungen, bei einer Epiduralblutung)!

- Der **Duralsack** reicht etwa bis in Höhe des zweiten Sakralwirbels und endet als dünnes Band, das nur noch das Filum terminale des Rückenmarks umhüllt.

- Die **Plexus venosi vertebrales interni** stehen mit den Sinus der Schädelhöhle in Verbindung. Das Blut des Venenplexus wird über die Vv. intervertebrales und basivertebrales an die Vv. intercostales und lumbales abgegeben. Beachte, dass hierbei Abflussmöglichkeiten sowohl in die V. cava superior als auch in die V. cava inferior bestehen. Die Plexus venosi vertebrales sind somit kavo-kavale Anastomosen.

	• Mit dem Skalpell wird nun der **Durasack** vom Hinterhaupt abwärts bis zum Kreuzbein in der Medianebene der Länge nach aufgespalten, gemäß dem Längsverlauf der Kolla-

Spaltung des Duralsacks
Arachnoidea
Pia mater spinalis
Subarachnoidalraum

genfasern in der Dura mater. Befestige die beiden Anteile des Duralsacks mit Stecknadeln seitlich im Wirbelkanal und studiere die topographischen Verhältnisse des Dura-Inhalts im Vergleich mit dem Atlasbild. BEACHTE: mit der Spaltung der Dura trennst du gleichzeitig die der Dura eng anliegende **Arachnoidea spinalis** und eröffnest somit den **Subarachnoidalraum**, der den Liquor cerebrospinalis enthält.

- Das jetzt vor dir liegende **Rückenmark** (Medulla spinalis) ist nur noch von der gefäßführenden **Pia mater spinalis** bedeckt.
  Zeige am Präparat folgende Einzelheiten: Intumescentia cervicalis, Intumescentia lumbalis, Conus medullaris, Cauda equina. Suche das Filum terminale auf, auf dem ein dünnes Gefäß erkennbar sein kann.

- Rückenmark und Gehirn werden außen von der Dura mater (Pachymeninx), innen von der Leptomeninx (Arachnoidea und Pia mater) umhüllt (s. S. 325).

- Da sie relativ häufig sind, solltest du etwas über die Hemmungsfehlbildungen des Rückenmarks (**Spina bifida**) wissen: Es handelt sich um eine Dysraphie („Nahtstörung"), bei der die Entwicklung des kaudalen Rückenmarks und der Schluss der Wirbelbögen, die normalerweise parallel verlaufen, gestört sind. Die Fehlbildung des Rückenmarks führt zu einer angeborenen Querschnittlähmung, die komplett oder inkomplett sein kann. Hauptrisikofaktor für die Spina bifida ist Folsäuremangel der Mutter.
  Es werden folgende Formen unterschieden:

- Ist über dem intakten Rückenmark nur der Knochenschluss der Wirbelbögen nicht vollständig erfolgt, spricht man von einer **Spina bifida occulta**. Diese kann ein Zufallsbefund auf einem Röntgenbild der Wirbelsäule sein.

- Treten durch den Defekt der Wirbelbögen Teile der Hirnhäute aus und liegen so direkt unter der Haut, handelt es sich um eine **Meningozele** („-zele" = Bruch).

- Bei einer **Myelomenigozele** treten auch Anteile des Rückenmarks aus dem Wirbelkanal nach hinten aus.

- Bei einer vollständigen **Rachischisis** hat sich während der Entwicklung das Neuralrohr nicht geschlossen, es liegt von der Haut unbedeckt offen zutage.

- Entsprechende Hemmungsfehlbildungen kommen im übrigen auch im Bereich des Gehirns vor (Enzephalomeningozele, offener **Anenzephalus**).

- Das Filum terminale enthält keine Nervenzellen, sondern hauptsächlich Gliazellen.

Fila radicularia
Ligamentum denticulatum

- Begutachte die beidseits aus dem Rückenmark austretenden **Wurzelfäden** (Fila radicularia) der dorsalen und ventralen Spinalnervenwurzeln. Verfolge die Wurzeln zu ihrem Austritt aus dem Wirbelkanal durch das Foramen intervertebrale und beachte, dass sie von Ausstülpungen des Duralsacks umhüllt werden und dass sie sich erst in diesem Duralsack zum Spinalnerv vereinigen.

- Dränge zwei benachbarte dorsale Spinalnervenwurzeln nach oben und unten auseinander und betrachte das **Ligamentum denticulatum**.

- Das **Ligamentum denticulatum** ist ein vertikal stehendes Band, das die Pia mater mit der Dura mater verbindet und dadurch das Rückenmark in seiner Lage im Wirbelkanal fixiert.

Ganglion spinale

- Auf jeder Seite des Wirbelkanals sollt ihr nachfolgend zwei bis drei **Spinalganglien** freilegen. Dazu erhaltet ihr von eurem Assistenten eine kleine Knochenzange.
- Entferne im Bereich der Austrittsstelle der gewählten Spinalnervenwurzeln die Reste des Wirbelbogens und die Gelenkfortsätze der beiden Nachbarwirbel, bis du auf das etwa erbsengroße Ganglion stößt. Stelle den Spinalnerv und seine Aufzweigung in den Ramus anterior und Ramus posterior dar. Versuche, die Rr. communicantes zum Grenzstrang und den R. meningeus zu finden.
- Merke dir die Zusammensetzung des **Spinalnerven** aus einer **Hinterwurzel** (Radix posterior) mit Fasern, die die Erregung zum Rückenmark hin leiten (afferente Fasern), und aus einer **Vorderwurzel** (Radix anterior) mit efferenten Fasern, die die Erregung vom Rückenmark fortleiten.
- Das **Ganglion spinale** liegt in der Hinterwurzel. In ihm liegen die Perikaryen (Zellkörper) der Nervenzellfortsätze, die Empfindungen aus dem entsprechenden Innervationsgebiet zum Rückenmark leiten (Druck, Berührung, Schmerz, Temperatur!). BEACHTE: im Spinalganglion erfolgt keine synaptische Übertragung der Erregung auf ein neues Neuron (Nervenzelle), da es sich um pseudounipolare Nervenzellen mit einem T-förmigen Fortsatz handelt, dessen einer Arm die Erregung heranführt, während der andere Arm fortleitet (die Umschaltung auf das nächste Neuron erfolgt frühestens im Hinterhorn des entsprechenden Rückenmarkssegmentes).
- Das Ganglion spinale wird noch von Dura und Arachnoidea eingehüllt und von Liquor cerebrospinalis umspült. Es liegt also intradural.
- Nach kurzem Verlauf von vielleicht einem Zentimeter im Foramen intervertebrale (in der Klinik auch „Neuroforamen" genannt) teilt sich der Spinalnerv in Äste (Rami):
- Der kleine **R. meningeus** ist ein rückläufiger Ast zu den Rückenmarkshäuten.
- Die **Rr. communicantes** (albus et griseus) laufen zum Grenzstrang (Truncus sympathicus). Der weiße (albus) führt „präganglionäre" Fasern vom Rückenmark zum Grenzstrang, der graue (griseus) führt „postganglionäre" Fasern zum Spinalnerv zurück. Den Farbunterschied kann man allerdings am fixierten Präparat nicht erkennen! In den Rami communicantes grisei laufen die sympathischen Fasern für die Haut, die dort die Schweißdrüsen, Blutgefäße und die Haaraufrichtemuskeln innervieren.
- Die **Rr. anterior** und **posterior** sind gemischte Nerven, die sich im gesamten Körper verteilen. Die kleineren Rr. posteriores sind nur für die autochthone Rückenmuskulatur und die Haut darüber zuständig. Die größeren Rr. anteriores versorgen (fast) alle übrigen Muskeln und die Haut von Hals, Rumpf und Extremitäten. Nur die Rr. anteriores bilden Plexus.
- Eine Einengung des **Foramen intervertebrale**, z. B. durch Veränderungen an den kleinen Wirbelgelenken, kann eine Druckschädigung des N. spinalis bewirken. Dies führt zunächst zu „radikulären" sensiblen Symptomen wie Kribbeln oder Schmerzen im zugehörigen **Dermatom**, dem sensiblen Innervationsgebiet eines Spinalnerven in der Haut.

- Lerne unbedingt die **Blutversorgung des Rückenmarks**. Die unpaare **A. spinalis anterior** verläuft in der Fissura mediana anterior und setzt sich kranial aus je einem Ast der linken und rechten A. vertebralis zusammen. Die paarige **A. spinalis posterior** liegt beidseits im Sulcus intermedius posterior. Diese drei arteriellen Gefäße werden gespeist durch **Rr. spinales** aus der A. vertebralis, A. cervicalis profunda, den Aa. intercostales posteriores und Aa. lumbales und aus der A. sacralis lateralis. Der venöse Abfluss erfolgt über Vv. spinales und Vv. intervertebrales zur V. vertebralis, Vv. intercostales posteriores und Vv. lumbales.

- Bezüglich der Durchführung einer **Lumbalpunktion** siehe S. 59 f.! BEACHTE: beim Neugeborenen befindet sich das kaudale Ende des Rückenmarks etwa in Höhe des 3. Lendenwirbelkörpers. Während der weiteren Entwicklung bleibt das Längenwachstum des Rückenmarks hinter dem der Wirbelsäule relativ zurück, so dass sich beim Erwachsenen das Ende des Rückenmarks auf den 1. bis 2. Lumbalwirbel projiziert. Entsprechend darf beim Neugeborenen niemals oberhalb von L3, beim Erwachsenen nie höher als zwischen L2 und L3 punktiert werden (meist wird zwischen L3 und L4 eingegangen).

- Gleiche Einschränkungen in der Lokalisation der Punktionsstelle gelten für die **Spinalanästhesie**, bei der ein Lokalanästhetikum in den Liquorraum gegeben wird. Dagegen kann eine **Periduralanästhesie** an jeder Stelle der Wirbelsäule bis hinab zum Hiatus sacralis gesetzt werden. Hierbei liegt die Nadelspitze außerhalb des Duralsacks, also epidural, und das Anästhetikum wird in den Raum zwischen Dura mater und Ligamentum flavum injiziert.

C
Anhang

1 Rechtsmedizin für den Präpariersaal

Beim Umgang mit Leichen in der Anatomie tauchen gelegentlich rechtsmedizinische Fragen auf, insbesondere zu Leichenveränderungen nach dem Tod. Damit du dein diesbezügliches Wissen auch in den ersten Semestern nicht nur aus dem Fernsehen beziehst, werden in diesem Abschnitt einige Aspekte der Rechtsmedizin kurz zusammengefasst. Genaueres wirst du im rechtsmedizinischen Kurs lernen oder in den entsprechenden Lehrbüchern finden.

Zeitangaben sind oft in Klammern mit Schwankungsbreiten versehen, da eindeutige Angaben in der Rechtsmedizin naturgemäß nicht immer möglich sind. „p.m." heißt post mortem, also „nach dem Tod".

Totenflecken = Leichenflecken = Livores

Nach dem Tod sinkt das Blut in den Gefäßen der Schwerkraft folgend nach unten und bildet nach ca. 1 Stunde (¼-3 h) in den unten liegenden („abhängigen") Körperpartien sichtbare bläulich-rote Flecken. Dies ist das *erste sichere Todeszeichen*, es tritt oft zuerst im Nacken 15-20 min p.m. auf. Durch Verschiebung des intravasalen Blutes kann man die Totenflecken bis ca. 6 h p.m. (1h-20h) vollständig wegdrücken (bzw. bis ca. 4-10 h durch Körperumlagerung verlagern). Dann verdickt sich das Blut intravasal zunehmend durch Austritt von Flüssigkeit, so dass die Flecken nicht mehr wegdrückbar sind. Erst später tritt dann der Blutfarbstoff Hämoglobin auch aus den Gefäßen in das Gewebe aus. Hautareale, auf denen das Körpergewicht ruht, bleiben durch den Druck von der Leichenflecken-Bildung ausgespart.

Gegebenenfalls kann man an der Verteilung von Leichenflecken erkennen, ob eine Leiche nach dem Tod noch umgelagert worden ist.

Blutungen

Bei hohem Druck kann es im Bereich der Totenflecken postmortal zu kleinen (bis linsengroßen) Blutungen kommen, die man Vibices nennt.

Bei der (über die Arterien erfolgenden) Fixierung von Präpariersaal-Leichen kann durch den Druck der Flüssigkeit auch zusätzlich Gefäßinhalt ins Gewebe gedrückt werden, was dann wie eine Blutung aussieht.

Leichengerinnsel

Nach dem Tod kommt es zur Blutgerinnung, bei der zwei Arten von Gerinnseln (Thromben) entstehen:

Cruorgerinnsel: locker, schwarzrot, entstehen durch schnelle Gerinnung, können leicht aus dem Gefäß herausgezogen werden;

Speckhautgerinnsel: zäh, weißgelblich, entstehen durch Gerinnung nach Sedimentation der Erythrozyten, enthalten also Thrombozyten, Leukozyten und grobe Fibrinnetze (sie sind typisch bei Gerinnungsstörungen oder erhöhter BSG = Blutkörperchen-Senkungsgeschwindigkeit, die bei vielen schweren Erkrankungen auftritt).

Rechtsmedizinisch kann es wichtig sein, diese von zu Lebzeiten entstandenen Thromben zu unterscheiden, was selbst mikroskopisch nicht immer einfach ist. Intravitale Thromben haben oft eine rauere, haftende Oberfläche, und eine eventuell auch bei intravitalen Thromben vorhandene Grenze grauweißer und roter Anteile im Thrombus ist nicht von der Körperlage zum Todeszeitpunkt abhängig.

Hornhauttrübung

Bei geschlossenen Augen zum Zeitpunkt des Todes kommt es nach 24 h (frühestens 6-7 h) zur Hornhauttrübung, weil die Hornhautendothel-Zellen den für die Durchsichtigkeit erforderlichen Wassergehalt des Hornhaut-Stroma nicht mehr aufrechterhalten. Bei offenen Augen beginnt die Trübung schon nach 10-45 min.

Totenstarre

Ca. 3 h p.m. (½-7 h) kommt es durch absinkende ATP-Konzentrationen zur Totenstarre der Muskulatur („Weichmacherfunktion" des ATP!). Die Starre tritt in der Kaumuskulatur früher auf als an den Extremitäten, die volle Ausbildung wird nach ca. 8 h (2-12 h) erreicht. Solange noch nicht alle Muskelfasern von der Starre betroffen sind (bis ca. 5 h p.m.), tritt die Starre nach gewaltsamer Lösung erneut auf. Nach 2-3 Tagen löst sie sich endgültig aufgrund der Autolyse der Muskelproteine (in kühler Umgebung manchmal auch erst nach über einer Woche).

Die „Starre" der Präpariersaal-Leichen ist allerdings durch die Fixierung bedingt (insbesondere Formalin hat härtende Wirkung) und hat nichts mit der Totenstarre zu tun!

Leichenschau

Jeder Arzt und jede Ärztin muss eine (äußerliche!) Leichenschau durchführen können. Ziel ist die Feststellung und Bescheinigung des Todes sowie der Todesursachen (ggf. nach Rücksprache mit dem zuletzt behandelnden Arzt). Fehlender Puls oder Herzschlag, fehlende Atmung oder weite lichtstarre Pupillen sind *unsichere* Todeszeichen. Sichere Todeszeichen sind Totenflecken, Totenstarre oder Fäulniszeichen.

Insbesondere muss der Arzt entscheiden, ob es Anhaltspunkte für einen „nichtnatürlichen Tod" gibt. „Natürlicher Tod" ist der Tod aufgrund von Krankheit. Nichtnatürlich ist also die direkte oder spätere Folge von Gewalteinwirkung, Unfall, Vergiftung, Suizid oder auch von Operationen oder Behandlungsfehlern. Eine andere Definition von „nichtnatürlich" ist: „wenn der Tod durch Selbsttötung, durch sonstiges menschliches Einwirken oder durch einen Unglücksfall eingetreten ist".

Ohne Leichenschauschein darf niemand beerdigt werden. Vor einer Feuerbestattung ist außerdem eine zweite amtsärztliche Leichenschau vorgeschrieben, weil mit der Einäscherung eine eventuell später doch noch notwendige Untersuchung nichtnatürlicher Todesursachen praktisch unmöglich wird.

Bei Verdacht auf einen nicht-natürlichen Tod muss der Staatsanwalt ermitteln. Für eine anatomische Körperspende muss eine natürliche Todesursache vorliegen. Das anatomische Institut hat den Totenschein und kennt damit die Todesursachen. Da diese aber ohne Obduktion ermittelt wurden, kann die wahre Todesursache durchaus von den Angaben im Totenschein abweichen.

Schätzung des Todeszeitpunktes

Die aus dem Fernsehen bekannte Situation, in der der Gerichtsmediziner nach einem kurzen Blick auf die Leiche feststellt, der Tod müsse zwischen Mitternacht und 0:30 Uhr eingetreten sein, ist unrealistisch. Die Todeszeitfeststellung ist schwieriger und ungenauer.

Anhaltspunkte sind: die Ausprägung von Totenflecken und Leichenstarre (siehe oben), die postmortal anhaltende mechanische Erregbarkeit der Skelettmuskulatur (bei Schlag mit einem Messerrücken auf den Bizeps kann es bis 8 h p.m. zu einem lokalen Muskelwulst kommen), die rektale Temperatur (sie beginnt nach 2-3 h um ca. 1°/h zu sinken, gemessen mit speziellem, besonders langem Thermometer) sowie weitere Messwerte. Die Werte sind jeweils abhängig von Umgebungstemperatur, Körpergewicht, Bekleidung usw.

2 Radiologie für den Präpariersaal

Du lernst natürlich nicht nur Anatomie, um Testate zu bestehen, sondern z. B. auch, um später auf einem Röntgen- oder „Kernspin"-Bild Strukturen erkennen zu können. Du wirst deshalb wahrscheinlich in Kurs, Seminar, Vorlesung oder Testat mit solchen Bildern konfrontiert (wenn nicht, solltest du es verlangen). Daher folgt hier eine kurze Einführung in die bildgebenden Verfahren der Radiologie. Natürlich werden diese dir in den klinischen Semestern noch viel genauer nahegebracht werden.

Beachte, dass die Radiologen andere Ausdrücke für die Körperebenen haben: sie unterscheiden koronar (= frontal), axial (= transversal/horizontal) und sagittal. Allgemein gilt für alle Verfahren, die Schnittbilder erzeugen, dass die transversalen „Schnitte" von unten, die sagittalen von rechts, die frontalen von vorn betrachtet werden - also so, wie Arzt oder Ärztin bei der Visite den im Bett liegenden Patienten betrachten, wenn sie von seiner rechten Seite ans Bettende herantreten.

2.1 Röntgen (konventionell)

Bildentstehung

Röntgenstrahlen (= elektromagnetische Wellen) durchstrahlen den Körper und schwärzen den dahinter liegenden Röntgenfilm. Röntgendichtes Material absorbiert die Strahlung und erscheint auf dem Film weiß („Schatten" auf Röntgenfilmen sind also weiß!). Im Grunde kann man auf einem Röntgenbild nur fünf Röntgendichten unterscheiden (von hell nach dunkel sortiert):

- **Metall**: absorbiert am meisten Strahlen, ist also auf dem Bild *weiß*
- **Knochen** (oder andere kalkhaltige Strukturen, z. B. verkalkte Arterienwände)
- **Wasser**: diese Röntgendichte entspricht den meisten Weichteilen und Organen
- **Fett**: stellt sich etwas dunkler dar als die anderen Weichteile

    Luft (z. B. in Lunge oder Dickdarm) lässt die meiste Strahlung durch, ist also auf dem Bild *schwarz*.

So ist z. B. Gelenkknorpel nicht sichtbar, da er sich nicht von anderen Weichteilen unterscheidet. Einzelne Gefäße kann man nur in der Lunge erkennen wegen des Dichteunterschiedes „Wasser" / Luft; in anderen Organen reicht der Dichteunterschied zwischen Gefäß und Organparenchym nicht aus.
Ein Röntgenbild ist immer die zweidimensionale Summation eines durchstrahlten dreidimensionalen Körpers, daher ist immer „röntgen in 2 Ebenen" erforderlich.

Sonderform: Röntgen mit Kontrastmitteln

Kontrastmittel (z. B. Bariumsulfat oral, jodhaltige wasserlösliche Kontrastmittel intravenös) haben hohe Röntgendichte und bilden sich daher auf dem Röntgenbild weiß ab. Das Kontrastmittel kann direkt in Hohlräume oder Gefäße gegeben werden oder chemisch so gebaut sein, dass es sich im Harn oder in der Galle anreichert. Es besteht allerdings immer die Gefahr einer Kontrastmittel-Allergie. Hier sind einige Beispiele:

Darstellung von Hohlräumen: Bronchien (Bronchographie), Magen-Darm-Kanal (z. B. „Breischluck" für Ösophagus und Magen, Kontrasteinlauf für den Dickdarm), Gallen- und Pankreasgänge (ERCP = Endoskopische Retrograde Choledocho-Pankreaticographie), Niere und ableitende Harnwege (Ausscheidungs-Urogramm = i.v.-Pyelographie).

Darstellung von Gefäßen: Arterien (Arteriogramm = Angiographie), Venen (Phlebographie), Lymphgefäße (Lymphographie).

Röntgen (digitalisiert)

Digitale Subtraktionsangiographie (DSA): Zwei Röntgenaufnahmen von der selben Region werden nacheinander angefertigt, eins mit, eins ohne Kontrastmittel in den Gefäßen. Durch Subtraktion der beiden Bilder im Computer verschwindet der Hintergrund (Knochen, Weichteile) und die Gefäße kommen klarer zur Darstellung.

Computertomographie (CT): Scheibenweise vorgenommenes ringförmiges Durchleuchten einer Körperregion mit Röntgenstrahlen. Die Information wird digital zu „Schnittbildern" verrechnet. Einer zweidimensionalen Struktur („Körperscheibe") entspricht also ein zweidimensionales Bild. Die Röntgendichte der Gewebe entspricht der beim konventionellem Röntgen, aber es sind mehr Abstufungen erkennbar. Daher sind Weichteile besser differenzierbar. Bessere Darstellung durch Kontrastmittel ist ebenfalls möglich.

2.2 Magnetresonanz-Tomographie = Kernspintomographie

(MRT, MRI, NMR = Nuclear Magnetic Resonance)

Bildentstehung (stark vereinfacht)

1. Lagerung des Körpers im starken Magnetfeld führt nach einigen Minuten zur Gleichrichtung des Spins (Drehimpuls) aller Protonen (Wasserstoff-Ionen). 2. Einstrahlung von magnetischen „Radiofrequenzwellen" führt zur Auslenkung des Spins und damit zur Energieaufnahme der Protonen (= Magnetresonanz). 3. Die Protonen können die Energie nicht „halten" und kehren in die Ausgangslage zurück. Diese Energieabgabe führt zu einem Signal in der Magnetspule, das vom Gerät gemessen und zu Bildern verarbeitet wird. Berücksichtigung des Zeitverlaufs dieses Signals führt zu T1- oder T2-gewichteten Bildern.

Das Signal kann zu Bildern in beliebigen Schnittebenen oder dreidimensionalen Rekonstruktionen verrechnet werden. Die Gewebe unterscheiden sich durch verschiedene „Protonendichte". Gefäße geben im üblichen MRT-Bild kein Signal (im Bild schwarz), da die angeregten Protonen immer „wegschwimmen". Auf T1-Aufnahmen ist Knochen hell, Fett noch heller und Liquor dunkel, auf T2-Aufnahmen ist Knochen dunkel, Fett und Liquor hell. Es gibt inzwischen sehr viele weitere Möglichkeiten, mit der MRT bestimmte Strukturen selektiv darzustellen (z. B. Gefäße).

Funktionelle MRT (fMRT)

Verstärkte regionale (Nervenzell-)Aktivität im Gehirn geht auch mit erhöhtem Blutfluss und Sauerstoffverbrauch in diesen Regionen einher. Sowohl Blutfluss als auch Sauerstoffgehalt haben einen Einfluss auf das Magnetresonanz-Signal. Spezielle Einstellung von Radiofrequenz-Stimulation und Signal-Messung ermöglicht daher die Darstellung aktiver Hirnareale, während der Proband im Tomographen bestimmte Aufgaben löst.

2.3 Ultraschall = Sonographie

Bildentstehung:

Ultraschall breitet sich in verschiedenen Geweben verschieden schnell aus. An Grenzflächen unterschiedlicher „Schall-Härte" entstehen Schallreflexionen. Besonders starke Reflexionen gibt es z. B. an den Grenzen von Luft (Darm, Lunge) oder Knochen und Weichteilen. Wenig Reflexion entsteht in homogenem Gewebe (z. B. gesunde Leber) oder flüssigkeitsgefüllten Hohlräumen (z. B. Gallenblase).

Ultraschallimpulse werden von parallel angeordneten Sendern im Schallkopf ins Gewebe geschickt und Zeitverlauf und Intensität des „Echos" von Empfängern im selben Schallkopf gemessen. Im erzeugten Bild wird die Laufzeit als Entfernung vom Schallkopf dargestellt, die Intensität als Helligkeit (Grauskala). So entstehen virtuelle Schnittbilder, auf denen homogene Strukturen dunkel oder schwarz sind, Grenzflächen oder inhomogene Strukturen hell. Durch Drehen und Schwenken des Schallkopfes können beliebige Ebenen betrachtet werden. Die Beurteilung ist allerdings stark vom Untersucher abhängig, der den Schallkopf führt.

Anwendungen

Gut zugängliche (also nicht von Knochen oder Luft verdeckte) Gebiete sind der Hals (Schilddrüse) und die Bauch- und Beckenorgane inklusive des ungeborenen Kindes (keine Strahlenbelastung!), aber auch die Weichteile der Extremitäten und z. B. die Säuglingshüfte, die ja noch aus Knorpel besteht.

Doppler-Sonographie

Durch Ausnutzung des Doppler-Effekts kann Strömung in Gefäßen akustisch oder optisch dargestellt werden. Damit kann man z. B. die Durchgängigkeit von Gefäßen untersuchen oder den Blutfluss im Herzen (Echokardiographie).

3 Literaturverzeichnis

Aufgeführt sind hier Werke, die im Text ausdrücklich erwähnt werden sowie solche, die über die gängigen Anatomie-Lehrbücher und -Atlanten hinaus für Studierende und Lehrende im Präparierkurs interessant sein könnten.

DYER, G.S., THORNDIKE, M.E.: Quidne Mortui Vivos Docent? The Evolving Purpose of Human Dissection in Medical Education. Academic Medicine 75: 969-979, 2000.

FRICK, H., LEONHARDT, H., STARCK, D.: Taschenlehrbuch der gesamten Anatomie. 2. Aufl. Stuttgart: Thieme 1980.

KAHLE, W., LEONHARDT, H., PLATZER, W.: Taschenatlas der Anatomie. 4. Aufl. Stuttgart: Thieme 1984.

LIPPERT, H.: Die Inhumanität der Medizin und die Anatomie. Teil 1: Die Präparierübungen an der Leiche. *Deutsches Ärzteblatt* 81 (36): B2540-B2542, 1984.

NIEUWENHUYS, R., VOOGD, J., VAN HUIJZEN, C.: Das Zentralnervensystem des Menschen, 2. Aufl. Berlin: Springer 1991.

PABST, V.C., PABST, R.: Makroskopische Anatomie: Danken und Gedenken am Ende des Präparierkurses. *Deutsches Ärzteblatt* 103 (45): A3008-A3010, 2006.
[www.aerzteblatt.de/v4/archiv/artikel.asp?id=53356]

RICHARDSON, R., HURWITZ, B.: Donors' Attitudes towards Body Donation for Dissection. *Lancet* 346: 277-279, 1995.

ROHEN, J. W.: Topographische Anatomie. 10. Aufl. Stuttgart: Schattauer 1999.

SLOTERDIJK, P.: Der Medizinzynismus. In: Kritik der zynischen Vernunft. Frankfurt/Main: Suhrkamp 1983, S. 489-505.

TILLMANN, B., SCHÜNKE, M.: Taschenatlas zum Präparierkurs - Eine klinisch orientierte Anleitung. Stuttgart: Thieme 1993.

TISCHENDORF, F.: Makroskopisch-anatomischer Kurs. Präparieranleitung. 5. Aufl. Stuttgart: Fischer 1986.

TREPEL, M.: Neuroanatomie. 3. Aufl. München: Urban & Fischer 2006.

WINKELMANN, A.: Von Achilles bis Zuckerkandl - Eigennamen in der medizinischen Fachsprache. 2. Aufl. Bern: Huber 2009.

WINKELMANN, A.: Dissection as a Teaching Method - A Review of the Evidence. *Medical Education* 41: 15-22, 2007.

WINKELMANN, A., GÜLDNER F.H.: Cadavers as Teachers - The Dissecting Room Experience in Thailand. *British Medical Journal* 329: 1455-1457, 2004.
[www.bmj.com/cgi/reprint/329/7480/1455]

4 Arbeitsschritte des Assistenten oder Tutors

Zur Orientierung sind hier, geordnet nach Präparationsgebieten, die Arbeitsschritte aufgeführt, die vom Assistenten oder erfahrenen studentischen Tutor durchgeführt werden sollten oder zumindest unter deren Aufsicht.
Im Text angegebenen alternativen Präparationen, die also eine Entscheidung für ein bestimmtes Vorgehen erfordern, sind *kursiv* eingefügt.

Hautschnitte	20 ff.

1 Vordere Rumpfwand

M. pectoralis major, Muskelschnitt	33
M. obliquus abdominis externus, Muskelschnitt	39
M. obliquus abdominis internus, Muskelschnitt	40
Rektusscheide, Eröffnung	41
M. rectus abdominis, Muskelschnitt	42

2 Rücken und Nacken

M. semispinalis capitis, Muskelschnitt	48
M. latissimus dorsi, Muskelschnitt	55 f.
M. longissimus und iliocostalis, Ablösen von Sacrum und Crista iliaca	59

3.1 Situs thoracis

Brustkorb, Eröffnung	62 f.
Alternative Eröffnung von Brust- und Bauchraum	*63*
Lunge, Entnahme aus dem Brustsitus	66
Herzbeutel, Eröffnung	69 f.
Herz, Entnahme aus dem Brustsitus	71 f.
Herz, Eröffnung der Vorhöfe	80 f.
Herz, Eröffnung der Kammern	82
Alternative Eröffnung der Kammern	*83 f.*

3.2 Situs abdominis

Bauchdecke, Eröffnung	89 f.
Alternative Eröffnung von Brust- und Bauchraum	*63*
Dünndarm, Entnahme	98
Fakultative Leberteilentnahme	*100*
Dickdarm, Entnahme	102
Oberbauchorgane, Entnahme „als Paket"	103 f.
Alternativen zur Entnahme, allgemeine Hinweise	*96 + 103*
Magen und Duodenum, Eröffnung	107

3.3/4 Situs retroperitonealis / Becken

Niere, Aufschneiden	116
Becken, Absetzen vom Rumpf	117
Becken, Vorbereitung der Medianisierung	120 + 123
Alternative zur Medianisierung, Hinweise	*120 + 131*
Absetzen eines Beines im Iliosakralgelenk	*131 ff.*
Harnblase, Eröffnung	134

4 Hals

Schildknorpel, Mobilisierung der Lamina dextra	157 f.
Absetzen des Kopfes zur tiefen Halspräparation	146 ff.
Hinweise zu alternativem Vorgehen	*146*

5 Kopf

M. masseter, alternative Präparationsmöglichkeiten	*167*
Jochbogen, Sägeschnitt	169
Processus coronoideus, Sägeschnitt	169
Ramus mandibulae, Sägeschnitt	170
Processus condylaris, Sägeschnitt	172
Kiefergelenk, sagittaler Sägeschnitt	*172*
Medianisierung des Kopfes, Vorbereitung	174 f.
Orbitadach, Aufsägen	183 f.
Orbitadach, alternatives Aufmeißeln	*184*
Felsenbein, Eröffnung von Mittel- und Innenohr	193 ff.

6/7 Obere Extremität

Arm, Exartikulation	198 f.
Hinweise zur Präparation ohne Exartikulation	*198, 222*
Mm. supra- und infraspinatus, Muskelschnitt	206
Caput laterale M. tricipitis. Muskelschnitt	207
Alternative Eröffnung des Sternoklavikulargelenks	*222*
Schultergelenk, Eröffnung	224
Ellbogengelenk, Eröffnung	226
Hand- und Fingergelenke, Eröffnung	231 f.

8/9 Untere Extremität

Tractus iliotibialis, Begrenzung	235 f.
M. gluteus maximus. Muskelschnitt	242
M. gluteus medius, Muskelschnitt	245
Caput mediale M. gastrocnemii, Muskelschnitt	255
M. soleus, Ablösung von der Tibia	255
M. fibularis longus, proximale Ablösung	250 f.
Alternative Hautpräparation der Fußsohle	*259*
Hüftgelenk, Eröffnung	266
Kniegelenk, Eröffnung von ventral	270 f.
Sprunggelenke, Eröffnung	277

Chopart-Gelenklinie, Eröffnung	277
Lisfranc-Gelenklinie, Eröffnung	279

10 Gehirn

Eröffnung des Schädels, Vorbereitung	323
Allgemeine Hinweise zur Vorgehensweise	*323, 326, 328*
Ventrikelpräparation	328 ff.
Entnahme der Hemisphären („Kölner Verfahren")	333 f.
Entnahme oder Belassen von Falx und Tentorium	*335*
Entnahme der Hemisphären („Berliner Verfahren")	*336 f.*
Hirnschnitte	342 f.

Sachverzeichnis

A

Acetabulum 266–267
Achillessehne **254**, 264, 278, 305
Achselhöhle 21, 30–31, **34–35**, 143, 200, 203, 205
Achsellücke
 -, laterale 35, 203–207
 -, mediale 204–207
Adduktoren (Bein) 116, 123, **239–240**, 246, 264
Adduktorenkanal 239–240, 254
Akinesie *siehe* Hypokinesie
Akkomodationsreflex 313
Akromioklavikulargelenk 222–223
Ala
 - major 339
 - minor 339–340
Alcockscher Kanal 121, 245
Amboss 160, **189–191**, 194, 196
Anenzephalus 346
Ansa
 - cervicalis (profunda) 139–140
 - cervicalis superficialis 137
Anteflexio 128
Anteversio 128
Antrum (Magen) 92, 107
 - mastoideum 191, 194
Anulus
 - inguinalis profundus 43, 63
 - inguinalis superficialis 39, 43
 - tendineus communis 188
Aorta
 - abdominalis 73, 99, 103, 128
 - ascendens 70, 73, 80
 descendens 64, 76, 77
 - thoracica 66, 74, 78
Aortenbogen 68, **71–74**, 141, 143, 152, 160–161, 321
Aortenklappe 79, 82, 84, **86–87**
Apertura
 - lateralis ventriculi quarti 289
 mediana ventriculi quarti 289
Aphasie 303
Appendices omentales (= epiploicae) 94
Appendix vermiformis 94
Aquaeductus mesencephali 289, 291–294
Arachnoidea **324–326**, 328, 336, 346–347
Archikortex 300–302, 315

Arcus
 - aortae 72, 160, *siehe auch* Aortenbogen
 - cartilaginis cricoideae 155
 - iliopectineus 238
 - palatoglossus 178–179
 - palatopharyngeus 153, 178–179
 - palmaris profundus 215, 219
 - palmaris superficialis 215–216
 - plantaris 259, 261–262
 - posterior atlantis 50
 - tendineus 132, 255
 - venosus dorsalis pedis 257
 - zygomaticus 162, 167–169
Area
 - nuda 104–105
 - septalis 298, 302, 315
 - striata 301, 312
 - vestibularis 289
Arteria(-ae)
 - alveolaris inferior 170–171, 173
 - alveolaris superior 166, 173
 - angularis 164–165
 - anonyma 73
 - appendicularis 94, 99
 - arcuata (Fuß) 259
 - arcuata (Niere) 116
 - auricularis posterior 150, 165, 192
 - auricularis profunda 173
 - axillaris 32–33, **35**–36, 56, 143, **203–207**
 - basilaris 144, 193, 288, 326, **335–338**, 341
 - brachialis 35, **201**–202, **210**
 buccalis 166, 173
 - carotis communis 73, 139, **141**–145, 147, 149, 321
 - carotis externa 46, 141, **149–152**, 163–165, 181, 322
 - carotis interna 141, **149–150**, 164, 191, 194, 319, **327**–329, 338–**341**
 - cerebellaris superior 327
 - cerebelli inferior anterior 326–327, 338
 - cerebelli inferior posterior 326, 337
 - cerebelli superior 327–328, 338
 - cerebri anterior 13, **303**, **327**–329, 333, 338
 - cerebri media 13, **303**, **327**–328, **331**, 333, 338
 - cerebri posterior 13, **303**, **327**, 332–333, 338

Arteria(-ae) (Forts.)
- cervicalis ascendens   142
- cervicalis profunda   49, 348
- cervicalis superficialis   142, 199
- circumflexa femoris lateralis   240, 267
- circumflexa femoris medialis   240, 267
- circumflexa humeri anterior   203
- circumflexa humeri posterior   35, 203–205
- circumflexa ilium profunda   129
- circumflexa ilium superficialis   234
- circumflexa scapulae   143, 203–207
- colica dextra   95, 97, 99
- colica media   95, 97, 99
- colica sinistra   95, 99
- collateralis media   202, 208
- collateralis radialis   202, 208
- collateralis ulnaris inferior   201–202
- collateralis ulnaris superior   201–202
- communicans anterior   327, 338
- communicans posterior   327, 338
- coronaria dextra   **79**–80, 82
- coronaria sinistra   71, **79**–80, 84
- cremasterica   44
- cystica   102, 105–106
- digitales palmares communes   214–215
- digitales palmares propriae   214
- dorsalis nasi   164, 187
- dorsalis pedis   258–259
- dorsalis penis   120
- ductus deferentis   44
- epigastrica inferior   **42**, 44, **129**–130
- epigastrica superficialis   234
- epigastrica superior   **42**, 61, 77, 129
- ethmoidalis anterior   175, 187–188, 339
- ethmoidalis posterior   187–188
- facialis   141, 145, **150**, **164**–166, **173**, 179
- femoralis   42, 118, **238–240**, 249, 256
- fibularis   256
- gastrica dextra   92, **100–101**, 105
- gastricae breves   101, 105
- gastrica sinistra   74, 92, **100–102**, 105
- gastroduodenalis   92, **101**, 105, 107–109
- gastroomentalis (= gastroepiploica) dextra   91–92, **100**, 105
- gastroomentalis (= gastroepiploica) sinistra   91–92, **100**, 105
- genus inferior lateralis   254
- genus inferior medialis   254
- genus media   254, 273
- genus superior lateralis   254
- genus superior medialis   254

Arteria(-ae) (Forts.)
- glutea inferior   130–131, **243**–244, 267
- glutea superior   130–131, **243**–245
- hepatica communis   91, **101**, 105, 108
- hepatica propria   91–92, 100–**102**, 105–106
- ileocolica   94, 97, 99
- iliaca communis   73, **112**, 129–131
- iliaca externa   42, 112, **129–132**
- iliaca interna   13, 88, 112, 125, **128–131**, 133, 240, 244–246
- iliolumbalis   130, 132
- infraorbitalis   **166**, 174, 188
- intercostalis anterior   61
- intercostalis posterior   **62**, 76, 78, 348
- intercostalis suprema   62
- interlobaris   116
- interossea anterior   211
- interossea communis   210–213
- interossea posterior   202, 211–213
- interossea recurrens   202
- jejunales et ileales   94, 96–97
- labyrinthi   **193**, **326**–328, 338, 341
- lacrimalis   185
- laryngea inferior   147
- laryngea superior   141, 150–151, 155
- lienalis   92–93, 100–**101**, 105, 107
- lingualis   141, 150, **179–181**
- lumbales   112, 348
- mammaria interna   30, 61, siehe auch Arteria thoracica interna
- masseterica   168
- maxillaris   150, 165–168, 170–175, 192
- meningea anterior   339
- meningea media   **173**–174, 192, 323, 334, **340–341**
- meningea posterior   150, 341
- mentalis   167
- mesenterica inferior   95–96, **99**–100, 112, 125
- mesenterica superior   94–**97**, 99, 101–108, 113
- metacarpeae dorsales   220
- metatarseae dorsales   259
- metatarseae plantares   259, 263
- musculophrenica   61–62
- nasales anteriores   175
- nasales posteriores   175
- obturatoria   **130**, 132, 240, 267
- occipitalis   22, **46**–49, **150**, 165
- ophthalmica   164, 166, 175, **185–188**, 339

Arteria(-ae) (Forts.)
- ovarica   **112**, 114, 128
- palatina ascendens   179
- palatina descendens   177
- palatina major   177
- pancreaticoduodenalis inferior   105, 108–109
- pancreaticoduodenalis superior   101, 105, 108–109
- perforantes   240, 247–248
- pericardiacophrenica   61, 65, 69
- peronea   256
- pharyngea ascendens   150, 179, 192, 341
- phrenica inferior   101, 111–112
- plantares proprii   259
- plantaris lateralis   261–262
- plantaris medialis   261–262
- pontis   326, 338
- poplitea   249, 253–256
- princeps pollicis   221
- profunda brachii   35, **201–202**, 205, 208
- profunda femoris   240, 247–248
- profunda linguae   181
- profunda penis   120
- pudenda externa   42, 118–119
- pudenda interna   114, 118, **120–122**, 125, 131, 244–246
- pulmonalis   67–68, 78, 160
- radialis   141, **210**, 213–215, **219–221**
- rectalis inferior   125
- rectalis media   125, 130
- rectalis superior   96, **99**, 114, **125**, 130
- recurrens radialis   202, 210
- recurrens ulnaris   202
- renalis   110–114, 116
- sacralis lateralis   130, 348
- sacralis mediana   113
- sigmoideae   95, 99
- sphenopalatina   175
- spinalis anterior   326, 337, 348
- spinalis posterior   337, 348
- subclavia   49, 61, 65, 68, **73**, 88, **141–145**, 149, 160, 321, 337
- sublingualis   180–181
- submentalis   145
- subscapularis   33, 56, **203–207**
- supraorbitalis   166, 187–189
- suprarenalis inferior   111
- suprarenalis media   111
- suprarenalis superior   111–112
- suprascapularis   142–143, 199

Arteria(-ae) (Forts.)
- supratrochlearis   187–188
- temporalis profunda   173
- temporalis superficialis   150, **163**, 165–167
- testicularis   44, **112**, 114, 119
- thoracica interna   30, 42, **61**–62, 65, 69, 77, 129, 143
- thoracica lateralis   30, 33–34
- thoracoacromialis   32
- thoracodorsalis   **32–34**, 56, 203
- thyroidea ima   152
- thyroidea inferior   74, **142**, 147, **152**
- thyroidea superior   **141**, 150, **152**
- tibialis anterior   249–250, **255–256**, 258
- tibialis posterior   249, 255–256
- transversa colli   **55**, **142**–143, 199
- transversa faciei   163
- tympanica anterior   173, 192
- tympanica inferior   150, 192
- tympanica posterior   150, 192
- tympanica superior   173, 192
- ulnaris   **210**–211, **215**–216, 219
- umbilicalis   43–44, 126, **130**, 132
- uterina   **114**, 128–**130**, 133
- vaginalis   129
- vertebralis   50, **143–145**, 149, 326–328, **337**, 348
- vesicales superiores   126, 130
- vesicalis inferior   126–127, 130

Articulatio(-nes)
- acromioclavicularis   222
- atlantoaxialis mediana   51
- atlantooccipitalis   50, 146, 148
- carpometacarpea   230
- carpometacarpea pollicis   230–232
- coxae   266–268
- cubiti   226
- femoropatellaris   267
- genus   267–272
- humeri   223–225
- humeroradialis   228
- humeroulnaris   227
- interphalangeae manus   232
- interphalangeae pedis   277
- mediocarpa   230
- metacarpophalangeae   232
- metatarsophalangeae   277
- radiocarpea   229
- radioulnaris distalis   228–229, 232
- radioulnaris proximalis   228
- sacroiliaca   132, 265

Articulatio(-nes) (Forts.)
- sternoclavicularis   36, 143, 198, **222–223**
- subtalaris   275
- talocalcaneonavicularis   275
- talocruralis   275–278
- tarsi transversum   277
- temporomandibularis   171
- tibiofibularis   273

Assoziationsbahnen   298–300
Ataxie   308
Atlantoaxialgelenke   49, 51
Atlantookzipitalgelenke   50, 146, 148
Atlas   50–51, 148
Atrioventrikularknoten   79, 86–87
Atrium
- dextrum   70, 82–83, 85
- sinistrum   70, 83, 85–86

Augenhöhle *siehe* Orbita
Augenlider   182, 185
Augenmuskelnerven   286, **316**, 340
Auricula
- dextra   70, 85
- sinistra   70, 86

Auskultationsstellen der Herzklappen   87
autochthone Rückenmuskulatur   **57–59**, 345, 347
Axilla   28, **32–35**, 203, 214, *siehe auch* Achselhöhle
Axis   48, 51

B

Balken   **298**, 300–301, **328–330**, 332–333, 336, 342–343
Ballismus   307
Basalganglien   291, **297–298**, 303, **306–307**, 330, 333, 339
Bauchhöhle   39, 42, **89–109**
Bauchspeicheldrüse *siehe* Pankreas
Bauhin-Klappe   93, 103, *siehe* Ileocaecalklappe
Beckenboden   13, **120–123**, 126–129, 133, 245, 264
Beckenmaße   **124**, 264
Bertini-Säulen   116
Bichatscher Fettpfropf   163, 166
Bifurcatio
- aortae   112
- tracheae   73, 78

Blasenpfeiler   129
Blinddarm   93–94, *siehe auch* Caecum
Bochdalecksche Hernie   77

Bogengänge   189, 192–194, 309
Bouquet de Riolan   146
Branchialbögen   160, *siehe* Kiemenbögen
Branchialnerv   317
Brocasches Feld   301
Brodmann-Areale   301
Bronchialbaum   77
Brown-Séquard-Syndrom   285, 311
Brücke   286, **288-291**, 318, 336–338, 345
Brückenvenen   324–325
Brustdrüse   30, 33–34, 61, *siehe auch* Mamma
Brusthöhle   135
Brustkrebs   30, 34, 61
Brustmilchgang   75
Bulbus
- duodeni   107
- oculi   182–188
- olfactorius   302, **314**–317, 326–327, 333, 339
- vestibuli   118, 123

Burdach-Strang *siehe* Fasciculus cuneatus
Bursa   243
- iliopectinea   265
- m. poplitei   268
- m. semimembranosi   268
- omentalis   92, 100
- subacromialis   224
- subcutanea praepatellaris   249
- subdeltoidea   224
- subtendinea m. gastrocnemii medialis   268
- subtendinea m. subscapularis   224
- suprapatellaris   268, 271
- trochanterica   243

C

Caecum   93–95, 97, 102
Calcar avis   331
Canaliculus
- lacrimalis   183
- tympanicus   192, 196

Canalis
- caroticus   149, 191, **194**–196, 341
- carpi   217–218
- incisivus   175
- infraorbitalis   188
- inguinalis   115, *siehe auch* Leistenkanal
- mandibulae   170, 174, 181
- musculotubarius   192
- n. facialis   191, 193, 196
- n. hypoglossi   140, 322, 341

Canalis (Forts.)
- nasolacrimalis   183, 189
- obturatorius   116, 130, 240
- opticus   183–184, **188**, 317, 339
- palatinus major   177
- pterygoideus   195–197
- pudendalis siehe Alcockscher Kanal
- ulnaris   216, 219

Cannon-Böhmscher Punkt   95, 321

Capsula
- adiposa   110
- externa   299
- fibrosa   110
- interna   295, **297–299**, 305, 312–314, 320, 344

Caput Medusae   37, 105

Cartilago
- arytenoidea   155
- corniculata   155
- cricoidea   155
- epiglottica   155
- thyroidea   140, 151, **154**

Caruncula sublingualis   145, 180

Cavitas glenoidalis   223

Cavum
- epidurale   345
- trigeminale   318, 340
- tympani   190, 194, siehe Paukenhöhle

Cellulae
- ethmoidales   176, 188
- mastoideae   191, 194

Cerebellum   292–293, siehe auch Kleinhirn

Cervix
- uteri   128
- vesicae   126

Chassaignac-Lähmung   228

Chiasma
- crurale   256
- opticum   176, 294–296, **311–313**, 317, 327–328, 333, 338–342, 345
- plantare   262, 273

Chopart-Gelenklinie   277–278

Chordae tendineae   86

Chorda tympani   171, 173–**174**, 180, 191–**196**, 314, 320

Chorea   307

Circulus arteriosus   326–328, 338

Cisterna
- ambiens   318, 326
- basalis   326
- cerebellomedullaris   326

Cisterna (Forts.)
- chyli   75–76, 113–114
- magna   326
- quadrigeminalis   326

Claudicatio intermittens   256

Claustrum   298, 343–344

Clavicula   32–33, 36, 65, 135, 139–140, 143–144, 198, 222, 225

Clivus   319, 337, 341

Cochlea   **189**, **192**, 194, 313

Colliculus
- facialis   289, 320
- inferior   292, 314
- superior   292, 313

Collum
- anatomicum humeri   223–224
- chirurgicum humeri   203
- mandibulae   172

Colon   89, **94**, 102
- ascendens   **95**, 99
- descendens   **95**, 99, 111, 322
- sigmoideum   95
- transversum   91, **95**, 100

Commissura
- alba   282, **284–285**, 306, 310–311
- anterior   294–295, **298**, 300, 315, 336, 342–344
- fornicis   298, **300**, 332
- habenularum   298
- posterior   294, **298**, 313, 342–344

Computertomographie   353

Conchae nasales   175–177, 183

Confluens sinuum   334–335, 338

Conjugata
- des Beckenausgangs   124
- diagonalis   124
- vera   124

Conus
- arteriosus   86
- elasticus   155, 157

Cor commune   87

Cornu
- ammonis   302
- anterius medullae spinalis   281–282
- anterius ventriculi lateralis   329, 344
- inferius ventriculi lateralis   330, 343–344
- laterale medullae spinalis   281–282
- majus ossis hyoidei   151, 160
- posterius medullae spinalis   281
- posterius ventriculi lateralis   329–331

Corona mortis   130, 133

Corpus
- adiposum buccae 163–166
- adiposum infrapatellare 270
- amygdaloideum **298**, 302, **315**, 342–344
- callosum **298**, **329**, 334, 343–344, siehe auch Balken
- cavernosum penis 120, 123
- geniculatum laterale 186, **295–296**, **311**, 343–344
- geniculatum mediale 292, **295–296**, **314**, 343–344
- incudis 194
- mamillare **294–296**, 300, **316**, 330, 338, 342–345
- mandibulae 170
- pineale 289, 295
- spongiosum penis 120, 123
- spongiosum urethrae 127
- striatum siehe Striatum
- trapezoideum 313
- uteri 128
Cortisches Organ 192, 313
Coxa
- valga 267
- vara 245, 267
Crista
- galli 334–335
- iliaca 36, **39–40**, 53, 56–58, 117, 132, 236, 243
- intertrochanterica 266
- terminalis 85
- tuberculi majoris 31
- tuberculi minoris **32**, 56, 204
Cristae ampullares 192, 309
Curvatura
- major ventriculi 100
- minor ventriculi 100

D

Daumengrundgelenk 230, 232
Daumensattelgelenk 230–232
Decussatio
- lemniscorum 310
- pyramidum 281, 288, 306
Deiters-Kern 291, 309
Dens axis 51, 148
Descensus testis 45, 112
Diameter transversa 124
Diaphragma **76**, 91, 104, 109, 112–114
- pelvis **121–123**, 127, 130–132, 264

Diaphragma (Forts.)
- sellae 340
- urogenitale **121–123**, 131–132, 264
Diastole 86
Dickdarm 89, **94**–103, 109, 352–353, siehe auch Colon
Diencephalon 288–289, **293–297**, 316, 330, 339
DIP-Gelenk 210, 232
dissoziierte Empfindungsstörung 285, 311
Dopamin 307
Dorsum
- manus 219–221
- pedis 257–259
Douglas-Raum 124–125
Drehbeschleunigung 192, 309
Ductus
- alveolares 78
- arteriosus (Botalli) **73**, 87–**88**, 160
- choledochus 92, 102, **106**–109
- cochlearis 192
- cysticus 106
- deferens **44**, 114, 127–133
- ejaculatorius 127
- hepaticus communis 106
- hepaticus dexter 106
- hepaticus sinister 106
- lymphaticus dexter 34, 139–141
- nasolacrimalis **177**, **183**, 189
- omphaloentericus 89, 94
- pancreaticus 109
- pancreaticus accessorius 108–109
- pancreaticus major 107–108
- parotideus **163**–166, 173, 179
- reuniens 192
- semicirculares 192, siehe auch Bogengänge
- sublinguales minores 180
- sublingualis major 145, 180
- submandibularis 145–146, 180
- thoracicus 34, 64, **75**–76, 101, 113–114, 139–141
- thyroglossus 152
- venosus (Arantii) 88, 106
Dünndarm 93–99, 103
Duodenum 89, 93, 95, 99, 103–**108**
Duralsack 345–348
Dura mater 323–**324**, 337, 340–341, **345–348**

E

Edinger-Westphal-Kern   195, 286, **313**, 317
Eierstock   94, 112, **127–129**, 296
Eileiter   124, 127–129
Ellbogengelenk   201–205, 209, 212, 222, **225–228**
Emissarien *siehe* Venae emissariae
Endhirn   296–303
Endokard   86–87
Endolymphe   192
Entengang   245
Epiduralanästhesie   345, 348
Epiduralblutung   324–325, 345
Epiduralraum   323–324, 345
Epikard   69–71
epikritische Sensibilität   **284**, 309, 318
Epipharynx   154, 175
Epiphyse   289, **294–295**, 298, 332, **336**
Epithalamus *siehe* Epiphyse
Epithelkörperchen   152–153
Erbscher Punkt   135
Erregungsleitungssystem (Herz)   87
Esmarch-Handgriff   179
Eustachische Röhre   192
Excavatio
    - rectouterina   124
    - rectovesicalis   124–126
    - vesicouterina   124
exterozeptive Erregungen   284
extraperitoneal   89, 96, 125
Extrapyramidal-motorische Bahnen   **282–283**, 287, 330
Extrapyramidal-motorisches System   303, **306**

F

Facies
    - auricularis   133
    - diaphragmatica   79, 105
    - lunata   266
    - malleolaris lateralis   275
    - malleolaris medialis   275
    - medialis tibiae   249
    - patellaris femoris   267, 271
    - visceralis   106, 111
Fallhand   202, 213
Fallopian tubes   128
Fallot-Tetralogie   87–88
Falx cerebri   324–325, 334–335
Fascia
    - antebrachii   211

Fascia (Forts.)
    - buccopharyngea   149
    - cervicalis   144, 152
    - clavipectoralis   32
    - cremasterica   44
    - cruris   252, 257–258
    - endothoracica   63–64, 75
    - glutea   242–243
    - iliaca   238
    - lata   **235–237**, 241, 246–247
    - masseterica   162, 167
    - nuchae   58
    - obturatoria   121–122
    - parotidea   162
    - penis profunda   120
    - penis superficialis   119
    - renalis   110, 114
    - spermatica externa   44, 119
    - spermatica interna   44, 119
    - temporalis   167
    - thoracolumbalis   52, **56–59**, 131
    - transversalis   42–45
Fasciculus(-i)
    - cuneatus   **284**, 288, **310**
    - gracilis   **284**, 288, **310**
    - lateralis plexus brachialis   **35**, 201
    - longitudinalis dorsalis   287
    - longitudinalis medialis   282–283, **287**, 290–291, 308–309
    - medialis plexus brachialis   **35**, 200, 209
    - medialis telencephali   316
    - posterior plexus brachialis   32, **35**, 56, 202, 205
    - uncinatus   332
Fastigium   292
Fazialisknie
    - äußeres   193
    - inneres   289, 291, **319–320**
Fazialislähmung   163, 320
Femoropatellargelenk   267
Femorotibialgelenk   267
Fenestra
    - cochleae   191–192
    - ovalis   190
    - vestibuli   190–192
fetaler Kreislauf   87–88
Fibrae
    - intercrurales   43
    - pontocerebellares   291
Fila olfactoria   314, 317
Fila radicularia   346

Filum terminale 345–346
Fimbria hippocampi 300, 302, 332
Fingergelenke 212–213, 231–232
Fissura
- horizontalis 65
- ligamenti teretis 106
- mediana anterior **281**, 288, 337, 348
- obliqua 65
- orbitalis inferior 188
- orbitalis superior 318–319, 339–341
- petrotympanica 173, **191–192**, 196
Flexura
- coli dextra 95
- coli sinistra 95, 102
- duodenojejunalis **93**–94, 97–100, 107
- perinealis 125
- sacralis 125
Flocculus 293
Fontanellen 323–324
Foramen
- caecum (Schädelbasis) 335
- caecum (Zunge) 152, 179–180
- epiploicum 92
- ethmoidale anterius 188, 339
- ethmoidale posterius 188
- frontale 166, 188
- infraorbitale 166–167, 176, **188**
- infrapiriforme 121, 130, **244**–247
- interventriculare **294**, 297, **330**–332
- intervertebrale 346–347
- ischiadicum majus 121, 125, 242, **244**–245, 265
- ischiadicum minus 121, 242, **244–245**, 265
- jugulare 138, 141, 150, 196, 321–322, 341
- lacerum 195–196, 341
- magnum 50–51, 144, 148, 293, 322, 335, 341
- mandibulae 174, 181
- mentale **167**, 171, 181
- obturatum 240
- omentale 92
- ovale (Herz) 85–88
- ovale (Schädelbasis) **174**, 178, 196, 319, 339–**340**
- palatinum majus 177
- primum 87
- rotundum 319, 340
- sphenopalatinum 175
- spinosum 173, 340
- stylomastoideum 163, 192, 320

Foramen (Forts.)
- supraorbitale 166, 189
- suprapiriforme 130, **244**–246
- transversarium 51
- venae cavae 72, 77
- zygomaticoorbitale 189
Foramina palatina minora 178
Formalin (Formaldehyd) 15–16
Formatio reticularis 282, **286–287**, 290–291, 310
Fornix 128, **294**–296, **299**, 316, 330–332, 344
Fossa
- acetabuli 266
- coronoidea 226
- cubiti 200–201, 209
- hypophysialis 340
- iliaca 95
- infraclavicularis 31–33
- infratemporalis 170–174, 196
- inguinalis lateralis 43–45, 90
- inguinalis medialis 43–45, 90
- intercondylaris 270
- interpeduncularis **288**, 317, 327
- ischioanalis (= ischiorectalis) 13, **120–121**, 131, 241, 244–245
- mandibularis 172
- olecrani 226
- ovalis 85
- palatina 179
- poplitea 247–248, 253
- pterygoidea 168, 171
- pterygopalatina **173–177**, 188, 195–197, 319
- radialis 226
- retromandibularis 165
- rhomboidea 289, 320
- scaphoidea 159, 178
- trochanterica 265
Foveolae granulares 323–324
Froment-Zeichen 219
Fundus ventriculi 92
Funiculus spermaticus 39, **44**, 115, 119
Fuß 257–263
Fußgelenke 273–279

G

Galea aponeurotica 47
Gallenblase 20, 65, **91**, 106, 354
Ganglion
- cervicale superius **142**, 149–151, 182, 197

Ganglion (Forts.)
- ciliare **186**, **195**, 313, 318
- coeliacum 101, 113
- geniculi 171, 180, **193**, **314**, 320
- inferius n. glossopharyngei 314, 321
- inferius n. vagi 314, 321
- oticum 178, 196
- pterygopalatinum 175–177, 195–196
- spinale 347
- spirale cochleae 313
- stellatum 65, **75**, 142, **145**
- submandibulare 180, 196
- superius n. glossopharyngei 321
- superius n. vagi 321
- trigeminale 310–**311**, 318, 337, **340**
- vestibulare 309

Gasser-Ganglion 13, 318, **340**
Gaumen
- harter 177–178
- weicher 153, 158–**159**, 171, **178**, 321

Gaumenbögen 178–179
Gaumenmandel 145, 153, 179,
 siehe auch Tonsilla palatina
Gaumensegel 153, 156, **178–179**, 321
Gebärmutter siehe Uterus
Gehirn 280–345
Gehirnschnitte 342–345
Gehörgang siehe auch Meatus acusticus
- äußerer 46, 160, 163, **189**–190, 321
- innerer 193, 320

Genitale, äußeres 22, 36, 42–44, **117–119**, 131, 233, 239
Gennari-Streifen 301, 342
Genu
- recurvatum 237
- valgum 273
- varum 273

Gerdy-Tuberculum 236
Gerota-Faszie siehe Fascia renalis
Geschmacksbahn 193, 314
Gingiva 181–182
Glandula
- lacrimalis 182, siehe Tränendrüse
- parathyroidea inferior 152, 160
- parathyroidea superior 152, 160
- parotidea (= parotis) **162–165**, 178, 195–196, 320–321
- pinealis 336
- sublingualis 171, **180**, 195–196
- submandibularis **145**–146, 150, 171, 195–196

Glandula (Forts.)
- suprarenalis siehe Nebenniere
- thyroidea 151
- vesiculosa 127, 133

Glaser-Spalte siehe Fissura petrotympanica
Gleichgewichtsorgan 189, **192**, **309**, 320
Globus pallidus 297–299, 306–307
Glomus caroticum 149
Goll-Strang siehe Fasciculus gracilis
Granulationes arachnoidales 324
Grenzstrang 64, **73–78**, 112, 130, 141–**142**, 145–147, 150, 197, 285, 347
Guyon-Loge 215–216, 219
Gyri temporales transversi 300, **314**, 331
Gyrus
- angularis 300
- cinguli 301
- dentatus 302, 332
- frontalis inferior 300
- parahippocampalis 301–302
- paraterminalis 302, 315
- postcentralis **300**–303, 309–311, 314, 325
- praecentralis 282, **300**–305, 310, 325
- rectus **300**, 314, 326
- supramarginalis 300
- temporalis superior/medius/inferior 300, 338

H

Haarzellen 313
Habenulae 295
Halbseitenlähmung 335
Hals 21, 135–161
Halsdreieck, laterales 130, 322
Halsfaszien 135
Halswirbel 48–51, 141–144, 337
Hammer 160, 189–196
Hämorrhoiden 105
Hamulus pterygoideus 159, 178
Hand 22, 214–221
Handgelenke 208–213, 217–220, **228–232**
Handwurzelknochen 229–231
Harnblase 43–44, 96, 114, **124–127**, 132–134, 205
Harnleiter **110**, **114**, **126**, 129, 133
Harnröhre 114, 120–123, **126–127**
Haubenbahn, zentrale siehe Tractus tegmentalis centralis
Hauptbronchus 67, 74, **78**
Headsche Zone **65**, 91, 109, 115

Helicotrema 192
Hemianopsie, homonyme 303, 312
Hernia(-ae)
 - epigastrica 45
 - inguinales 45
 - umbilicalis 45
Hernien
 - (Leisten) 36, **45**, 238
 - (Nabel) 45
 - (Schenkel) **45**, 235, 238
 - (Zwerchfell) 77
 - innere 93
Herz 70–72, 78–88
Herzaktion 69, **86**
Herzbeutel 61, 64–72
Herzgrenzen 71
Herzimpressionen 77
Herzkammer
 - linke 70–71, 78, 83, **86**
 - rechte 70–71, 78, 82, **86**
Herzklappen 82, **86–87**
Herzkranzgefäße 71, **78–80**
Herzohr 70–71, 78–80, **85–86**
Herzsilhouette 70–71
Herzskelett 87
Heschl-Querwindungen 300, **314**, 331
Hiatus
 - aorticus 75–76
 - oesophageus 74, 77
 - sacralis 348
 - saphenus 45, 115, **234**–235, 237–238
 - semilunaris 177
 - tendineus 240, 254
Hiatushernie 77
Hilum pulmonis siehe Lungenhilus
Hilusdrüsen 78
Hinterhorn (Rückenmark) 281–282, 310
Hinterstrangbahnen 284–288, 290
Hippocampus 294, **300–302**, **315**–316, 330–333, 343–344
Hirndruck 187, 293, 334
Hirnhäute **323–324**, 336, 346
Hirnnerven 195–197, **316–323**
Hirnnervenkerne **286–291**, 306, 309, **316–323**
Hirnsichel 334
Hirnstiele 288–293
Hirnwasser 325–326, 330, siehe auch Liquor cerebrospinalis
His-Bündel 87
Hoden 42, 45, 112, **119**, 131–132, 296

Hodensack 42, 45, 115
Hoffa-Fettkörper 270
Hohlhandbogen
 - oberflächlicher 215
 - tiefer 215, 219
Hörbahn 193, 286–287, 295, 299, **313–314**
Horner-Syndrom 65, 145, 182, **197**, 313
Hornhauttrübung 351
Hörorgan 189, 192
Hörstrahlung 314
Hüftgelenk 235–247, 264–268
Hüftgelenksluxation 245
Hyperkinesie 307
Hypokinesie 307
Hypopharynx 153–154, 175
Hypophyse 176, 294, **296**, 328, 340
Hypothalamus 294–**296**, 300, 315–316
Hypothenar 217, 229

I

Ileocaecalklappe 93–94, 98
Ileum 93–94, 96–98
Iliosakralgelenk 120, 133, **265**
Incisura
 - cardiaca (Lunge) 65, 77
 - cardiaca (Magen) 107
 - frontalis 188
 - interarytenoidea 153, 157
 - mandibulae 168–170
 - scapulae 140, 143–144, **205**, 222
 - supraorbitalis 185, 189
 - thyroidea inferior 154
 - thyroidea superior 154
 - trochlearis 227
Incus 189–190, 194
infrahyale Muskeln **139–140**, 151, 171
infraperitoneal 89, 124
Infundibulum 128, 294, **296**, 338, 340
Inhibiting-Hormone 296
Inkabein 323
Innenohr **189–193**, 309, 338, 341
Inselrinde 297, **300**, 314, 328, 331, 338, 343–344
Interkostalraum 28–30, **61–63**, 75–76, 143
Intersectiones tendineae 41
intraperitoneal **89**, 92–96, 124
ischiokrurale Muskulatur 246–247, 254

J

Jacobson-Anastomose 196

Jejunum   93, 96–98
Jochbogen   167, 169,
   siehe auch Arcus zygomaticus

K

Kammerseptum   79, 82, 87
Kammerseptumdefekt   87–88
Kardia   92, 107
Karotisgabel   73, 141, **149**–151
Karotiskanal   194
Karotissinus   149
Karotissiphon   194, 341
Karpaltunnel   210, 216–219
Karpaltunnelsyndrom   218
Karpometakarpalgelenke   230
Kaumuskulatur   160, **167–168**, 172, 318–319, 351
kavo-kavale Anastomosen   28, **37**, 73, 76, 345
Kehldeckel   153, 155
Kehlkopf   135, 143, 146, **154–158**
Kehlkopfmuskeln   68, 151, **155–156**, 160, 321
Kehlkopfschleimhaut   68, 151, **155–156**, 321
Kehlkopfskelett   140, **154–155**
Keilbeinhöhle   176
Kernspintomographie   353
Kiefergelenk   167, **171–173**, 196
   -, primäres   160
Kieferhöhle   176–177, 181
Kiemenbögen   135, **159–160**, 286
Kiemenbogenarterien   68, 160
Kiemenbogennerven   135, **160**, **286**, 317, 319–321
Killian-Dreieck   153
Kleinhirn   **285–293**, **307–308**, 326, 335, 338
Kleinhirnbrückenwinkel   288, 320, 328
Kleinhirnkerne   **293**, 309, 337
Kleinhirnrinde   293, 308–309
Kleinhirnstiele   285, 288–**293**, 308, 335
Kleinhirntonsillen   293
Kleinhirnzelt   327, 334
Klumpfuß   276
Knickfuß   276
Kniegelenk   235–239, 247–249, 254, 264, **267–273**
Kniekehle   239–240, 247, **252–256**
Kniescheibe   237, **248–249**, 264, **267–269**, 304
Kohlrausch-Falte   125
Kollodiaphysenwinkel   267
Kommissurenfasern   298, 329
Kompartmentsyndrom   256

Kontrastmitteldarstellung   352–353
Koronararterien   70–71, **79–80**
Körperspende   16–17, 351
Krallenhand   202, 218
Krampfadern   74, 105, 112, 119, **234**, **248**
Kreuzbänder   254, 272–273
Kreuzbein   57, 113, 122, 126, 242–244, 265, 345
Kulissenphänomen   321
Kurvatur
   - große   91–93, **100**, 107
   - kleine   92, **100**–101, 103

L

Labia
   - majora   115, **118**, 123, 129
   - minora   118, 123
Labrum
   - acetabuli   266
   - glenoidale   223–224
Labyrinth
   -, häutiges   189, 192
   -, knöchernes   189–192
Lacertus fibrosus   200
Lacuna
   - musculorum   115–116, **238–239**
   - vasorum   45, 115, 129, **238**
Laimer-Dreieck   153
Lamina
   - cartilaginis cricoideae   155–157
   - cribrosa   **175**, 314, 317, 327, 333–334, **339**
   - dextra / sinistra (Schildknorpel)   154, 158
   - parietalis pericardii serosi   69
   - praetrachealis   **135**, 152
   - praevertebralis   **135**, 142–143, 149
   - quadrigemina   289
   - spiralis ossea   194
   - superficialis fasciae cervicalis   **135**–137, 162
   - tecti siehe Lamina quadrigemina
   - terminalis   294–295
   - visceralis pericardii serosi   69
Längsgewölbe   256, 259–261, **276**
Lanzscher Punkt   94
Larreysche Spalte   42, 61, 77
Larynx   146, 165, 174, siehe auch Kehlkopf
Leber   63–65, 88, **90**–95, **100–106**, 110–111, 354
Leberpforte   88, 92, 100–**102**, **106**–107
Leberzirrhose   37, 74, 91, **105**

Leichengerinnsel   85, 350
Leichenschau   351
Leistenband   **43**, 45, 63, **238**–240, 272
Leistenbrüche = Leistenhernien   36, 43, **45**, 238
Leistenkanal   36–38, 43–45, 63, 115, 119, 129
Leistenring
- äußerer   39, **43–45**, 119
- innerer   **43**, 45, 89, 112

Lemniscus
- lateralis   287, **292**, **313**–314
- medialis   284, 287, 290–**292**, 296, **310**

Leptomeninx   **324**, 346
Levatorschenkel   122
Levatorspalt   121
Levatortor   122

Ligamentum(-a)
- acromioclaviculare   222
- alaria   51
- anulare radii   226–228
- anulare stapedis   190
- apicis dentis   51, 148
- arcuatum pubis   265
- arteriosum   72–73
- bifurcatum   275, 277
- calcaneocuboideum   275
- calcaneocuboideum plantare   276
- calcaneofibulare   274–275, 277–278
- calcaneonaviculare   275
- calcaneonaviculare plantare   275–276
- capitis femoris   240, 266–267
- cardinale uteri   124, 128
- carpi palmare   216
- carpi radiatum   231
- carpometacarpea dorsalia   231
- carpometacarpea palmaria   231
- collaterale carpi radiale   231
- collaterale carpi ulnare   231
- collaterale fibulare   269–270
- collaterale radiale   226–227, 230
- collaterale tibiale   269–271
- collaterale ulnare   226–227, 230
- collateralia (Fingergelenke)   232
- conoideum   223
- coracoacromiale   224
- coracoclaviculare   222–223
- coracohumerale   223–225
- coronaria   100, 104
- costoclaviculare   198
- cricothyroideum   155
- cruciatum anterius   272

Ligamentum(-a) (Forts.)
- cruciatum posterius   272
- deltoideum   274, 277
- denticulatum   346
- falciforme hepatis   63, **90**, 100, **105**
- flavum   60, 348
- fundiforme penis   119, 131
- gastrocolicum   91, 100
- gastrolienale   93
- gastrosplenicum   93, 107
- glenohumeralia   224
- hepatoduodenale   92, 102–103
- hepatogastricum   92, 101
- iliofemorale   265–267
- iliolumbale   132, 265
- inguinale   **43**, 89, 132, **238**, 264–265
- intercarpea dorsalia   230–232
- interclaviculare   198
- interfoveolare   43
- interspinale   60
- ischiofemorale   265–266
- laterale   167, 171
- latum uteri   124, 128
- longitudinale posterius   51
- meniscofemorale anterius   273
- meniscofemorale posterius   273
- metacarpea dorsalia   231
- metacarpea palmaria   231
- ovarii proprium   128
- palpebrae laterale   182
- palpebrae mediale   182–183
- patellae   237, **249**, 268–**271**
- phrenicocolicum   93, 102
- phrenicolienale   93
- phrenicosplenicum   93, 107
- plantare longum   276
- plantaria   277
- popliteum arcuatum   268
- popliteum obliquum   268, 272
- pubicum superius   132, 265
- pubocervicale   129
- pubofemorale   265–266
- pulmonale   64, 66, 78
- radiocarpeum dorsale   230–232
- radiocarpeum palmare   231
- rectouterinum   129
- reflexum   43
- rotundum   42, 44, 129
- sacroiliaca   132, 265
- sacrospinale   131–133, 242, **265**

Ligamentum(-a) (Forts.)
- sacrotuberale   121–122, 132–133, 242–245, **265**
- stylohyoideum   160
- suspensorium clitoridis   118
- suspensorium ovarii   112, 128
- suspensorium penis   119, 131
- talocalcaneum interosseum   275, 277
- talocalcaneum laterale   275
- talocalcaneum mediale   275
- talofibulare anterius   274–275
- talofibulare posterius   274
- talonaviculare   277
- teres hepatis   37, 63, **90, 106**
- teres uteri   39, **42**–44, 118, **129**, 132, 239
- thyroepiglotticum   155
- tibiofibularia anterius   274
- tibiofibularia posterius   274
- transversum atlantis   51
- transversum genus   270
- transversum scapulae   143–144, **205**, 222
- trapezoideum   223
- ulnocarpeum palmare   231
- umbilicale medianum   132
- venosum   106
- vestibulare   155, 157
- vocale   155, 157

Limbisches System   294–298, 301–303, **315–316**, 333

Linea
- alba   **41**, 45, 89, 119
- arcuata   42
- aspera   240
- intertrochanterica   265–266
- pectinea femoris   239
- terminalis   298

Linearbeschleunigung   309
Liquor cerebrospinalis   325, 330, 346–347, *siehe auch* Hirnwasser
Liquorräume   325, 346–348
Lisfranc-Gelenklinie   279
Lissauer-Randzone   281–282, 310

Lobus
- caudatus   104–106
- dexter (Schilddrüse)   152
- dexter hepatis   105
- flocculonodularis   293, 308
- frontalis   300
- insularis   300–301
- limbicus   300–301, 315
- occipitalis   300, 338

Lobus (Forts.)
- parietalis   300
- pyramidalis   152
- quadratus   105–106
- sinister (Schilddrüse)   152
- sinister hepatis   105
- temporalis   300–**301**, 331, 338

Locus
- coeruleus   289
- Kiesselbachii   175

Luftröhre   68, 73–74, 141, 143
Lumbalpunktion   59, 348
Lunge   **64–68**, 72, **77–78**, 88, 91, 321, 352–354
Lungengrenzen   65
Lungenhilus   **64–67**, 72–74, 77–78
Lungenspitzentumoren   65, 145

M

Mackenrodt-Band   128
Maculae ampullares   192
Magen   77, **92**, **100–107**
Magnetresonanz-Tomographie   353
Malleus   189–190, 194
Mamma   30
Mandelkern   297–**298**, 302–303, **315**, 342
Mandibula   160, 162–164, 167–174, 179–181

Manubrium
- mallei   189–190, 194
- sterni   67, 147

Mastdarm   96, 99, 122, 125, 285
Maxilla   160, 175
McBurneyscher Punkt   94
MCP-Gelenk   232

Meatus
- acusticus externus   189
- acusticus internus   **193**–195, 309, **320**, 338

Meatus nasi   175–177
Meckel-Cavum   318, 340
Meckel-Divertikel   94
Meckel-Knorpel   160
Medianusgabel   35, 201
Mediastinum   61–**64**, 149, 152, 321
- hinteres   64
- mittleres   **64, 70**
- oberes   64, 67–68, 72
- unteres   64
- vorderes   72

Medulla
- oblongata   180, 281, 286–293, 306, 313, 321–322, 326–328, 337

Medulla (Forts.)
- spinalis 281, 346, siehe auch Rückenmark

Membrana
- atlantooccipitalis anterior 50, 148
- atlantooccipitalis posterior 50, 148, 337
- fibroelastica laryngis 155
- intercostalis externa 61
- interossea (Unterarm) 211–213, 222, 228, 231
- interossea (Unterschenkel) 255–256, 264
- obturatoria 240, 265
- perinei 122
- tectoria 51, 148
- thyrohyoidea 150–151, 155–157
- tympani 189–191
- vastoadductoria **239–240**, 249

Meningen 324, 346–348
Meningozele 346
Meniscus
- lateralis 270–272
- medialis 270–272

Mesencephalon **286–296**, 313, 317, 327, 334–336, siehe auch Mittelhirn
Mesenterium 89, **94**–99, 103, 108
„Meso" **89**, 95–96, 102, 125, 128
Mesoappendix 94
Mesocaecum 94
Mesocolon
- sigmoideum 95
- transversum 89, 92, **95**, 103

Mesopharynx 154, 175
„Mesorektum" 96, 125
Mesosalpinx 128
Mesotympanon 191
Mesovar 128
Metathalamus 295–296
Michaelis-Raute 51
Milz 13, 91, **93**–95, 101, 103–111
Milznische 93, 103
mimische Muskulatur 135, **162–166**, 182–183, 319
Miosis 186, 197, 313
Mitralklappe 82, 86–87
Mittelhirn **286–292**, 294–295, 298, 306, 310–314, 345, siehe auch Mesencephalon
Mittelohr 150, 159, 173, **189–191**, 321
Mohrenheim-Grube 31–32
Morgagni-Hernie 77
Morgagni-Tasche 157
Motoneurone 281–282, 304, 306
motorische Einheit 303–304

motorische Koordination 292
motorischer Kortex 306–308, 320
motorisches System 288, 295, **303–309**
Mundboden 135, 140, **145–146**, 152, 161, 171, 180, 318
Mundhöhle 145, 174, **178–182**
Musculus(-i)
- abductor digiti minimi (Fuß) 260
- abductor digiti minimi (Hand) 217
- abductor hallucis 260, 262
- abductor pollicis brevis 216–218
- abductor pollicis longus 212, 217, 220
- adductor brevis 240
- adductor hallucis 262–263
- adductor longus 239–240
- adductor magnus 239–240, 247–248, 254
- adductor pollicis 216–219
- anconeus 205
- articularis cubiti 225
- articularis genus 237, 269
- aryepiglotticus 156
- arytenoidei obliqui 156
- arytenoideus transversus 156
- biceps brachii **200–201**, 225–228
- biceps femoris **247**, 253, 264, 269
- brachialis **200**–202, 208, 213, 225
- brachioradialis 201–202, **208–210**, 212–213, 305
- buccinator 163, **166**, 173
- bulbospongiosus **118**, **121**–123, 133
- ciliaris **186**–188, **195**, 313, 317
- coccygeus 121–122, 130
- constrictor pharyngis inferior 151–153
- constrictor pharyngis superior 151
- coracobrachialis 35, **201**
- cremaster **44**, 115, **305**
- cricoarytenoideus lateralis 155, 158
- cricoarytenoideus posterior 155–156
- cricothyroideus 151, 155–157
- deltoideus **31–33**, 52–54, 200, **203–208**, 222–224
- depressor anguli oris 164
- depressor labii inferioris 164
- digastricus 139–141, 145–**146**, 150, 165, 320
- dilatator pupillae **186**, **197**, 313
- erector spinae 52, 57–58
- extensor carpi radialis brevis 212–213, 220
- extensor carpi radialis longus 209, 212–213, 220
- extensor carpi ulnaris 209, 212, 220

Musculus(-i) (Forts.)
- extensor digiti minimi   212, 220
- extensor digitorum (Unterarm)   212–213, 220
- extensor digitorum brevis   258–259
- extensor digitorum longus   250–251, 256–258, 273
- extensor hallucis brevis   258–259
- extensor hallucis longus   250–251, 256–258, 273
- extensor indicis   212, 220
- extensor pollicis brevis   212, 217, 220
- extensor pollicis longus   212, 217, 220
- fibularis brevis   **250–251**, 278
- fibularis longus   **250–251**, 256, 262–263, 276
- fibularis tertius   **250–251**, 258, 273
- flexor carpi radialis   209–212
- flexor carpi ulnaris   201–202, **209**–212, 230
- flexor digiti minimi brevis   217
- flexor digitorum brevis   **260–262**, 273, 276
- flexor digitorum longus   255–**256**, 262, 273–274
- flexor digitorum profundus   202, **210**–211, 217–218
- flexor digitorum superficialis   **209**–210, 218
- flexor hallucis brevis   260, 276
- flexor hallucis longus   255–**256**, 262, 273
- flexor pollicis brevis   216
- flexor pollicis longus   **210–211**, 216–219
- gastrocnemius   233, **253**–255, 264, 268
- gemelli   244
- genioglossus   179, 322
- gluteus maximus   58, 122, 131, 236, **241–243**, 246–247
- gluteus medius   **244–246**, 267
- gluteus minimus   **245**, 267
- gracilis   131, 235, 238–**239**, 247–249, **253**, 269, 284
- hyoglossus   146, 150, **179**–180
- iliacus   94, 115, **238–239**, 264
- iliococcygeus   122
- iliocostalis   59, 131
- iliopsoas   **237–239**, 264–265
- infraspinatus   144, **204–207**, 223–225
- intercostalis externus   61–63
- intercostalis internus   61–63
- intercostalis intimus   63

Musculus(-i) (Forts.)
- interossei dorsales (Fuß)   259, 262–263
- interossei dorsales (Hand)   220–**221**, 229, 232
- interossei palmares   218–219
- interossei plantares   263
- ischiocavernosus   118–123, 133
- ischiococcygeus   122
- latissimus dorsi   28, 31–**32**, 39–40, **52–59**, 63, 204
- levator ani   121–122, 130
- levator labii superioris   164–166
- levator labii superioris alaeque nasi   164
- levator palpebrae superioris   182–186, 318
- levator scapulae   **53–55**, 142–144, 199
- levator veli palatini   151, 158–**159**, 176–178, 192, 321–322
- longissimus   59, 131
- longissimus capitis   48–49, 148
- longitudinalis inferior   179
- longitudinalis superior   179
- longus capitis   149
- longus colli   149
- lumbricales (Fuß)   261–262
- lumbricales (Hand)   **216**, **218**, 229, 232
- masseter   163–164, **167–171**, 319
- mentalis   164
- mylohyoideus   145–146
- obliquus capitis inferior   49–50
- obliquus capitis superior   48–50
- obliquus externus abdominis   **39**–43, 53, 56–58
- obliquus inferior   183, 187–188
- obliquus internus abdominis   **40**–44, 53, 115
- obliquus superior   185–188, 317–318
- obturatorius externus   **244**, 265
- obturatorius internus   121–**122**, 132–133, **244**–245, 265
- occipitofrontalis   47, 164–166
- omohyoideus   **138–141**, 151
- opponens digiti minimi   217
- opponens pollicis   216–218
- orbicularis oculi   **164**–166, 182, 320
- orbicularis oris   **164**, 320
- palatoglossus   140, 178
- palatopharyngeus   153, **156–159**, 178–179
- palmaris brevis   214–215
- palmaris longus   **209**, 214–216
- papillares   86
- pectinati   86

Musculus(-i) (Forts.)
- pectineus 239
- pectoralis major 28, **31–34**, 39–40
- pectoralis minor 28, **33–34**, 36
- peroneus brevis **250–251**, 278
- peroneus longus **250–251**, 256, 262–263, 276
- peroneus tertius **250–251**, 258, 273
- piriformis 130–131, **244**–246
- plantaris **254–255**, 264
- popliteus 269–272
- pronator quadratus 210–211, 228
- pronator teres 209–210
- psoas major 112, 115–117, 131–132, **239**, 264
- psoas minor 131
- pterygoideus lateralis 170–173
- pterygoideus medialis 168–173
- pubococcygeus 122
- puborectalis 122
- quadratus femoris 244
- quadratus lumborum 115, 132
- quadratus plantae 261–262, 276
- quadriceps femoris **237**, 246, 249, 264, 268–270, 304–305
- rectus abdominis 41–42
- rectus capitis anterior 149
- rectus capitis posterior major 49–50
- rectus capitis posterior minor 50
- rectus femoris **237**–239, 271
- rectus inferior 185–188
- rectus lateralis 185, 187–188, 317–319
- rectus medialis 187–188, 313
- rectus superior 185–187
- rhomboidei 32, 53–**55**, 142–144, 198
- risorius 164
- salpingopharyngeus 153, 156–159, 175
- sartorius **235**–239, 247–249, 253, 269
- scaleni 36, 135, **143–144**
- scalenus anterior **143**–144, 149
- scalenus medius 143–144, 149
- scalenus posterior 149
- semimembranosus 247, **253**, 264, 268, 272
- semispinalis capitis 46–49
- semispinalis cervicis 48
- semitendinosus 235, 239, 247–249, **253**, 269
- serratus anterior **31–34**, 38–40, 53, 144, 198–199, 203
- serratus posterior inferior 57–58

Musculus(-i) (Forts.)
- serratus posterior superior 55
- soleus 233, 254–256
- sphincter ani externus 121–122
- sphincter ani internus 122
- sphincter pupillae **186**–188, 195, 313, 317–318
- sphincter pyloricus 92
- sphincter urethrae externus 127
- sphincter urethrae internus 127
- splenius capitis **46–49**, 54, 148
- splenius cervicis 47–48
- stapedius 191, 319
- sternalis 31
- sternocleidomastoideus 33, 46, **135–142**, 147–151, 160, 223, 322
- sternohyoideus 140, 151
- sternothyroideus 140, 151
- styloglossus 146, 149, 179
- stylohyoideus 139–140, **146**, 149–150, 165, 319
- stylopharyngeus 146, **149–153**, 156, 321
- subclavius 198
- subcostales 62
- subscapularis 198, **203**, **206**, 222–225
- supinator 202, 212–213
- supraspinatus 32, 144, **205–207**, 222–225
- tarsalis 182, 197, 313
- temporalis **167**–169, 319, 323
- tensor fasciae latae 236–237, 244–245
- tensor tympani **191**, 194, 318
- tensor veli palatini **159**, 178, 192, 318
- teres major 32, **204**, 207–208
- teres minor **203**–207, 223–225
- thyroarytenoideus 158
- thyrohyoideus 140, 151
- tibialis anterior 250–251, 256
- tibialis posterior 255–**256**, 274, 276
- transversus abdominis **40**–41, 115
- transversus linguae 179
- transversus perinei profundus 122, 127
- transversus perinei superficialis 122
- transversus thoracis 61–62
- trapezius 32–33, 46–**47**, 52–56, 59, 138, 142, 147, 160, 206, 223, 322
- triceps brachii **202–208**, 214, 222, 225
- triceps surae 254–256
- uvulae 151–153, 156–159, 178
- vastus intermedius 237
- vastus lateralis 237, 246
- vastus medialis 237–239, 271

Musculus(-i) (Forts.)
- verticalis linguae 179
- vocalis 157
- zygomaticus major 164
- zygomaticus minor 164

Muskeleigenreflex 285, 304–305
Myasthenia gravis 67, 304
Mydriasis **186**, 188, 313, 318
Myelomenigozele 346
Myokard 86

N

Nabelbruch 45
Nacken 21–22, **46–50**, 58, 138, 148, 309, 350
Nackendreieck 48–50
Nase 163, 174–177, 196, 308, 319
Nasengänge **175**, 183
Nasenhöhle 145, 153, **174–177**, 183, 189
Nasenmuscheln 175, 177
Nasennebenhöhlen 174, 176
Nasenschleimhaut **175**, 177, 314, 317–319
Nasenseptum 175
Nebenmilz 107
Nebenniere 110–112, 296
Nebenphrenicus 65, 143
Neokortex 300–302, 315
Nervus(-i)
- abducens 187–188, 286–289, 316, **319**–320, **327**, 340–341
- accessorius 47, 52–54, 58, 137–142, 147–**151**, 160, 316, 321–**322**, **328**, 341
- alveolares superiores 319, *siehe auch* Rami alveolares
- alveolaris inferior 167, **170**, **173–174**, 181–182, 319
- anales inferiores 121
- auricularis magnus 46, **135–137**, 147
- auriculotemporalis **163**–167, 173–174, 189, 196, 319
- axillaris 32, **35**, **203**–205
- buccalis **166**, 171, 173–174, 181–182, 319
- canalis pterygoidei 177
- ciliares breves 186, 195
- ciliares longi 186
- clunium inferiores 241–243
- clunium medii 241–243
- clunium superiores 52, 241–243
- cochlearis 193, 313, 320
- craniales 316, *siehe* Hirnnerven

Nervus(-i) (Forts.)
- cutaneus antebrachii lateralis 200–201, 209
- cutaneus antebrachii medialis 35, 200, 202, 209
- cutaneus antebrachii posterior 204, 211
- cutaneus brachii lateralis inferior 203–204
- cutaneus brachii lateralis superior 203–204
- cutaneus brachii medialis 34–35, 200
- cutaneus brachii posterior 203–204
- cutaneus dorsalis intermedius 250, 257
- cutaneus dorsalis lateralis 257
- cutaneus dorsalis medialis 250, 257
- cutaneus femoris lateralis 24, **115**, 132, **235**, 239
- cutaneus femoris posterior 131, **241–247**, 252
- cutaneus surae lateralis 248, 252–253
- cutaneus surae medialis 252–253
- digitales dorsales 220, 250
- digitales palmares communes 216
- digitales palmares proprii 214, 216
- digitales plantares communes 259
- digitales plantares proprii 259
- dorsalis clitoridis 118, 123
- dorsalis penis 120, 123
- dorsalis scapulae **54–55**, 142–**144**, 199
- ethmoidalis anterior 175, 187–188
- ethmoidalis posterior 187–188
- facialis 13, 135–137, 146, 160, **162–166**, 171, 174, 180–182, 191–196, 286–288, 291, 314, 316, 319–**320**, **328**, 341
- femoralis **115–116**, 132, 235–239, 248
- fibularis communis 244, 247–253
- fibularis profundus 250–252, 257–259
- fibularis superficialis 250–251, 257
- frontalis 166, 185, 319
- genitofemoralis 44, **115**, 118–119, 123, 132, 235, 238
- glossopharyngeus 140, 149–**151**, 156, 159–160, 178–180, 191–192, 195–196, 286, 314, 316, **321**, **328**, 341
- gluteus inferior 130–131, **241–244**
- gluteus superior 130–131, 237, 244–**245**
- hypoglossus 139–140, 146, **151**, 179–180, 286, 290, 316, **322**, **328**, 341
- iliohypogastricus 38, 40, 111, **115**, 132
- ilioinguinalis 38, 40, 44, 111, **115**, 118–119, 123, 132
- infraorbitalis **166**, 176, 181, 188, 319

375

Nervus(-i) (Forts.)
- infratrochlearis 166, 187
- intercostalis 34, 40, 61–62, **75–76**, 199
- intercostobrachialis **34**, 199–200
- intermedius siehe Nervus facialis
- interosseus anterior 211
- interosseus posterior 213
- ischiadicus 17, 131, 133, 240, **243–248**
- labiales posteriores 118
- lacrimalis 185, 196, 319
- laryngeus inferior **68**, 151–**152**, 155–156
- laryngeus recurrens **68**, 72–74, **152–153**, 156, 160, 321
- laryngeus superior 141, **150–151**, 155–156, 160, 321
- lingualis **170–174**, 180–182, 196, 314, 319
- mandibularis 145, 159–160, 163, 166–168, 171–**174**, 178, 181, 189–191, 196, **318–319**, 340–341
- massetericus 167–168, 171–**174**
- maxillaris 166, 175–177, 181, 195–196, **318–319**, 340
- medianus **35, 201**–202, 209–211, 214–219, 261
- mentalis **167**, 170, 181–182
- musculocutaneus **35**, 200–**201**, 209
- mylohyoideus 145–146
- nasociliaris 166, 175, **185**–187, 319
- nasopalatinus 175, 181
- obturatorius **115–116**, 130, 132–133, 235, 238–240
- occipitalis major 22, 46–49
- occipitalis minor 22, 46–47, 49, **135–138**, 147
- occipitalis tertius 47
- oculomotorius 182–183, 186–188, **195**, 286–288, 291, 313, **316–318**, **327**, 340–341
- olfactorius 175, 314, 316–**317**, **327**, 339
- ophthalmicus 166, 175, 184–188, **318–319**, 340–341
- opticus 176, 186–188, 195, 311–313, 316–**317**, **327**, 339
- palatini minores **177**–178, 181, 319
- palatinus major **177**, 181, 319
- pectorales 32–33, 199
- perineales 123
- peroneus communis 244, 247–254
- peroneus profundus 251–252, 257–259
- peroneus superficialis 250, 257
- petrosus major **193–196**, 320, 341

Nervus(-i) (Forts.)
- petrosus minor 192, **196**, 341
- petrosus profundus 195, **197**
- phrenicus **64–66**, 69–70, 77, 91, 143–145
- plantaris lateralis 259–262, 273
- plantaris medialis 260–262, 273
- pterygoidei medialis und lateralis 174
- pterygopalatini siehe Rami ganglionares (n. maxillaris)
- pudendus 118, **120–123**, 131, 244–245
- radialis 35–36, **202–217**
- recurrens siehe Nervus laryngeus recurrens
- saphenus 237–**240**, 246–**248**, 252, 257
- spinalis 347
- splanchnici pelvici 95, 120, 130
- splanchnicus major 75–77, 113
- splanchnicus minor 75–77, 113
- stapedius 320
- subclavius 144
- subcostalis 38, 111, **115**
- sublingualis 171, 181
- suboccipitalis 48–50
- subscapularis 35, 203
- supraclaviculares 31, **135–138**
- supraorbitalis **166**, 185, 188–189
- suprascapularis **144**, 199, 204–206
- supratrochlearis 166, 185
- suralis 252, 257–259
- temporales profundi 167–171, 174
- thoracicus longus 31–34, **144**
- thoracodorsalis 32–35, **55**–56, 204
- tibialis 240, 244, **247**, 252–256, 259–261, 269
- transversus colli **135–137**, 147
- trigeminus 159, 163, 166, 287–288, 310–311, 316, **318–319**, **327**–328, 335, 340
- trochlearis 184–185, 188, 286, 289–291, 316, **318**, **327–328**, 335, 340–341
- tympanicus 191–192, 196
- ulnaris **35**, 201–**202**, 209–211, 214–218, 221, 261
- vagus 64–68, 73–74, 78, 95, 113, 139–142, 145, **149–151**, 159–160, 180, 189, **195**, 285, 314, 316, **321–322**, **328**, 341
- vestibularis 193, 309, 320
- vestibulocochlearis 193, 288, 309, 313, 316, **320**, 328, 341
- zygomaticus 188–189, 196, 319

Netz
- großes 13, 90–91
- kleines 92

Neuroforamen 347
Niere **108–111, 114–116**, 353
Nierenbecken 110–111, **114**, 116
Nierenhilus 95, 108, **110**–111
Nierenkelche 114, **116**
Nodi lymphatici
- aggregati 98
- apicales 34
- axillares 30, 34
- bronchopulmonales 78
- centrales 34
- cervicales profundi 74, **139**, 145, 181
- coeliaci 101
- colici sinistri 125
- iliaci interni 126
- inguinales profundi 238–239
- inguinales superficiales 126, **234**, 239
- interpectorales 34
- laterales 34
- lumbales 113
- mesenterici inferiores 125
- paraaortales 113
- parasternales 61
- paratracheales 74, 78
- pectorales 34
- phrenici inferiores 78
- phrenici superiores 78
- pulmonales 78
- sacrales 126
- submandibulares 145, 181
- submentales 145, 181
- subscapulares 34
- tracheobronchiales 74, 78
Nodulus 292
Nucleus(-i)
- accessorius n. oculomotorii (Edinger-Westphal) 195, 286, 292, **313**, 317
- accumbens 298, 316
- ambiguus 286, 321
- anteriores thalami 296
- arcuatus 296
- basalis Meynert 298, 316
- caudatus 295, **297–299**, 306, **330**–331, 339
- cochlearis dorsalis 313
- cochlearis ventralis 313
- cuneatus **284**, 290, 310
- dentatus **293**, 308, 337
- dorsalis (Stilling-Clarke) 281–282, 285
- dorsalis n. vagi 286, 290, **321**
- emboliformis 293

Nucleus(-i) (Forts.)
- fastigii 293, 308
- globosus 293
- gracilis **284**, 290, 310
- infundibularis 296
- intermediolateralis 281
- interpositus 308
- lentiformis 298
- mesencephalicus n. trigemini 287, 318
- motorius n. abducentis 291
- motorius n. facialis 286, 291
- motorius n. hypoglossi 290, 322
- motorius n. trigemini 286, 318
- n. accessorii 286, 322
- n. oculomotorii 286, 292
- n. trochlearis 291, 318
- olivares 308
- olivaris inferior 288, 290
- paraventricularis 296
- pontis 290–293, 308
- praetectalis 313
- principalis n. trigemini 310
- proprius 281–282
- ruber 282, **291–293**, **308**, 317–318
- salivatorius inferior 196, **286**, 321
- salivatorius superior 195, **286**, 320
- sensorius principalis 287, 318
- solitarius 180, **287**, **314**, 320–321
- spinalis n. trigemini **287**, 290–291, 310, **318–319**
- subthalamicus 296, 306–307
- suprachiasmaticus 296
- supraopticus 296
- tractus solitarii siehe Nucleus solitarius tractus spinalis 310, 318, siehe Nucleus spinalis
- tuberales 296
- ventralis anterior 295
- ventralis lateralis 295
- ventralis posterior 310
- ventralis posterolateralis 295
- ventralis posteromedialis 295
- vestibularis inferior 309
- vestibularis lateralis 282, 291, 308–309
- vestibularis medialis 291, 309
- vestibularis superior 309

O

O-Beine 273
Oberarm 31, 35–36, 198, **200–208**

Oberbauchorgane   63, 74, 91, **102–110**, 143
Oberkiefer   166, 174, 178, **181**–183
Oberschenkel   22, 45, 63, 115–116, 123, **233–248**, 252, 268, 305
Oberst-Leitungsanästhesie   214
Oesophagotrachealfistel   74
Oesophagus   64, **72–78**, 92, 100, 104–105, 147, 152–153, 321
Oesophagusengen   74
Oesophagusvarizen   74, 105
Ohrspeicheldrüse   136, **162–163**, 196
Ohrtrompete   **158–159**, 189–190, **192**
olfaktorischer Kortex   302, 316
olfaktorisches System   314–315
Olive   282, **288**, 290, 293, 321–322, 328, 345
Olivenkern   289–**290**, **308**
Omentum
  - majus   13, **90–95**, **100**–102, 107
  - minus   92, **100**–101
Operculum parietale   331
Opposition   217–218, 230
optische Reflexe   313
Orbita   176, **182–189**, 195–196, 318–319, 323, 339
Otoskopie   190
Ovar   94–96, 116, **127–128**, *siehe auch* Eierstock
Oxytocin   296

P

Pacchioni-Granulationen   324
Pachymeninx   324, 346
Palaeocerebellum   308
Palaeocortex   300, **302**, **315**
Palatum
  - durum   178
  - molle   153, 178
Pallidum   299, 344
Palliothalamus   295
Pallium   297
Palma manus   201, 214, 217
Palmaraponeurose   22, 209, **214–215**
Palpebrae   182, 185
Pancoast-Tumor   65, 145
Pankreas   96, 99–100, 103–**109**, 322, 353
Papilla
  - duodeni major   107–109
  - duodeni minor   108
Papillae vallatae   **179**–180, 314, 321
Parakolpium   **124**, 133

Parametrium   **124**, 128, 133
Paraplegie   285
Paraproktium   **123**, 133
Parazystium   **124**, 133
Parkinson-Erkrankung   307
Paukenhöhle   159–160, 173, **189–196**, 320
Pecten ossis pubis   239, 265
Pedunculi
  - cerebellares   292
  - cerebri   288, 291
Pelvis renalis   110, **114**
Penis   **119–120**, 127, 131
Perforans-Venen   248
Periduralanästhesie   348
Perikard   61, 64–72
Perilymphe   189, 192
Peritoneum   42–45, 65, 77, **89**, 92, 94–96, 99, 102, 105, 109–110, 114, 123–129
Pes
  - anserinus   235, 239, 247–**249**, 253, 264, 269–271
  - equino-varus   276
  - planus   276
  - transverso-planus   276
  - valgus   276
Petit-Hernie   45, 53
Peyer-Plaques   98
Pfannenband   275
Pfortader   37, 74, **91**–92, **102–105**, 109
Pfortadersystem   74, **105**, 125
Pharynx   74, **146–156**, 159, 165, 174, 178–180, 192, 314, 321
Pia mater   **324–325**, 336, 346–347
PIP-Gelenk   209, 232
Plantaraponeurose   22, **259–262**, 273, 276
Plattfuß   276
Platysma   21, 31, **135–137**, 164
Pleura   61–69
Pleuragrenzen   65
Pleurahöhlen   **61–67**, 111
Pleurakuppel   **65**, 68, 144–145
Pleurapunktion   63
Plexus
  - aorticus abdominalis   113
  - basilaris   339
  - brachialis   17, **35–36**, 55–58, 65, 143–**144**, **198–206**
  - cardiacus   73–74, 141
  - caroticus internus   194, 197
  - cervicalis   46, 52–54, **65**, **135–138**, 143, 147, 322

Plexus (Forts.)
- choroideus 294, 302, **330**–332, 336
- coeliacus 75, 101, 113
- dentalis inferior 181
- dentalis superior 181
- hypogastricus inferior 113, 130
- hypogastricus superior 112–113, 130
- lumbalis 38, **115**–**116**, 123, 131–132, 239
- marginalis 339
- oesophageus 74
- pampiniformis 44
- parotideus 163, 320
- pelvicus 130
- pharyngeus **151**, 159, 178, 321
- pterygoideus 170, 188
- pulmonalis 67, 74, **78**
- rectalis 130
- sacralis 122, 125, 130–133, 241, **244**–**245**
- suboccipitalis 49
- thyroideus impar 152
- tympanicus 196
- uterovaginalis 130
- venosus prostaticus 126, **133**
- venosus pterygoideus 339
- venosus rectalis 96, 125, **133**
- venosus suboccipitalis 49–50
- venosus uterinus 133
- venosus vaginalis 133
- venosus vertebralis internus 339, 345
- venosus vesicalis 44, 126, **133**
- vesicalis 130

Plica(-ae)
- alares 270
- aryepiglottica 153, 156
- circulares 98, 108
- duodenalis superior 99
- duodenojejunalis 103
- longitudinalis 108
- n. laryngei superioris 153–155
- pharyngoepiglottica 153, 156
- salpingopharyngea 153, **156**, 179
- semilunares 102–103
- sublingualis 180
- synovialis infrapatellaris 270
- transversa recti 125
- umbilicalis lateralis **43**, 45, 90, 129
- umbilicalis medialis **43**, 90, 130
- umbilicalis mediana **43**, 90
- vestibularis 155–157
- vocalis 155–157

Pneumothorax 64, 144

Pons **286**–**291**, 310, 318–319, 326–327, 335, 337
Pontocerebellum 308
Portio
- major 340
- minor 340
- supravaginalis 128
- vaginalis 128

porto-kavale Anastomosen 28, 37, 74, **105**
Porus acusticus internus 193, 341
Postikus 155–156
Praesubiculum 302
prävertebrale Muskulatur 135, 142, 144, 148–**149**

Processus
- clinoideus anterior 339
- condylaris 168, 171–172
- coracoideus 33, 200, **224**–**225**
- coronoideus 167–169, 210
- costarii 345
- lateralis tali 278
- mastoideus 47, 135, 146–148, 151, 191
- muscularis 155
- palatinus 178
- posterior tali 274–275
- pterygoideus 159, 171, 178
- spinosus 51, 60
- styloideus 146, 149, 160, 179
- styloideus radii 211
- styloideus ulnae 228
- uncinatus 99, 108
- vaginalis peritonei 45, 119
- vocalis 155
- xiphoideus 36, 42, 62, 89

Projektionsbahnen 298–299
Projektionsstellen der Herzklappen 87
Pronation (Fuß) 256, 274–275
Pronation (Hand) 209–210, 228–229
Pronation douloureuse 228
Propriozeption 272, **284**–**285**, 309–310
Prostata 120, 125, **127**, 133
protopathische Sensibilität **284**–**285**, 310–311, 318
pseudounipolare Ganglienzellen 180, 193, 314, 340
Ptosis 182, 188, **197**, 313, 318
Pulmonalklappe 82–83, 86–87
Pulvinar 294
Punctum nervosum 47, 135–138
Pupillenreflex 313, 317
Purkinje-Fasern 87

Putamen **297–299**, 306, 343–344
Pyelon 110, *siehe* Pelvis renalis
Pylorus 92, 107, 322
Pyramide 116, **288**–290, 319, 322
Pyramidenbahn 281–292, 299, **305–307**, 335

Q

Quergewölbe 256, 263, **276–277**
Querkolon 91–92, **95**, 99–100
Querschnittslähmung 285

R

Rachen 74, **146**, **153–155**, 175, 179, 196, 321
Rachenmandel **175**, 179
Rachischisis 346
Radiatio
 - acustica 299, 314
 - optica 299, 312–314
Radioulnargelenk
 -, distales 228, 232
 -, proximales 228
Radix
 - anterior 347
 - mesenterii 94
 - posterior 347
Ramus(-i)
 - acetabularis 240, 267
 - acromialis 32
 - alveolares superiores anteriores 181
 - alveolares superiores posteriores 181
 - alveolaris superior medius 181
 - anterior a. recurrens ulnaris 202
 - anterior n. obturatorius 240
 - atriales 79–80
 - auricularis 321
 - bronchiales (art.) 61, 67–**68**, 76, **78**
 - bronchiales n. vagi 74
 - buccalis n. facialis **163**, 166, 320
 - calcanei laterales n. suralis 259
 - calcanei mediales n. tibialis 259
 - cardiaci inferiores 74
 - cardiaci superiores 74
 - cardiaci thoracici 74–75
 - carpeus dorsalis 220
 - circumflexus 79–80
 - clavicularis 32
 - collateralis a. intercostalis posterior 62
 - colli n. facialis **136–137**, 163, 320
 - communicantes (albus et griseus) 347
 - cutanei anteriores n. femoralis 235–237

Ramus(-i) (Forts.)
 - cutanei anteriores nn. intercostalium 28–31, 37–38, 41
 - cutanei cruris mediales 248, 252
 - cutanei laterales nn. intercostalium 28, 30, 34, 37–38, 51, 199
 - cutanei n. obturatorii 235
 - cutanei rr. dorsalium nn. spinalium 47, 51
 - deltoideus 32
 - dentales inferiores 170
 - dexter a. hepatica propria 102
 - diagonalis 79–80
 - dorsales linguae 181
 - dorsales nn. spinalium 46–48, **51–52**, 59, 241
 - dorsalis n. ulnaris 211, 220
 - externus n. laryngeus superior 151, 155
 - femoralis n. genitofemoralis **115**, **235**, 238
 - ganglionares 195
 - gastrici anteriores 101
 - gastrici posteriores 101
 - genitalis n. genitofemoralis 44, **115**, 119, 123
 - gingivales inferiores 170
 - hepaticus 101
 - inferior n. oculomotorii 187–188, 318
 - inferior ossis pubis 118, 120, 132–133
 - infrapatellaris n. saphenus 248
 - intercostalis anterior 62
 - internus n. laryngeus superior 150–151, 155–156
 - interventriculares septales 79
 - interventricularis anterior 71, 78–85
 - interventricularis posterior 79–80, 83–85
 - labiales posteriores 118
 - laterales nn. intercostalium 51
 - lateralis 79, *siehe* Ramus diagonalis
 - mammarii **30**, 33, 61
 - mandibulae 170–172
 - marginalis dexter 79, 82
 - marginalis mandibulae **163**, 320
 - marginalis sinister 80
 - meningeus n. mandibularis 341
 - meningeus n. maxillaris 340
 - meningeus n. spinalis 347
 - meningeus n. vagi 341
 - nasales posteriores 175–177
 - nodi atrioventricularis 79
 - nodi sinuatrialis 79
 - oesophageales 76, 101, 141

Ramus(-i) (Forts.)
- omentales 91, 100
- ovaricus a. uterina 128–129
- palatini 171
- palmaris superficialis a. radialis 215
- pancreatici 105, 109
- pectoralis 32
- phrenicoabdominalis 77
- posterior a. recurrens ulnaris 202
- posterior n. obturatorius 240
- posterior ventriculi sinistri 80
- profundus a. glutea superior 245
- profundus a. transversa colli 55, 142
- profundus a. ulnaris 215, 219
- profundus n. radialis 212–213
- profundus n. ulnaris 217
- pulmonales 75
- pyloricus 101
- sinister a. hepatica propria 102, 106
- spinales 76, 142, 348
- superficialis a. glutea superior 243
- superficialis a. transversa colli 142
- superficialis a. ulnaris 215
- superficialis n. plantaris lateralis 259
- superficialis n. radialis 210–213, 220
- superficialis n. ulnaris 215
- superior n. oculomotorii 186, 318
- superior ossis pubis 265
- temporales **163**, 320
- thymici 61
- tracheales n. vagi 74, 141
- tubarius a. uterina 128–129
- ventriculares 79
- zygomatici **163**, 320

Raphe-Kerne 287
Rautengrube **288–291**, 319–322, 337
Rautenhirn 171, 288, 292
Recessus
- alveolaris 176
- costodiaphragmaticus 63, **65**, 111
- costomediastinalis 62, **65**
- duodenalis inferior 93
- duodenalis superior 93
- epitympanicus 191, 194
- hypotympanicus 191
- inferior bursae omentalis 100
- infundibuli 294
- opticus 294–295
- pharyngeus 153
- pinealis 294
- piriformis 153, 155

Recessus (Forts.)
- pleurales 65
- sacciformis 226
- sphenoethmoidalis 176
- subpopliteus **268**, 270, 273
- superior (Kniegelenk) 264, **268**–271
- superior bursae omentalis 100
- suprapinealis 294

Regio
- entorhinalis 302
- glutea 121, 130, 233, 240–247
- olfactoria 175, 314, 317

Reizleitungssystem *siehe* Erregungsleitungssystem (Herz)
Rektum 13, 96, 99, 102, **120–126**, 130, 133
Rektumpfeiler 129
Rektusscheide 33, **37–42**, 61, 129
Releasing-Hormone 296
Rete
- acromiale 32
- articulare cubiti 202
- articulare genus **249**, 254, 273
- carpi palmare, dorsale 211

Retinaculum
- extensorum 211, 220, 228
- flexorum 216–217
- mm. extensorum inferius 258
- mm. extensorum superius 257
- mm. fibularium inferius 258
- mm. fibularium superius 258
- mm. flexorum 258, 261, 273
- mm. peroneorum 258
- patellae laterale 249, 268–269
- patellae mediale 268–271

Retroflexio uteri 128
retroperitoneal **89**, 93–95, 99, 125
Retroperitonealraum 75, 101, 109–117
Rexed-Laminae 281
Rhombencephalon 286
Riechbahn 314–315, 317
Ringknorpel 74, **154–157**, 160
Riolan-Anastomose 13, 95, 99
Rippenrudiment 51
Rolandische Furche 300
Röntgenstrahlen 352–353
Rotatorenmanschette 203–**206**, 223
Rücken 46, **51–60**, 254, 345
Rückenmark 66, 76, 95, 115–117, 122, 142–145, **281–290**, 293, 298–299, 304–311, 316–318, 322–326, 335–339, **345–348**
Rückenmarks-Situs 50, 60, 281, **345**

Rückenmarkshäute 148, **347**
Rückenmarkssegmente 28, 36, 46–47, 52, 66, 91, 139, 282, **347**

S

Sacculus 189, **192**, **309**
Saccus lacrimalis 183
Sakroiliakalgelenk *siehe* Iliosakralgelenk
Salpinx 128
Samenblase 125, **127**, 133
Samenleiter **44**, 127, 133
Samenstrang 39, 42, **44**–45, 119, 131, *siehe auch* Funiculus spermaticus
Santorini-Gang 109
Santorini-Knorpel 155
Sattelgelenk 211–212, 216–217, **230–231**
Scapula alata 32
Schädelgrube
 -, hintere 150, 322, 338, **341**
 -, mittlere 176, 191, 317–319, 334, **337–341**
 -, vordere 173, 175–176, 183–184, 188, 314–317, 329, 334, **339**
Schädelnähte 323–324
Scheide 118, 121–129, *siehe* Vagina
Schenkelhernie 45, 235, 238
Schilddrüse 68, 135, 142, **147–153**, 161, 180, 296, 354, *siehe* Glandula thyroidea
Schildknorpel 140, 151, **154–161**, *siehe* Cartilago thyroidea
Schleimbeutel 224, 243, *siehe auch* Bursa
Schnecke 189–194, 313, *siehe* Cochlea
Schneckengang 192
Schubladenphänomene 272
Schultergelenk 31–32, 56, 201–206, **222–225**
Schulterluxation 225
Schwurhand 218
Segelklappen 86
Sehbahn 186, 289, 295, 299, **311–313**
Sehnenfächer 220, 228, 258, 273
Sehnerven 187, 311, **317**
Sehrinde **301**, 303, **312–313**, 331, 342
Sehstrahlung 299, **312**, 314
Seitenhorn des Rückenmarks 142, 281–282
Seitenstrang 179
Seitenventrikel 293–302, 315, 323, **328–333**, 339, 342, 344
Sella turcica 176, 340
Senkfuß 276
Sensibilität 284–285, **309–311**, 318–319, 331

Sensibilitätsausfall 205, 237, 251, 303, 319
Sensibilitätsstörungen 213, 218, 340
Septum 302, 315, *siehe auch* Area septalis
 - aorticopulmonale 88
 - intermusculare brachii laterale 200
 - intermusculare brachii mediale 200
 - intermusculare cruris anterius 250
 - intermusculare cruris posterius 250
 - intermusculare femoris laterale 236, 246
 - intermusculare femoris mediale 246
 - interventriculare 83–84, 88
 - orbitale 182
 - pellucidum 300, 302, 315, **330–332**
 - primum 87
 - secundum 87
Septumkerne 300, 302
Siebbein 175–177, 314, 339
Siebbeinzellen 176–177
Sinus
 - aortae (Sinus Valsalvae) 79–80
 - caroticus 141, 149
 - cavernosus 164, 176, 194, 317–318, 334, **338–341**
 - cervicalis 160
 - coronarius 79–80, 83–87
 - durae matris 338
 - frontalis 176–177
 - intercavernosi 338, 340
 - maxillaris 176–177, 181
 - obliquus pericardii 71–72
 - occipitalis 334, 338–339
 - petrosus inferior 338–339, 341
 - petrosus superior 334–335, 338–339
 - rectus 334, 336, 338
 - renalis 116
 - sagittalis inferior 334, **338**
 - sagittalis superior 324–325, 334, **338**
 - sigmoideus 338–339, 341
 - sphenoidalis 176, 194
 - sphenoparietalis 338
 - tarsi 275–276
 - transversus 334–335, 338
 - transversus pericardii 70–72
Sinusknoten 79, 85, **87**
Situs
 - abdominis 89–109
 - cavi cranii 148, 323–342
 - retroperitonealis 104, 109–117
 - thoracis 61–88
Skalenuslücke 36, 143, 147
Skrotum **42–45**, 115, 119, 123, 131

Sölder-Linien 319
Somatomotorik 286, **303–309**
Somatosensibilität 287, **309–311**
Sonographie 106, 354
Spatium
- parapharyngeum 140, 146, 149
- retropharyngeum 149
- subgluteale 131
- subperitoneale 123
- superficiale perinei 121
Speiseröhre 68, **74–77**, 101, 141–143
Spina
- bifida 346
- bifida occulta 346
- iliaca anterior inferior 265
- iliaca anterior superior 36, 43, 63, 94, 115, 235–238, 244
- iliaca posterior superior 51
- ischiadica 121, 245, 265
- mentalis 179
- scapulae 32, 53, 204, 206–207, 222
Spinalanästhesie 348
spinales System 303–304
Spinalganglion 284–285, 304, 310, 318, 340, **347**
Spinalnerv 46–48, 51–53, 59, 241, 281, 304, 316–319, 322, 328, **346–347**
Spinocerebellum 308
Spitzenknorpel 155
Spitzfuß 276
Sprachzentrum
-, motorisches 301
-, sensorisches 301
Sprunggelenke 250–251, 254, **273–279**
Stapes 189–190, 194, *siehe* Steigbügel
Steigbügel 160, 189–191, 194
Stellknorpel 155–156
Steppergang 251
Sternoklavikulargelenk 36, 143, 198, **222–223**
Stimmband 155–157
Stimmritze 151, 155–156
Stirnhöhle 176, *siehe* Sinus frontalis
Stria(-ae)
- diagonalis 316
- longitudinales 316
- medullares ventriculi quarti 289
- terminalis 330
Striatum 297–298, 306–307
Subarachnoidalraum 60, 289, **325–327**, 346
Subduralblutung 325
Subduralraum 325

Subiculum 302
Subokzipitalpunktion 326
Subperitonealraum 123–124
Substantia
- gelatinosa 281–282
- grisea centralis 291
- nigra 291–292, 306–307
- perforata anterior 298
- perforata posterior 288
- spongiosa 281–282
Subthalamus 296
Sulcus
- basilaris 288
- calcarinus **300–301**, 312–313, 331, 342
- caroticus 194
- centralis 300, 325
- cinguli 300
- coronarius **79**, 82, 84
- costae 62
- deltoideopectoralis 31, 33
- hippocampi 302
- hypothalamicus 294
- infraorbitalis 188
- intermedius posterior 348
- interventricularis anterior 70–**71**, 78–79, 82–84
- interventricularis posterior 79, 82, 84
- lateralis 300–302, 325, 328–331, 339
- limitans 289
- medianus 289
- medianus posterior 281
- n. ulnaris 218
- parieto-occipitalis 300, 338
- sinus transversi 335
- temporalis interior 331
- temporalis superior 300
- terminalis 85, 152, 179 180
- venae cavae 106
Supination (Fuß) 251, 254, 256, 276
Supination (Hand) 202, 213, 228–229, 308
suprahyale Muskulatur 145
Suturen 323–324
Sylvische Furche 300
Sympathicus 65, **75–76**, 78, 113, 130, **142**, 186, **196**, 313
Symphysis pubica 265
Syndesmosis tibiofibularis 274
Syringomyelie 285
Systole 86–87

T

Tabatière 220–221
Taenia
   - choroidea 332
   - libera 94
   - mesocolica 94
   - omentalis 94
tanzende Patella 268
Tarsus superior / inferior 182
Taschenband 155, 157,
   siehe Ligamentum vestibulare
Taschenklappen 80, 86
Tastempfindungen 284, 309
Tawara-Schenkel 87
Tectum 282, 286, 289, **292**, 308
Tegmentum 286–287, **289–291**
Tegmen tympani 191, 194
Tela choroidea 330, 336
Telencephalon **295–303**, 330, 339
Temperaturempfindungen 284–285, 310
Tentorium cerebelli 329, 334–335
Testis 119, *siehe* Hoden
Tetraplegie 285
Thalamus 284, 287–288, **293–301**, **306–311**, 314–317, 330, 333–336, 339, 343–344
Thenar 216, 229
Thymus 64, 67, 160–161
Tibiofibulargelenk 273
Tiefensensibilität 272, **284–285**, 309
Tonsilla(-ae)
   - linguales 179
   - palatina 153, 160, **179**
   - pharyngealis **175**, 179
   - tubaria 179
Torus
   - levatorius 153, 158
   - tubarius 153, 158
Totenflecken 350–351
Totenstarre 351
Trachea 64, 67, **73–74**, 147, 152, 157
Tractus
   - bulboreticulospinalis 282
   - corticonuclearis 287, 299, 305
   - corticospinalis 287, 299, 306
   - corticospinalis anterior 281–283
   - corticospinalis lateralis 281–283
   - cuneocerebellaris 285, 308
   - dorsolateralis 281
   - frontopontinus 299
   - iliotibialis **235–237**, 241–242, 246–249, 264, 269
   - olfactorius 298, **314**, 327, 336, 345
   - olivospinalis 282
   - opticus 295–296, **311–313**, 317, 333, 336
   - pontoreticulospinalis 282
   - pyramidalis 281
   - reticulospinalis 283, 287
   - rubrospinalis 282–283, 308
   - solitarius 321
   - spinalis n. trigemini 291
   - spinocerebellaris 290, 308
   - spinocerebellaris anterior 284–285, 293
   - spinocerebellaris posterior 284–285
   - spinoreticularis 310
   - spinothalamicus **284–285**, 290, 295, **310–311**
   - tectospinalis 282–283
   - tegmentalis centralis 287
   - trigeminothalamicus 311
   - vestibulospinalis 282–283, 308–309
Tränen-Nasen-Gang 177, 183
Tränendrüse **182–183**, 185, 195–196
Tränensack 183
Transmitter 287, 304, 306–307
Transposition der großen Gefäße 87–88
Treitzsche Hernie 93
Tremor 307
Trendelenburgsches Zeichen 245, 267
Trigonum
   - caroticum **139–141**, 149
   - clavipectorale 31, 33
   - collaterale 331
   - femorale 233–238
   - lumbale 45, 53
   - lumbocostale 77
   - n. hypoglossi **289**, 322
   - n. vagi 289
   - omoclaviculare 143
   - sternocostale 61–63, 77
   - submandibulare 140, **145**–146, 151
   - suboccipitale 49–50
   - vesicae 126, 134
   - vesicorectale 126
Trigonum colli laterale, *siehe* laterales Halsdreieck
Trikuspidalklappe 82, 86–88
Tripus Halleri 101, *siehe* Truncus coeliacus
Trochanter
   - major 243–246, 267
   - minor 239, 243

Trochlea 185
- humeri 227–228
- tali 275, 278
Trochoginglymus 268
Trommelfell 160, 163, **189–196**
Trunci intestinales 75, 101, 113–114
Trunci lumbales 75, 113–114
Truncothalamus 295
Truncus
- brachiocephalicus 73, 141–143, 147, 152
- bronchomediastinalis 34
- coeliacus 91–93, 100–105, 108, 111–113
- costocervicalis 49, 62, 143, 149
- encephali 286
- jugularis 34, 139
- lumbalis 113
- pulmonalis 69–74, 78–88
- subclavius 34
- sympathicus **75–77**, 112, **142**, 145–151, 182
- thyrocervicalis 55, 142–144, 147, 152, 206
- vagalis anterior 74, 101, 321
- vagalis posterior 74, 101, 113, 321
Tuba
- auditiva 153, **158–160**, 175, 178–179, 189–**192**, 321
- uterina 96, 127–128
Tuber
- calcanei 254, 258–259, 264
- cinereum 294–296
- ischiadicum 123, 243–244, 247, 265
- maxillae 173
Tuberculum
- anterius 51
- articulare 172
- corniculatum 153
- cuneatum 200
- cuneiforme 153
- gracile 288
- infraglenoidale 204–205
- majus humeri 204–206, 224
- minus humeri 203
- posterius 51
- pubicum 43
- supraglenoidale 200, 224
Tuberositas
- iliaca 132
- sacralis 132
- tibiae 237, 248
Türkensattel 340

U

Ultraschall 124, 354
Umbo 190
Uncus 301
Unterarm 198–204, 208–215, 217–219, 228–229
Unterkiefer 135, 145, 150, 164–172, 181–182, 319
Unterkieferdrüse 145, 180
Unterschenkel 13, 233–240, 247–258, 264, 273
Unterzungendrüse 180–181
Urachus 43
Ureter **110**, 112, **114**, 117, **126**, 129–130
Ureterengen 114
Ureterostien 126
Urethra 120, 126–127, 134
Uterus 44, 96, 124–129, 133, 239
Utriculus 189, **192**, **309**

V

Vagina 124–129, 133
valgus 267
Varizen 234, 248
varus 267, 276
Vasa
- privata **68**, 70, 78
- publica **68**, 70, 78
Vatersche Papille 107–108
Velum
- medullare inferius 292
- medullare superius 292, 337
- palatinum 153, 178
Vena(-ae)
- angularis **164**, **339**–340
- appendicularis 94
- auricularis posterior 137
- axillaris 28, **35**–37, **203**
- azygos 62–64, **73**–78
- basalis 339
- basilica 200, 219
- basivertebrales 345
- brachiales 201–203
- brachiocephalica 37, 49, 62, 65–66, 141
- brachiocephalica dextra 73
- brachiocephalica sinistra 73, 76, 152
- bronchiales 67–**68**, **78**
- cardiacae anteriores 80
- cardiacae minimae 80
- cardiaca magna 79
- cardiaca media 79

Vena(-ae) (Forts.)
- cardiaca parva 79
- cava inferior 37, 44, 70–72, 78–81, 85, 88, 91, **104–106**, 110–113, 119, 125, 345
- cava superior 37, 70–**73**, 78, 81, 85–88, 345
- cephalica **31–33**, 200, 219, 221
- cerebri interna 336, 339
- cerebri magna (Galeni) 334–339
- cervicalis profunda 49
- choroidea superior 339
- circumflexa ilium superficialis 37, 233–234
- clitoridis profunda 132
- colica sinistra 95
- cordis siehe Venae cardiacae
- cremasterica 44
- diploicae 339
- dorsalis penis 119–**120**, 132
- ductus deferentis 44
- emissariae 323, 339
- emissaria mastoidea 339
- epigastrica superficialis 37–38, 233–234
- epigastrica superior 77
- ethmoidalis anterior 188
- ethmoidalis posterior 188
- facialis **150**, **164**–166, **173**, 181, 339–340
- femoralis 37, 43, 234, **238–240**
- gastrica dextra 100
- gastrica sinistra 74, 100
- glutea inferior 131, 244
- glutea superior 131, 244
- hemiazygos 62–64, **73**, 76–78
- hemiazygos accessoria 62, **73**, 76
- hepaticae **91**, 100, 104
- iliaca communis 37, 73, **112**, 125, 129–131
- iliaca externa 37, **129**–132
- iliaca interna 125, **129**, 133
- iliolumbalis 132
- infraorbitalis 188
- intercostalis anterior 62, 345
- intercostalis posterior **62**, 73, 76, 345, 348
- internae cerebri 336
- interventricularis anterior 71, 79
- interventricularis posterior 79
- intervertebrales 345, 348
- jugularis anterior 137, 151
- jugularis externa 46, 49, 55, **137–139**, 163, 166, 339
- jugularis interna 139–142, **145–152**, 181, 191, 321, 338–339

Vena(-ae) (Forts.)
- lacrimalis 185
- laryngea superior 155
- lingualis 180–181
- lumbales 105, 348
- lumbales ascendentes 73, 76
- masseterica 168
- maxillaris 339
- mediana cubiti 200
- mesenterica inferior 95–96, **99**–100, 103–105, 125
- mesenterica superior 94, **97**–99, 103–105
- obturatoria 132–133
- occipitalis 22, 46, 137
- oesophageales 74
- ophthalmica inferior **188**, 339
- ophthalmica superior 164, **186**–188, 339–340
- ovarica 111–112
- paraumbilicales 37, 105
- perforantes 248
- pericardiacophrenica 65
- pharyngeae 151
- phrenica inferior 112
- poplitea 253–255
- portae 91–93, **100–107**
- pudenda externa 43, **119**–121, 233–234
- pudenda interna **125**, 131, 244
- pulmonales 67–72, **78**, 80–82, 86
- pulmonalis dextra 81
- rectalis inferior 105, 125
- rectalis media 105, 125
- rectalis superior 105, 125
- renalis 110–112, 119
- retromandibularis 137, **150**, 163–166, 181
- saphena accessoria 233–234
- saphena magna 42, **233–235**, 238–240, 248, 252, 257
- saphena parva 248, **252–253**, 257
- spinales 348
- splenica 93, 103–107
- subclavia 31–32, 37, 65, 137, **140–144**
- superiores cerebri 325
- supraorbitalis 188–189
- suprarenalis 111
- suprascapularis 137, 199
- supratrochlearis 188
- temporalis superficialis **163**, 166–167
- testicularis 44, 111–113, **119**
- thalamostriata 295, 330, 339
- thoracica interna 28, 37, **61**–62, 77

Vena(-ae) (Forts.)
- thoracica lateralis 28, **33**–34
- thoracodorsalis 28, **32**, 37
- thoracoepigastrica **28**–31, 34, 37–38
- thyroideae mediae 152
- thyroidea inferior 152
- thyroidea superior 150–152
- tibialis anterior 256
- tibialis posterior 256
- transversa colli 55, 137
- umbilicalis **90**, **106**, 132
- vertebralis 49, 348

Venenkreuz 70
Venenstern 43, 233–235
Venenwinkel 34, **75**, 137, **140**, 147
Ventriculus
- dexter 70, 86
- laryngis 157, 175
- lateralis siehe Seitenventrikel
- sinister 70, 86

Ventriculus quartus (IV. Ventrikel) 286, **289**–293, 330, 336–337
Ventriculus tertius (III. Ventrikel) **291–298**, **330**, 336, 339, 343
Ventrikelseptumdefekt 88
Vermis 292, 308
Vesicula seminalis 127
vestibuläres System 287, 309
Vicq d'Azyr-Streifen siehe Gennari-Streifen
Vierhügelplatte 286, **289**, 294, 318, 336
Viszeralbögen 160, siehe Kiemenbögen
Viszeromotorik 286
Viszerosensibilität 287, 314
Vorderhorn (Rückenmark) 281–282
Vorderseitenstrangbahnen 284–285
Vorhöfe 70–73, 78–82, **85**–88
Vorhofseptumdefekt 87

W

Waldeyerscher Rachenring 179
Watschelgang 245
Weber-Fraktur 274
Wernicke-Areal 301
Willkürmotorik 305
Winslow-Foramen 92
Wirsung-Gang 109
Wurmfortsatz 94, 99

X

X-Beine 273

Z

Zähne 145, 163, 170, **181**, 320
Zahnfleisch 166, 170, 175, **181**
Zehengelenke 277
Zenker-Divertikel 153
zentrale Haubenbahn siehe Tractus tegmentalis centralis
Zentralnervensystem 280–348
Zervix-Pfeiler 129
Zona orbicularis 266
Zunge 140, 145, 150–153, 171, 174, **179**–182, 193, 196, 314, 319–323
Zungenbein **135**, 140, 145–146, 151–155, 179
Zungenbeinmuskulatur
-, obere siehe Mundboden
-, untere **135**, 139–**140**, 147
Zungenmuskulatur 317, 322
Zwerchfell 42, 61–**66**, **72–78**, 93, 101–104, 109–113, 143, 321
Zwerchfellhernien 77
Zwerchfellkuppel 66, 91–93
Zwischenhirn 186, **292–296**, 311, 330, 338–340
Zwölffingerdarm 89